2nd

한 여성의 용기와 생존,
그리고 수백만 명의 삶을 바꿀 수 있는 발견에 대한
아주 특별하고 놀라운 실제 이야기

How to Starve Cancer... and then kill it with ferroptosis

암을 굶기는 치료법

Jane McLelland

옮긴이 홍수진/하태국

Hansol

This book is NOT and does not seek to give medical advice. The stories in this book reflect the author's experiences and recollection of events and this book seeks to enlarge the current debate about cancer treatment.

암을 굶기는 치료법 2판

발 행 2023년 6월 10일
저 자 Jane McLeland
역 자 홍수진 / 하태국
발행처 한솔의학(Hansol medical book Co Ltd)
주 소 서울시 마포구 월드컵북로 64-1, 1층
전 화 02-3144-6788
정 가 23,000원

ISBN 979-11-89657-40-6

2nd

How to Starve Cancer... and then kill it with ferroptosis

암을 굶기는 치료법

이 책이 나올 수 있도록 함께 공부하고 도움을 주신
'기능의학 및 암대사치료 연구회' 선생님들께 감사의 말씀을 드립니다.

김세현 서울 강남구 압구정로, 린클리닉의원

박춘묵 서울 중구 을지로, 더맑은클리닉

안재민 서울시 강서구 강서로, 안재민가정의학과

유성수 서울시 강남구 영동대로, 닥터유내과

정양수 서울시 강남구 도산대로, 더엔케이의원

하태국 서울 도봉구 삼양로, 포근한맘요양병원

홍인표 서울시 성동구 한림말1길, 닥터홍가정의학과

윤기범 경기도 성남시 분당구 정자일로, 모델라인의원

홍수진 통합의학 전문가

진희연 충남 아산시 명암리, 코닝정밀소재부속의원

장현정/이옥주/장용선/박선영/이치훈/장은정/이창선/안성기

Hansol

중요한 경고 및 면책사항

이 책은 의학 서적이 아니며 의료자문을 구하는 책이 아니다. 이 책에서 언급된 내용은 저자의 경험과 사건들의 기억에 기초한다. 또한 이 책은 암 치료에 대한 현재의 논쟁을 확대하고자 하는 목적도 있다. 저자(역자)와 출판사는 독자의 적절치 않은 적용으로 발생하는 개인적인 손상이나 손해에 대한 법적인 책임이 없다. 또한 이 책에 소개된 치료법을 가지고 정확한 의료자문을 구한 개인이 치료에 실패하여도 법적인 책임이 없음을 분명히 밝힌다. 저자는 의사가 아니라 물리치료사이며 스스로 공부한 영양사이다. 한 사람에게 작용하는 것이 다른 사람에게 그대로 작용하는 것은 아니며, 한 종류의 암에 효과적인 치료가 다른 종류의 암에도 효과적인 것은 아니다.

미국 식품의약국(FDA), 영국 국립임상보건연구원(NICE) 그리고 건강관리제품 규제청(MHRA)은 현재 이러한 '오프라벨(off-label)' 약물의 암 치료를 위한 사용을 최근에도 승인하지 않고 있다.

'오프 라벨'로 알려진 약물은 원래 승인된 것과는 다른 목적이나 용도로 사용되었다.

이들 약물이 적합한지는 당신과 의사만이 결정을 내릴 수 있다. 암에 사용하기 위한 '오프라벨' 약물에 대한 연구는 아직 초기 단계이다. 이들 약 중 어느 것도 실험적이라는 상황을 고려해야 한다. 이들 약물 사용은 매우 조심해서 완전한 지식을 가지고 스스로 책임지는 자세로 접근해야한다. 반드시 의사의 허락과 조언을 따라야 한다. 추천 되어진 것들은 저자와 출판사에 의해 양심적으로 용의주도하게 연구되어졌다. 그리고 아주 조심스럽게 체크하였고 최선의 지식과 신념으로 내놓았다. 여기에 수록된 정보는 의과대학 교수나 의사들의 조언이나 도움을 대체할 의도가 전혀 없다.

이들 약물들은 아직 대규모 무작위대조시험으로 안정성이 증명되지 않았다. 표준치료로 선택되기 전의 '벤치마크(benchmark)' 정도로 고려하기를 바란다. 이런 이유로 의사는 이 치료를 제공하지 않을 수 있고 당신이 가지고 있는 보험도 영향을 받을 수 있다.

읽어두기

- 번역을 하면서 Chemotherapy는 일반적으로 사용하는 '항암제치료'로 하지 않고 원래의 뜻을 살리고자 '화학요법치료'로 번역하였다. '항암제'는 영어로 'anticancer drug'인데 chemotherapy는 의미가 전혀 다르기 때문이다. 이 책에서 나오는 오프라벨 약물들이 진정한 항암제라고 할 수 있다.
- Supplement는 일반적으로 영양제 혹은 영양보충제로 번역되나 치료의 의미를 강조하기 위하여 '영양 치료제'로 번역하였다.
- 이 책에 나오는 의료법이나 의료제도의 내용은 영국의 제도이기 때문에 우리나라와는 다를 수 있다. 저자가 비난하는 종양학 전문의에 대한 내용은 저자의 주관적 관점과 영국의 실상에 대한 내용이므로 우리나라와는 다를 수 있는 점을 참고하기 바란다.
- 오프라벨(off label) 약물을 이용하는 것은 그 약물이 가지고 있는 혹은 허가된 원래의 효과 이외의 작용을 이용하는 것이다. 지금도 동네의원에서 적절하게 큰 부작용 없이 처방되고 있는 약물들이다. 단지 암 치료에 사용할 경우에는 허가외의 사용이므로 의료보험의 적용을 받을 수 없으므로 진료비와 약값을 환자 본인이 전부 다 부담할 수 있다.
- 이 책에 있는 약물과 영양 치료제를 사용할 경우 의사 선생님의 철저한 지도를 받고 적절하게 시도하여야 한다. 치료의 성공 여부에 대한 책임은 본인 스스로에게 있으므로 오프라벨 약물 사용은 충분히 공부한 후에 조심스럽게 시도되어야 한다. 환자 본인이 원하는 경우에만 치료하는 것을 원칙으로 한다.

"Jane의 삶도 너무나 놀랍지만, 암으로부터 해방될 수 있다는 희망을 품고 나아갔던 자신의 여정에 대한 진심 어린 이야기와 함께 임상에 바로 이용할 수 있는 자세한 과학적인 방법들 또한 제시하고 있다는 면에서 이 책은 더더욱 독보적입니다.

이 책이 담고 있는 Jane의 이야기는 증거를 기본으로 하는 무척 엄격한 과학적 접근방법에 기반해 있습니다. 또한 Jane의 임상적 추론과 경험들은 매우 인상 깊고 놀랍습니다. 이 두 요소를 결합하여 제인이 주창한 대사약물 칵테일과 같은 항암요법들은 셀 수 없을 정도로 많은 생명을 구할 수밖에 없을 것입니다."

닥터 은바다 마지부코,

임상 연구 펠로우(Clinical Research Fellow)
킹스 칼리지 런던, 케어 온콜로지 클리닉 의사

"제약회사와 학회에서 일하며 암 연구 분야에 오랜 기간 종사해 온 전문가로서 제가 분명히 말할 수 있는 것은, 이 책은 모든 형태의 암을 치료하는 데 있어서 게임-체인저(game-changer)가 되리라는 사실입니다. 암 치료의 초점은 이미 세포증식에서 암 대사 쪽으로 이동하고 있습니다. 하지만 새로운 약물이 적용되어 효과를 보기까지는 많은 시간이 걸리기 마련이기에, 기존에 존재하는 오프라벨 약물들을 이용하는 Jane의 방법을 활용하는 것이 필요합니다. 재정난에 시달리고 있는 NHS는 특히 그렇게 해야 한다고 생각합니다. 부디 이 책을 읽고 세상에 퍼뜨려 주시기 바랍니다."

조지 F. 롤랜드

"정말 놀랍고 훌륭한 책입니다. 저는 이 책을 손에서 내려놓을 수

가 없었습니다. 저는 암환자는 아니지만 암환우를 위한 유명한 자선단체에서 일하는 동안 다른 치료법이나 대체요법에 대한 논의나 선택의 여지 없이 기존 치료법으로 내몰리는 수많은 환자들, 그리고 그 결과를 보아 왔기 때문입니다. 저는 이 책의 내용을 남김없이 흡수하고 싶어서 몇 주 내로 또 한 번 더 읽으려고 합니다. 정말 놀랍다고밖에 할 수 없는 책입니다."

미리암 호츠먼

"무척 감명 깊은 책입니다. 암환자뿐 아니라 암에 대해 관심이 있는 사람이라면 누구에게나 이 책을 권하고 싶습니다. 이 책은 암과 싸워 이기는 일에 있어 환상적인 시작이 될 것이며, 암 연구에도 더 좋은 장점들을 제공할 것입니다."

닥터 스테판 비겔슨, 4기 췌장암 생존자
(클로로퀸을 포함한 약물 칵테일요법과
보충제를 이용하여 치료했고 이 글을 쓸 당시 완전 관해 상태)

"제인 맥클랜드는 온라인 코스를 통해 위대한 업적을 이루고 있으며, 다른 어떤 통합의학 플랫폼보다도 의미 있는 정보를 환자들에게 제공하고 있습니다. 암환자와 가족, 그리고 의사들에게 진실로 중요한 정보를 제공함으로써 더욱 발전할 수 있는 길을 닦고 있습니다."

의학박사 윌 라발리

"제인 맥클랜드의 온라인 코스는 제게 너무나 큰 도움이 되었습니다. 정말로 모든 인류를 위한 섬김과 수고라고 할 수 있습니다. 이 온

라인 코스는 유일무이하고, 특별하고 창의적이며, 새로운 장을 여는 획기적인 치료법입니다. 많은 정보를 제공하며 무척 실용적입니다. 건강을 되찾기 위한 새로운 길을 찾아 헤매는 환자들을 돕고자 하는 제인의 타오르는 열정에 감사드립니다."

의학박사 에티앙 깔레부

"제인의 온라인 코스에 감사 인사를 드리고 싶습니다. 너무나 훌륭한 내용입니다. 전문적인 내용이 일목요연하게 정리되어 보기 좋게 구성되어 있을 뿐 아니라 희망을 가지고 쉽게 따라 할 수 있어 감탄했습니다. 부디 이 위대한 일을 계속해 나가시길 응원합니다."

빌 턴불 전 BBC 진행자 및 클래식 FM 진행자

"영양 보충제나 오프라벨 약물, 혹은 그에 더하여 대마를 복용하는 사람은 자신이 인지하든 인지하지 못하든 간에 암의 대사 경로를 차단하고 있는 것입니다. 다만 '올바른 보충제와 약물을 사용하여 올바른 경로를 차단하고 있는가?' 여부가 문제일 것입니다. 제인 맥클랜드의 책과 온라인 비디오 코스는 제인 자신이 발견한 내용뿐 아니라 그 너머의 과학적 정보까지 제공하고 있으며, 무엇을 통해 언제 어디에서 어떤 경로를 타깃으로 삼아야 하는지를 알려 줍니다. 제인이 이런 연구 결과를 책으로 출판하기 이전에는 환자들은 왜 어떤 경로를 차단하는지 알지 못한 채로 보충제와 약물을 복용하면서, 마치 '모 아니면 도'처럼 효과를 운에 맡기다시피 해야 했을 것입니다. 이 책은 제가 암 대사

운동(metabolic cancer movement)이라고 부르는 방법론에 대한 방대한 정보를 잘 정리하여 설명하고 있습니다.

제인은 그 자신도 암과 여러 번 싸워 이긴 적 있는, 전사이자 옹호자(advocate)입니다. 유튜브에서도 Radical Remission과 같은 제인의 영상을 찾아볼 수 있습니다. 저는 공인 간호사이자 열정적인 임상 연구자로서, 어떤 치료법을 선택했든 간에 암에 영향을 받은 모든 이에게 이 책과 온라인 코스는 토대적인 존재라고 생각합니다. 모든 사람에게 이 책과 온라인 코스를 추천합니다.”

수잔느 앨리슨, 공인 간호사

역자 서문

10년도 훨씬 더 지난 때 이었던가?
호스피스 진료를 하면서 문득 떠오른 생각.
'왜 실패하면서도 똑 같은 치료가 되풀이 되지?'

겨우 겨우 생명의 끈을 붙잡고 호스피스 병실로 들어오던 환자들이 생각난다.
말기암 환자의 공통점은 삶의 끝까지(?) 포기하지 않고(?)
항암제투여를 계속 받았던 것이었다.
'4기나 말기암 환자를 위해 도움이 되는 다른 치료가 없을까?'

그동안 이것저것 많이도 공부했다.
영양의학, 기능의학, 허브, 에너지의학, 심리치료, NLP, EFT, 최면치료,
거슨 요법, 췌장효소 치료법 등 등,
하지만 답답했다.

멀리 타국에서 아름다운 한 여자가 '살기 위해서' 몸부림쳤다.
세속의 욕심에 가려져 있던 '보물'을 발견하였다.
그리고 살아났다.
그것은 '진실'을 밝히기 위한 노력이자 '혁명'이었다.

이제 시작이다.
알려야 한다. '어떻게?'

이 책이 환자들과 의사들에게 도움이 되었으면 좋겠다.
'또 다른, 지친 영혼의 아름다운 삶을 위하여'

삶은 머무를 곳도 없고 태어남도 없고 사라질 것도 없는 것이라 했지만
암을 앓고 있는 분들과 가족들에게는 소중한 시간을 드리고 싶다.

역자 대표 홍 수 진

감사의 글

암에 관한 대사이론이나 후생유전학 및 감염이론 등을 끊임없이 주창해 온, 혁명을 이끌고 있는 '사령관'들이 있지 않았더라면, 그런 수많은 '오토 와버그'(Otto Warburg)들이 있지 않았더라면, 저는 지금 이 자리에 있지 못했을 것입니다. 그들은 모두 "암은 단지 무작위적인 유전자 돌연변이의 결과이므로 암에 걸리는 것은 그저 불운이며, 이를 피하기 위해 우리가 할 수 있는 것은 거의 없다"는 견고한 도그마에 반대한다는 이유로 온갖 조롱과 공격과 박해를 받아 왔습니다.

이 책을 쓰기는 쉽지 않은 일이었습니다. 과거에도 몇 차례 책을 집필하려 해보았지만 고통스러운 감정들이 밀려와 몇 페이지 쓰지도 못하고 펜을 놓을 수밖에 없었습니다. 또한, 저 자신의 이야기들은 배제하고 의학적 치료에 관해서만 쓰는 것도 말이 되지 않을 것 같았습니다. 그래서 어쩔 수 없이 저의 사적인 마음들은 밀쳐 두고, 제가 어떤 인연으로 대사 칵테일 치료법을 알 되었는지 등 저의 사연을 이야기해야 했습니다. 그러한 치료법은 너무나 많은 환자가 암을 굶기고 암의 진행을 멈출 수 있도록 도와줄 수 있는 것이기 때문이었습니다. 그리고 제가 발견한 방법들에 대한 임상시험들이 좀 더 진행된다면 결국 이것이 암을 완치시킬 수 있는 치료법임이 밝혀질지도 모르겠습니다. 등잔불 밑이 어둡듯이 때로 답은 아주 쉬운 곳에 숨겨져 있기도 합니다. 그래서 우리는 마음의 눈을 열고, 다른 각도에서 상황을 살펴볼 필요가 있습니다.

제 페이스북 그룹에 있는 저의 '선원'들과 같은 조력자들이 끊임없이 격려의 메시지들을 보내 주지 않았다면 이 책을 완성할 수 없었을 것입니다. 그분들은 제가 당신들에 관해 이야기하고 있다는 것을 아실 것입니다. 제 곁에 있어 주고, 저를 믿어 주고, 이 책을 세상에 내어놓을 수 있도록 등을 떠밀어 준 당신들 모두에게 감사드립니다. 페이스북 그룹의 선원 중에서도 원고에 대해 소중한 피드백을 주신 질 비숍, 제니퍼 슈타일, 제니 드 몽포르, 매트 쇼어드, 게이너 시한에게 특별한 감사를 표합니다. 책을 쓰는 것이 너무나 큰 일처럼 느껴졌을 때, 수많은 연구와 조사에 짓눌려 있을 때, 여러분의 열정 덕분에 계속 앞으로 나아갈 수 있었습니다.

제 페이스북 그룹은 케어 온콜로지 클리닉(Care Oncology Clinic)이 없었더라면, 그리고 버려지고 잊혀진, 그러나 적절히 칵테일로 조합해서 사용하면 매우 강력한 효과를 낼 수 있는 오래된 약들에 관한 정보가 쇄도하지 않았더라면 존재할 수 없었을 것입니다.

제 멘토이자 케어 온콜로지 클리닉의 설립자인 그레고리 스톨로프(Gregory Stoloff)와 닥터 로빈 바니스터(Dr Robin Bannister), 그리고 이들과 함께 연구했던 모든 의사분에게도 큰 감사를 드립니다. 이분들이 저를 믿어 주었을 뿐 아니라 종양학계 전문가들의 적대적인 분위기에도 불구하고 지칠 줄 모르는 열정을 보여 주셨습니다. 그리고 ReDo 프로젝트를 위해 노력했던 닥터 판 판치아르카(Dr Pan Pantziarka)와 모든 관계자분에게도 감사드립니다. 이 프로젝트 덕분에 오래된 약들을 '재창출'하여 값싸고 무시받아온 약들을 암과의 전쟁 최전방에 배치할 수 있었습니다. 또한, 이러한 치료에 대한 근거를 제공해 준, 드러나지 않은 수많은 과학자와 연구자들의 공로도 잊을 수가 없을 것입니다. 이들이 우리의 총알이자 무기가 되었습니다. 저희는 이분들의 노고에 많은 빚을 지고 있으며, 이분들은 제 생명의 은인입니다.

고인이 된 웨인 마틴(Wayne Martin)과 닥터 베티 로즈(Dr Betty Rhodes)에게도 깊은 감사의 인사를 전합니다. 이분들은 제게 영웅과 같은 존재들로, 나온 지 오래된 약인 디피리다몰의 가능성을 일깨워 주었습니다. 저의 스승이나 다름없는 닥터 에티엔 깔레부(Dr Etienne Callebout)에게도 큰 감사를 드립니다. 그분은 디피리다몰을 포함하여 많은 유용한 보충제들을 처방해 주었습니다. 당신이 결국 진정한 챔피언입니다.

제게 에토돌락과 로바스타틴 칵테일을 처방해 준 종양학과 교수 'T'에게 감사를 표합니다. 닥터 줄리언 케년은 제게 메트포민과 비타민C 정맥주사, 그리고 오존 주사를 처방해 주었습니다. 고(故) 닥터 패트릭 킹슬리는 자외선 혈액 조사와 비타민C 정맥주사를 처방해 주었고, 제가 저 자신에 대해 가늠할 수 없을 만큼 신뢰할 수 있게 해주었습니다. 닥터 웬디 데닝은 항상 반짝이는 시선으로 저를 지켜보면서 제가 필요할 때는 언제나 제가 원하는 만큼의 천연 호르몬과 비타민C 정맥주사를 공급해 주었습니다.

『암, 더 이상 감출 수 없는 진실』(Tripping Over The Truth)의 저자인 저의 친구 트래비스 크리스토퍼슨에게 감사를 표합니다. 나는 우리가 함께 말과 글로써 그리고 행동으로써, 이 오래되고 견고한 도그마를 바꿀 수 있기를 희망합니다.

이 2판을 출간하는 데 도움울 준 샘 피어스, 로렌스 데링턴과 조니 버로우스에게, 그리고 페롬토시스에 대한 값을 매길 수 없는 귀한 정보들과 경험을 나누어 주신 닥터 아흐메드 엘사카에게도 진심으로 감사를 드립니다.

멋진 자선단체이자 정보 포털인 예스 투 라이프(Yes To Life)의 로빈 데일리와 모든 관계자에게도 감사를 표합니다. 그분들은 기금을 모아서 더 많은 환자가 케어 온콜로지 클리닉 프로그램과 통합 암 치료 프로그램을 경험할 수 있게 해주었습니다. 또한, 유용한 정보가 많은 웹사이트를 제공해 준 크리스 울람스에게도 감사드립니다.

의사와 환자들을 위한 타운센드 레터 매거진(Townsend Letter Magazine for Doctors and Patients)과 라이프 익스텐션 재단(Life Extension Foundation)에서 일하는 모든 분에게 감사드립니다.

시류에 뒤처진 의료를 변화시키고 있는 모든 통합의학 및 기능의학 의사에게도 감사를 표합니다. 닥터 마크 하이먼(Dr Mark Hyman), 닥터 랜간 채터지(Dr Rangan Chaterjee), 닥터 마이클 모슬리(Dr Michael Mosely), 닥터 아심 말호트라(Dr Aseem Malhotra) 등이 이러한 빛나는 인물들입니다. 여러분은 단순히 증상들을 치료하기보다 질병의 근원을 다룸으로써, 많은 사람에게 희망과 도움을 주고 있습니다. 선구자인 여러분에게 경의를 표합니다.

이 책이 마침내 세상에 나올 수 있도록 믿음과 신뢰를 준 Conscious Dreams Publishing 출판사의 인내심 많은 다니엘라 블레크너에게 감사드립니다. 나의 식자공(植字工)이라 할 수 있는 옥사나 코소반에게도 감사를 전합니다.

저를 아낌없이 지지해 준 멋진 한 분 한 분에게 특별한 감사를 표합니다. 사라 데이, 사라 영맨, 리사 쿠발트, 뱅상 드 종, 아서 울프, 아서 브루노, 조 린드, 카리슈마 파텔, 앤 소피 볼든 살리캐스, 개리 퀸, 제시카 본, 사마라 두르그햄 알리-아메드, 체리세 스카일즈, 카렌 피셔, 패트리시아 페스퀘라 메넨데즈, 로빈 카메론, 그리고 니키 브레가찌, 그라 예바, 크리스 맥로플린, 이안 홀테달-핀레이, 그리고 한배를 탄 나의 모든 멋진 친구들. 모든 이들에게 감사합니다.

저의 여정은 지극히 개인적이며 때로는 매우 사적이지만, 저는 이 책이 진정한 영향력을 미치고 실제적인 변화를 가져올 수 있으려면 좋았던 때이든 힘들었던 때이든, 기쁨이든 고통이든, 저의 모든 것들을 다 이야기해야 한다는 것을 깨달았습니다. 그러나 저는 단지 제 회고록만으론 만족할 수가 없었습니다. 저는 부족하지만, 수년간의 조사와 연구 끝에 저는 암을 굶기는 전략을 만들어 낼 수 있었습니다. 그래서 회고록 마지막 부분에 암을 굶기는 방법과 페롭토시스 프로토콜에 관해서도 설명해 놓았습니다. 의사도 아닌데 뻔뻔스럽게도 말이죠. 그래서 저는 큰 용기를 내어, 크게 숨을 들이마시고, 이제 이 책을 세상에 내놓습니다.

Dr George W. Yu

비뇨기/골반 종양 외과 임상교수,
조지 워싱턴 대학 메디컬 센터,
이지스 의학연구연합(Aegis Medical and Research Associates).
영양과 건강을 위한 조지 W. 유 재단 회장.

저는 이 책을 하루 만에 다 읽고 메모를 10페이지나 남겼습니다. 이 책은 엄청난 정보의 보고이지만 소설처럼 잘 읽힐 뿐 아니라, 수많은 훌륭한 참고문헌들을 바탕으로 기존 암 치료의 패러다임을 전환할 '암세포 굶기기'라는 주제를 멋지게 펼쳐내고 있습니다.

이 책은 암으로 진단을 받은 모든 분, 특히 그저 희망 없는 마지막 수단보다도 더 나은 선택이 있다고 믿는 분들, 길이 없어 보이는 곳에서도 희망을 가지고 나아가고자 하는 용기 있는 분들이 꼭 읽어야 할 필독서입니다. 이 책은 그런 환자들이 자신의 운명의 주도권을 스스로 잡을 수 있도록 용기와 지혜를 줄 것입니다. 이 책은 의사들 또한 반드시 읽어야 하는 내용입니다. 그리하여 의사들이 환자들이 해답을 찾기 위해 얼마나 부단히 노력하고 있는지, 그리고 제인이 그랬던 것처럼 그들이 얼마나 의사들로부터 도움과 가이드, 배려와 공감을 얻기를 원하는지 이해하게 되기를 바랍니다.

이 책은 원래 다른 질병을 위해 개발되었지만 많은 연구와 임상시험 결과를 통하여 암 치료를 위해서도 사용할 수 있다고 증명된 오프라벨 약물들에 초점을 맞추고 있습니다.

1971년, 미국 종양학의 아버지인 시드니 파버(Sidney Farber)는 미 의회에서 다음과 같이 말했습니다. "암 치료에서 커다란 진보를 이루기 위해 모든 문제에 대한 완전한 해법이 있어야만 하는 것은 아닙니다. 의학의 역사를 돌아보면 어떤 치료의 메커니즘이 밝혀지기 수년 전 혹은 수십, 수백 년도 전에 이미 치료가 일어나고 있었던 사례들이 풍부합니다." – 이것이 바로 용도가 변경된 약물(repurposed drug)이나 오프라벨 약물(off label drug)에 관한 이야기입니다!

쉐이퍼(W. Shaeffer)의 암세포 핵치환(Cancer Nuclear Transfer)에 관한 연구와 고(故) 알버트 레닌저(Albert Lehninger, 생화학 학과장), 피터 페더슨(Peter Pedersen) 암세포 미토콘드리아에서 핵소키나아제 2(Hexokinase 2) 발견, 고영희의 대사 차단제인 3-Bromopyruvate 발견 등의 업적, 그리고 존스 홉킨스 메디컬 인스티튜트에서 이루어진 메벤다졸에 관한 그레고리 리긴스(Gregory Riggins)의 연구 등은, 암세포의 미토콘드리아는 대사를 끊임없이 적응해 나가고 있음을 우리 임상 의사들에게 가르쳐 주고 있습니다.

암세포는 계속해서 환경에 적응하며 대사 형태를 바꿉니다. 암은 성장과 생존을 위해 처음에는 당 발효(sugar fermentation)를 연료로 삼다가, 다음에는 글루타민을 이용했다가, 결국 케톤까지 사용하는 것으로 적응합니다. 그러므로 치료가 성공하려면 '칵테일' 치료와 같이 여러 치료를 복합적으로 사용하는 것을 '단계적인 펄스 요법'(pulse therapy, 일정 기간만 투여하는 치료법)으로 사용하는 것이 필요합니다. HIV 및 에이즈 치료도 이런 방식으로 성공을 거두고 있습니다.

나는 30년 경력의 외과 종양학 및 비뇨기암 외과의로서, 환자를 치료하는 데 있어 새 적응증이 추가된 약물들과 더불어 간헐적인 칼로리 제한 케토시스(Calorie Restriction Ketosis)와 대사-강화 화학요법(Metabolic-Enhanced Chemo therapy)을 성공적으로 활용해 왔다. 전이성 고환암을 수술과 화학요법을 통해 성공적으로 치료한 경험으로 인해 나는 화학요법을 크게 신뢰하게 되었다. 그러나 닥터 어빈(Dr Irvin), 그리고 선교 외과의로서 버킷림프종으로 유명한 닥터 데니스 버킷(Dr Dennis Burkitt)과 함께 일했던 경험을 통해 이러한 항암제의 독성을 이해하게 되었고, 제인이 이 책에서 설명하는 것처럼 저용량 화학요법으로도 환자를 치료할 수 있음을 알게 되었다.

제인은 두 가지 공격적인 암과 전이암으로 고통받았지만 당당하며 진실된 용기를 가진 여성입니다. 제인은 스스로 치료법을 찾고자 놀라운 열정으로 열정적으로 조사와 연구에 몰두했고, 한 발짝 한 발짝, 때론 실수를 거듭하면서도 계속 나아가 결국에는 암을 극복하였으며, 지금까지도 건강하게 생존해 있습니다. 암에 걸린 사람들은 누구나 제인이 경험한 많은 일들을 겪게 될 것입니다. 저는 현대의학에서 손쓸 수 없다고 선고한 환자들일지라도, 분명히 제인의 성공을 통해 격려를 받아 지혜를 찾을 수 있다고 믿습니다.

목차

들어가는 글

나는 '곧 죽을 운명'이었다. 1999년, 나는 자궁경부암이 폐로 전이된 4기 암이라는 진단을 받았다. 4기 다음에는 5기 암이란 것은 없다. 통계적으로 볼 때 나에게 남은 날은 12주 정도뿐이었다.

죽음이 확실하게 임박했다는 두려움만큼 살고자 하는 동기를 부여해주는 것도 없다. 나는 서른다섯의 젊은 나이였고, 사랑하는 사람도 있었으며, 아기도 너무나 간절히 가지고 싶었기 때문에 이 땅을 떠날 준비 따위는 전혀 하지 않았다. 또한, 커리어에 대한 야망도 컸다. 그런데 화학요법과 방사선치료 말고는 할 수 있는 치료가 없다는 사실을 용납할 수가 없었다. 미래가 없다는 말 같은 건 받아들이지 않기로 굳게 결심했다.

나는 치료법을 찾기 위해 연구와 조사에 몰두했다. 의료진들이 치료에서 뭔가 놓치고 있다는 확신이 들었다. 나는 자격증을 갖춘 물리치료사로서 빨리 정보를 찾고 이해할 수 있는 과학적 소양을 가지고 있었다. 나는 암은 마치 기생충처럼 행동한다는 것을 깨닫게 되었다. 암세포들은 내 몸속의 영양소 및 혈액 성분과 면역력을 훔쳐서 나를 죽이는 무기로 사용하는 것이다. 기생충은 먹을 음식이 모두 고갈될 때까지, 혹은 숙주가 죽을 때까지 성장하고 번식한다. 그리고 암의 경우 대부분 숙주가 죽을 때까지 성장한다.

그렇다면 어떻게 나를 굶기지 않으면서 암세포는 굶길 수 있을까? 이것이 나 자신을 실험대상으로 놓고서 던진 첫 질문이었다. 내가 아는 한 그동안 누구도 이런 질문을 품고 답을 찾고자 시도한 적이 없었다. 암의 비정상적인 대사뿐만 아니라 암의 유전자까지 공격하는 체계적인 칵테일 치료법, 다시 말해 오래전에 나온 안전한 약들과 천연물질들을 함께 사용하여 모든 방향에서 암세포를 공격하는 치료법은, 그동안 아무도 제안하거나 시도한 적이 없었다.

내가 공부한 내용에 의하면 암은 포도당, 글루타민, 지방산, 케톤 등 몇 가지 영양소를 에너지원으로 사용한다. 그리고 암세포가 전신을 돌아다니기 위해서는 포화지방산이 필요하다. 나는 암세포를 죽여 없애려면 이 모든 영양소를 차단해서 암을 굶겨야 한다는 사실을 알게 되었다. 특히 암이 진행되었을 때는 더욱 그렇다. 암을 굶기기 위해서는 다양한 무기들, 특별히 내 몸에는 최소한의 해를 주면서 암세포는 굶길 수 있는 무기들이 필요했다.

나는 설탕과 당류를 비롯하여 암이 좋아하는 음식들을 식단에서 제거하는 '암을 굶기는 식이요법'을 시작했다. 그러나 식이요법만으로는 충분치 않아서 강력한 영양 치료제를 추가로 먹었다. 오래전에 나온 흔한 약물들과 식이요법, 그리고 영양 치료제들을 함께 조합하여 암세포를 굶겨 죽이는 전략이었다. 그리고 이 모든 무기를 함께 사용했더니 서로 시너지효과를 일으켜 항암 효과가 훨씬 증대되었다. 와우! 암은 슬슬 도망치기 시작했고 결국에는 사라졌다.

2004년 이후로 나에게서 암은 재발하지 않고 있다.

'암 굶기기'starving cancer는 마침내 암 연구에 있어서 새로운 분야로 자리잡아 가고 있으며, 내가 오랫동안 정립해 온 이론들을 뒷받침해 주고 있다. 몇몇 연구는 암을 굶기는 식이요법의 효과를 증명하기도 했다. 2015년 런던의 한 클리닉에서 내가 고안한 칵테일 요법(세 가지 이상의 약제를 동시에 복용하는 것)과 거의 동일한 약물 조합으로 연구를 시작했다는 소식을 듣고 무척 가슴이 뛰었다. 그 결과도 인상적이었다. 이스탄불에 있는 한 클리닉에서도 비슷한 치료법으로 또다시 놀라운 결과를 냈다. 지금은 제약회사들도 암을 대사적으로 치료하는 약물을 개발하기 위해 노력하고 있다.

그러나 해답은 예전부터 존재하고 있었다. 내가 복용하고 있는 약물들은 다른 질병을 위해 널리 처방됐으며 비용도 하루에 몇 푼 들지 않는 것들로, 당뇨병에 흔히 처방되는 메트포민, 고지질혈증에 처방되는 스타틴, 뇌졸중에 처방되는 디피리다몰, 그리고 항염증약(아스피린에 이어서 에토돌락 복용) 등이 있다. 그리고 2007년에는 3달 동안 시메티딘이라는 약물을 복용했는데 이것은 여러 나라에서 위궤양 치료제로 처방되고 있으며 일반의약품으로도 구할 수 있는 약물이다. 나는 면역 증진 효과를 위해 시메티딘을 사용했다. 이러한 칵테일 약물을 단지 몇 달 복용하는 것만으로도 암이 내 몸을 장악하려는 시도를 멈출 수 있었다.

이 약들은 모두 값이 싸고 특허도 만료되어 있다. 그런데 이런 약들이 항암 효과가 있음을 보여 주는 많은 연구에도 불구하고, 저렴하고 특허가 만료되었다는 이유로 제약업계에서는 관심을 가지지 않는다. 제약회사들은 사람을 치료하는 것보다 돈을 버는 데 훨씬 더 많은 관심이 있다. 1980년대에는 에이즈 진단이 사망 선고나 다름없었던 것을 기억할 것이다. 그러나 지금은 대부분의 HIV 감염은 칵테일 약물치료로 제어할 수 있다. 그로써 HIV 양성인 사람들도 건강한 삶을 영위하면서 정상인들의 수명에 가깝게 살 수 있게 되었다. 나는 미래에는 암 또한 에이즈처럼 제어가 가능한 질병으로 바뀔 수 있다고 믿는다.

사실 종양학에서 이런 근본적인 변혁은 이미 오래전에 이루어졌어야 했다. 2030년까지 암 진단을 받는 사람의 수는 70%까지 증가할 것으로 예측된다고 한다. 제약업계야 좋겠지만, 이 비극적인 상황을 멈추려면 새로운 접근이 절실하다. 우리의 수명은 예전보다 늘어났지만 그렇다고 더 건강하게 사는 것은 아니다. 변해야만 한다. 자신의 건강과 웰빙을 스스로 책임지는 것이 필요한 때가 되었다.

사람들에게 잊혀졌던 오래전에 나온 약물들을 이용하여 다양한 암들을 치료하려는 임상시험들이 현재 진행 중이다. 그러나 안타깝게도 기존의 치료와 함께 한 번에 한 가지 약물만을 가지고 실험하고 있으므로 진행이 매우 느리다. 치료가 어려운 암 줄기세포(암의 시작이 되는 세포들로 화학요법과 방사선치료로는 제거하기 어렵다)는 이러한 약물 여러 가지를 함께 사용함으로써 제거할 수 있다. 즉, 이 약물들을 다른 화학치료들(독성용량보다 낮은 저용량으로)과 조합해서 사용할 때, 암은 만성질환으로 바뀌어 장기간 조절되거나, 영구적인 관해(다시 말해 완치!)에 이르게 할 가능성이 커진다는 것이다.

이 책은 내가 죽을 것이라는 모두의 예상을 깨고, 보완 · 대체의학과 주류의학 사이의 특별한 길로 들어섬으로써 내가 어떻게 암을 제거하고 생명력 넘치는 건강을 유지하게 되었는지에 관한 이야기다. 기나긴 여정 가운데 마침내 나는 암을 이겨낼 수 있는 방법에 이르게 해준 몇 가지 단순한 진리를 깨닫게 되었다.

“암을 굶겨, 암이 퍼지는 것을 막아라, 그다음에 완전히 제거해라.”

나는 낡은 신발을 물고 으르렁거리며 놓지 않으려는 강아지처럼 고집스럽게 삶에 매달렸다. 그리고 나는 여러분 역시 나처럼 그렇게 할 수 있음을 알려 주고 싶다. 만약 당신이 더 이상할 수 있는 것이 없다는 말을 들었다면, 그 말이 분명한 거짓임을 깨닫게 해주기 위해 내가 여기 있다.

당신의 건강과 행복과 ‘혁명적인’ 삶을 기원하며

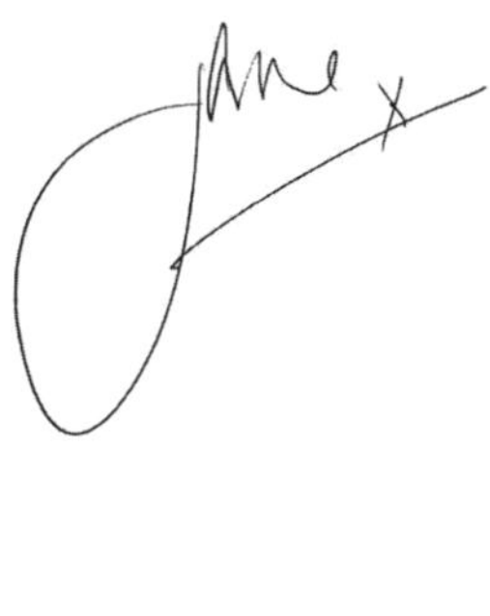

암을 굶기는 10단계

1924년, 오토 와버그(Otto Warburg)는 모든 암세포에서 대사과정의 변이가 일어나는 것을 발견했다. 그는 이 발견으로 1931년 노벨 생리학상을 수상했다. 그가 발견한 바에 의하면 암세포는 퇴행(regressed)방식으로 영양소를 에너지원으로 사용한다. 암세포의 미토콘드리아(에너지 발전소)가 정상적인 작동을 멈추고, 산소가 부족하거나 없는 상황에서 세포가 에너지를 생산하는 방법으로 세포질에서 에너지를 만들어 낸다는 것이다. 그러나 사실 와버그의 주장은 일부만 옳다. 암세포도 필요하다면 경로를 바꾸어, 정상적인 에너지 생산 경로인 산화성 인산화 경로(oxidative phosphorylation pathway, OXPHOS)를 비롯한 여러 가지 생산 경로들을 이용하여 필요한 에너지를 만들 수도 있다.

암세포의 비정상적인 대사과정에는 엄청난 양의 포도당, 그리고 아미노산의 한 종류인 글루타민(glutamine)이 필요하다. 또한, 지방의 대사량도 늘어난다. 믿기 어렵겠지만 2011년이 되어서야 연구자들은 와버그 효과(Warburg effect)가 암세포의 전형적인 특징임을 인정하기 시작했다. 그러나 여전히 상황은 개선되지 않아서, 아직도 전문 의료진들은 암을 유발하는 유일한 원인으로 체성 유전자 이론만을 받아들이고 있다.

1950년대에 들어와서 종양학 분야에서 세포의 유전자와 세포 주기를 표적으로 하는 화학요법과 방사선치료가 사용되기 시작했다. 1960년대부터 많은 암이 p53 유전자와 연관되어 있다는 사실이 알려지면서 이 같은 유전적 접근은 더욱 탄력을 받게 되었다. 그러나 알려지지 않았던 사실은, 유전자 돌연변이 때문에 대사과정을 변화시키는 많은 유전자처럼 이 p53도 대사과정의 변이에 영향을 준다는 것이었다. 이 유전자는 해당과정(glycolysis, 당이 분해되어 에너지를 얻는 과정)과 글루타민 분해(glutaminolysis, 글루타민이 분해되어 에너지를 얻는 과정)를 증가시킬 수 있는 것이다. 그리고 이 같은 대사과정의 변화는 유전자의 돌연변이를 더욱 진행시킨다.

암은 유전적 요소, 대사적 요소, 비정상적 세포 신호로 구성되어 있다. 최근 주류 종양학에서는 단기적인 성공을 거두고 있는 조금이나마 면역 표적 치료제를 인정하기 시작했다. 하지만 여전히 비정상적인 세포 주기와 유전자 변이에만 초점을 맞추어 치료하고 있다.

이런 유전자를 표적으로 하는 치료에 대사치료를 접목한다면, 화학요법 항암제와 면역치료에 내성과 저항성을 나타내는 유전자 돌연변이가 일어나지 않도록 하면서 암 치료 효과도 올릴 수 있다는 점이 아직 널리 알려지지 않았다.

사람들은 세포핵의 DNA 이중나선 구조를 연구하고 유전자 암호를 해독하는 인간 게놈 지도 프로젝트(Human Genome Atlas Project)가 모든 해답을 주리라 기대했지만, 실제 우리가 얻은 것은 무작위적인 혼돈이었다. 암에 대한 유전적인 해답은 전혀 없었다. 하지만 모든 암에서 공통으로 발견된 현상은 대사의 변이로 인해 포도당과 글루타민의 사용량이 증가하는 것이었다.

암을 굶기는 방법을 연구하고 저렴한 오프라벨 약물을 찾아내는 접근법은 지금 높은 관심을 받고 있다. 사실 이 분야는 그동안 우리가 모르고 있었지만 이미 존재하고 있었던, 매우 효과적인 해결책이다. 나는 1999년부터 2003년 사이에 어떤 의학적 도움도 받지 않고 스스로 이런 약물들을 찾아냈다. 누구도 나에게 이런 약물들을 추천하거나 처방해 주지 않았다. 나는 내가 찾아낸 이 약물들을 처방받기 위해 보완의학 의료진과 정통의학 의료진들을 모두 설득해야 했다.

내가 찾아낸 약물들은 오프라벨 약물들로서, 거대 제약회사로부터 어떤 재정적 도움도 받은 적 없다. 오프라벨 약물들은 여전히 무시당하고 있다. 몇몇 거대 제약회사와 암 자선단체에서는 오프라벨 약물의 가격이 저렴하므로 자신들이 경제적인 손실을 받을 거라는 위협을 느끼고 이 약들을 없애려고 시도하기도 했었다.

화학요법과 방사선치료가 암의 크기를 빠른 속도로 줄이는 것을 잘 보여 주는 영상 기술들(MRI, PET 스캔)이 개발되면서 주류 종양학에서는 체성 이론(somatic theory)을 계속해서 지지하고 있다. 그러나 이는 빠른 결과물을 얻고자 하는 강력한 욕구와 공포감이 낳은 경솔한 결정이다. 종양 덩어리를 제거하려는 강력한 시도로 환자들은 결국 지나친 고용량 화학요법, 방사선치료 및 표적 치료를 받게 된다. 하지만 이 치료들은 결국 실패하게 되고 환자들은 앞으로의 치료에 더 강한 저항감만 느끼게 된다. 이렇게 DNA에 초점을 맞추는 치료로는 암 줄기세포를 건드릴 수 없다. 결국, 암은 이전보다 더 강력하고 공격적으로 재발하게 된다. 암은 돌연변이를 일으켜 이런 '표적' 치료에 대한 저항성만 획득하는 것이다.

그러나 표적 치료와 대사치료를 병행하면 암 줄기세포까지 치료할 수 있으므로 진짜 완치의 기회를 얻을 수 있다. 그러나 대사치료는 시간이 오래 걸리기 때문에 환자와 의사의 인내심이 필요하다.

1970년대에 서로 뚜렷이 다른 대체의학과 주류의학이라는 두 진영이 등장했다. 두 진영 간의 싸움은 점점 격해졌고 지금도 상대방이 틀렸다고 말하고 있다. 이들은 불쌍한 환자를 가운데 두고 극도로 흥분하고 있다. 환자들은 누구의 말에 귀 기울여야 하고 무엇을 해야 하는가? 환자가 원하는 것은 오로지 병이 호전되는 것뿐인데 말이다. 정말 혼란스럽고 무서운 상황이다.

사실 어떤 접근도 이상적이지 않다. 환자들은 항상 과도한 치료를 받으며 독한 화학요법으로 만신창이가 되고 있다. 게다가 자신만의 방식에 익숙해져 있기에, 추천받은 식이요법을 따르려고 노력하지만 정말로 열심히 하지 않으면 이로써도 효과를 보지 못한다.

내가 발견한 사실 한 가지는, 전체는 각 부분을 합한 것의 이상이라는 점이다. 다시 말하면 대사치료와 유전자치료를 조합해서 치료하면 각각의 치료 효과보다 두 배 이상의 효과를 볼 수 있다. 서로의 효과를 극대화하는 시너지효과가 일어나는 것이다.

여러분 자신이나 여러분이 사랑하는 누군가가 암으로 진단을 받는다면 여러분은 무엇을 해야 할까? 다른 무엇보다도 스스로 지식으로 무장해야 한다. 암을 극복할 뿐 아니라 건강하게 살아나가려면 커뮤니티를 찾아 결속력을 가져야 한다. 그리고 주류의학에서 어떤 이야기를 들더라도, 당신이 할 수 있는 것들이 훨씬 더 많다는 사실을 꼭 기억하기 바란다.

1. 나의 혁명에 동참하라.

나의 페이스북 **'암 치료를 위한 제인 맥클랜드 오프라벨 약물들'**(Jane McLelland Off Label Drugs For Cancer, 눈에 확 들어오는 타이틀 아닌가!)에서는 다양한 오프라벨 약물들에 관한 대화와 토론을 볼 수 있다.

나는 과학적 논문, 상호심사 논문(peer-reviewed articles)뿐 아니라 개인의 경험담도 항상 환영한다. 완전 관해 이룬 많은 4기 암 환자들을 포함하여 자신의 프로토콜을 잘 활용하고 있는 많은 환자들의 이야기를 살펴보려면 사이트에서 #positiveprogress를 검색하기 바란다.

www.facebook.com/groups/off.label.drugsforcancer

이 책 관련 페이스북 그룹도 있다. 그곳에는 암 대사에 관한 논문을 올리고 있으며 나에게 직접 질문할 수 있는 강연 스케줄도 공지하고 있다.

www.facebook.com/howtostarvecancer

내 블로그와 웹사이트에도 방문해 보기 바란다. 이곳에서는 내가 추천하는 제품들 목록, 그리고 당신의 프로토콜을 도와줄 수 있는 추천 의사들의 링크가 올라가 있다.

www.howtostarvecancer.com

개인정보는 절대 공유하지 않는다.

이런 과학적인 내용을 좀 더 확실하고 시각적인 방법으로 이해하고 싶거나, 케모브레인(Chemo Brain, 항암치료 후 흔히 나타나는 인지적 기능의 저하 증상. 정신이 멍해지고 생활기능이 저하되는 등의 증상이 나타난다.)으로 정보 습득이 어렵게 느껴진다면, 핵심적인 길을 제시해 줄 수 있는 온라인 코스를 수강하는 것도 좋다. 처음 세 과목에서는 나의 치료방법, 그리고 그것이 어떻게, 그리고 왜 그렇게 작용하는지를 배우게 된다. 여기서 얻는 수익은 앱 개발 및 미래의 환자들을 위하여 사용된다.

www.how-to-starve-cancer.teachable.com

2. 케어 온콜로지 클리닉(Care Oncology Clinic)을 방문하라.

이 획기적인 클리닉에서는 오프라벨 약물인 메트포민(metformin), 아토르바스타틴(atorvastatin), 독시사이클린(doxycycline), 메벤다졸(mebendazole), 플라린(Flarin) 조합으로 천 명 이상의 환자를 치료한 바 있다. 이 모든 약과 내가 쓰는 약물들 각각의 이점들은 이 책과 나의 웹페이지에서 살펴볼 수 있다.

3. 통합의학이나 기능의학 의사를 파트너로 만들어라.

지금 당장 대체의학 치료를 당신의 암 치료에 포함해라. 제대로 된 의사라면 여러분의 미세영양소(micro-nutrient) 상태, 장누수(leaky gut), 장내세균 불균형(dysbiosis)을 점검해 주고 영양 치료제와 비타민 C 정맥주사를 추천해 주며 기타 필요한 다른 치료들도 알려 줄 것이다.

4. 영양사를 파트너로 만들어라.

간헐적 단식, 케톤 식이, 당지수가 낮은 식이, 자연식이나 저단백 식이(예를 들면 구석기 식단/Paleo Diet)에 능숙한 영양사를 찾아야 한다. 개개인의 필요에 맞는 영양소의 섭취를 판단할 수 있는 영양사여야 하며, 환자가 약물의 도움을 받을 수 있어야 하므로 너무 극단적이거나 쓸데없이 복잡한 식단을 짜서는 안 된다. 잘 훈련된 종양학 영양사가 없더라도 암이 어떤 에너지원(글루타민 : 포도당 : 지방 비율)을 더 많이 사용하는지 숙지하고 있다면 음식 선택의 방향을 정하고 암을 굶기는 데 도움이 될 것이다. 예를 들면 실제로 모든 암은 당분 섭취가 적을 때 치료에 반응한다. 글루타민을 에너지원으로 사용하는 암은 저단백식이에 반응한다. 그러나 지방을 에너지원으로 사용하는 암(예를 들면 전립선암, 흑색종)의 경우는 케톤 식이요법을 피해야 한다. 포화지방의 섭취를 줄이는 것도 모든 유형의 암 치료에 중요하다.

5. 종양학 전문의를 교육시켜라.

www.howtostarvecancer.com이나 나의 페이스북을 방문하여 관련 논문을 다운받아 여러분의 종양학 전문의에게 보여 주길 바란다. 종양학 전문의의 도움을 받는 것은 필수적이다. 여러분이 대사치료와 유전자치료를 접목하고 싶다는 것을 강조해라. 당신에게는 독재자가 아니라 동업자가 필요하다! 하지만 슬프게도 현재 대다수의 종양학 전문의는 수많은 이유로 대사치료와 유전자치료 접목에 동의하지 않는다. 나의 웹사이트 howtostarvecancer.com에 두 가지 치료를 접목하고 있는 의사들의 최신 목록이 있다. 처음에는 인정하지 않았지만 결국에 견해를 바꾼 종양학 전문의들의 이름도 업데이트되어 있을 수 있다(영국 의사들의 리스트이므로 대한민국에서는 알아볼 필요가 없다-역자주).

6. 운동하라.

당뇨 커뮤니티에서 시행한 최신 연구에 따르면 적당한 운동은 암 치료 효과를 극적으로 올릴 수 있다고 한다. 그 비밀은 운동하는 양보다 운동하는 시간에 있다는 것이다. 식사하고 나서 15분에서 20분 동안 빨리 걸으면 혈액 내 포도당이 근육으로 이동해 소모됨으로써 암세포의 미세환경을 암을 굶길 수 있는 상태로 효과적으로 바꿀 수 있다.

7. 혈당과 혈액 표지자를 모니터링하라.

당뇨 환자가 혈당을 관리하듯 암 환자들도 당 대사가 잘 돌아가는지 확인하기 위해 혈당을 모니터해야 한다. 인슐린 저항성은 치료성과에 지

대한 영향을 미친다. 최소 2주 동안은 지속해서 혈당을 관찰해야 한다. 종양표지자 검사도 추적 관찰하기 바란다. 곧 관련 앱을 개발할 예정이며 유용한 약물과 보충제에 대한 앱도 제공할 예정이다.

8. 잘 자고 스트레스를 줄여라.

적절한 시간에 적당량의 수면을 취하고 스트레스를 줄이면 면역력이 향상되고 코티솔(cortisol)과 인슐린 저항성(insulin resistance)을 낮출 수 있다. 요가, 명상, 운동, 그리고 프로프라놀롤(propranolol, 매우 효과적인 암 성장 억제제)과 같은 베타차단제는 암을 이겨내는 데 큰 도움을 줄 수 있다.

9. 수분을 충분히 섭취하라.

충분한 수분 섭취는 혈당의 농도를 낮추는 데 중요하다. 혈중 나트륨 농도가 올라가면 삼투포텐셜(osmotic potential)에 변화가 생기고 이로 인해 병원체의 증식이 촉진된다. 병원체의 증식은 암세포 주변에 염증(inflammation)을 유발하고 이 염증이 암의 성장을 유도한다.

10. 절대 포기하지 마라.

당지수를 효과적으로 낮추는 식단, 엑스트라버진 올리브유[1](질이 아주 중요하기 때문에, 나의 웹사이트에는 질 좋은 상품을 소개해 놓았다)와 함께 오프라벨 약물과 영양 치료제 섭취를 계속해야 한다. 암이 제어되고 혈액표지자 수치가 정상화된 후 안정될 때까지 음주는 피해라. 수치들이 안정화되고 나서 일주일에 한 번 와인이나 증류주(맥주는 안됨) 한 잔 정도는 조심하면서 마실 수 있다. 흡연과 발암물질, 특히 호르몬의 균형을 깨뜨리는 발암물질은 철저히 피해야 한다. 혈당과 중성지방도 반드시 관리해야 한다. 특정 영양 치료제, 운동 및 약물로써 인슐린과 혈당을 낮게 유지해라. 당뇨를 가지고 살아가는 것처럼 암과 함께 살아갈 수도 있는데 그러려면 장기적인 관점으로 암에 접근할 필요가 있다.

이 10가지 단계를 성취해 나가는 데 있어서 가장 큰 방해물은 종양학 전문의들 대부분이 아직도 대사치료와 유전자치료의 접목을 받아들이지 않고 있다는 점이다. 나는 환자의 건강이 호전되었을 때 의사가 오히려 화학요법의 용량을 늘리는 바람에 환자를 효과적으로 죽이는 경우도 목격했다. 또 어떤 종양학 전문의들은 환자가 오프라벨 약물을 암 치료에 포함시키자 기존의 모든 치료를 거부해 버리기도 했고, 환자들이 대사치료 약물을 전부 중단해야만 임상시험에 참가할 수 있다는 연구 포함기준을 만들기도 했다. 암이 걷잡을 수 없이 빠르게 진행되던 환자가 케어 온콜로지 클리닉에서 처방받은 약물을 복용하면서 안정이 되었지만, 임상시험에 참여하면서 다시 병이 빠르게 진행되는 것을 목격하기도 했다. 대사치료와 유전자치료의 접목은 분명 효과가 있다. 케어 온콜로지 클리닉의 자료가 발표되면 여러분은 전에 보지 못한 놀라운 성공적인 결과를 보게 될 것이다. 최근 교모세포종에 관한 초기 연구 결과는 이런 방법을 사용하여 환자의 생존 기간이 2배나 늘어났다는 결과를 보여 주고 있다.

대사치료가 표준치료로 인정받을 때까지 우리는 스스로 지식으로 무장하고 필요한 도움을 찾아 나가야 한다. 그렇다. 이 길은 험난한 길이다. 그러나 내가 해냈듯이, 여러분도 해낼 수 있다. 나의 목적은 내 이야기와 내가 발견한 사실들을 통해 여러분에게 용기와 지혜를 주고, 실제로는 생각보다 더 많은 희망이 있다는 확신을 주는 것이다.

수동적인 태도를 버리고 행동하라.

'아무것도 하지 않는 것'은 선택지에 없다.

암을 굶겨라. 암이 퍼지는 것을 막고, 암을 소멸시켜라.

새롭게 태어난 당신을 환영한다.

"혁명의 본질은 현재의 질서가 뒤집히는 것으로, 이는 아주 소수의 사람만이 시작할 수 있다.

혁명의 과정은 한 사람이 낸 하나의 아이디어로 시작된다.

그 아이디어는 두 번째 사람, 그리고 세 번째, 네 번째 사람을 설득하고, 결국 많은 사람에게 퍼져서, 기존의 지혜 속으로 흡수되거나 실제로 세상을 뒤집어엎게 된다.

혁명은 탄약뿐 아니라 무기, 그리고 그것을 사용하고자 하며 전투에서 기꺼이 죽을 수 있는 사람들을 필요로 한다.

지성의 혁명에서는 아이디어가 필요할 뿐 아니라, 특정 전문분야와 기득권층 전체에 기꺼이 도전하고, 말만이 아닌 행동을 통해 그 아이디어를 널리 전파하는 데 자신의 명성과 경력을 기꺼이 사용하려는 옹호자들이 있어야만 한다."

쥬드 와니스키(Jude Wanniski)

『세상이 돌아가는 방식』(The Way the World Works, Touchstone Books 1978)

나의 혁명에 동참해라 그리고 세상에 널리 알리자.
연구 논문, 팟캐스트, 인터뷰들, 암을 극복한 생존자들의 블로그 등은
모두 내 웹사이트에서 찾아볼 수 있다.

www.howtostarvecancer.com

생생한 논의, 동료 심사를 받은 의학 논문 다운로드, 영감을 주는 환
자들(나의 페이스북 가족들)

www.facebook.com/groups/off.label.drugsforcancer

세포사멸(ferroptosis)과 암 굶기기에대한 연구

www.facebook.com/how-to-starve-cancer

환자주도의 대사치료 혁명이 일어나고 있다!

The patient-led metabolic revolutionis in full swing!

점점 더 많은 의사가 암을 굶기는 접근법을 받아들이고 있다. 하지만 아직 의사들의 수가 매우 적고, 의료분야의 완고한 저항 때문에 변화의 속도가 더디다. 케어 온콜로지 클리닉(Care Oncology Clinic)과 일부 오픈 마인드인 의사들에게 감사드린다. 나는 환자들로부터 계속해서 긍정적인 보고를 받고 있으며, 페이스북 그룹에는 관해가 일어났다는 보고가 거의 매일 올라온다. 더욱 감사한 것은 대한민국에서부터 캐나다에 이르기까지 전 세계의 환자들과 진료의들로부터 이메일이 날아오고 있다는 사실이다.

미국 내슈빌의 한 의사가 치료결과에 흥분하여 내게 편지를 보내 왔다. 그에 의하면 나의 치료법은 비유하자면 세 번째 "영국의 미국 침공"이라는 것이다. 첫 번째 침공은 설명이 필요 없을 것이고, 두 번째가 비틀즈, 세 번째가 바로 내가 종양학계에 큰 영향을 미치고 있는 것이라고 했다. ('브리티시 인베이전' British Invasion이란 1960~70년대 비틀즈를 필두로 한 영국 록 음악이 미국에서 선풍적인 인기를 얻으며 대중화되었던 문화 현상을 일컫는 말이다-편집자 주)

이런 침공을 계속하기 위해 내가 본부에서 전략을 수립하는 동안 여러분은 이 혁명을 위한 보병으로 참전해야 한다. 전문가의 영역으로 들어가기 위해 약간의 용기를 내어, 의사에게 지금 하는 치료를 보완해 줄 수 있는 몇 가지 저독성 약물(예를 들면 메트포민) 처방을 요청해 보기 바란다. 의사가 예기치 못한 반응을 보일 수 있으므로 온전한 메트로 맵(Metro Map)을 시작하기 전 이렇게 담당 의사의 의견을 타진해 보는 것이 좋다. 어떤 의사는 환자의 손에서 책을 낚아채면서 "이게 바로 내가 생각하고 있는 거라고요!"라고 버럭 소리를 지르기도 했다.

내 페이스북 그룹을 대상으로 매년 대략적인 통계를 내 보면, 종양학 전문의의 30~40%는 오프라벨 약물에 대한 결론을 유보하고, 10%는 온전히 지지하며, 나머지는 노골적으로 오프라벨 약물을 싫어한다. 새로운 약물을 시도하려면 도덕적이고 윤리적인 딜레마가 따르므로 이러한 결과가 나오는 것일 수도 있다. 새로운 약물 시험 군에 들어가기 위해서는 아무리 저독성일지라도 모든 약물과 보충제를 끊어야 한다는 조건이 있기 때문이다. 제약회사는 많은 돈을 투자하고(종양학자도 역시 상당한 펀드를 받게 된다) 환자를 실험동물처럼 사용하면서도 4기 암 환자의 치료 선택권은 부인하는 "윤리"를 내세우는 것이다. 물론 종양학 전문의를 당신 편으로 만드는 것도 중요하겠지만, 그렇게 하지 못한다 해도, 이 책을 통해 삶의 균형을 조정하여 치유를 이끌어내는 힘은 다른 누구도 아닌 당신의 손에 있음을 확실히 알 수 있게 될 것이다.

"지금 받는 치료를 계속하세요. 왜냐하면, 그 치료는 효과를 보이기 때문입니다." 이 말은 기존의 전통적인 치료에 예외적으로 긍정적인 반응을 보이는 환자들에게, 왜 그렇게 되고 있는지는 아무런 호기심도 관심도 없는 의사들이 습관적으로 되풀이하는 말이다.

이번 『암을 굶기는 치료법』 2판에서는 암이 스스로를 에너지원으로 사용하는 주된 대사경로 몇 가지를 더 추가하였다. 새로 업데이트한 메트로 맵에는 지방, 글루타민, 젖산 운반체(lactate transporter)를 추가했다. 프로테아좀(Proteasome 단백질분해효소 복합체)이 새로이 포함되었고 시스테인-글루타메이트 역수송체(cysteine-glutamate antiporter)

도 추가되었다. 이 역수송체는 아미노산의 일종인 시스틴(cystine)을 암세포 내로 끌어들여 시스테인(cysteine)과 글루타치온(glutathione)을 만든다. 시스테인은 화학요법 치료와 방사선치료 그리고 비타민C 정맥주사 치료 시에 발생하는 자유기와 싸우기 위해 암세포가 이용하는 중요한 방어 시스템이다. 페롭토시스(ferroptosis)를 유발하는 데 있어서 xCT 경로를 차단하는 것이 너무나 중요하다. 새로이 발견된 예정세포사(programmed cell death)인 페롭토시스는 암이 좋아하는 철분을 이용하며, 교모세포종, 췌장암, 삼중음성 유방암, 난소암, 중피종, 육종 등과 같이 화학요법이 잘 듣지 않는 암에 특히 유용하게 이용될 수 있다. 페롭토시스는 대사치료를 주창하는 선구자들에게도 아직 잘 알려지지 않은 방법이다. 페롭토시스를 시행하려면 '암을 죽이는 단계'(Kill Phase)와 '암을 굶기는 단계'(Starve Phase)를 분리하여 서로 다른 방법으로 접근해야 한다. 내가 몇 개월 동안 연구하면서 알게 된, 이 새롭고 가슴 뛰는 페롭토시스라는 치료법에 대한 독특한 식이요법과 보충제 그리고 약물도 2판에서 소개하고 있다.

여기까지 읽은 독자들에게 간곡히 부탁한다. 이 책을 꼭 끝까지 읽기 바란다! 여러분에게 필요한 정보가 2부에 있다고 생각하고 1부를 스킵해 버리지 않길 바란다. 2부만 읽는다면 기본적인 지식을 놓치고 혼란스러움을 느끼게 될 것이다. 만약 시간이 많이 없다면(하지만 대부분 환자는 자신이 생각하는 것보다 더 많은 시간을 가지고 있다), 나의 온라인 코스 www.how-to-starve-cancer.teachable.com에서 암이 작동하는 이유와 암을 굶기는 방법, 그리고 암을 죽이는 방법을 배울 수 있다. 이 코스에서는 무엇을 언제, 왜 해야 하는지를 단순명료하게 가르쳐 준다. 환자들이 필요한 조합을 만드는 데 도움을 주는 앱도 개발 중이다. 비록 오랜 시간과 큰 비용이 드는 일이지만 말이다!

암은 야수와 같은 성질을 갖고 있어서 의학적 지식이 없다면 쉽게 압도되어 버릴 수 있다. 이 프로토콜은 혼자서 할 수 없으므로 가능한 한 빨리 도움을 받을 수 있는 의사를 찾기 바란다. 내 웹사이트에는 도움을 줄 수 있는 추천 의사들 명단이 나날이 늘어가고 있다.

이 책에 있는 정보들은 꼼꼼히 읽는 노력 없이 저절로 습득되지 않을 것이다. 이 책은 단지 사용 설명서(user manual)일 뿐이므로, 메모지, 형광펜 등 당신이 정보를 완전히 이해하는 데 도움을 줄 수 있는 것은 무엇이든지 이용하라. 호전되기 위해서는 암이 작동하는 기본적인 원리에 대한 이해와 함께 많은 노력을 들여야 한다. 그렇지만 혹 처음 읽었을 때 무슨 말인지 대부분 이해가 안 된다고 해도 당황하거나 겁먹지는 말길 바란다. 각각의 경로가 상세하게 작동하는 세부 원리까지 다 알 필요는 없다. 다만 중요한 연료 공급라인을 이해하면 된다. 이것들을 차단하여 암의 성장을 더디게 하고, 그로써 추가적인 치료를 할 수 있는 시간을 벌게 되기 때문이다. 이제껏 들어보지 못했고 익숙하지 않은 의학적 용어와 약, 보충제들이 등장할 수 있다. 하지만 인내하면서 공부하다 보면 점차 감을 잡을 수 있게 될 것이다.

이 책의 초판을 출간한 이래로 많은 독자가 성공적으로 치유를 이루어 낸 이야기를 나눠 주고 있다. 이런 이야기들은 같은 종류의 암을 앓고 있는 환자들과 희망을 놓아 버렸던 모든 환자에게 너무나 멋진 선물이 아닐 수 없다. 온라인 코스에 췌장암이나 삼중음성 유방암과 같은 까다로운 암을 이겨낸 환자의 성공 경험담 영상을 무료로 볼 수 있도록 올려놓았다. 많은 영감을 주는 영상들이니 꼭 시청하길 바란다.

이 같은 대사적 접근방법이 주류의학에 포함될 수 있도록 나와 함께 행군하고 있는 모든 환자에게, 그 어떤 말로도 나의 감사를 다 표현할 수 없을 것이다.

Part One

대사치료 프로토콜의 발견

(The Discovery of My Metabolic Protocol)

1

마라카스
Maracas

"어서 일어나요! 얼른!"이라는 목소리가 희미하게 들려오는 가운데 눈을 뜨려고 애를 썼다. 또 악몽에 시달리면서 하룻밤을 보낸 터였다. 막 깊은 잠에 빠진 순간 누군가 툭툭 치며 나를 깨우고 마는 것이다.

"6시야. 일어나야 해요. 8시까지는 해변에 도착해야 하거든." 남편 앤드류는 다정하게 나를 한 번 더 툭툭 쳤다.

"알았어요. 일어나고 있어요."라고 둘러대고 나서야 내가 왜 일어나야 하는지를 기억해 냈다. 오늘은 요트 경주를 하러 가는 날인 것이다! 어둑한 새벽에 절로 웃음이 났다. 흥분된 마음과 여전히 피로한 몸을 끌고 이불에서 빠져나와 욕실로 향했다.

지난번 요트를 탔을 때는 6개월 예정의 화학요법 치료가 완전히 끝나지 않은 때였다. 그러나 나는 이전과 같이 일상적으로 살고 싶은 마음에 무모하게도 팀과 함께 항해에 도전했고, 내 몸 상태는 항해를 감당해내지 못했다. 나는 첫 번째 요트 경주를 하는 동안 스피나커 돛 위에다가 온통 토해 버릴 뻔했고, 돛을 접어 항해용 가방에 집어넣을 때는 양팔이 마치 납덩어리같이 느껴졌다. 나는 이번에는 지난번보다 좀 더 수월하길 기대했다. 정말로 이번에는 지난번보다 수월해야만 했다.

9개월 전인 1999년 여름, 나는 4기 암 진단을 받았다. 5년 전 처음 자궁경부암을 진단받았는데, 이제 폐로 전이되어 재발한 것이다. 그래서 이번 겨울은 하루하루 전쟁을 치르듯 쉴 틈 없이 몰아치는 화학요법 항암치료를 받으며 동물이 동면하듯 그렇게 보냈다. 그리고 이제 봄을 맞이하며, 나는 기력을 소진시킨 피로감을 떨쳐내기 위해 의식적으로 노력하기 시작했다. 일단 운동으로 피로감을 몰아내기로 했다.

저용량 아스피린 외에는 모두 식물 추출물로 만든 영양 치료제들을 지퍼백에 챙겨서 보이지 않도록 주머니 깊숙이 넣은 후 현관문을 나섰다. 앤드류는 차에서 나를 기다리고 있었고 나는 감사함을 느끼며 조수석에 앉았다. 라이밍턴(Lymington) 까지는 한 시간 반 정도 걸렸고 가는 동안 나는 잠깐씩 졸았다.

화학요법 치료를 받으면서 영양 치료제도 챙겨 먹는 일은 쉽지 않았다. 종양학 전문의는 영양 치료제를 절대 먹지 말라고 했지만, 나는 의사의 말을 무시하고 영양 치료제를 스스로 공부해 나갔다. 녹차에서 추출한 EGCG(Epigallocatechin Gallate)와 강황에서 추출한 커큐민(Curcumin)은 화학요법 치료의 효과를 증강하는 영양 치료제였다. 할 수만 있다면 어떤 도움이라도 받고 싶었기 때문에 끔찍했던 항암 주사를 마친 후부터는 복용하는 영양 치료제 수를 엄청나게 늘렸고 그것은 분명 몸에 변화를 느끼게 해주었다.

동료들이 모여 있는 부두에 도착해 보니, 친구 루이가 각자의 별명이 적혀 있는 티셔츠를 한아름 안고 다니며 동료에게 나눠주고 있었다.

남편은 '탐색자'(SPOTTER)라고 적힌 티셔츠를 받았다. 그 별명은 멀리서 얼핏 요트를 보기만 해도 제작연도, 엔진 크기, 제작사, 제작 방법까지 순식간에 알아맞히는 남편의 능력을 잘 담고 있는 별명이었다. 나는 피식 웃었다. 과연 루이는 내 티셔츠에는 어떤 별명을 붙였을지 궁금하면서도 긴장이 됐다.

"제인, 당신 티셔츠에요." 루이가 활짝 웃으며 티셔츠를 내밀었다. 티셔츠를 뒤집어 뒷면에 적힌 글자를 본 순간 나는 소리 내어 웃었다. '마라카스'(MARACAS, 마라카 열매 안에 말린 씨앗들을 넣어 흔들어 소리를 내는 악기-역자주) "이런! 루이! 당신이 내가 알약을 많이 먹고 있는 것을 눈치챈 줄은 몰랐는데."

루이는 믿을 수 없다는 표정으로 나를 보면서 말했다. "설마 농담이죠? 우리 중 제인 당신이 어딜 가나 항상 가지고 다니던 그 지퍼백을 못 본 사람은 없을걸요. 설마, 그 녹색 알약이 동물 배설물은 아니겠죠? 만약 숨기려고 했다면 안타깝지만 실패했어요."

이런. 나는 내가 생각했던 것보다 철두철미하지 못했나 보다. 그 알약들과 녹색 음료는 내가 '원시 수프'라고 칭하는 내 생명줄이었다. 나는 내가 암에 걸렸다는 악몽 같은 사실을 사람들에게 숨기고 싶었다. 굳이 다른 사람들까지 힘들게 만들고 싶지 않았다. 하지만 의사가 말한 대로라면 두렵게도 내 생명은 정말 얼마 남지 않았다. 14.6m밖에 안 되는 작은 배 안에서 12명의 동료에게 숨기려 했던 것이 얼마나 우스운 일인지 깨달았다. 아무리 노력을 한다 해도 이 사실을 비밀로 할 수는 없었다.

내가 매일 마시는 음료(스피룰리나, 클로렐라, 그리고 다양한 식물을 갈아서 만든 음료)와 영양 치료제들을 준비하는 데 시간은 좀 걸리지만, 집 밖에서 생활하는 대가치고는 드는 비용이 저렴했다. 이것은 생존이 달린 문제였다. 나는 마음속으로 조용히 기도드렸다. '오! 하나님, 부디 이 상황이 평생 지속하지 않게 해주소서.' 모든 것이 불확실한 상황에서 긍정적으로이고 밝게 지내기란 꽤 힘들었다.

나는 절대 내 문제로 사람들의 관심을 끌고 싶지 않았고, 동료들이 나를 병약한 환자로 대하거나 연민을 느끼는 것처럼 생각되면 참을 수 없었다. 난 변덕스럽지만 강인한 제인, 그들과 함께 요트를 타던 친한 동료로 계속 남아 있고 싶었다. 그들이 내 컨디션이 어떤지 불안해하며 묻는 대신에 평상시처럼 농담해주길 원했다. 어떤 사람들은 화학요법 항암치료의 부작용으로 머리카락이 다 빠져 버려도, 림프부종으로 스타킹을 신고 있어도 그 상황을 자랑스러워하기도 한다. 그들에게는 수술 흉터가 명예의 상징이다. 하지만 나는 그렇게 느껴지지 않았다. 나는 암 수술을 할 때 제거된 광범위한 림프절로 인해 생긴 오른 다리의 가벼운 림프부종을 긴 치마와 정장 바지로 숨기곤 했다.

다행스럽게도 대부분 사람은 내가 말하지 않으면 림프부종을 알아차리지 못했다. 화학요법으로 머리카락이 전부 빠져 버렸지만, 두건이나 모자를 쓰는 대신, 참을 수 없을 만큼 가려울지라도 가발을 쓰고 다녔다. 가능하다면 정상적으로 보이고 싶었다. 무언가 잘못되고 있다는 사실을 나 자신조차 인정하고 싶지 않아서이기도 하고, 욕실 거울에 내 민머리가 슬쩍 비치기만 해도 나 스스로 충격을 받았기 때문이었다. 거울에 비친 내 모습을 보면 숨이 콱 막히곤 했다. 그 공포감은 몇 개월이 지나도 쉽사리 사그라지지 않았다.

머리카락이 한 움큼씩 빠지기 시작하자마자 한달음에 셀프릿지로 달려가서 여러 가지 스타일의 깔끔한 가발 몇 개를 샀다. 화려하게 보이고 싶을 때는 긴 웨이브 머리 가발을, 활동적으로 보이고 싶을 때는 단발 가

발을, 일상생활에서는 중간 길이의 생머리 가발을 준비했다. 아침에 일어나서 옷을 입으며 앤드류에게 이렇게 물어보곤 했다. “오늘은 어떤 스타일의 아내를 원해요?” 우리 집 다락방 공사를 맡았던 인부들은 어느 날은 짧은 머리로, 다음 날에는 긴 머리로 나타나는 나를 보고 분명 혼란스러웠을 것이다.

요트를 타러 갈 때는 모자로 고정하기 쉬운 단발 가발을 쓰곤 했다. 요트 타기는 내게 열정이었다. 요트를 타면 절망 때문에 위태롭던 정신을 제자리로 되돌릴 수 있었다. 같이 항해하는 동료들에 둘러싸여 그들의 이야기들을 듣고 웃으며 신나게 경주를 하는 시간은 찰나의 순간일지라도 나에게 큰 도움이 되었다. 동료들과 함께 항해하고 우정을 나눌 때는 고통과 상처, 예전의 내 모습을 상실하게 만든 것들, 그리고 죽음 따위는 사라져 버렸다. 나는 이번이 동료들과 함께하는 마지막 경주가 아닐 거라고 너무나 믿고 싶었다.

화학요법 치료로 심하게 탈진되면서도 나는 평소와 다르지 않은 척 노력했다. 평소와 다를 바 없이 행동했다. 경주가 있는 날 아침이면 이불 속에 누워만 있고 싶었으나 계속해서 요트를 타려고 안간힘을 쓰며 일어났다. 요트를 타러 가면 몇몇 동료들은 나를 걱정하며 내가 갑판에 오르지 못 하게 말리려 했다. 하지만 나는 갑판에서 일하겠다고 고집을 피웠다. 뒤늦게 돌아보니 이런 나의 행동은 이기적이었던 것 같다. 정상인처럼 살아 보려고 애를 쓰는 가운데 우리 팀의 속도를 떨어뜨리고 있었다.

바람을 거슬러 항해할 때면 나는 배 아래로 내려가 거대한 돛을 접어 가방에 넣는 일을 했다. 테니스 경기장 크기만 한 큰 돛을 몇 피트 정도 되는 작은 가방 안에 접어 넣기는 쉽지 않은 일이었다. 특히 요트가 이리

저리 방향을 계속 바꾸거나 45도로 기울어질 때는 더욱 힘들었다. 그 일에 익숙한 사람이라도 진이 빠지고, 만에 하나 돛이 젖어 있으면 완전히 탈진되는 일이었다. 요트가 두표(Top mark)에 도달하면 바람을 타는 방향으로 방향을 바꾸면서 항해를 하는데, 이때 나는 돛 조정자가 되어 가장 빨리 항해할 수 있도록 돛의 상태를 점검했다.

하지만 나는 이렇게 고군분투할 때의 느낌, 얼굴에 와닿는 신선한 바닷바람, 그리고 배가 부드럽게 좌우로 흔들리면서 파도를 헤치고 나갈 때 흩어지는 포말의 감촉을 사랑했다. 바다 위에서 변화무쌍한 바람과 파도를 타고 요트 경주를 할 때면 걱정으로 가득하던 마음이 진정되었다. 전술과 전략은 앤드류의 몫이었지만, 그래도 모든 팀원이 우리가 어디에 있는지, 요트가 출발하거나 정지할 때 그리고 갑작스러운 요트 조작이 필요할 때 무엇을 해야 하는지 알고 있어야 했다.

요트 항해는 대를 이어 내 핏속에 전달되어 온 것이었다. 어릴적 자랐던 건지(Guernsey)섬에는 아버지가 상속받았던 요트가 있었다. 내가 기억하는 어린 시절의 추억은 언니 수지와 함께 26피트 크기의 작은 요트를 탔던 일이다. 우리 가족은 요트를 타고 주로 채널(Channel)섬, 특히 헤름(Herm)과 사크(Sark) 주변으로 다녔고, 여름날에는 프랑스 북서 해안의 브리타니 내 세인트 말로까지 다녀오기도 했다. 반짝거리는 바다, 너무나 아름다운 해변과 함께 한 나의 유년 시절은 천국과 같았다.

요트 경주를 하면서 미칠 듯이 흥분되더라도 잔잔한 파도 소리가 배경음악처럼 깔리면서 고요함과 평온이 찾아오는 순간들이 있었다. 그럴 때면 나는 오랫동안 잊고 지내던 기쁨, 아무런 스트레스도 없이 지내던 어린 시절의 그 진정한 행복감을 다시 느껴 보려고 하며 혼자 깊은 생각에 잠기곤 했다. 그것은 요트를 타는 것, 바다, 그리고 삶 그 자체에 대한 사랑이 곧 사라져 버릴 것만 같아 슬퍼하던 마음이 조금은 묻어 있는 고마운 감정이라고 할 수 있었다.

10대 시절 나는 광적으로 요트 경주에 참여했다. 옛날 사람인 아버지는 내가 여자라는 이유로 윈치나 밧줄을 만지지도 못하게 하셨기에 아버지와 같이 요트를 타는 일은 굉장히 불만스러웠다. 결국, 나는 요트 타기를 포기하고 대신 휴일마다 돈을 벌어 윈드서핑 용품을 장만했다. 윈드서핑을 배우는 것은 너무나 즐거웠다. 나는 여름 내내 해변을 잠시도 떠나지 않을 만큼 윈드서핑에 푹 빠져 버렸다. 하지만 내 안에 여전히 자리잡고 있었던 승부욕은 여전히 요트 경주를 잊지 못하고 있었다.

요트 경주에 대한 열망은 '위로'(Assuage, 비록 우리는 애정을 담아 Sausage라 불렀지만)라고 이름붙인 멋진 요트에 오르며 실현되었다. 위로호는 견고하면서도 유선형의 부드러운 외형을 가진 42피트의 백조형 요트로, 운항 시 완벽한 안전성과 속도감을 보였다. 위로호는 1990년대 초 스완 유러피안 챔피언십에 출전하기 위해 건지섬에 오게 되었는데, 경주에 출전할 팀원이 1명 더 필요하다는 말에 나는 곧바로 그 기회를 잡았다. 일단 갑판에 오른 나를 누구도 배 밖으로 내려보낼 수는 없었다.

위로 호와 함께한 항해는 너무나도 즐거웠다. 나는 여러 해 동안 주말과 휴일에는 영국 남부 해안 주변에서 요트 경주를 즐겼고 운이 좋을 때는 안티구아, 마요르카, 사르디나까지 출정하여 프랑스로 가는 연안 요트 경주에 참여하기도 했는데, 그중에는 악명 높은 패스트넷 경주도 있었다. 사실 우리 삼촌 한 분이 1979년 거대한 폭풍 속에서 요트 경주를 하던 중 바다에 빠져 돌아가셨다. 그래서 나는 한때 경주에 참여하는 것을 주저하기도 했으나, 결국 다시 경주하기로 마음먹었고 우리 팀은 멋진 승리의 트로피들을 쌓아 가기 시작했다. 요트 경주는 중환자를 치료하는 물리치료사라는 내 직업과는 정말로 상반된 취미였다.

물리치료사로서 나의 첫 직장은 신경과였다. 그때 나의 대부분의 일과는 머리 손상과 뇌경색으로 마비가 온 환자들의 재활 치료를 하는 것이었다. 마비 환자들이 몸을 쓰는 법, 손과 다리를 움직이는 법을 다시 배우도록 돕는 일들은 신체적인 힘이 많이 필요했다. 이후에 나는 정형외과와 스포츠 손상 분야도 전공했고, 많은 상위 레벨 운동선수들이 내 전문성을 인정하고 도움을 받으러 찾아왔다.

남편 앤드류는 위로 호에서 오랜 시간 같이 항해하던 동료였지만 우리가 사귀기까지는 시간이 좀 걸렸다. 앤드류는 내 전 남자친구를 싫어했고 나는 앤드류의 전 여자친구를 좋아하지 않아서 같이 어울릴 기회가 별로 없었다. 하지만 결국에는 각자의 애인들과 헤어졌고, 1년이 지난 어느 날 힘든 경주를 승리로 마무리하고 축하파티가 열리던 쉐부르요크 클럽 야외에서, 앤드류와 나는 진한 키스를 나누는 사이가 되었다.

항해가 건강에 좋은 취미라고 생각하겠지만 사실 그렇지만은 않다. 물론 운동도 되고 깨끗한 공기도 마신다. 하지만 경주하는 동안 초콜릿바와 탄수화물 위주의 간편식들을 계속 먹고 밤에는 콜라와 럼주도 많이 마신다. 좋은 점보다는 나쁜 점이 더 많았다. 당시 우리 팀원들에게는 "치팅데이처럼 먹자"가 좌우명이나 마찬가지였고, 누군가 건강한 음식을 사 먹으려고 바에서 나가면 모두 눈살을 찌푸렸다. 이제 그렇게 먹었던 것을 돌이켜보면 당혹스럽기만 하다. 분명 당시 내 생활 습관은 많은 부분 잘못되어 있었다. 물리치료학을 공부하던 학생 시절을 돌이켜보면 그때부터 내 몸속에서 암이 자라기 시작했을지도 모른다는 생각이 든다. 학생 시절 내 식단은 엉망이었다. 으깬 감자 위에 치즈를 얹고 베이컨을 더한 것을 좋은 식사라고 생각했다. 녹색 채소는 어디에 있었는지? 참으로 어리석었다.

지금 나는 말기 암 환자다. 몸을 움직여 열을 내야만 매 순간 따라붙는 죽음의 공포에서 잠시라도 벗어날 수 있다. 그러나 그 병을 자각하는 순간 무시무시한 힘으로 암은 다시 나를 후려쳤다. 죽음의 신이 언제 어디서든 항상 내 뒤에서 숨결을 내뿜으며 내 생명을 낚아챌 준비를 하는 것 같았다.

우리 팀이 다음 시즌 항해 일정을 준비하기 시작했을 때, 과연 내가 다음 시즌에도 함께할 수 있을까 하는 생각이 가장 먼저 들었다. 내가 없더라도 세상은 변함없이 잘 돌아갈 것을 생각하면 너무 슬펐다.

현재 나는 아주 진지하게 식단을 짠다. 에너지바와 설탕 가득한 음료들은 치워 버렸다. 팀원들도 이제 내가 가져오는 이상한 음식들에 익숙해졌고, 왜 저탄수화물 식이요법을 하는지 더는 물어보지 않는다. 나에게 항해는 까불거리며 재미를 느끼는 것 이상의 의미가 있다. 나의 소원은 조금이라도 예전 생활로 돌아가는 것뿐이었고, 그러기 위해서 식단을 완전히 바꾸고 영양제를 한 줌 삼켜야 한다 해도 그것이 그렇게 큰 대가 지불 한다고 생각하지 않았다. 그래서 설탕이 들어 있는 음식은 무엇이든 쉽게 포기할 수 있었다.

그렇게 말기 암 진단을 받고 1년이 채 되지 않은 2000년 4월의 빛나던 어느 날, 나는 요트 경주를 하고 있었다. 얼마 전 화학요법 항암이 끝났지만, 비타민C 주사를 맞기 위해서 팔에 있는 PICC 라인을 제거하지 않고 놔두었다. PICC 라인은 손상되지 않도록 아무리 조심해서 붕대를 감아 놓아도 요트 경주에는 적합하지 않은 부속물이었다. 나는 방수복 밑에 '마라카스'라고 적힌 티셔츠를 입고, 동료들과 함께 부두를 떠나 출발선에 섰다. 빛나는 태양, 15에서 18노트로 부는 산들바람. 모든 것이 완벽했다.

우리 팀은 첫 번째 승부에서 역풍을 맞으며 다른 요트와 접전을 벌이고 있었다. 재빨리 침로(나침반이 가리키는 방향)를 바꾸자 요트는 좌·우측으로 이리저리 흔들렸다. 선원은 바람이 돛에 잘 맞도록 조정하기 위해 휘몰아치는 바람을 가르며 최대한 빨리 좌현과 우현을 왔다 갔다 해야 한다. 이때 맞은편으로 가기 위해서는 갑판을 가로지를 때 머리를 가드레일 아래로 숙여야 한다.

여러 명이 함께 엉키면서 내가 있던 위치에서 맞은편으로 이동하기가 어려워졌다. 나는 급한 마음에 거리를 잘못 판단했고 그 바람에 모자가 가드레일에 걸리면서 바다에 떨어지고 말았다. 마치 슬로우모션처럼 나는 손을 뻗어 보았지만, 이미 모자는 가발과 함께 요트 너머로 날아가고 있었다. "안 돼…" 나는 가발이 솔렌트 해협으로 떠내려가는 것을 보며 낙담하여 소리쳤다.

"에잇!" 내 민머리를 감춰 주던 모자와 가발이 물에 빠진 생쥐처럼 파도에 휩쓸려 사라지는 것을 보며 한마디 내뱉었다.

앤드류는 '돌아가고 싶으면 이야기해요'라고 말하는 듯한 눈빛으로 나를 쳐다보았다. 아냐, 돌아갈 순 없어. 우리 팀은 모두 이기고 싶어 하는데 지금 내가 돌아간다면 그건 재앙이나 마찬가지일 것이다. 그럴 순 없다. 나는 소리쳤다. "그냥 놔두세요!"

모든 팀원이 놀란 표정으로 나를 바라보고 있었다. 내 민머리를 누군가에게 처음으로 들킨 순간이었다. 찬바람이 내 귀를 때렸다. 갑자기 내가 연약하게 느껴졌고 발가벗은 듯한 기분이 들었다. 나는 벗은 몸을 가리듯 손으로 머리를 덮었다. 수치심이 밀려왔다. 공포에 질린 내 얼굴을 보고는 동료 한 명이 쓰고 있던 모자를 얼른 벗어 건네주었다.

"어서 레일로 돌아갑시다! 우리가 이겨야지요!" 그가 씩 웃으며 소리쳤다. 아, 내가 얼마나 그 동료를 그리고 우리 모든 팀원을 사랑하는지 깨달아졌다. 팀원들은 내 민머리도 질병도 개의치 않고 여전히 나를 나 그대로 대하고 있었다. 그렇다, 우리는 이 경주에서 이겨야 하지 않겠는가? 모름지기 요트 경주란 진토닉을 마시면서 유람하는 것은 아니지 않은가? 이내 우리는 모두 큰 소리로 웃어대며, 레일로 돌아와 경주를 재개했다.

나에게는 많은 별명이 있었지만 위로 호를 타던 수년 동안은 항상 '마라카스'라고 불리곤 했다. 매일 여러 번 챙겨 먹어야 하는 알약들을 가지고 다니다 보니 내가 움직일 때마다 약들이 달그락거리며 소리를 냈다. 이는 내가 그 약들을 조합하기 위해 복잡한 계획들을 짜야 했다는 의미이기도 했다. 나는 본래 체계적이고 계획적인 사람은 아니었지만, 그래도 돌아보면 용케 잘 해냈다.

당시 복용했던 영양 치료제들을 지금 와서 다시 살펴보면 잘못 복용한 부분들도 보인다. 예를 들면 용량을 두 배로 먹었다거나, 먹지 않아도 되는 영양 치료제를 먹었거나, 오히려 암을 키우는 보충제를 먹었던 적도 있었다. 나는 암과 맞서 싸우기 시작했지만, 아직 많은 것을 모르고 있었다. 그날의 거친 바람과 거센 파도는 그 후로 내가 통과해야 할 격동의 여정에 비하면 아무것도 아니었다.

2

곤란한 상황
A Spot of Bother

나는 1994년 처음으로 암으로 진단을 받았다. 갑작스러운 일처럼 보이지만, 암은 하루아침에 생기는 것은 아니므로 꼭 그런 것만은 아니었다. 사실 지난 수년 동안 자궁경부의 병변 때문에 진료를 받고 있었다.

자궁경부암은 정기 검진으로 완전한 예방이 가능하며 조기에 발견되면 완치될 수 있는 암이다. 나는 부인과 의사가 나를 충실하게 검진하고 있다고 믿었고, 나에게 적절한 치료를 해주고 있다고 생각했다. 1989년 초에 가벼운 이상소견을 보이는 세포가 발견되어서 질 확대경 검사를 받았고 그 후 수년간, 이 병원에서 여러 번 진찰을 받았다. 그때마다 부인과 의사는 이상소견이 보이지 않는다고 했다. 그래서 나는 더 걱정하지 않기로 했고, 문제는 완전히 해결되었다고 생각했다.

하지만 그것은 나의 착각이었다. 동네 의원에서 반복 시행한 자궁 세포 도말검사 결과, 심각한 세포핵이상증(severe dyskariosis)이 발견되었으며 보다 적극적인 치료가 필요하다고 했다. 그러나 불과 3~4주 전 종합병원의 부인과 의사가 시행한 조직검사 결과에는 그런 이상소견이 없었다. 나는 이 같은 상반된 결과에 놀랐고 누구의 이야기를 믿어야 할지 혼란스러웠다. 본능적으로 세포 도말검사보다 종합병원의 전문의가 시행한 조직검사 결과에 더 믿음이 갔다.

동네 병원의 주치의는 이상 조직이 정상으로 돌아오는 경우도 간혹 있다고 말했다. “당신이 그런 행운의 사례가 될 수도 있지요.” 그는 혹시 다른 병원으로 의뢰해 주기를 원하는지 물었다. 그러나 지금까지 검사를 받아 온 사우스런던 병원은 명성 있는 의과대학 부속 병원이었다. 내 친척 한 명도 여기서 의사 수련을 받았다. 분명 이곳이 최고의 병원이지 않겠어? 나는 내가 앞으로 처할 운명을 전혀 예측하지 못한 채 그곳에 그냥 머무르길 선택하고 말았다.

중병을 진단받은 사람들이 대부분 그러하듯이, 나 또한 내 몸도 스스로 치유하는 능력을 갖추고 있을 거라고 믿었다. 외과적인 처치를 받지 않고도 이상소견이 정말 없어질 거라고 자신을 스스로 확신시켰다.

그 사우스런던 병원을 생각하면 지금도 치가 떨린다. 그 전문의의 행동이 너무 무심하고 성의가 없는 게 아닌가 의심하기 시작한 것은 마지막 방문 때였다. 그는 내가 진료를 받으러 갈 때마다 질 출혈에 대하여 프로제스틴 정을 처방해 주었다. 나는 그 당시 합성 황체 호르몬이 유방암의 위험성을 증가시키는 것을 모르고 있었는데, 그 약은 유방암에 걸릴 확률뿐 아니라 자궁경부암을 악화시킬 수 있는 약이었다.[2] 그뿐만 아니라 프로제스틴은 혈액을 응고시키고 심혈관 질환의 위험성을 증가시키기에 내 상태를 오히려 악화시키는 약이었다. 그런데 그 전문의는 프로제스틴을 마치 사탕을 주는 것처럼 처방해 주었다.

간단히 말해서, 그 의사는 제대로 진료하지 않고 있었다. 그로부터 4년 후인 1998년, 그 의사에게 진료받은 수천 명의 환자가 국가에서 재검진을 받으면서 이것이 사실로 밝혀졌다. 재검진을 받은 모든 여성은 선별검사에서 심각한 우려가 있다는 통지를 받은 이들로, 이미 도말검사에서 중등도 혹은 심각한 이상을 보였다. 게다가 그로부터 아무런 문제가 없다는 말을 들었던 여성 중에서도 암이 발병했다. 물론 당시 나는 이런 사실에 대해 전혀 몰랐지만, 1년 동안 여러 번 그 의사에게 진료를 받으면서 증상이 계속 악화하자 뭔가 잘못된 것 같다는 우려를 하고 있었다.

마지막 진료 때 나는 질 출혈이 계속되는 원인이 궁금해서 자궁경 시술을 요청했었다. 그러나 그는 나를 쳐다보지도 않으면서 말했다.

"지금 예약이 많이 밀려 있어서 검사하려면 크리스마스까지 기다리셔야 합니다."

정말 그렇게 오래 기다려야 한다고? 그때가 9월이었다. 나는 그 의사가 1월까지도 예약을 잡아 주지 못할 거라는 의심이 들었다. 이건 말도 안 되는 일이다.

"하지만 체중이 심각하게 줄고 있어요. 평소 같으면 살이 빠져서 좋아하겠지만, 이렇게까지 말랐던 적이 없을 정도로 살이 빠지고 있다고요. 저는 너무 걱정돼요. 전혀 호전되고 있지 않은데, 어떻게든 빨리 치료해야 할 것 같아요."

당시 앤드류와 막 사귀기 시작한 때였기 때문에 처음에는 사랑을 시작할 때의 두근거림 때문에 살이 빠지는 것으로 생각했다. 그러나 체중 감소의 양상이 좀 달랐다. 나는 단 한 번도 허벅지 안쪽 살이 빠져 본 적이 없었다. 아무리 허벅지 안쪽 운동을 해도 슈퍼모델들처럼 허벅지가 가늘어져 다리 사이가 벌어지는 일은 없었다. 지금까지 좀처럼 빠지지 않았던 허벅지 지방이 눈앞에서 사라지고 있었다.

그 전문의는 여전히 나를 쳐다보지도 않으면서 말했다. "환자분은 아무것도 아닌 것을 지나치게 걱정하고 있어요. 질 출혈 문제는 프로제스틴을 좀 더 복용하면 분명 해결될 겁니다."

"하지만 전혀 호전되지 않았다니까요?" 목소리를 높여 항의했다.

아니, 내가 내년까지 기다려야 할 정도로 영국 국민의료보험(NHS, National Health Service)이 형편없는 상태였나? 만약 암에 걸렸으면 어떻게 하지? 나는 이미 조기 암성 세포 변화에 대한 치료를 받았고, 질 출혈이 계속되고 체중이 감소하는 전형적인 증상까지 보이고 있었다. 이것은 분명 긴급 상황이 아닌가?

그 의사는 동정심이라고는 찾아볼 수 없는 옅은 미소를 띠며 말했다. "생리 기간 외에 부정출혈은 아주 흔한 증상입니다. 하지만 걱정된다니 두 달 내로 다시 예약을 잡아 드리겠습니다."

두 달 안에 다시 진료한다고? 단지 똑같은 대화를 되풀이하려고? 그것은 도저히 용납할 수 없는 일이었다.

그로부터 몇 년 후 그가 진료한 환자들을 소환하여 조사하면서 밝혀진 사실은, 국가의 최소 진료지침은 자궁경부 변화가 있는 환자의 90% 이상에서 조직검사를 하게 되어 있는데 그 의사는 64%에게만 조직검사를 시행한 것이었다. 그의 병원에 찾아온 여성들은 이상소견을 진단받고 내원했기에 암인지 확인하기 위해 추가 검사가 필요한 상태였다. 조사 결과 그가 시행한 질 확대경 검사 역시 부적절했음이 밝혀졌다. 조직검사를 시행한 64%로부터 채취한 조직의 양은 정확한 진단을 하기에는 너무 부족했다. 나에게 문제가 다시 생긴 것도 결코 이상한 일이 아니었다. 조사 결과 그는 암이 진행된 19명의 여성에게 오진을 했거나 잘못된 치료를 했다. 그의 환자 중 암 환자의 비율은 평균보다 34%나 높았다.

물론 당시의 나는 이런 사실은 아무것도 알지 못했지만, 무척 불길한 예감이 들었다. 혹시 의사들이 고의로 암이 진행하도록 내버려 두는 걸까? 아냐, 절대 그럴 리가 없잖아. 의사들은 당연히 환자들이 회복되는 것을 원하겠지. 히포크라테스 선서도 하잖아. 하지만 만약 의사가 환자를 치료하면서 심각한 실수를 하고서도 사실대로 이야기하지 않는다면? 고소를 당하고 의사면허를 잃을까 봐 두려워서 실수를 인정하지 않고 부적절한 치료를 지속한다면? 이미 죽은 환자들은 고소할 수 없다. 자기 환자들이 목숨을 다투는 중한 질병이 있음을 알면서도 환자를 위해 필요한 적극적인 치료를 하지 않으려는 의사가 있을까? 나는 말도 안 되는 생각이라고 느끼며 그런 의심을 떨쳐냈다.

그러나 그렇게 간청했음에도 무관심으로 일관한 그 전문의 때문에 나는 사보험 진료를 받아보기로 마음먹었다. 더는 참을 수 없었다. 내게 분명 문제가 있는데 그는 전혀 진지하게 행동하지 않았다. 내 건강은 분명 위험한 상태였다.

나는 우울한 생각과 걱정들에 근심하며 건지섬으로 돌아왔다. 그래도 나는 여전히 부인과 전문의가 아마도 옳을 것이라고 믿고 싶었다. 나는 원래 걱정이 많고 아무것도 아닌 것에 잘 놀라곤 했으니까. 지금까지 그 병원에서 했던 검사에서는 깨끗하다는 결과를 받지 않았던가? 그런데 왜 그 의사는 추가적인 조직검사를 하지 않았을까? 혹시 조직검사를 엉뚱한 곳에 한 것은 아닐까? 만약 그가 정말 검사를 제대로 안 했더라도 그 사실을 감추는 것은 쉬울 것이다. 누가 알아차릴 수 있겠는가? 환자의 말과 의사의 말 중 누구를 믿겠는가? 법원은 항상 전문가의 편이다.

나는 집에 돌아오는 대로 보험이 적용되지 않는 부인과를 예약했다. 담당 의사가 걱정할 문제가 아니라고 이야기했지만, 이 문제는 좀 명확하게 할 필요가 있었다. 다른 무엇보다도 나는 새로운 남자친구가 생겼고, 내 문제는 로맨틱한 분위기를 깨기에는 충분했다. 당황스럽고도 불편한 일이었다.

사우스런던 병원의 전문의는 내가 건지섬에서 비보험 부인과 예약을 한 것을 알고 난 후 태도가 완전히 바뀌었다. 그는 의뢰서에 치료가 급하며 즉시 자궁경 검사가 필요하다고 적었다. 마치 다른 사람이 쓴 것 같았다. 그는 거의 1년 동안 나한테 조직검사도 해주지 않았는데 어떻게 이렇게 바뀔 수 있을까? 매우 의심스러웠지만, 나로서는 의료 시스템의 문제로 치부할 수밖에 없었다. 그 외에 내가 무엇을 더 할 수 있겠는가?

목요일에 자궁경 검사를 시행했다. 그런데 마취에서 깨어나 보니 다수의 의료진이 근심 가득한 눈빛으로 나를 바라보고 있었다. 나는 아마 마취에서 깨어나면 보통 그런 것인가보다 하고 넘기려고 애썼다.

다음 날 앤드류가 비행기를 타고 나를 보러 왔다. 주말 동안 이 문제는 잊고 지내기로 마음먹었다. 월요일이면 가벼운 이상 정도에 지나지 않는다는 결과가 나오겠지, 그리고 기껏해야 질확대경 검사나 한 번 더 하자고 하겠지 하고 생각했다. 사실 그렇게 믿을 수밖에 없었다.

어느 아름답고 상쾌한 가을 저녁 오후, 나는 활짝 웃는 얼굴로 공항에서 앤드류를 기다리고 있었다. 나는 앤드류야말로 평생을 함께할 짝이라고 확신하고 있었다. 이번 주말에는 앤드류와 바닷가 절벽을 거닐고, 요트를 타고, 친구를 만나며 함께 시간을 보낼 계획을 하고 있었다. 건지섬과 런던을 오가는 항공료와 전화 비용이 좀 들었지만 아깝지 않았다.

앤드류를 만나기 전 사귀었던 남자친구는 처음에는 카리스마 있고 매력적이었다. 나는 그가 내 평생의 동반자라고 생각했다. 그러나 그는 매일 밤 외박을 했고, 위협적인 말을 할 뿐 아니라 신체적 폭력도 가해오기 시작했다. 그다음 날 그는 후회하면서 다시는 그러지 않겠다고 약속하곤 했지만, 상황은 점점 나빠져 갔다.

나는 싸움을 싫어했지만, 참고만 있는 성격은 아니었다. 나도 지지 않고 대응했고, 그로 인해 상황은 더욱 나빠져만 갔다. 어느 날 저녁, 그는 내 목을 조르듯이 잡으며 절대 자신을 떠나지 말라고 말했다. 그리고 그다음에 일어난 '창문 사건'에서… 다행히 나는 다치지는 않았지만, 매우 큰 충격을 받았다. 떠나지 말라고? 그날로 끝이었다. 다음 날 곧바로 짐을 싸서 집으로 돌아왔다. 그는 우리 가족이 다 있는 집까지 와서 날 위협하진 못할 것이었다.

앤드류는 그와는 정반대인 사람으로 나와 정말 잘 맞았다. 앤드류는 조용하면서도 믿음직스러웠다. 또한, 친절하고 사려 깊었으며 외모도 괜찮았고, 무엇보다도 일등 선원이었다. 이 모든 점을 다 가진 남자라니, 너무나 매력적이었다. 그는 벌써 나와의 미래에 관해 이야기하면서 진지한 태도를 보였다. 말다툼도, 폭력도 없었다. 모든 것이 희망적이었다.

다시 건지섬에 정착한 후 나는 물리치료사로 일할 수 있는 아주 좋은 클리닉에 취직했다. 매우 바빴지만, 수입은 좋은 편이었다. 그리고 건지섬은 무척 아름다운 곳이었다. 직장에서 차로 10분 거리에 요트 정박지가 있었기에 저녁 내내 요트 항해를 즐기곤 했다.

하지만 나는 여전히 앤드류와의 미래에 대해 분명히 정하지 못하고 있었다. 건지섬의 천국 같은 생활을 포기하고 런던에서 살아야 하나? 나는 어디서 살기 원하는지 알 수가 없었다. 우리 사이에 아이가 생긴다면 영국에서 키워야 할까 아니면 건지섬에서 키울 준비를 해야 할까? 나는 공항에서 서성이며 마음속에서 일어나는 이런저런 생각들을 지워 버렸다. 나의 꿈과 희망은 우리 둘이서 함께 만들어나가는 미래인 것이다.

어느덧 나를 향해 달려오는 앤드류가 보였다. 그는 나를 꼭 끌어안았다. "달링, 잘 지냈어요?" 나는 그의 손을 잡고 차로 향했다. 내가 룸메이트와 함께 살던 집은 공항에서 가까웠다. 차 안에서 그는 조심스럽게 검사결과에 관해 물었다.

"그 일에 대해서는 별로 얘기하고 싶지 않아요. 지금은 그냥 잊어버리고 저녁이나 먹으러 가는 게 어때요? 내가 검사결과에 대해 할 수 있는 것도 없는데, 굳이 생각해서 뭐 하겠어요?"

하지만 그런 일은 일어나지 않았다. 차를 주차하고 집을 올려다보니 룸메이트인 캐롤 앤이 계단을 뛰어 내려와 내가 차에서 내리기도 전에 이렇게 말했다. "제인, 네 주치의가 너를 찾았어. 여기 왔다 간 지 30분도 안 될 거야."

금요일 저녁 7시에 나를 찾으러 왔다고? 나는 겁에 질려 앤드류를 바라보았다. 우리 둘 다 이것이 결코 좋은 징조가 아님을 알 수 있었다.

나는 떨리는 목소리로 "의사에게 전화해 봐야겠어요."라고 말하고는 위층으로 뛰어 올라가서 방문을 닫고 전화를 걸었다. 주치의는 직접 와서 나를 보고 얘기하겠다고 말했다. "아니에요, 제발 지금 말해 주세요." 나는 간청했다. "나쁜 소식이란 거 저도 알아요. 그게 아니라면 여기까지 오겠다고 하지 않았겠죠. 더 기다릴 수 없어요. 지금 들어야겠어요."

그는 어렵게 이야기를 꺼냈다. 내 주치의는 자궁경 검사를 했던 부인과 의사에게 결과를 물었는데, 자궁적출 수술을 받아야 한다고 했다. 암이 발견된 것이다.

주치의는 이미 다음 주 화요일에 해머스미스 병원에서 수술을 받을 수 있도록 예약을 해놓았다고 말했다. 외과의가 런던의 친구에게 연락해서 수술 일정을 빨리 잡아놓은 것이다. 내 암이 너무나 공격적이어서 아무도 알아차리지 못할 정도로 빨리 악화하였던 것일까? 아니면 의사들이 미처 발견하지 못했던 것일까? 하지만 암이라는 진단에 너무 압도되었던 나머지 물어보지 못했다.

머리가 핑 돌았다. 의사가 하는 말을 이해해 보려고 노력했지만 마치 다른 사람들의 대화를 엿듣는 것처럼 느껴졌다. 이런 일이 나에게 벌어지다니 믿을 수가 없었다.

나는 전화를 끊고 나서 잠시 전화기를 쳐다보다가 흐느껴 울기 시작했다. 세상이 무너지는 듯했다. 목이 타들어 갔다. 내가 암이라니… 나는 아직 아이도 없는데, 아마도 이제 나는 아기를 가질 수 없을 것이다.

한 시간 정도 멍하니 방에 있다가 아래층으로 내려가 겨우 암이라고 말했다. 두 사람은 이미 결과를 예측하는 듯했다. 하긴 눈물로 얼룩져 화장이 지워진 얼굴과 퉁퉁 부은 내 두 눈을 보면 알 수밖에 없었을 것이다. 앤드류는 나를 안아 주며 바람을 쐬러 나가자고 했다.

우리는 따뜻하게 챙겨입고 차를 타고 해변가로 가서, 달빛 아래 절벽과 바다가 보이는 벤치에 앉았다. 나도 앤드류도 심한 충격을 받은 상태였다. 반짝반짝 빛나고 행복했던 앤드류와의 관계가 갑자기 빛을 잃은 것처럼 보였다. 우리는 만난 지 겨우 2개월밖에 안 되었는데, 이제 시작되고 있는 우리의 관계는 이런 갑작스러운 고난으로 인해 계속 유지될 수 있을까? 내가 암에 걸렸다는 사실과 그것이 우리에게 끼칠 영향 때문에 너무나 마음이 괴로웠다.

나는 아직 젊었다. 나는 죽지 않고 살 것이다. 그 확신은 있었다. 자궁경부암은 조기에 발견하면 완치할 수 있다고 알고 있었다. 나는 그저 암이 많이 진행된 상태가 아니기를 기대했다.

그러나 앞으로 아이를 갖지는 못할 것이다. 아마도 나 대신 누군가가 대신해 줄 수도 있을까? 이런 사람들에게 대리모를 주선해 준다는 이야기도 들었다. 나에게 아직 난소는 남아 있다. 죽음에 관한 생각도 잠깐 스쳤다. 그 외 다른 걱정거리들도 너무나 많았다. 수술하면 성생활에 얼마나 영향을 미칠까? 내 난자로 나의 생물학적인 아이를 가지는 것이 혹시 여전히 가능할까? 나는 이런 문제를 결코 앤드류와 이야기하고 싶지 않았다. 앤드류가 관계를 정리하자고 할까 봐 너무나 두려웠다. 암 진단은 나의 모든 것을 흔들어 놓고 있었다.

앤드류는 말을 아꼈다. 나 또한 많은 생각에 빠져 그가 무슨 생각을 하고 있는지 가늠할 수 없었다. 이런 일을 전혀 예상하지 못했던 앤드류는 이 같은 상황에는 어떻게 대처해야 하는지 알지 못하여 어찌할 바를 모르고 있었다. 그는 항해를 하다 돛대와 방향키가 부서지면 어떻게 해야 하는지는 잘 알고 있지만, 암으로 자궁을 잃을 처지에 빠져 몹시 괴로워하고 있는 서른 살의 여자를 어떻게 대해야 할지는 그의 영역 밖이었다.

내가 아이를 가질 수 없을 거라는 생각에 골몰해 있는 동안 그는 내 암이 얼마나 심각한 상태인지 걱정하고 있었다. 그가 나를 잃고 싶어 하지 않는다는 사실이 위안이 되었다. 그러나 혹시 앤드류의 마음에 자기방어적인 본능이 끼어들어 내게서 멀어지려 하면 어떡하나? 만약 그가 나를 멀리하면 나는 더욱 힘들어질 것이다. 고립감과 외로움이 밀려오며 절망적인 마음이 들었다.

내가 암에 걸렸다는 사실을 안 지 몇 시간도 지나지 않아 나는 암의 영향은 신체적인 차원을 뛰어넘는다는 것을 느꼈다. 나는 내가 암으로는 죽지 않는다고 그를 안심시키려 노력했지만, 그는 내 말을 믿지 못하는 듯했다. 암이라는 진단을 받는 것이 의미하는 바는 사람마다 다르다. 어떤 이는 다른 이보다 잘 받아들인다. 그러나 나의 암 진단은 우리 둘 모두에게 영향을 미칠 것이었다. 단기적으로는 분명히 우리의 성생활을 망칠 것이고, 장기적으로는 정말 어찌 될지 나도 알 수 없는 일이었다.

사우스런던 병원 부인과 의사는 불과 몇 주 전에 내게 걱정할 것 하나 없다고 말했었다. 그는 언제나 자궁경부암은 매우 천천히 자란다고 하며 나를 안심시켰다. 내가 먼저 주도적으로 요구해야 자궁 확대경 검사를 받고 검진을 받을 수 있었다. 그러니 내 암은 충분히 일찍 발견된 것이겠지? 하지만 정말 이 암이 충분히 일찍 발견된 것일까? 만약 그 의사가 오진을 했다면, 그래서 수년 동안 이미 암이 내 몸 안에서 자라고 있었다면? 나는 이런 의심을 애써 지우려고 노력했다.

그곳에 앉아 바다를 바라보며, 모든 것들은 어떻게든 해결될 것이고 결국 나는 이 난관을 타개할 수 있을 거라고 스스로의 마음을 다잡았다. 난소를 냉동해서 보관할 수도 있다. 대리모를 찾아서 아이를 가질 수도 있다. 다음 주에 큰 수술을 받아야 하지만, 나는 아직 젊지 않은가. 나는 이 모든 것을 감당할 수 있을 것이다.

죽는다는 것이 당장 나의 걱정거리는 아니었다. 아이를 가질 수 있을 것인가 없을 것인가가 내게 중요한 문제였다. 행복한 아이들의 웃음소리로 가득 찬 가정은 어릴 적부터 나의 오랜 꿈이었다. 아무리 힘들어지더라도, 나는 어떻게든 이 꿈을 이룰 방법을 찾아낼 것이었다.

나는 주말에 친구들을 만나려던 약속들을 취소했지만, 앤드류와 요트를 타러 가는 것은 취소하지 않았다. 우리는 현실적인 준비를 하기 시작했지만, 우리의 관계의 열정은 사라지고 말았다. 대신 두려움과 걱정이 그 자리를 차지했다. 내 감정은 불신과 분노, 극심한 슬픔 사이를 왔다 갔다 했다. 정말 오래오래 행복하게 함께할 짝을 만났다고 생각한 그때 이런 일이 일어나다니 너무 서럽다는 생각이 들었다.

나는 부모님께 이 소식을 알려야 함을 알고 있었다. 부모님은 내가 사우스런던 병원에서 제대로 된 치료를 받지 못한 것 때문에 걱정하고 계셨기 때문에 충격이 더욱 크실 것이다. 도저히 얼굴을 보고 말을 할 수가 없어 결국 전화로 얘기하기로 했다. 엄마는 매우 상심하셨다. 그리고 월요일에 런던에 와서 다음 날 있을 수술 준비를 돕고 싶다고 말씀하셨다. 모녀 관계가 으레 그렇듯이 때때로 엄마와의 관계가 힘들기도 했지만, 나는 엄마의 제안을 받아들였다. 엄마에게도 매우 고통스러운 일임을 알았지만, 엄마의 동행을 거절하고 싶지는 않았다.

엄마는 2년 전에 조기 유방암 진단을 받았으나 자가 치료를 하고 있었고, 항상 우리에게 그 모든 것은 단지 '성가신 일'에 불과하다고 말했다. 우리는 서로의 감정을 교감하는 데 서툴렀지만, 어머니는 내가 암으로 진단받은 것과 내가 아이를 갖지 못하게 될 거라는 사실에 적잖은 충격을 받으실 것이었다. 엄마는 정말 할머니가 되고 싶어 하셨고, 내가 약혼을 두 번이나 연달아서 취소하자 크게 실망하셨었다. 나는 엄마에게 '창문 사건'에 대해서는 굳이 이야기하지 않았다.

내가 알고 있는 암에 대한 지식은 물리치료학과 학생 때 배운 매우 기초적인 수준이었지만, 암 초기에 내리는 결정이 매우 중요하다는 사실은 확실히 알고 있었다. 또한, 암을 치료하는 의사들의 수준과 실력도 천차만별임을 알고 있었다. 나는 이미 큰 대가를 치르고서 이 사실을 실제로 배우지 않았는가. 하지만 내가 내릴 선택들이 내가 살 수 있을지 없을지 여부에 너무나 큰 영향을 미친다는 사실이 염려되지 않을 수 없었다.

나는 내 수술을 맡을 외과 의사의 배경을 확인해 볼 겨를도 없이 수술에 내몰리고 있었다. 만약 공격적이고 빠르게 성장하는 암이라고 진단받는다면 이에 대하여 잘 알고 있는 상태에서 빠른 결정을 내리는 것이 중요하다. 그러나 내게는 알아볼 시간이 충분하지 않았다. 너무 공격적인 암이어서 일주일도 기다릴 수 없다고? 얼마나 상태가 안 좋으면 이렇게 서두르는지 궁금해졌다. 나에게는 기본적인 컴퓨터밖에 없었고 1994년 당시에는 인터넷도 거의 안 될 때였다. 어쩔 수 없는 일이었다. 내 난소를 살리는 것도, 광범위한 수술에 제대로 대비하는 것도 불가능해 보였다.

월요일에 병원에 도착해서 만난 집도의의 인상은 아주 좋아 보였다. 나는 그에게 난소를 살리는 일을 포함하여 물어볼 것이 많았다. 난소를 살리는 일이 내게는 너무너무 중요했다. 나는 모두가 생각했던 것보다 암이 더 심한 상태라면 어떻게 되는지 알고 싶었다.

집도의는 만약에 암이 임파선으로 전이되었다면 수술 후 화학요법 치료와 방사선치료가 추가로 필요하다고 이야기했다. 그는 난소를 살리는 것을 추천하지는 않았지만, 만약 골반에 방사선치료를 받게 된다면 난소의 기능을 잃을 것이라는 사실을 잘 알고 있었다. 나는 그에게 배를 열어보고 수술 이외의 추가 치료가 필요하다고 생각된다면 난소를 냉동시켜 줄 수 있는지 물었다. 그는 나를 보면서 점잖게 고개를 끄덕였다. 그렇게 하겠다는 뜻일까? 나는 그럴 거로 생각했다. 집도의는 서둘러 내가 받을 수술과 그 위험성에 관한 이야기를 이어갔다.

다음 날, 7시간의 대수술 끝에 나는 혼미한 상태로 깨어났다. 집도의를 보자마자 "나의 난소를 냉동했나요?" 하고 물었다. 나를 안심시켜 줄 말이 너무 듣고 싶었다. 그러나 그가 난소를 냉동하지 않았다는 이야기를 듣고 충격에 빠졌다. 아마도 그는 암이 그렇게 나쁜 상태는 아니라고 생각했기에 그랬을지도 모른다. 그러나 조직검사 결과 암은 주위 임파선으로 많이 퍼진 상태였다.

나는 그의 말을 듣고 불안, 분노, 실망이 뒤섞인 감정으로 치를 떨었다. 의심할 여지없이 화학요법과 방사선치료를 받아야 할 터인데, 그러면 난소의 기능을 잃게 될 것이다. 왜 내가 부탁한 대로 난소 하나라도 냉동해 주지 않은 것일까? 어떻게 나의 요청을 이렇게 무시할 수 있을까?

나는 침대에 누워, 그래도 아직 모든 것을 잃은 것은 아니라는 사실을 생각했다. 화학요법 치료 시작 전까지 몇 주의 시간이 남아 있었다. 아기를 낳을 수 있게 도움을 줄 불임 전문가를 찾아보기로 했다. 절대적으로 중요한 시간이 썰물 빠지듯 빠르게 흘러가고 있었다.

대수술을 하고 2주가 지나서야 퇴원을 할 수 있었다. 입원해 있는 동안 집도의는 내게 해머스미스 병원 1층에 있는 유명한 불임 전문가에게 진료를 받을 수 있도록 추천해 주었다.

그러나 나의 희망은 바로 짓밟히고 말았다. 불임 전문가는 나의 난소를 되찾아줄 방법이 없으며, 어떠한 경우라도 대리모 행위는 그 여성에게 고통을 주는 것 같다고 말했다. 나와 동행한 수지 언니가 기꺼이 자신의 자궁을 제공할 수 있다고 말했지만, 그는 아주 단호하게 그것은 불가능하다고 대답했다. 그의 말투는 너무나 충격적이고 가혹하게 들려왔다. 나는 너무나 낙담한 나머지 앤드류와 수지의 부축을 받으며 겨우 병동으로 돌아왔다. 너무나 슬펐다. 아이를 갖는 꿈은 저 멀리 날아가고 있었고, 내 힘으로 그것을 되찾을 방법은 전혀 없었다.

불임이 된다는 사실은 내게 고문과 같았다. TV를 틀면 모든 채널에서 아이들과 행복한 가정이 보였다. 모든 광고가 기저귀와 분유를 선전하는 것 같았다. 나를 미디어로부터 차단하지 않는다면 영영 이렇게 상실감을 느끼며 살게 될 것이다. 탈출구가 없었다. 아이를 갖지 못한다는 사실이 내 가슴을 비수처럼 파고들었다. 앤드류가 출근하고 나면 침대에 누운 채로 아이를 갖지 못한다는 절망과 슬픔에 잠겨 하루를 보냈다. 미래에 대한 내 꿈과 희망은 갈기갈기 찢어져 버렸다. 공허함을 느꼈고 나는 파편처럼 부서져 내렸다. 이미 죽은 것이나 다름없이 느껴졌다.

내 안에서 분노가 끓어올랐다. 나의 여성성을 앗아가고, 늘 꿈꿔 오던 가정을 이룰 기회를 빼앗아간, 맨 처음 나를 진료했던 부인과 의사와 해머스미스 병원의 의사에게 너무나 화가 났다. 그들을 고소하고 싶었지만 내가 회복되려면 그것은 불가능한 일이었다. 그렇게 하면 내가 가진 모든 것을 잃을 판이었다. 모든 감정을 표출하는 일, 두려움과 깊은 슬픔은 내게 전혀 도움이 되지 않을 것이다. 스트레스는 상황을 더 악화시킬 것이다.

"화학요법 항암은 두 달만 할 거예요. 그렇게 하면 암세포가 방사선치료에 민감해집니다." 나를 담당하는 종양학 전문의가 말했다. "만약 화학요법이 방사선치료에 민감해지게 만든다면 왜 두 치료 사이에 간격을 두나요? 두 치료를 더 가까이 혹은 함께 시행하면 안 되나요?" 나는 혼란스러워서 이렇게 물었다. 내겐 이해가 가지 않는 이야기였다.

"글쎄요. 아마 당신 말이 맞을 수도 있지만, 현재로서는 그렇게 할 의학적인 근거가 없어요. 두 가지 치료를 동시에 한 임상 연구가 없습니다." 하지만 의사의 말이 도저히 이해되지 않았다.

단기간의 화학요법 치료였지만 부작용으로 머리가 다 빠지고 온몸이 몹시 아팠다. 난소 기능 부전이 올 것인지 확신할 수는 없었지만, 이후에 방사선치료를 강하게 받으면 난소 기능이 없어질 것이 분명했다.

첫 방사선이 내 몸을 뚫고 지나가면서 나의 난소가 기능을 잃는 순간, 나는 방사선치료 테이블 위에서 흐느껴 울었다. 방사선 치료사는 나를 어떻게 도와줘야 할지 몰라 휴지를 건네면서 서성거렸다. "괜찮으세요?" 그가 물었다. 괜찮을 리가 있나! 나는 마구 화를 내고 비명을 지르고 싶었다. '이 살인자들아! 당신들이 도대체 무슨 짓을 했는지 알기나 해? 당신들은 내 미래의 아이들을 죽였어!' 물론, 그들은 단지 자신이 맡은 일을 한 것뿐이었다. 그들의 잘못이 아니었다. 나는 침묵 속에서 그저 눈물만 흘렸다.

호르몬 수치가 거의 제로까지 곤두박질쳤다. 그에 대해서는 사전에 들은 바가 전혀 없었다. 호르몬이 뿜어 나오는 혈기왕성한 30세 여성이 갑자기 폐경기가 되어 버린 것이다. 이런 상황이 어떠한지 이해할 수 있는 사람은 거의 없을 것이다. 많은 여성이 나이가 들어감에 따라 여성호르몬이 점점 줄어드는 것도 힘들어하는데, 혈기 왕성한 젊은 여성의 호르몬이 하루아침에 없어지는 것은 트라우마나 다름없었다. 그로 인해 예고도 없이 몸에 불을 지르는 듯한 열이 오르곤 했다. 너무나 당황스러웠다. 매일 밤 식은땀을 너무 많이 흘려 침대 커버를 벗겨내고 샤워를 해야 했다.

난소에서는 여성호르몬과 함께 소량의 남성호르몬이 나온다. 나는 평소 운동을 매우 좋아했기에 나에게는 남성호르몬이 평균보다 더 많이 나왔을 거로 생각한다. 호르몬이 사라지자 나는 평상심을 잃고 우울해졌으며, 성욕을 완전히 잃었고, 피부는 창백하고 건조해졌다. 시간이 더 흐르면 모발도 가늘어지고 골다공증과 심혈관 질환의 위험성도 커질 것이다. 나는 우울했지만, 호르몬 치료를 하면 안 되는 것이리라고 믿었기때문에 누구도 나에게 호르몬 치료를 제안하지 않았다. 어쩌면 호르몬 치료를 하면 암이 더 커질 수도 있을 것이다. 어머니의 유방암도 에스트로겐 때문에 발병한 것이었다.

생리를 하지 않게 되었지만, 그것이 내가 잃은 것들에 대한 아무런 위안도 되지 못했다. 이제 나는 항상 우울한 상태였고 더 이상 살아가고자 하는 열정도 없었다. 인생무상이었다. 호르몬은 한 사람을 그 사람답게 하는 데 큰 역할을 하고 있었다. 호르몬이 없어지니 '나'라는 사람의 특성은 거의 다 사라져 버렸다.

나는 거울에 비친 내 모습을 거의 알아볼 수가 없었다. 거울 속의 사람은 과거의 제인을 약간 닮기만 했을 뿐 다른 사람처럼 보였다. 스스로에 대한 느낌도 달랐다. 머리는 거의 다 빠졌고, 스테로이드와 항생제를 사용하고 스트레스로 군것질을 한 덕분에 체중도 거의 10kg 가까이 늘었다. 낙관적이고 걱정 없던 제인, 요트와 파도타기를 즐기던 생기 넘치고 발랄한 여자는 도대체 어디로 간 것일까? 과거의 나는 이제 영영 사라져 버린 것일까?

앤드류와의 관계 역시 혼란에 빠졌다. 우리 둘 다 전혀 예측하지 못한 이 일에 대해 아무 준비도 되어 있지 않았다. 그가 나를 가까이하기 힘들어하는 것을 알고 있었다. 한편으로는 이해하면서도 그 사실을 받아들이기가 매우 힘들었다. 그가 나를 공감해 주지 못하거나 상처를 주는 말을 하면, 그리고 이런 충격적인 진단 결과를 소화하는 데 필요한 시간을 주지 못하면 화를 냈다. 돌아보면 나는 그 당시 일종의 '외상 후 스트레스 장애'를 앓고 있었던 것이 확실했다.

당시 나는 우울한 것이 당연하다고 느꼈다. 나는 속상하고, 화가 치밀어오르고, 깊은 슬픔에 잠길 권리가 있다고 생각했다. 이런 모습은 앤드류와의 관계를 심각하게 악화시켰다. 우리는 미래에 관해 이야기하지도 않았고 어떤 계획도 세울 수 없었다. 대화는 부자연스럽고 피상적이었다. 이렇게 2~3개월이 지난 후 우리 관계는 냉랭해지면서 천천히 금이 가고 있었다. 우리는 정말 심각한 어려움을 겪고 있었다. 앤드류에게는 아빠가 된다는 것이 그렇게까지 중요하지 않은 것 같았다. 내겐 엄마가 된다는 것이 존재의 이유였지만, 앤드류는 그런 사람이 아니었을 뿐이다.

수술 때문에 성관계도 예전과는 달라졌다. 필연적으로 2~3달은 관계를 갖지 못했고, 다시 관계를 갖기 시작할 때 극도의 고통이 느껴졌다. 몹시 우울했지만 아무런 일 없는 것 같은 표정을 지으려고 노력했다. 내가 얼마나 아픈지를 그가 모르게 하고 싶었다. 감사하게도 그는 친절하고 사려 깊은 연인이었으나 정상적으로 통증이 없는 즐거움이 다시 생길지는 알 수 없었다. 의사는 점점 나아질 것이라고 안심시켰지만, 나는 너무나 불안해졌다. 누가 나 같은 사람과 사귀려고 하겠는가?

전에는 남자친구를 만나고 사귀는 것이 쉬운 일이었다. 나는 약혼을 두 번이나 했었다. 사랑을 받는 일, 나를 원하는 사람을 만나는 것은 어렵지 않았고 관계는 늘 내가 원하는 방식대로 이루어졌다. 그러나 지금은 모든 것이 달라졌다. 나는 더는 매력적인 여성이 아니었고 폐품이나 마찬가지가 되었다. 암이 내 인생의 모든 면에 얼마나 영향을 미치는지 절감하며 절망감을 느꼈다. 병 자체로 인한 고통뿐 아니라 그에 수반되는 감정적이고 재정적인 문제 또한 나를 무겁게 짓눌렀다. 나는 친구와 가족들을 안심시키기 위해서 내가 이렇게 고통스럽다는 사실을 숨기고 거짓말을 했다. 그리고 그들이 내 치료에 관해서 이런저런 조언과 권유를 하도록 놔두었다. 사실은 그저 울고만 싶었지만, 모든 사람 앞에서 심리적으로 안정된 상태인 척, 아무렇지도 않은 척 가면을 쓰고 들키지 않으려고 애쓰고 있었다.

앤드류와의 관계가 너무나 어려워진 나머지, 정말 그러고 싶지 않았지만 서로 떨어져서 시간을 가져 보자고 말했다. 나는 자녀와 미래에 관해 이야기를 하는 것이 너무 지나치게 속이 상하고 질식할 것만 같았고, 앤드류는 내가 얼마나 희망을 갈구하고 있는지 알지 못했고 그런 논의를 할 준비가 되어 있지 않았다.

본능적으로는 앤드류와의 관계를 지속하고 싶었지만, 나는 이제 스스로의 힘으로 일어서야 한다는 것, 그리고 나 스스로도 자신을 돌볼 수 있음을 보여 주어야 함을 깨달았다. 나는 앤드류에게 너무 지나치게 의지하고 있었다. 앤드류가 결국 나를 선택하기로 한다면 그것은 그가 혼자만의 시간을 가지며 심사숙고한 끝에 내린 결정이어야 할 것이다. 이런 현실이 속상했지만 나는 또다시 관계를 정리하고, 도망치듯이 나의 안식처인 건지섬으로 돌아갔다. 앤드류에게는 고향의 부모님 집으로 돌아가서 다시 일을 시작할 것이라고 말했다.

나의 깊은 슬픔과 절망을 부모님이 알게 하고 싶지 않았다. 방을 하나 따로 빌리고, 치료가 힘들었지만, 부모님의 도움을 받지 않으려 했다.

홀로 지내면서 기분은 더욱 가라앉았다. 고립감을 느꼈고, 오해받고 있다고 느꼈다. 엎친 데 덮친 격으로 예전에 스키 사고로 다친 무릎이 너무 아파서 걷기도 힘들어졌고, 다른 쪽 다리는 수술 시 림프선을 모두 제거했던 부작용으로 림프부종의 조기 징후를 보였다. 이곳저곳 염증도 많이 생기고 호르몬 상태는 엉망이었으며 온몸이 만신창이였다.

내 모든 세계는 산산이 부서져 내렸다. 나는 내 몸이 다시는 완전히 회복될 수 없으리라는 사실을 알고 있었다. 예전과 전혀 달라져 버린 몸으로 인해 상실감에 휩싸인 나머지 예전에는 한 번도 해본 적이 없는 생각을 하게 되었다. 아이를 가질 수 없다는 사실뿐 아니라 나 자신을 잃어버렸다는 슬픔에 완전히 매몰되었다. 나는 그저 죽고만 싶어졌다.

급기야 나는 사마리탄즈(Samaritans, 우울증과 자살 충동에 시달리는 사람들의 고민을 전화로 상담해 주는 영국의 자선단체)에 전화를 걸고 있는 자신을 발견했다. 전화기를 내려놓으면서 부끄러움을 느꼈다. 어떻게 여기까지 오게 된 걸까? 나는 진짜 자살을 하고 싶은 것일까? 그러나 나는 가족과 친구들에게 그런 고통을 결코 주고 싶지 않았다.

아니다. 나는 스스로에게 단호하게 말했다. 이렇게 자기연민에 빠져 있으면 절대로 호전될 수 없다. 씩씩했던 나를 되찾아야 하지 않겠는가? 암에 걸리기 전의 나를 되찾아야 하지 않겠는가? 암이 나를 죽음으로 몰고 가도록 내버려만 둘 것인가? 그 무능한 의사가 승리하도록 놔둘 것인가? 나는 인생에 즐거움을 줄 무언가를 찾기로 마음먹었다. 삶의 의미와 성취감을 줄 무언가가 필요했다.

그래서 이전에 즐겁게 일했던 직장에 복귀하여 열심히 일해 보기로 했다. 하지만 내 상황과 비교하면 너무나 사소한 문제로 불평해대는 환자들이 자꾸 거슬렸다. 예전처럼 환자들을 향한 연민과 긍휼함이 생기지 않았다. 다시 일하면 내 관심을 다른 곳으로 돌릴 수 있을 것으로 생각했지만, 암으로 투병하는 사람이 어떻게 발목을 다친 사람을 안타까이 여길 있겠는가? 불가능한 일이었다.

나는 직장을 그만두고 대신 내 책 『배쓰로빅』(BATHrobics)을 파는 데 집중하기로 했다. 목욕을 하면서 운동하는 방법에 대해 재미나게 쓴 이 책은 서점과 이노베이션 카탈로그에서 계속해서 잘 팔리고 있었다.

이 책은 넘길 수 있는 차트 모양으로, 욕조 벽면에 붙일 수 있었는데, 독자들은 이런 참신하고 실용적인 디자인을 무척 좋아했다. 나는 마케팅에 에너지를 쏟기 시작했다. 아이러니하게도 암 진단을 받기 직전 임산부를 위한 운동에 관한 책도 막 쓰기 시작하던 참이었다. 힘들겠지만, 나는 그 해가 지나가기 전 그 책의 집필도 마치고 출간하기로 마음먹었다. 나는 어떻게든 엄마가 되고 말 것이기에, 이 책은 미래의 어느 날 나의 대리모에게 주기로 스스로 약속했다. 그날이 꼭 오게 할 것이다. 그것만이 내 아픔을 진정시킬 수 있는 유일한 길이었다.

그래도 내 삶에는 여전히 소소한 즐거움이 남아 있었다. 다행히도 항해와 바다에 대한 열정이 나를 슬픔으로부터 구해 주었다. 주말 오후에는 건지섬에서 요트를 타고 나갔다가 위로 호를 타고 경주를 하려고 영국으로 돌아왔다. 조금씩 안쪽 허벅지 근육의 힘이 회복되고 있는 것이 느껴졌다. 나는 점점 건강해지고 있었다. 또한, 의사가 드디어 부족한 호르몬을 보충하는 약을 처방해 준 덕분에 예전의 나로 더 회복되는 것처럼 느껴졌다.

앤드류 또한 불행과 슬픔에 빠져 있는 이 사람의 뒤편 깊은 곳에는 여전히 예전 자신이 사랑했던 그 여자가 존재하고 있음을 알아보기 시작했다. 항해를 마친 어느 날, 그는 저녁을 사주겠다며 나를 데리고 식당으로 갔다.

"모든 엔진에 시동을 다 건다고 해도, 당신이 회복되는 데는 시간이 좀 걸릴 거예요." 그가 말했다. "하지만 나는 여기, 바로 당신 옆에 있으면서 당신이 그 모든 일을 이겨낼 수 있도록 도울게요. 나는 당신을 믿어요. 사랑해. 진심으로 당신이 런던으로 돌아와서 나랑 같이 살면 좋겠어요."

안도의 눈물이 흘러내렸다. 하느님 감사합니다. 나는 정말로 암은 잊어버리고 나의 인생을 살고 싶었다. 망가진 몸을 치유하고 잃어버렸던 것들을 되찾고 싶었다. 불임이 된 것은 내가 어찌할 수 없는 영역이었지만, 아이 문제는 여전히 우리 사이에 해결해야 할 숙제였다.

나는 여전히 매일 아무도 보지 않을 때 울곤 했다. 진료를 받으러 갈 때면 나의 슬픔과 근심을 숨기기가 어려웠다. 의료진은 내 정신건강을 걱정하며 프로작을 처방하려 했지만 거부했다. 항우울제로는 수태 능력을 회복할 수도, 림프부종도 해결할 수 없기 때문이다. 대신 심리상담을 받아보기로 했다. 과연 도움이 될까에 대해 의심도 들었지만 일단 시도는 해보기로 했다.

심리치료사는 내 문제에 귀를 기울여 주면서 종종 상투적인 얘기도 해주었다. 하지만 사실 그분이 한 일은 거의 내가 감정에 북받쳐 눈물을 흘릴 때 계속 휴지를 건네주는 것뿐이었다. 그분은 정말 좋은 분이었지만 실제적인 해결책을 제시해 주지는 못했다. 앤드류도 몇 번 동행해 주었는데, 사실, 문제를 해결할 열쇠의 큰 부분은 그가 쥐고 있었다. 결국, 심리치료는 내 문제를 더 복잡하게 만들어 버리고 말았다. 앤드류가 아이 문제에 대해서는 요지부동이었기 때문이다. 나도 앤드류가 아이가 장래에 엄마 없이 자라야 할 수도 있는 가능성을 염려하고 있는 것을 알고 있었다. 그래도 나는 그가 단단한 바위처럼 내 곁을 지키고 있는 것에 안정감을 느꼈다.

대리모를 구하려면 우리는 결혼을 해야만 했는데, 그는 결혼을 꺼리는 것 같았다. 그가 나에게 온전히 헌신 된 것 같지 않아 너무나 마음이 상했다. 앤드류도 역시 본심으로는 자신만을 위해 살고 싶어 하는 남자일 뿐인가? 당시에 나는 앤드류의 마음에 대해 확실히 알고 안정을 느끼고 싶었다. 내면의 목소리는 앤드류와의 관계를 정리하라고 말했다. 예전의 나라면 그냥 그렇게 해버렸겠지만, 불임과 암 때문에 이런 결정을 내리는 일이 훨씬 더 복잡해졌다. 나는 이 문제를 끝까지 파헤치고, 가능하다면 맨 처음 우리가 시작한 시점으로 돌아가서 다시 나아가고 싶었다.

당시 내가 알지 못했던 사실은, 의사들이 나보다 앤드류에게 내 상황에 대해 더 솔직하게 말했다는 점이었다. 의사들은 내 앞에서는 낙관적이고 긍정적인 태도로 내가 암을 이겨낼 거라고 말했지만, 앤드류와 나의 가족에게는 달리 이야기했다. 사실 이런 일은 암 환자들이 흔히 겪는 일이다. 많은 경우 암 환자들은 자신의 병이 얼마나 위중한지에 대해 가장 마지막으로 알게 된다.

그런데 앤드류와 같이 집에 있던 어느 날, 전환점이 왔다. 우리는 같이 소파에 앉아 영화를 한 편 다 본 참이었다. 피곤해서 그만 침대로 가려고 일어나는데, 앤드류가 내 쪽으로 몸을 돌리면서며 뒤에서 나를 껴안았다.

"아이를 가지는 것에 대해 많이 생각해 봤어요. 전에는 이런 이야기를 같이하는 걸 너무 힘들어해서 미안해요. 하지만 이제는 나도 준비가 된 것 같다는 생각이 들어요."

"뭐라고요? 정말? 당신도 아이를 갖길 원한다고? 나 기분 좋게 해주려고 이러는 건 아니지요?"

"아니에요. 나를 믿어 줘요. 아이 가지는 문제에 대해선 계속 생각하고 있었어요! 사실 나도 늘 아이를 갖고 싶었어요. 하지만 당신이 어떻게 될지 확실히 알 수가 없었잖아. 아직도 여전히 걱정스러운 것도 사실이에요. 그동안 나는 최악의 시나리오까지 생각할 수밖에 없는 입장이었잖아요. 하지만 나는 당신이 또다시 시한부가 된다 해도, 혼자서 아이를 키우는 아버지가 된다 해도 어떻게든 해낼 수 있을 것 같아요."

나는 앤드류를 꼭 껴안으며, 나는 절대로 죽지 않을 것이라고 다짐했다. 절대로 그럴 순 없다. 이게 내가 그동안 그토록 원해 온 것이었다! 우리의 미래에 대해 함께 논의하는 일 말이다! 너무나 큰 안도감이 밀려왔다. 그날 우리는 밤늦게까지 어떻게 아이를 가지면 좋을지에 관해 이야기를 나누었다. 나는 대리모를 강력하게 원했지만, 앤드류는 입양이 제일 좋지 않겠냐고 말했다. 대리모를 선택해서 나의 유전자가 섞이지 않고 그의 유전자만 있는 아이를 갖는 일은 그에겐 이기적인 일로 느껴졌던 것이다.

그러나 앤드류가 깨닫지 못하고 있던 것은, 내가 그를 선택했다는 사실에는 앤드류를 앤드류로서 만들어 준 그의 유전자를 선택한 것도 포함되어 있다는 사실이었다. 그리고 내가 한 생물학적 어머니를 선택한다면, 결국 내가 아기의 양쪽 유전자를 다 선택하는 것 아니겠는가? 그 아이는 여전히 나의 창조물이 될 것이다. 하지만 대리모를 얻는 과정이 쉽지 않으리라는 사실은 나도 알고 있었다. 그 누가 암으로 투병하는 여성을 대신해 주려 하겠는가?

비록 선택지가 많지는 않았지만 어떤 선택지도 배제하지 않기로 했다. 그래서 우리는 입양기관에 편지를 쓰고 답을 기다렸다. 그리고 앤드류의 걱정에도 불구하고 킴 코튼이 1988년에 설립한 COTS (Childlessness Overcome Through Surrogacy, 대리모를 통해 아이를 가지지 못하는 이들을 도와주는 단체)에도 편지를 썼다. 나는 그 단체가 나의 건강 상태 때문에 거절할 것을 예상하고 그 단체와 실랑이를 벌일 준비도 해놓았다.

내 생각은 틀리지 않았다. 입양기관에서는 내가 입양 가능자로 적합할지 판단하는 시점 이전 최소 5년 동안 암이 없는 상태가 아니라면 입양은 불가능하다는 답변을 보내 왔다. 바로 내가 예상했던 소식이었다.

하지만 5년이 지나면 난 35살이 될 것이고 그러면 기관의 엄격한 기준에 비해 너무 나이가 많아질 것이다. 시간은 내 편이 아니었다. 내게는 기관의 나이 제한이 너무 낮아 보였다. 40대에 엄마가 되는 여성들도 매우 많은데 말이다. 그러나 기준이 그러하니 어쩔 수 없었다. 현실적으로 결혼한 부부로서 우리보다 독신으로서 앤드류가 아이를 입양할 수 있는 확률이 훨씬 더 높았다.

입양기관이 보내온 편지에는 만약 내가 먼저 죽게 되면 입양된 아이가 지금까지 겪어 온 마음의 상처에 심리적인 상실감까지 더해질 수 있다는 변명이 적혀 있었다. 충분히 이해되는 말이었고 반대할 이유가 없다고 생각했다. 하지만 사랑을 갈구하는 표정으로 카메라를 쳐다보는 조그만 아이들의 사진을 다시 한번 살펴보지 않을 수가 없었다. 가슴이 찢어질 듯이 아팠다. 나는 그 아이들에게 안정되고 안전하고 사랑 가득한 가정을 만들어 줄 수 있는데, 이렇게 엄격한 규칙과 편협함 아래서는 어찌할 방법이 없었다. 나는 속이 상한 나머지 답장을 쓰레기통에 던져 넣었다.

입양이 힘들어지면서 대리모를 통해 아이를 갖는 쪽으로 앤드류를 설득했다. 그는 여전히 불공평하다고 걱정했으나 다른 방법이 없었기 때문에 동의할 수밖에 없었다. 나는 대리모를 통해 내 삶에서 잃어버린 한 조각을 찾을 수 있기를 희망했다. 우리는 곧 좋은 대리모, 그리고 가능하다면 난자 기부자까지도 물색하기 시작했다. COTS는 설립된 지 얼마 되지 않은 기관이었기에 명단에 올라가는 데는 시간이 정말 오래 걸렸다.

당시 대중들은 이러한 대리모 출산 방식을 매우 이상하고 위험하다고 생각하고 있었다. 편견 가득하고 선정적인 언론 기사들 또한 도움이 되지 않았다. 한번은 자신이 출산한 아기를 내놓지 않았던 대리모에 관한 기사를 읽은 적이 있다. 사실 우리가 우려하는 점도 그것이었다. 이런 상황에서 그 누구를 온전히 신뢰할 수 있겠는가? 그 기사에서는 대리모가 아기의 부모로부터 무시를 당하면서 그들이 아기를 진정으로 원하지 않는다고 판단했다고 쓰고 있었다. 하지만 내가 볼 때 이 사건은 아기와 아기의 엄마 사이의 정서적인 유대와는 아무 상관이 없는 사건 같았다.

그 기사를 읽은 이후 우리는 대리모의 배경을 더 세밀하게 검토하며, 특별히 이타적인 마음을 가진 여성을 찾았다. 선한 의도를 가졌는지 검증하는 데 많은 시간이 걸렸다. 나는 만약 좋은 대리모를 찾는다면 그분이 원하는 모든 것을 다 제공해 주리라고 마음먹었다.

사실 우리는 5년 동안 암이 재발하지 않을 때까지 기다린 후 대리모를 찾기 시작해야 했지만, 미리 찾기 시작한다고 해서 나쁠 것도 없어 보였다. 나는 앤드류에게 이야기하지 않고 어느덧 정보를 꽤 모았다. 그것이 내게는 절실한 희망이었다.

드디어 COTS에서 등록된 대리모 중 가능한 명단과 인적사항(주소, 나이, 몸무게, 교육 정도, 직업, 취미 등)을 보내왔다. 그분들의 프로필을 훑어보고 COTS에서 온 편지를 읽어보느라 분주하던 어느 목요일 오후 전화벨이 울렸다.

아빠였다. 평소에 주로 엄마가 나에게 전화를 하지, 아빠는 거의 전화를 거의 하지 않았다. 직감적으로 안 좋은 일임을 느낄 수 있었다. 아빠는 떨리는 목소리로 엄마의 유방암이 간으로 전이되었다고 말했다. 나는 암이 간이나 폐, 뇌로 전이되는 것은 단 한 가지를 뜻한다는 사실을 알고 있었다. 엄마가 4기, 말기 암이라니. 엄마는 겨우 60세인데. 죽기에 너무 젊은 나이인데.

3

말기 암 4기

Tell me the Truh!

그 소식을 듣자마자 엄마에게 동병상련의 마음과 강한 유대감이 느껴졌다. 암이라는 병을 진단받았을 때 느끼는 고독감과 외로움이 얼마나 심한지 알고 있었기 때문이다. 더구나 엄마는 시한부 선고, 즉 죽음을 마주하고 있었다. 그 상황이 얼마나 끔찍할지 다 헤아릴 수가 없었다. 나는 남은 시간이 너무 적고, 주류의학 또한 소용이 없다는 것을 이미 알고 있었기 때문에 엄마를 돕기 위해 정신없이 자료들을 찾기 시작했다.

1996년 당시에는 지금처럼 인터넷을 쓰는 사람이 별로 없었지만, 식단을 완전히 바꿈으로써 암을 극복한 환자 몇 명의 이야기를 찾아낼 수 있었다. 인터넷으로 자료를 찾아보면 찾아볼수록, 왜 암 환자들이 이런 치료법들을 찾아보지 않는지, 왜 그중 일부라도 시도해보지 않는지 이상하다는 생각이 들었다.

대체의학 치료법들에 대한 자료들을 뒤지면서 누구도 나에게 알려 준 적이 없는 암에 대한 여러 가지 사실들을 발견하기 시작했다. 예를 들면, 대부분의 암은 포도당을 연료로 삼으며, IGF-1(insulin like growth factor hormone, 유제품이나 고기에 많이 존재)은 암의 성장을 촉진한다는 사실 등을 알게 되었다.

아니, 왜 이전에는 이런 사실들을 알지 못했을까? 암세포의 표면에는 포도당을 효과적으로 흡수하기 위한 수많은 포도당 수용체가 있으며, 암세포는 포도당을 통해 세포 복제에 필요한 엄청난 양의 에너지를 공급받는다. 계속 연구하면서 나는 암세포는 항상 굶주려 있다는 사실도 알게 되었다. 암세포가 만족할 줄 모르는 엄청난 식탐을 지닌 이유는 무한대로 증식하는 데 필요한 엄청난 양의 에너지와 영양소를 얻기 위해서이다. 그러나 주류의학의 모든 암 치료법은 암세포의 유전자 변이와 세포분열에만 초점을 맞추고 있었다. 그렇다면 정상 세포와는 다른 암세포의 대사 방식을 치료의 타깃으로 삼으면 어떨까? 왜 모두 이 점을 간과하고 있는 것인가?

나는 또한 암은 산소가 충분한 환경에서는 살지 못한다는 것도 알게 되었다. 암은 산소가 없는 상태를 선호하며, 성장하기 위하여 해당과정(glycolysis, 미토콘드리아가 아닌 세포질에서 일어나는 포도당 분해)이라 부르는 형태를 취한다. 이스트가 발효하는 것과 비슷한 방식인 이런 발효과정은 에너지를 생성하는 데는 아주 비효율적인 방법으로, 마치 지구상에 산소가 없던 원시시대로 세포가 되돌아간 것과 같다. 암이 스스로를 먹여 살리고자 새로운 혈관을 만들기(신생혈관생성, angigenesis) 위해 신호와 메시지를 보낸다는 사실도 알게 되었다. 또한, 암은 기하급수적인 성장 속도를 유지하기 위해 그 외 다른 요소들도 필요로 한다는 사실, 암 치료를 위해서는 면역계 기능을 제대로 유지하는 것이 아주 중요하다는 것 사실, 그리고 아이러니하게도 화학요법적인 항암치료는 이 면역기능을 망친다는 사실도 알게 되었다. 하지만 누구도 나에게 이러한 사실들을 알려 준 적이 없었다.

정식 교육을 받은 물리치료사였던 나는 처음 암으로 진단을 받았을 때 이러한 사실을 마땅히 알고 있었어야 했을 텐데, 나는 이런 내용을 알지도, 배운 적도 없었다. 나 자신이 어리석게 느껴졌다. 하지만 의사들조차도 이러한 사실들을 이해하지 못하고 있거나 이런 사실은 별로 중요하지 않다고 생각하고 있었다. 식이요법에 대해 질문했을 때 의사들은 식이요법이 도움이 된다는 증거는 전혀 없다고 대답했다. 어떤 임상시험도 없었냐고 물었더니 없다고 했다. 식이요법을 임상시험하는 것 자체가 매우 어려운 일이긴 하다. 그러나 그것이 효과가 없다는 증거도 없지 않은가?

그렇다면 면역계를 치료의 타깃으로 하는 것은 어떨까? 그것도 소용없는 방법이라고 했다. 면역계는 암으로 인해 너무나 망가져 있어 그것으로 암을 치료하기에는 이미 역부족이라는 것이다. 면역계는 암을 우리 신체의 일부로 믿고서 다시는 암세포를 공격하지도 않고 있으므로 면역계를 대상으로 하는 치료도 무의미하다는 것이다. 이것은 나에겐 패배주의적인 논리처럼 보였다. 하지만 어쩌면, 면역계를 다시 회복시키려면 어떤 식으로든 암의 '스위치를 끄면' 되지 않을까? 나는 어떻게 하면 될지 고민하기 시작했다. 암의 독특한 대자 과정을 늦추거나 중단시켜 버린다면 되지 않을까?

종양학은 나의 전공 분야인 물리치료학만큼 익숙하지 않았기에, 나는 의료 전문가들에게 내 건강에 대한 모든 것을 맡겼었다. 당시에는 내게 처방된 치료에 대해 어떤 질문조차 하지 않았다. 내가 받는 치료가 얼마나 효과가 있을지, 혹은 보완·대체의학적인 방법이 내게 도움이 될지에 대해 시간을 내어 조사해 본 적도 거의 없었다. 나는 당연히 의사들이 나에게 최선의 치료를 해주고 있다고 믿었고, 내가 완치될 것이라고 하는 그들의 말을 신뢰했다.

몇 주가 지나 나는 엄마의 죽음을 지켜보게 되었다. 슬픔은 점점 커져만 갔다. 그제야 나는, 비통함 가운데, 종양학 전문의들이 암과 진지하게 씨름하고 있지 않다는 사실을 깨달았다. 당시 내 감정 상태는 면역기능을 심각하게 떨어뜨리고 있었고 동시에 나는 내가 암으로 진단을 받은 것이 엄마의 병세에 분명 악영향을 끼쳤을 거라는 죄책감으로도 괴로워했다. 내가 아무리 설득해 보아도 엄마의 식단에서 설탕이나 당지수가 높은 음식, 정제된 탄수화물을 없애거나 줄일 수가 없었다. 물론 엄마는 영양 치료제도 복용하려고 하지 않았다.

어쨌든 간에 엄마를 살려내기에는 너무 늦은 것이 사실이었다. 엄마는 그 나이대의 다른 어르신들처럼 의사를 맹목적으로 믿었고 의사가 하라는 대로 다 했다. "기운을 차리려면 무엇이든 잘 먹어야 한다."라는 말에 케이크와 비스킷 같은 것을 먹었다. 나 혼자만이 엄마에게 의사가 시키는 것 이외의 치료법을 시도해보자고 말했다. 하지만 나는 일개 물리치료사일 뿐이지만 우리 가족 중에는 의사들도 있었다. 그들은 내가 주장하는 것을 대놓고 반대하진 않았지만, 나는 그들이 내가 하는 노력이 잘못된 지식에 기반한 것이며 가치 없는 것이라고 치부하는 것을 느낄 수 있었다.

엄마가 쇠약해져 가는 것을 지켜보는 것은 무척 고통스럽고 좌절스러운 일이었다. 엄마의 육체는 암뿐 아니라 항암제에 의해 너무나 심하게 손상되어 갔고, 엄마는 점점 약해져서 결국에는 침상에 누워 지내게 되었다. 그리고 10월 초순의 어느 날 저녁, 엄마는 평화로운 얼굴로 집에서 돌아가셨다. 아버지, 남동생과 나는 엄마의 마지막 순간 엄마를 꼭 안고 있었다.

엄마는 평안히 돌아가셨지만, 엄마의 죽음을 목격한 것은 나에게 너무나 괴로운 일이었다. 나는 그 순간을 절대 잊지 못할 것이다. 나는 깊은 무력감과 함께 또다시 나락으로 떨어졌다. 현대의학은 나를 실망하게 한 것으로 모자라 우리 엄마도 살리는 데 실패했다. 다른 사람들에게나 일어나는 일인 줄 알았던 죽음이라는 것이 갑자기 너무나 실제적으로 느껴졌다. 나는 아직 30대 초반의 젊은 나이였지만, 처음 암을 진단받았던 때보다도 더 약한 존재처럼 느껴졌다.

나는 나의 암이 재발하지 않게 하려면 더 많은 연구를 하며 스스로 준비해야 한다는 사실을 깨달았다. 의사가 내 자궁경부암을 잘못 진단한 덕분에 나는 뒤늦게야 나는 사실 III기인데 Ib기로 잘못 판정받았다는 사실을 알게 되었다. 이미 많은 림프절에 전이가 일어나 있었다. 나는 마지막 단계인 4기 암으로부터 단지 한 발자국밖에 떨어져 있지 않았다.

엄마가 돌아가시고 나서 몇 달 동안 나는 엄마의 죽음에 대한 깊은 슬픔뿐 아니라 나 자신 역시 그렇게 침대에 누워 죽게 될 것 같다는 생각에 시달렸다. 엄마를 보는 것이 아니라, 마지막 숨을 몰아쉬면서, 먼 곳을 응시하며 누워 있는 나 자신의 모습을 상상하고 있는 것이었다.

이것은 나에게 커다란 경종을 울렸다. 사실 그보다 더 큰 격려도 없었다. 그 환상이 너무나 충격적이었기에 나는 내 인생을 새로운 관점으로 보기 시작하게 되었다. 내게는 살아야 할 이유가 너무도 많았다. 당시에는 몰랐지만, 엄마의 죽음이 결국은 내 생명을 구해 준 것이었다. 그것이나 자신의 건강을 회복시키는 디딤돌 역할을 한 것이다. 나는 식단을 바꾸기 시작했으며, 더 많은 운동을 하고, 더 많이 연구했다. 그리고 내 육체가 암에게 공격받았던 몸이라는 사실에 더 많은 주의를 기울였다. 그동안은 불임 문제 해결에 내 모든 에너지를 쏟아부었지만, 이제는 암 투병을 없었던 사실인 양 덮어 두려고 애쓰지 않았다. 건강해지기 위해서는 엄청난 집중력을 써야 했다. 이것은 내가 그동안 귀 기울이려 하지 않았던, 암이 나에게 가르쳐 준 중요한 교훈이었다.

나는 혈당을 최소한으로 낮추어야 했기에 빵이나 설탕 같은 단순당을 먹지 않았고 암의 성장을 촉진하는 IGF-1 호르몬을 함유한 유제품과 고기도 먹지 않았다. 원래 붉은 고기는 거의 먹지 않긴 했지만, 이제는 나에게 염증반응을 유발하는 것으로 판단된 감자, 토마토, 장군풀(rhubarb), 자몽, 딸기 같은 음식도 아예 먹지 않았다. 이 음식들은 너무 산성이어서 내 몸에서 염증반응이 일어나도록 자극하는 것을 몸으로 느낄 수 있었다. 나는 스키 사고로 무릎 수술을 받은 적이 있는데, 그 후론 무언가 잘못된 음식을 먹으면 바로 다음 날 무릎에서 반응이 왔다. 염증은 암을 촉진하는 요인이 된다는데, 내가 먹은 것이 내 무릎에 염증을 일으킨다면 그것은 암에도 불을 지피지 않겠는가?

나는 음식을 먹은 후에는 피곤함이 느껴지는지, 관절통이 있는지, 배에 가스가 차는지 등, 그 음식이 나에게 미친 영향을 세심하게 관찰했다. 내가 먹는 모든 것을 기록하고 어떤 음식이 나에게 맞지 않는지를 확인하며 목록을 완성해 갔다. 수많은 시행착오를 거치는 가운데 어떤 음식이 문제를 일으키는지 파악하게 되었다. 최근에는 음식물 알레르기 검사(IgG 항체검사)를 통하여 문제가 되는 음식을 쉽게 가려낼 수가 있다. 당시 내가 시도한 부정확하고 시간이 오래 걸리는 방법에 비해 훨씬 간단한 방법이다. 나에게는 밀가루와 유제품이 가장 나쁜 영향을 미치는 것 같았다. 나는 즐겨 마시던 홍차를 녹차로 바꾸었고 주스를 마시기 시작했다. 당장 술을 끊었고 더 많은 영양 치료제를 먹기 시작했다. 만약 암이 재발한다고 해도 나는 확실히 준비되어 있었다. 나는 무릎 때문에 글루코사민은 이미 복용하고 있었고 비타민C를 비롯한 여러 비타민 섭취량도 늘렸다.

글루코사민(glucosamine sulphate)은 나에게 좋은 것으로 밝혀졌다. 글루코사민은 장의 건강을 유지하는 데 도움을 주며 장내 세균의 좋은 먹이가 된다. 많은 부분이 아직 알려지지 않았지만, 나는 글루코사민이 MMP 저해제(matrix metalloproteinase inhibitor, 나중에 자세히 다루겠지만 암의 진행을 억제하는 데 도움을 준다)인 것을 알게 되었다. 하지만 나는 토코페롤 형태의 비타민E 같은 항산화제를 섭취함으로써 오히려 암의 성장을 촉진했을 수도 있었다는 사실도 뒤늦게 깨달았다. 이런 비타민들을 섭취함으로써 암세포가 위성세포들 한 무더기를 몸의 다른 부분에 보내는 '전이'를 예방할 수 있다고 생각했지만, 암 예방을 위해 필요한 영양 치료제와 이미 암이 발병한 후에 필요한 치료제는 완전히 다르다는 사실을 나중에야 알게 되었다. 내가 암을 통제하고 있었다는 생각은 완전히 잘못된 것이었다.

1998년 후반 무렵 계속 기침이 나기 시작했다. 나는 가벼운 증상이 생길 때마다 병원으로 달려가는 그런 환자는 아니었지만, 걱정되었다. 나는 몇 년 전 앓았던 자궁경부암이 가장 흔히 전이되는 곳이 폐라는 사실쯤은 알고 있었다. 그래서 이 새로이 나타난 증상 때문에 스트레스가 극심했고 경계를 늦추지 않았다.

의사는 나에게 호흡기 감염이라고 말했다. 그것이 전부였다. 하지만 항생제 치료를 해보아도 효과가 없었다. 한 번 더 항생제를 투여했지만 역시 효과가 없었다. 그래서 절로 낫기를 기다려 보기도 했지만, 차도가 없었다. 의사를 다시 방문할 때마다 언제나 다른 항생제를 처방받았고, 마치 양파껍질을 까는 것처럼 그때마다 다른 세균이 검출되었다. 하나의 감염은 또 다른 균을 숨기고 있었다.[3]

두 달이 지난 후에도 나는 여전히 기침을 심하게 하고 있었고, 더 이상 이것이 감염에 의한 기침이라고 생각할 수 없었다. 나는 의사에게 응급으로 흉부 엑스레이를 찍어 달라고 요구했다. 주치의는 절차에 따라 일을 처리했고, 나는 엑스레이 요청서를 손에 들고, 어떤 결과가 드러날지 모른다는 두려움을 안고 첼시에 있는 웨스트민스트병원(Westminster Hospital) 영상의학과로 향했다.

나는 방사선과 선생님에게 암으로 치료를 받은 적이 있어서 폐 전이가 있을까 걱정된다고 말했다. 그리고 주치의가 정면 흉부 사진 1장만 의뢰했기 때문에 혹시 여기서 측면도 찍어 줄 수 있는지 물었다. 측면 흉부 사진은 옆으로 서서 엑스레이를 촬영하는 것인데 다른 각도에서 찍으면 정면에서 보이지 않는 것도 관찰할 수 있기 때문이다. 약 30분 후에 방사선과 선생님은 웃으면서 나와서 나를 보며 걱정할 것이 전혀 없다고 말했다. 흉부 사진은 완전히 깨끗하므로 측면 사진은 찍을 필요가 없다고 했다.

휴우! 나는 안도의 숨을 내쉬고는 너무 걱정하지 않기로 했다. 나는 전형적인 암 환자처럼 사소한 불편과 작은 통증 하나까지 걱정하며 불안해하고 있는 것이 틀림없었다. 하지만 전에도 제대로 되지 않은 검사결과가 배신한 적이 있긴 했지 않은가.

그 이후 2개월 동안 기침 증상은 호전되었다가 악화하였다가를 반복했고, 의심스러운 마음이 점점 더 커졌다. 이미 사우스런던 병원과 나를 첫 번째로 나를 진찰한 부인과 의사를 상대로 법적인 절차를 밟기 시작했을 무렵이었고, 덕분에 의사들에 대한 나의 신뢰도는 완전히 바닥인 상태였다. 왜 갑자기 내 폐에 이런 문제가 생기고 없어지지 않는 거지? 왜 항생제로 나아지지 않는 걸까? 그러나 의사들은 나를 '걱정을 달고 다니는 사람'이라고 하며 계속 내 말을 무시했다.

8월의 어느 일요일 오후, 기침을 심하게 하는데 입에서 피 맛이 느껴졌다. 아니, 이게 정말 피가 맞나? 나는 앤드류에게 말하지 않고 조용히 2층 욕실로 가서 세숫대야에다 대고 기침을 했다. 내 눈앞에 명백하게 보이는 것은 선명하고 굵은 한 줄기의 피였다. 오 하나님! 이게 과연 제가 두려워하는 그것을 의미할 수도 있을까요? 나는 애써 진정하며 침대 끝에 걸터앉았다. '제인, 잘 생각해 봐! 너 뭔가 잘못 삼켜서 목에 상처가 난 건 아냐?' 그러나 재차 기침하자 더 많은 피가 나왔다. 이런 젠장.

나는 2층으로 앤드류를 불렀다. 앤드류는 피를 보고는 잠깐 침묵을 지켰다. 어쩌면 그는 상황을 제대로 파악하지 못했을 수도 있다. 하지만 상황의 심각성을 설명해 주었는데도 앤드류는 여전히 무표정한 얼굴이었다. 이런 포커페이스라면 포커 게임에서 모든 돈을 다 딸 수 있을 것이다. 나는 감정을 잘 드러내지 않는 앤드류의 성격 때문에 종종 짜증이 나기도 했지만, 이 같은 위기 상황에는 앤드류처럼 침착하고 현실적으로 생각하고 행동하는 것이 큰 도움이 되는 것이 사실이었다.

우리는 제일 나은 방법이 무엇일지 함께 상의했다. 어느 병원에 가야 할까? 첼시의 웨스트민스터 병원은 더는 신뢰가 가지 않았다. 내 엑스레이를 정확하게 판독하지 않은 병원을 도저히 신뢰할 수 없었다. 우리는 1994년에서 1995년까지 내가 모든 치료를 받았던 해머스미스 병원을 다시 가 보기로 했다.

해머스미스 병원까지는 꽤 먼 거리를 운전해 가야 했다. 나는 그 병원에 다시 들어가지 않을 수만 있다면 무엇이든 했을 것이다. 이전의 모든 기억과 트라우마로 인해 이 병원 건물 자체에 대한 뿌리 깊은 혐오감과 공포가 내 안에 남아 있었다. 우리는 내키지 않는 발걸음으로, 암담하고 두려웠던 기억의 해머스미스 병원에 들어섰다.

일요일 저녁 응급실의 의사와 간호사들은 잔뜩 화가 난 환자들과 씨름하고 있었다. 누가 봐도 술에 많이 취해 보이는 어떤 할아버지는 잘려나간 자기 손가락을 넣은 얼음주머니를 들고서 왜 아무도 자기를 도와주지 않냐며 마구 소리치고 있었다. 그는 의료진들은 모두 쓸모없는 것들이라고 비난하고 있었다. 내가 판단하긴 어려운 일이지만, 어쩌면 정말 그럴지도 모르는 일이다. 누군가 그를 곧바로 수술실로 데려가야 할 것 같은데.

내가 기침할 때마다 피가 나왔다. 여기서 얼마나 더 기다려야 할까? 약 한 시간 정도 지났을 무렵 젊고 예민해 보이는 주니어 닥터가 우리를 작은 진찰실로 데려갔다. 그는 과거 병력을 물은 후 혈액 검사를 위해 내 손과 팔에 있는 모든 정맥을 살피기 시작했다. 급기야 그가 내 발에서 혈관을 찾으려 하자 나는 혹시 다른 사람이 채혈하면 어떻겠냐고 부탁했다. 피나 바늘은 질색하는 앤드류는 현기증이 난 나머지 진료실을 나갔다. "남자답지 못하게!" 나는 커튼 뒤에서 그를 놀려댔다. 내가 마치 바늘꽂이인 것처럼 느껴졌다.

그 후 엑스레이실로 이동했다. 나는 여전히 점심때 먹은 무언가가 잘못되었을 거라고 애써 생각하고 있었다. 하지만 계속해서 피가 나왔을 뿐 아니라 더 심해졌다. 내 상사 중 한 명은 항상 "죽지 않는 이상 걱정할 건 없어. 그리고 만약 죽는다면, 걱정해서 뭐해?"라고 말하곤 했다. 질병과는 왠지 어울리지 않는 좌우명이긴 하지만, 고통과 고난이 닥쳐올 가능성이 실재가 되자 그의 말이 맞았다는 생각이 들었다. 결과가 어떻게 나오든, 그게 무엇인지 정확하게 알게 될 때까지는 차분하고 긍정적인 마음으로 기다려야겠다고 다짐했다. 제인, 그저 지금, 이 순간을 살자. 나는 차분하게 깊은숨을 들이쉬었다.

나는 방사선사에게 측면 엑스레이뿐 아니라 후면과 앞면도 찍어 달라고 부탁하고, 앤드류와 함께 앉아서 기다렸다. 한참을 기다린 후 주니어 닥터 한 명이 오더니 심각한 표정으로 "다른 분에게도 한번 판독을 부탁해 봐야겠어요."라고 말했다. 그래, 하려면 제대로 확인하는 게 좋지. 어차피 아무 이상이 없다고 하더라도 나는 엑스레이를 복사해서 다른 병원의 의사에게도 판독을 요청할 생각이었다. 나는 폐에 아무 이상이 없다고 100% 확실히 알 수 있기까지 확인할 심산이었다. 그간의 경험을 통해 암과 관련해서는 의사 한 명에게만 의존하지 않기로 했기 때문이다.

우리는 잡지를 뒤적이면서 너무 많은 생각을 하지 않으려 했다. 하지만 우리는 여전히 이따금 "만약 암이면 어떡하지?"라고 물었다. 나는 어떤 나쁜 소식에도 흔들리지 않도록 마음을 단단히 먹었다. 어떤 결과가 나오더라도 나는 이제 4기 암에 대해서 충분히 알고 있으니, 최소한 싸워볼 만하고 이길 수도 있을 거로 생각했다. 어디에서부터 어떻게 시작하고 정보를 찾아야 하는지는 이미 한번 해봐서 잘 알고 있었다. 그러니 적어도 남들보단 유리한 것 아닌가.

우리는 계속해서 기다리고 또 기다렸다. 몇 시간이 흘렀다. '그래, 바뻔 외래에서는 일상적인 일일 거야.' 너무 많은 환자와 너무 적은 직원들. 그것이 전형적인 영국 국민의료보험(NHS)의 실상이었다. 어느덧 밤 9시가 다 되었다. 앤드류는 허기진다고 했지만 나는 너무 걱정되어 먹을 수가 없었다. 그리고 직원이 우리를 부를 때 혼자 있고 싶지 않아서 앤드류에게 가지 말라고 부탁했다. 우리는 긍정적으로 생각하려고 애쓰며 앉아서 기다리고 있었다. 하지만 데스크에 있는 직원들의 행동이 좀 이상했다. 마치 조용히 우리에 관한 이야기를 하는 것 같았다. 나는 내 상상일 뿐이라고 생각하며 그들을 보지 않으려고 애를 썼다.

하지만 왜 이렇게 오래 걸리지? 도대체 아까 그 의사는 어디 있는 거지? 사실 나는 이미 답을 알고 있었지만, 그것을 계속 부정하고 있었다.

드디어 한 의사가 우리를 다른 진료실로 불렀다. 나는 앤드류의 손을 힘주어 꽉 잡았다. 우리는 서로를 바라보았다. 이것은 좋은 징조가 아님을 둘 다 느끼고 있었다. 만약 엑스레이 결과가 이상이 없었다면 우리는 기다리지 않고 이미 집으로 가고 있었을 것이다. 나는 깊은숨을 들이쉬고, 내가 끌어모을 수 있는 모든 용기를 다 끌어모았다.

나는 진료실에 들어가서 아무렇지도 않은 것처럼 행동하려고 애를 쓰며 침대 한편에 걸터앉았다. 의사는 문을 닫고는 숨김없이 바로 말했다.

"안타깝게도 환자분의 우측 폐에 그림자 같은 모양이 보입니다."

이럴 걸 알고 있었다. 그는 엑스레이를 뷰 박스(엑스레이 필름을 보는 밝은 상자)에 끼워서 고정한 후, 내 우측 폐에 있는 불규칙하고 둥근 덩어리를 보여 주었다. 그렇다, 내 폐에는 암이 자리하고 있었다. 다시 재발한 것이다. 나는 의사가 말해 주지 않아도 내가 4기 암 환자, 즉 소위 말기 암환자 또는 치료 불가능한 환자라는 사실을 알 수 있었다. 침착하자 제인. 하지만 아래를 내려다보니 내 양손은 통제할 수 없을 정도로 떨리고 있었다.

"종양이 몇 개나 있나요?" 마구 요동치는 마음과 달리 내 목소리는 꽤 차분했다. 의사가 대답했다. "글쎄요, 이것이 암이라고 확실히 단정할 수는 없습니다. 혈액 검사도 해봐야 하고 조직검사도 해봐야죠."

"선생님. 저는 물리치료사예요. 이게 웬만해선 암이라는 사실을 잘 알고 있습니다. 전에 자궁경부암이 있었는데 전이가 가장 많이 일어나는 장기가 폐인데, 기침할 때마다 피가 나고 엑스레이에도 뭔가가 찍혔어요. 제발 솔직하게 말해 주세요. 이것이 암이 아닐 가능성은 너무 적어 보입니다. 종양이 몇 개나 있나요?"

의사는 잠시 조용히 나를 쳐다보더니, 평소 해오던 것처럼 적당히 얼버무리거나 심각한 상황을 적당한 선까지만 알릴 수는 없다는 사실을 깨달은 듯했다.

"음, 그래요. 맞습니다. 여기 보이는 것은 종양일 가능성이 큽니다. 하지만 한 가지 다행스러운 점은 이게 비록 골프공보다 약간 크긴 해도 한 개뿐이라는 사실입니다. 그리고 한 가지 안타까운 점은 지금 바로 입원을 해야 한다는 것입니다. 큰 혈관이 터지게 되면 응급수술을 받아야 할 수도 있거든요. 병동에 침상을 하나 준비해 놓았습니다."

와우. 그 말을 들으며 나는 한 대 얻어맞은 기분이었다. 그들은 내 혈관이 언제라도 터질 수 있다고 생각하고 있는 것이다. 젠장. 앤드류가 나를 쳐다보자 나는 이렇게 말했다. "나는 괜찮을 거야. 걱정하지 마. 이 사람들이 너무 조심스러워하는 것뿐이야." 그들이 정말 그렇게 생각하는지는 사실 알 수 없었지만. 내가 지금 말기 암 진단을 받고 여기에 서 있다는 것, 그리고 5년 전보다도 이 사실을 더 잘 받아들이고 있다는 것이 신기하게 느껴졌다. 사실 자궁도 여성성도 잃고 내가 무엇보다도 갈구했던 자녀들을 가질 기회도 잃었던 일이 더 힘든 일이었다.

나는 감정 기복이 매우 심한 편이다. TV 광고에서 불쌍한 장면만 나와도 울음을 터뜨린다. 하지만 그 어두운 진료실 안에서 나는 이상할 정도로 차분함을 느꼈다. 나는 내 속에서 어떤 강한 힘과 새로운 목표와 의미가 솟아나는 것을 느꼈다. 생존의 본능이 내 혈관을 타고 흐르고 있었다. 나는 다시 태어나고 있었다.

나는 이제 무엇을 해야 하는지 알고 있었다. 울거나 수동적인 역할만 하며 의사에게 모든 것을 맡기는 일은 절대 아니었다. 나는 의사들에게 너무 크게 실망했다. 예전에는 물리치료사로서 국민건강보험을 절대적으로 신뢰했고 그들이 나를 잘 돌보아 주고 회복시켜 줄 것이라고 철석같이 믿었었다. 하지만 쓰라린 경험을 통해 국민건강보험 제도가 때로는 얼마나 비효율적인지 알게 되었다.

나는 결국 암에 대한 치료는 주류 미디어에서 표방하고 있는 것처럼 효율적이지 않다는 사실을 깨닫고 정말로 우울했다. 상황을 뒤바꿀 수 있는 게임체인저는 거의 없었다. 환자들보다는 제약산업이 이익을 보는 구조로 설정된 의료 시스템은 본질적으로 결함투성이였다. 사전에 대책을 세우거나 예방하지 못함으로써 환자들의 병세는 악화하였고, 예방적 치료는 거의 존재하지 않는 것 같았다. 그들은 아무것도 하지 않으면서 암이 재발하길 그저 기다리다가, 일이 벌어지면 그제야 최신 독성 화학물질들을 꺼내어 환자를 치료하려 하는 것이다.

의사가 내게 마지막 종양표지자 검사가 어땠는지를 물었다. "종양…

뭐라고요?" 그는 내가 아마도 암의 진행을 추측할 수 있는 혈액 검사를 했을 것이라고 대답했다. 하지만 나는 그런 검사를 한 번도 받아 본 적이 없었다. 왜지? 그 검사는 아주 간단하고 해롭지도 않은 것이었다. 그런데 왜 누구도 나에게 이런 검사를 권유하지 않았을까? 소위 말하는 예방적 치료는 대체 어떤 '병원'에서 할 수 있단 말인가?

의사는 우리가 앞으로의 일을 논의할 수 있도록 자리를 비켜 주었고, 나는 두 팔을 벌려 앤드류를 껴안았다. 우리는 아무 말 없이 몇 분을 그렇게 있었다. 나는 하루 묵는 데 필요한 옷이나 세면도구를 가져오지 않았다. "앤드류, 집에 가서 필요한 물건들을 가져오는 것이 좋겠어요."

앤드류가 말했다. "당신을 두고 떠나기 싫어요. 의사한테 그런 이야기들을 들은 마당에 당신만 여기 혼자 두고 집에 갈 수가 없어요. 그러면 안 되지. 당신과 함께 있을게요."

"아냐, 한번 생각해 봐요. 나는 사실 그렇게 힘들지 않아요. 이 사람들은 내 전체 혈관이 다 터져 버리면 어떡하나 하는 우스꽝스러운 걱정을 하는 거예요. 이 문제는 잘 해결될 거예요. 그냥 하루하루 해나가면 할 수 있어요." 나는 앤드류를 안심시키려 애쓰면서 말했다.

내가 전혀 당황하지 않고 말을 해나가고 있다는 사실에 나 자신도 적잖이 놀랐다. 나 자신도 알지 못했던, 나의 내면에 존재하던 강한 힘이 나타났다. 그 어느 때보다도 나 자신이 강인한 사람이라고 느꼈다. 나는 마치 다 타고 난 재 가운데서 다시 부활한 것 같았다. 그렇다. 나는 할 수 있다. 나는 분명히 이 상황을 이길 수 있다. 내 인생 최대의 고비에 직면한 이 상황에서 나는 온 힘을 다해서 맞설 것이다. 지금이야말로 내가 힘을 내어 용감하게 나아갈 때인 것이다.

말기 암 진단을 받고 나자 갑자기 흐릿하던 모든 것이 선명하게 집중되었다. 그동안 나를 짓눌렀던 많은 슬픔에도 불구하고 나는 이젠 그런 파괴적인 감정으로 인해 한 방울의 에너지도 소모해서는 안 된다는 것을 깨달았다. 이제는 나의 모든 것을 생존을 위한 에너지로 바꾸어야 했다. 내 사전에 절대로 죽음이란 없다. 뻔한 이야기처럼 들릴 수 있지만, 나는 아무런 저항도 하지 않고 그저 운명을 받아들이는 환자들을 많이 보아 왔다. 그들은 어쩔 수 없다는 듯 어깨를 으쓱하고는, 싸워 볼 생각조차 하지 않고 "그래, 내 인생은 나쁘지 않았어."라고 말하는 사람들. 그들은 마치 운이 없으면 지는 카드게임을 하는 것처럼 자신이 할 수 있는 것은 거의 없다고 생각하는 것 같았다.

아니다. 난 아직 해야 할 일이 너무나 많았다. 난 겨우 35살이었다. 나는 조사할 수 있는 것은 모조리 조사하고 알아보기로 마음먹었다. 완치란 없다고들 하지만 나는 분명 답이 있을 거라고 확신했다. 어쩌면 오래된 논문이나 과소평가되어 뒷전에 밀려난 연구에 진실이 숨겨져 있을지도 모른다. 그리고 나는 어떻게 해서든 그것을 찾아낼 것이다.

나는 상처를 입고 기진맥진하여 때 이른 죽음을 맞이하는 당한 군인처럼 속수무책으로 죽음을 받아들이지 않기로 마음먹었다. 나는 다시 최전선으로 부름을 받은 전사였다. 비록 육체적, 정신적, 감정적인 깊은 흉터들을 지니고 있었지만, 그것들은 내가 다시 싸우지 못하도록 막을 수 없었다.

나는 준비가 되었다. 자, 이제 암과 싸워 볼까?

4

홀로서기

Collaborators not Dictators

그날 밤, 긴 설득 끝에 앤드류를 집으로 돌려보냈다. 솔직히 나 역시 병원에 남아 있기 싫었다. 내가 원하는 것은 오직 우리 집에서 느낄 수 있는 따뜻하고 안락한 침대의 감촉과 앤드류 옆에서 일어나는 일상이었지만, 지금은 생명에 지장이 있을 수도 있는 상황이었기에 어쩔 수 없었다. 앤드류는 마지못해 집으로 돌아가 내 옷가지를 챙겨서 서둘러 병원으로 돌아왔다.

면회 가능 시간이 지났지만, 병원 직원은 우리가 안타까워 보였는지 앤드류가 한 시간 정도 더 머물도록 허락해 주었다. 다행히 왁자지껄한 병동이 아니라 혼자 쓸 수 있는 빈 병실이 있었다. 나에겐 생각할 수 있는 장소가 필요했다. 나는 여전히 기침할 때마다 피가 나왔고 그때마다 몸 안에서 뭔가 끔찍한 일이 일어나고 있다는 생각이 들었다. 그 외에는 딱히 그렇게 불편하거나 아픈 곳은 없었다.

물론 나는 두려웠다. 정말 의사들의 진단이 맞아서 한밤중에 큰 혈관이 터지고 응급수술을 받게 되면 어쩌지? 앤드류도 나와 같은 두려움에 떨고 있었다. 그러나 우리는 대신 다른 일을 생각하기로 했다. 우리에게 닥친 이 엄청난 환경의 변화에 대처할 계획을 세우고 현실적인 방법들을 찾아보기로 했다.

당시 우리는 석 달 뒤에 결혼식을 올리기로 계획하고 있었다. 교회, 만찬과 파티 등 필요한 모든 것을 예약해 놓은 상태였고 청첩장도 다 발송한 후였다. 하지만 나는 분명 다시 화학요법을 받을 것 같다는 예감이 들었다. 그러면 메슥거리고 몸이 힘들어질 뿐 아니라 머리카락도 다 빠질 것이다. 대머리 신부라니, 분명 최고로 아름다운 모습은 아닐 터였다. 내가 항상 꿈꿔왔던 멋지고 밝고 빛나는 결혼식의 모습은 아니었다. 이놈의 빌어먹을 암, 이 암은 나에게서 자녀를 낳을 기회를 빼앗아가더니, 이제는 내 결혼식까지 망쳐 놓고 있었다.

우리는 어쩔 수 없이 결혼식을 연기했다. 암이 어느 정도 퍼져 있는지 알게 될 때까지는 의사인 수지 언니 말고는 그 누구에게도 말하지 않기로 했다. 몇 년 전 처음 암으로 진단을 받았을 때 나는 언니에게 많이 의존했다. 수지 언니는 그 당시 나를 정말 잘 도와주었다. 그때는 언니에게 너무 의존했고, 나 스스로 조사나 연구는 거의 하지 못했다. 하지만 수지 언니는 대체의학 치료법에 대해 거의 아는 바가 없었고, 나는 이번에는 주류의학이 나를 구해 줄 수 없으리라는 것을 직감하고 있었다.

밤 11시경 간호사가 병실에 들어와 정말 미안하지만 이제 앤드류는 돌아가야 한다고 말했다. 우리는 오랫동안 서로를 꼭 끌어안았다. 앤드류를 보내기가 정말 힘들었다. "난 진짜로 괜찮을 거예요. 내일 아침 일어나자마자 문자 보낼게요." 앤드류는 차마 발걸음이 떨어지지 않는지 문 앞에 계속 머물렀다. 의사가 앤드류에게 나의 죽음이 임박했다는 두려움을 심어 준 후였기에 앤드류는 지금이 나를 보는 마지막 순간일지도 모른다고 생각하는 것 같았다.

"어서 집에 가요! 난 정말로 괜찮아!" 그는 마지막 키스를 보내고는 천천히 밖으로 나갔다. 나는 혼자 남아 이런저런 생각에 잠겼다.

집으로 돌아간 앤드류는 바로 인터넷을 켜서 나의 생존 확률에 대한 통계를 찾아보았다. 1999년도에는 휴대폰으로 정보를 찾아볼 수 없었던 시대기에 나에게는 그날 꼼짝없이 병동에 갇혀 있던 것이 오히려 도움이 되었지만, 집에서 인터넷을 찾아보던 앤드류는 그날 밤 아마도 잠을 이루지 못했을 것이다.

내가 집으로 돌아갔다면 우울한 통계 수치들을 보게 되었겠지만, 병실에 홀로 누워 있으면서 오히려 힘이 나고 긍정적인 기분이 들었었다. 나는 첼시 웨스트민스터 병원에서 몇 달 전 촬영했던 방사선 사진을 다시 보아야겠다고 결심했다. 그때 분명 무언가 놓치고 있었다는 강한 의심이 들었었기에 그때에도 이미 암이 있었는지 꼭 확인하고 싶었다. 그래야 암이 두 배로 커진 시간과 얼마나 빨리 자랐는지를 계산할 수 있기 때문이었다. 엄마를 간호하면서 암에 대해 꽤 공부했다고 생각했지만 그거론 충분하지 않음을 느꼈다. 왜 나는 혈액 검사가 존재한다는 것도 몰랐을까?

놀랍게도 그날 밤 나는 잠을 푹 잤다. 다음 날 아침 의사들이 병실에 들어왔을 때 나는 미소를 띠고 기운을 차린 모습이었다. 병실에 들어온 10여 명의 의사에게는 4기 암에 걸린 이 35세의 여자 환자가 무척 흥미롭게 보였을 것이다. 나는 마치 진열된 상품이 된 것처럼 느꼈다.

의사들은 내 긍정적인 태도에 적잖이 놀랐을 것이다. 이 환자가 사태의 심각성을 깨닫지 못하고 있다고 생각했을지도 모른다. '글쎄, 그렇지만 난 아직 살아 있는걸?' 나는 밤사이 객혈로 죽지 않았으며 그건 분명 좋은 시작이었다.

의사들은 내 방사선 사진을 주의 깊게 살펴보더니 주요 혈관들이 당장 생명을 위협할 만큼 종양에 가깝지는 않다고 결론을 내렸다. 덕분에 나는 다음 검사를 받기 전까지 집에 돌아가 있을 수 있었다. 이 두려운 공간에서 벗어날 수 있음을 알게 되자마자 조금도 지체하지 않고 앤드류에게 데리러 와 달라고 부탁했다.

집에 돌아왔다는 안도감이 나를 휘감았다. 예쁜 우리 고양이 두 마리를 꼭 끌어안고 나서야 나는 처음으로 울음을 터트렸다. 앤드류의 팔에 머리를 묻고 저 깊은 곳에서 올라오는 커다란 흐느낌을 토해냈다. 하지만 눈물이 흐르는 가운데도 내가 이제 무슨 일을 해야 하는지 알고 있었다. 더 이상 자기연민으로 시간을 낭비할 수는 없었다. 나 자신을 잘 콘트롤해야 한다. 나는 통계자료를 살펴보고 싶었다. 앤드류는 찾아보지 말라고 했지만 나는 알아야만 했다. 그리고 자료를 보는 순간 깊은 충격을 받지 않을 수 없었다.

이 순간부터 의사들이 나에게 하는 모든 치료는 내가 생존할 확률에 큰 영향을 미칠 것이었다. 그리고 이미 너무 많은 실수가 저질러진 상태였다. 나는 이번에는 내가 무슨 치료를 받을지 선택할 때 의사들의 의견과 상관없이 내가 주도적으로 선택하고 결정하리라 마음먹었다!

처음 암을 진단받았을 당시에 나는 너무 충격을 받고 낙담했던 나머지 의료진이 하자는 대로 고분고분 따라가기만 했다. 그때 나는 암을 확실히 제거하기엔 너무 수동적이었고 절망에 빠져 있었다.

그러나 이번에는 다를 것이다. 의사들이 치료하는 것은 다른 누구의 몸도 아닌 바로 나의 몸이다. 나는 이 드라마를 끌고 가는 주인공이었고, 의사들은 중요한 역할을 맡긴 하겠지만 결코 주인공은 될 수 없었다. 주도적인 역할은 내가 할 것이니 그들은 비켜서야 할 것이다.

많은 의사는 환자가 긴 질문을 하면, 특히 대체요법 치료에 대한 질문들을 마주하게 되면 조금 모욕감을 느끼곤 한다. 만약 식이요법에 관해 물으면 대부분 경멸에 찬 묵살을 대답으로 받을 것이다. [영양학적 케톤증(nutritional ketosis)란 말은 아예 꺼내지도 말아라. 이 용어는 케톤산증(ketoacidosis)과 매우 유사하게 들리는데 의사들은 즉시 케톤산증을 피해야 한다고 얘기할 것이다!] 종양학 전문의들은 대체로 자기들만의 세계에 갇혀서 자기가 시키는 대로 하지 않을 것이면 떠나라는 식의 태도를 보이며, 환자에게 최적의 치료가 무엇인지는 자기만이 잘 알고 있다고 확신한다.

그러나 대부분 다년간의 훈련 과정을 통해 이런 독단적인 태도를 보이게 되었음에도, 다행히도 환자들의 목소리에 귀를 기울이면서 환자들이 바라는 바를 존중해 주는 훌륭한 의사들이 존재하기도 한다. 일부 훌륭한 종양학 전문의는 환자들이야말로 가장 위대한 스승이라고 인정하기도 한다. 하지만 내가 만난 많은 의사는 거만했고 심지어는 자신이 치료하는 환자들을 무시하면서 즐기는 것처럼 보이기도 했다. 의사들의 월등한 의학 지식 앞에서 환자들은 자신이 바보 같다고 느끼고 무시당하는 느낌을 받게 된다. 하지만 단지 그런 점 때문에 의사에게 의존하지 않을 수도 없고, 그럴수록 그런 종양학 전문의들의 자만심은 점점 커져 간다.

서서히 이런 태도들이 바뀌고 있지만, 현재도 건강염려증이 심한 환자들을 만나기 전 일부러 다음과 같은 글귀가 적힌 커피잔을 책상 위에 올려놓는 의사들이 있다. "당신이 구글에서 잠깐 찾아본 내용을 내가 6년간 공부한 의학 학위보다 신뢰할 만하다고 착각하고 계시군요." 그러나 소셜미디어와 인터넷으로 인해 이제 많은 환자가 자기의 질병에 대한 전문가가 되어 가고 있다.

물론 환자의 병에 대해 잘 이해하고 있으면서 지식이 풍부하고 숙련된 의사들도 있다. 그런 의사들은 약물들이 어떻게 상호 작용하는지 신중하게 생각하고, 암의 경과, 통계, 전통적인 선택사항들이 무엇인지 잘 파악하고 있어서, 환자들이 혼란스러운 의학용어와 숨겨진 위험들로 가득 찬 지뢰밭을 잘 통과할 수 있도록 도와준다. 나는 그런 의사들의 지식에 대해 정말 존경심을 갖고 있다. 하지만 나를 담당했던 종양학 전문의는 더 큰 그림을 놓치고 있는 것으로 보였다.

나는 스스로 나에 대한 전문가가 되기로 했다. 조사한 내용을 이해하고, 의사들로부터 동료로서 동등한 대우를 받을 수 있기 위해 수많은 의학용어를 배워야 했다. 그래야만 의사들이 나를 치료해야 할 암 덩어리를 가진 환자로 대하지 않고 내 말에 귀를 기울일 것이다. 의사들이 이야기했듯이 나에게 남은 시간이 별로 없었기에 나는 정말 빠르게 많은 것을 익혀 나가야 했다. 다행히 나는 이미 상당히 많은 의학적 지식을 가지고 있었다. 게다가 엄마의 암을 주제로 공부하면서 더 다양한 지식을 습득한 상태였다. 이를테면 '혈관신생'(angiogenesis), '세포자멸사'(apoptosis) 같은 용어는 이미 내게 익숙한 단어들이었다.

나는 주류의학의 치료방법들을 절대 저버릴 생각은 아니었지만, 수술과 화학요법을 대신할 다른 치료법 또한 시도해야만 했다. 수십 년 동안 의학은 그다지 앞으로 나아가지 못한 것 같았다. 나는 생존하기 위해 누군가 예전에 이용했던 치료법 이상의 것을 시도해보아야 했다. 유전자 변이와 관련된 방법뿐 아니라 암의 대사에 관한 치료법도 추가로 적용할 필요가 있었다. 즉 1924년 오토 와버그(Otto Warburg)가 제시했으나 주류의학으로부터 무시를 받았던 암의 대사적 문제들을 접목하여 보기로 마음먹었다.

승리하려면 먼저 적을 알아야 한다. 아주 미묘한 뉘앙스까지 모두 파헤치고, 암의 약점 즉 아킬레스건을 파악해서 일시에 공격을 퍼부어야 했다. 주류의학에서 사용하는 약물들, 영양 치료제, 대체의학 치료 등, 가능하다면 모든 측면에서 암을 공격해야 할 것이었다. 수술과 화학요법보다는 더 나은 무언가가 있어야 했다.

나는 물리치료사로서 과학 및 근거에 입각한 의학을 훈련받았기에 HIV 바이러스 치료제와 같이 약물을 병합하는 요법이 연구되고 있음을 알고 있었다. 이렇게 서로 작용이 다른 여러 가지 약물들을 병합하여 치료하는 것을 약물 칵테일(drug cocktail)이라 부른다. 암은 비정상적인 경로와 세포 신호 과정이 복잡하게 얽힌 복합체인데 이런 복잡성에 대응할 수 있는 약물 병합 치료가 존재하고 있을까? 그때까지는 없었다.

다음 날 암이 전이 되었다고 언니에게 알리자 언니는 분명 무척 속상해하면서도 긍정적인 모습을 보이려고 애썼다. 언니는 엄마가 암에 대해 하시던 말을 빌려 "아이고, 너한테 또다시 '성가신 일'이 생겼구나."라고 말했다. 언니가 암을 별것 아니라고 생각한 것이었을까? 그렇지 않았다. 언니는 가능한 내가 힘들지 않게 하려고 애쓰는 중이었다. "맞아. 뭐 좀 성가신 문제라고 생각하지 뭐. 말을 안 들어서 잠시 벌을 서야 하는 아이가 되었다고 생각할게. 암이 그렇게 못 이길 만한 대단한 적도 아니야."

나는 계획을 짜기 시작했다. 먼저 암을 공격하기 위한 지도를 그렸다. 지도의 중앙에 삐쭉삐쭉한 원을 그리고 '성가신 일'이라 적은 후, 사방에서 이 원을 공격하는 화살을 그려 넣었다. 북쪽에서는 수술이라는 화살, 남쪽에서는 화학요법이라는 화살이 날아왔다. 그러나 이 두 가지만으론 충분하지 않았다. 동쪽과 서쪽 그리고 그 사이사이 모든 방향에서도 수많은 화살이 날아와야 했다. 나는 이 상황을 3차원으로까지 시각화했다.

무엇보다도 분명한 사실 한 가지는 내 식단에 더욱 과감한 변화가 필요하다는 것이었다. 암은 아주 많은 포도당을 필요로 한다. 만약 내가 포도당 섭취를 최소한으로 줄인다면 암의 방어력을 조금이라도 약화시킬 수 있을 것이다. 꽤나 논리적인 생각 아닌가? 나는 식단은 암에 아무런 영향을 주지 않는다는 의사의 말을 무시해 버렸다. 어떻게 그러지 않을 수 있겠는가?

각혈을 시작한 후 첫 3일 동안 CT와 초음파 검사를 받았고 간호사들은 내 몸 여기저기를 쑤시고 찔러댔다. 그 주 수요일 암의 병기가 결정되었고 다른 종양들을 찾는 일도 마무리되었다. 너무나 다행스럽게도 폐 이외의 다른 곳에서는 종양이 발견되지 않았지만 4기 암이라는 진단을 받았다. '성가신 녀석'이 단 하나밖에 없다는 것이 진단 결과를 받아들이기가 좀 수월하게 만들어 주었다. 나는 암이 지금껏 몸 안 어딘가에 숨어 살았었다면 분명히 다른 곳으로도 퍼져 있을 거로 생각했었다.

내가 운이 좋아서였을까 아니면 엄마가 돌아가신 후부터 바꾼 식단이 암이 퍼지는 속도를 늦추고 있었던 것일까? 원래 4기 암은 공격적이어서 걷잡을 수 없이 퍼져 나가는데 말이다. 나는 내가 해왔던 것들이 틀림없이 효과가 있었음을 알 수 있었다. 이 사실은 모든 침울한 상황 속에서도 나를 안심시켜 주었다. 당을 적게 섭취하고 영양 치료제를 먹었던 것이 분명히 효과가 있었음을 확신했다. '식단이 아무런 차이도 만들지 못한다고? 엉터리 같으니라구.' 나는 이미 식사가 차이를 만들고 있다는 것을 증명해 내고 있었다.

종양전문의는 내 종양의 조직검사를 하고 싶어 했지만 나는 절대 허락하지 않을 작정이었다. '도대체 내가 왜 조직검사를 해야 해? 단지 종양이라고 증명하기 위해서?' 그것은 그저 검사를 위한 검사에 불과했다. 다른 종류로 밝혀질 가능성은 거의 없었고, 내 치료 계획에 변화를 주지도 않을 것이다. 의사들은 여전히 수술로 암 덩어리를 제거하려했다.

내가 생각할 때 의사들은 굳이 지금 조직검사를 하지 않고 나중에 암 덩어리를 제대로 잘라낸 후 조직검사를 해도 되었다. 나는 조직검사를 하느라 암을 둘러싸고 있는 피막이 터지는 바람에 암이 주변 곳곳으로 퍼질 것을 우려했다. 이것이 상식적인 생각 아닌가? 내 생각에 조직검사는 손상을 막으려는 신체의 노력을 확실하게 망쳐 버리는 길이었다.

종양은 일종의 섬유성 피막으로 싸여 있다. 연필심 끝부분 정도 크기의 작은 종양 안에는 수십억 개의 암세포가 들어있는데, 외과 의사들은 암을 수술할 때, 특히 폐암을 수술할 때는 수술하는 동안 암세포가 터져 나오지 않게 최대한 주의를 기울인다. 그때쯤에는 나는 수술 후 암이 전이되는 것은 흔히 일어나는 일이며 외과 의사들은 이 사실을 환자들에게 절대 말해 주지도 않고 인정조차 하지 않는다는 사실을 알고 있었다. 조직검사기로 종양을 찌르는 행위는 곳간 문을 활짝 열어 두는 것이나 마찬가지 아닌가? 나는 종양세포가 내 몸속에 정착할 장소를 찾기 위해 몸속 여기저기를 돌아다니도록 만들고 싶지 않았다.

이런 의견의 차이로 인해 의사와 30분 동안 열띤 논쟁을 벌였다. 나는 종양을 그냥 놔두라고 확실하게 말했다. 결국, 우리는 타협점에 도달했다. 나는 의사가 종양은 절대 건드리지 않고 기관지 내시경으로 객담 검사만 하도록 허락했다. 하지만 절대 종양을 건드리거나 터뜨려서는 안 되었다. 의사가 내 말을 이해하고 받아들이는 것이 느껴졌다. 나는 이 주류의학의 치료과정에서 어느 정도 통제권과 발언권을 가지기 시작한 것이다. 하지만 앞으로 남은 일들은 절대로 쉽지만은 않을 것이었다.

해머스미스 병원에서 치료받을 때 나의 담당 종양학 전문의와는 의견이 일치하지 않았다. 그 의사와는 딱 두 번 만났기 때문에 그의 이름도 기억이 나지 않는다. 그는 무뚝뚝했고 나의 의견을 무시하고 경멸했다. 그는 융통성 없고 편협하게 치료했고 내가 하는 많은 질문에 답을 해주지는 못하고 내가 질문을 많이 한다고 분하게 여기는 것 같았다. 얼마 지나지 않아 그 의사는 치료 팀을 떠났다.

나는 예전에 물리치료사 교육을 받을 때 나를 가르치셨던 교수님을 찾고 싶었다. 그분이 런던에서 한 시간 거리의 길포드로 이사간 것을 알았지만 꼭 다시 만나 뵙고 싶었다. 나를 잘 알고 있고 나의 어렵고도 곤란한 행동을 기꺼이 받아줄 수 있는 사람을 만날 수 있다면 먼 거리야 문제가 되지 않았다. 교수님은 내 말에 귀를 기울여 주셨고 나를 존중해 주셨다. 나는 독재자가 아닌 협력자가 필요했다.

처음 암을 진단받고 나서 두 번째 암을 진단받기까지의 5년 동안 나는 6개월마다 정기적으로 추적 관찰을 해왔다. 그중 단 한 번이라도 간단한 혈액 검사를 했더라면 재발한 암을 진단할 수 있었을 것이다! 이 사실이 나에게는 너무나 충격적이었다. 의료 시스템은 너무나 많은 점에서 실망스럽기 짝이 없었다. 인제 와서 혈액 검사를 해보니 150 미만이 정상인

편평상피세포암 항원(squamous cell carcinoma antigen) 수치는 190까지 올라와 있었다. 수치가 높을수록 활동성이 강한 것인데, 190은 약간 높았지만 경악할 정도는 아닌 수치였다. 나는 식단조절과 건강한 생활 습관이 편평세포상피암 항원 수치를 많이 낮추어 준 것이라고 확신했다. 어쩌면 정말 그로써 암이 성장하지 못하도록 굶긴 것일지도 모른다.

첼시 웨스트민스터 병원에 연락하여 몇 달 전 촬영했던 흉부 방사선 사진을 받게 되었다. 그 사진을 나를 담당하는 종양학 전문의에게 보여주니 그분은 거기서 종양을 정확하게 찾아냈다. 나는 이 문제를 그대로 좌시할 수 없어 그 병원 매니저에게 편지를 썼다. 놀랍게도 나는 깊이 사죄하는 편지를 받았다. 그 병원은 적어도 잘못을 인정한 것이다.

어쨌든 그 병원에게 "내가 뭐라 그랬어요!"라고 해봤자였다. 그러고 싶은 마음을 누르고, 일단 의료진에게 시간이 지나면서 종양이 얼마나 커졌는지를 알려야 했다. 분명 그 방사선 사진에서 종양은 약간 작은 상태로 동일한 위치에 존재하고 있었다. 종양의 위치를 알고 있기에 과거 사진에서도 그것을 찾아내기가 쉬워진 것은 사실이었지만, 사실 제대로 된 방사선과 전문의라면 처음 사진을 찍었을 때 종양을 확실히 알아볼 수 있었을 것이었다. 다행히 마지막 사진과 비교해보니 걱정했던 만큼 빠르게 종양이 자라지는 않은 것을 볼 수 있었다. 이는 내가 그동안 무언가를 제대로 해왔다는 것을 의미했다.

내가 여러 달 동안 그 종양을 가지고 살아왔다는 사실을 확인하고 나니 그렇게 혼란스럽지는 않았다. 나는 좀 더 철저한 식단과 영양 치료제를 통해 종양을 더욱 확실히 통제할 수 있을 것이라는 긍정적인 결론을 도출했다. 그리고 어떤 치료나 수술도 성급하게 받지 않기로 결심했다. 의사들이 내 몸을 마음대로 다루기 전에 시간을 가지고 충분히 조사할 필요가 있었다. 나는 전투에 임하기 전 나 자신을 잘 채우고 준비하기 위해 수술 전 몇 주간 시간을 가지기로 했다.

형제자매들은 소식을 듣고 당연히 충격을 받았다. 나에겐 언니 외에도 남동생 두 명이 있는데 우리는 엄마의 암 투병을 통해 정말 가까워졌었다. 엄마가 돌아가신 지 얼마 되지 않아 내가 4기 암 진단을 받자 형제들은 모두가 많이 상심한 것 같았다. 우리 형제들은 또다시 엄마가 돌아가셨을 때와 같은 비통함을 느껴야 할 것인가?

우리 형제들은 암과 싸우기 위해 하나가 되었지만, 의사인 언니와 내가 서로 다른 시각을 가지고 있었기 때문에 내가 건강을 찾기 위해 가려는 길이 복잡해져 버렸다. 언니와 두 남동생은 과거에도 내가 엄마에게 했던 조언들에 대해 회의적이었기에, 나는 이번에는 내가 선택한 대체의학 치료 계획에 대해 알리지 않기로 마음먹었다. 내가 다른 길을 선택했다면 그 선택의 결과도 내가 전적으로 책임지고 싶었다. 물론 그들의 생각과 제안도 열린 마음으로 받아들일 것이지만 결국 내가 갈 길은 내가 주도권을 가지고 선택할 것이었다. 언니와 두 남동생은 현명하게도 나를 판단하려 하지 않았고 내가 원하는 대로 치료를 받도록 놔두었다.

나중에 알았지만, 언니는 가족들에게 자기 생각에는 내가 1년을 넘기지 못할 것 같다고 조용히 알렸다고 한다. 나는 이 사실을 몰랐던 것이 오히려 기쁘다. 그 얘기를 들었더라면 분명 상태가 나빠졌을 것이다. 나는 이미 온라인을 통해 많은 정보를 파악하고 있었지만, 다행히 누구도 나에게 노골적으로 말하지는 않았다. 나의 경우 평균 생존 기간은 12주였다. 만약 환자가 그렇게 예상한다면, 그 영향으로 인해 실제로 자기가 생각한 대로 이루어지곤 한다. 특별히 의료진이 이야기했다면 그 기간대로 이루어지기가 쉽다. 정말이지 의사들이 미치는 영향은 너무나 크다.

나는 환자들이 의료진으로부터 병기에 따른 여명(남은 생애 기간)을 꼭 들어야만 하는 것인가 하는 의구심이 들곤 했다. 그로써 오히려 환자를 심한 우울 상태로 빠뜨리기 때문이며, 모든 환자는 다르기 때문이다. 많은 환자가 겁을 먹고는 보호 장막 안으로 들어가 거기서 나오려 하지 않는다. 하지만 한편으로는 환자가 자기가 얼마나 심각한 상태인지 아는 것도 중요하다. 그로써 그에 적합한 대응책을 준비할 수 있기 때문이다.

나는 이미 암에 대한 상당한 지식으로 무장되어 있었지만 내가 생존할 확률이 어느 정도인지 알게 되자 무척 비참해졌다. 나만큼 힘들게 싸우는 사람도 없을 것이다. 나는 시한부 선고와 죽음을 거부하기를 선택했다. 물론 암이 진행될수록 암은 주류의학의 치료에 점점 더 저항하게 되기에 치료가 어려워진다는 사실을 알고 있었다. 종양학 전문의들은 4기 암은 진행을 막을 수 없는 단계라고 생각한다. 이 시기에는 더 이상 싸워 봤자이며 치료해도 결국 무용지물이라고 확신한다. 그저 피할 수 없는 상황을 조금 늦출 뿐이라는 것이다.

나는 과감한 방법을 시도할 필요가 있었다. 물 한 동이만으로는 활활 타오르는 불을 끄기에 역부족이다. 즉각적인 대응책이 필요한 긴급 상황이었다. 전통적인 정의를 따른다면 4기는 대부분 여명이 채 1년도 남지 않은 상태를 의미한다. 3기는 여명이 1년 정도 남아 있지만 그래도 운이 좋다면 완치될 가능성이 있는 상태이다. 종양이 클수록 더 공격적이라는 뜻이고, 암이 더 넓게 퍼져 있다는 사실은 그에 대한 대응 또한 그에 비례하여 더 강력해야 한다는 것을 의미한다. 나는 그것은 더 다양한 측면에서 공격해야 한다는 뜻이라고 결론 내렸다. 이것이 상식적인 추론 아닌가? 그런데 왜 종양학 전문의들은 대사적 치료가 아닌 그저 유전적인 측면만 타깃으로 삼고 한가지 치료만 고집하는 것일까?

분명한 것은 내가 해야 할 일이 많아졌다는 사실이었다. 단일 치료는 결국 암 환자 개개인을 큰 실험에 투입되는 실험용 쥐와 같이 취급하는 것이나 마찬가지였다. 암 환자들은 더 좋은 것을 위해서라는 생각으로 임상시험에 참여한다. 하지만 이렇게 복잡한 질병에는 그만큼 복잡한 해결책이 필요한 법이다. 즉 대사치료(metabolic)와 유전자치료(genetic approaches)의 조합이 필요한 것이다. 그러나 당시 대사적 접근은 전혀 중요하지 않은 치료방법으로 여겨지며 인정받지 못하고 있었다. 또한, 환자의 선택은 얼마나 존중받고 있는가? 4기 암환자는 일반적으로 말기 또는 불치병 환자를 뜻한다. 그렇다고 이런 환자들은 자신을 치료하는 방법을 결정하는 데 아무런 목소리를 내서는 안 되는 것인가? 자신이 죽는 방법에 대해서도? 우리 환자들은 단지 제약산업을 시중 드는 하수인에 불과한 것인가?

나는 그 무엇도 두려움으로 인해 결정하지 않기로 굳게 마음먹었다.

5

암에 관한 탐구
A Cancer Sherlock Holmes

그렇게 해답을 찾기 위한 탐구가 시작되었다.

나는 일부 환자들처럼 대체의학 분야만 조사한 것은 아니었다. 기존 의학을 다 배척할 수는 없었다. 사실 전통적인 기존 의학 가운데서도 많은 유용한 부분이 완전히 무시되고 있었다. 나는 탐험가가 되어 펍메드(Pubmed, 다양한 의학, 과학 관련 MEDLINE 데이터베이스에 접근할 수 있게 해주는 자유 검색엔진)에서 의학 논문들을 샅샅이 뒤졌다. 또한, 암에 대한 해답을 추리하는 셜록 홈스가 되어, 단서가 될 만한 조각들을 모아 맞추면서 혼란스럽고 복잡한 내용을 이해해 보려 애썼다.

그동안의 연구는 주로 암의 유전자 활동에 초점이 맞추어져 있었다. 그러나 암 유전자 이외에 암 성장을 촉진하는 성장인자 같은 물질에 관한 연구는 찾아보기 힘들었다. IGF-1, 혈관내피성장인자(VEGF)같은 성장인자들은 염증과 분명 연관이 있었는데, 설탕, 고기, 유제품을 섭취하면 염증이 악화할 수 있다. 종양 연구자들이 유전적인 변이에만 초점을 맞추는 종양 연구자들의 기존 접근방식은 전체적인 큰 그림을 볼 수가 없게 만들고, 환자들의 전반적인 건강 상태 또한 고려하지 못하게 만드는 것 같았다. 암은 조직적인 질환이다. 종양표지자(tumor marker)가 혈액에서 검출된다는 사실은 암은 몸 전체에 영향을 미친다는 것을 의미한다. 암은 단순히 떼어내는 것만으로 충분히 치료되는 덩어리가 아니다.

많은 환자가 자신이 암에 걸리기 전에는 건강했다고 말하지만 좀 더 자세하게 알아보면 그것은 사실이 아닌 경우가 대부분이다. 많은 이들이 감염이나 장 질환, 또는 둘 다 가지고 있었다. 의학 논문들을 찾아보다가 사이클로 옥시게나아제(COX, Cyclooxygenase) 저해제가 암 치료에 유용할 수 있다는 내용을 발견했다. 처음에는 이게 무슨 물질인지 전혀 알 수 없었지만, 나는 반드시 알아내야만 했다.

COX는 염증과 관련이 있는 효소로 암 주변의 혈관 신생 자극을 돕고 VEGF를 자극하는 작용을 하는 듯했다. 새로운 혈관을 통해 암에 영양분을 공급하여, 암이 지속해서 더 크게 자라도록 만드는 것이다. 내 무릎이 계속 아프고 가끔 붓기도 하는 이유가 아마도 몸속에서 낮은 정도의 염증이 지속하였기 때문이 아닐까 하는 의심이 들었다. 어쩌면 그래서 회복이 더디게 되었던 것일지도 모른다. 자궁암이 생기는 데 염증이 관여했음에는 의심의 여지가 없는 듯했고, 내 직감은 이를 줄여야 한다고 말하고 있었다.

단순히 항염증제를 복용하는 것만으로 염증 관련 효소를 멈출 수 있을지 확실히 알 수 없었지만, 아스피린이 실제로 COX-2와 VEGF 저해제이긴 하다. 그러면 약국에서 아스피린을 사서 먹기만 하면 되는 것이다. 하지만 왜 의사들은 이런 말은 해주지도 않고 시행하지도 않는 것일까?

"제 몸속 암에서 얼마나 많은 COX-2가 나올까요?" 나는 폐 수술을 시행할 흉부외과 의사에게 물었다.

"아이고 맙소사," 그는 다소 못마땅한 어조로 말했다. "공부를 많이 하셨나 봐요?"

나는 마치 일반인들(그 의사는 내가 물리치료사였다는 사실을 잊은 것 같았다)은 그런 지식을 조사할 필요가 없고 그런 내용을 이해하려 시도하거나 그들만의 특별한 비밀용어를 당당하게 입에 올려서는 안 된다는 뉘앙스가 담긴 듯한 그의 말투에 약간 모욕감을 느끼며 대답했다. "많이 했지요. 제가 COX-2 저해제를 복용해도 된다고 생각하시는지, 선생님의 의견을 듣고 싶을 뿐이에요."

그는 "저해제 사용이 도움이 되는지에 대한 충분한 증거가 아직 없습니다."라고 대답했다.

"수술하는 것도 염증을 일으키겠지요? 그렇다면 수술 전후에 항염증제를 사용하는 것이 도움이 되지 않을까요?" 고려할 가치가 없다는 듯 무시하는 그의 태도에 조금도 굴하지 않고 나는 계속 질문해 나갔다. 책에서 수술 후에 예외 없이 종양표지자 수치가 오른다는 내용을 보았다. 염증에 의해서 종양표지자가 올라가는 것일까? 아니면 암세포를 혈액으로 누출시켜서일까? 아니면 면역기능을 떨어뜨려서일까? 아니면 어쩌면 이 모든 일이 함께 일어나서인 걸까?

그가 대답했다. "글쎄요, 위 출혈이 나타날 수도 있습니다. 저는 항염증제는 추천하지 않습니다. 환자분이 위험을 감수하고 싶으시다면 먹어도 됩니다. 만약 복용한다면 더 많은 출혈의 가능성이 있으므로 수술 시기와 너무 가까운 시기에는 복용하지 않았으면 좋겠습니다."

그래, 이 정도면 좋다. 그렇다면 이부프로펜과 유사한 다른 종류의 비스테로이드성 소염진통제(NSAIDs)는 아스피린과 같이 피를 묽게 하지 않으므로 수술하는 데 더 안전할지 궁금했다. 그는 이 또한 위험하다고 생각하는 것 같았지만 나는 그가 비논리적이라고 생각했다. 아니면 그는 진심으로 내가 시도하는 것은 무엇이든 다 소용없다고 생각했던 것일까?

나는 아스피린을 복용하면 실제로 얼마나 위험한지 궁금했다. 다른 NSAID들은 위궤양의 위험이 더 컸다. 내가 아는 한 아스피린은 뇌졸중이나 심근경색 예방을 위하여 널리 처방되는 비교적 안전한 약이었다. 그런 질병에 충분한 효과가 있다면 내게도 좋은 효과가 있을지 모른다. 집에 가서 문헌을 찾아보기로 마음먹었다.

그리고 나는 집도의의 반대 소견에도 불구하고 저용량 아스피린을 복용하기로 했다. 하지만 그의 말은 내 의식 속에 도사리며 마치 수년 후에는 재앙이 현실로 닥칠 것이라는 저주를 심어 놓은 듯했다. 사실 그때 내가 아무것도 하지 않았다면 암으로 죽을 위험이 100%인데 비해 아스피린의 위험성은 단지 2%밖에 안 된다는 사실을 알았더라면 그 결정을 내리기가 훨씬 쉬웠을 것이다. 생존율이 개선된다면 그 정도 위험은 감수할 가치가 충분하지 않은가! 게다가 암세포가 혈액을 떠돌아다니고 있는 것이 암세포가 혈관 벽에 붙어서 정착하고 성장하는 것보다는 더 나은 일이었다.

나는 조사를 계속했다.

"선생님, 이번 수술이요… 지금은 종양이 하나뿐이지만 언젠가 다시 재발할까 봐 걱정됩니다. 그리고 다음에는 더 많은 암이 생길 수 있고요. 혹시 이전에 여러 개의 종양을 동시에 수술해 보신 적 있나요?"

집도의는 안심하라는 듯한 미소를 띠면서 "그럼요. 여러 번 해봤지요."라고 말했다.

"한 번에 얼마나 많은 암을 제거해 보셨나요?" 나는 약간 섬뜩할 정도의 호기심이 들었다. "음… 아마 스무 개 정도?" 그는 자랑스럽다는 듯 말했다. 헉! 스무 개! 그 수술 후에 폐 조직이 과연 남아났을까? 나는 그저 그가 얼마나 수술을 잘하는지 알고 싶은 마음에 이렇게 물었다. "그 환자 수술 후에 암을 극복하고 생존했나요?"

하지만 나는 이 질문을 던지자마자 후회했다. 나는 그가 고개를 젓기 전 이미 그 환자가 죽었다는 것을 알고 있었다.

또다시 나의 현실이 잔인하리만큼 생생하게 느껴졌다. 나도 그 환자처럼 죽게 될 것이다.

그래, 만약 내가 죽게 된다면, 그때까지는 할 수 있는 한 기분 좋게 지내는 것이 좋을 것이다. 기침할 때마다 피가 올라오는 것이 계속 신경이 쓰였지만, 전처럼 기분이 나쁘지는 않았다. 피곤하긴 했지만 아프지는 않았다. 나는 나를 엉망으로 만들고 비참하게 만드는 것은 암이 아니라 눈앞에 닥친 야만적인 치료 그 자체라는 것을 알고 있었다.

나는 암을 이길 수 있다는 자신감에 찬 표정을 지으려 애쓰며, 방금 들은 말로 인한 두려움과 충격으로 말을 더듬지 않으려고 노력하면서 질문을 계속했다.

"제가 얼마 전에 결혼했는데요, 수술을 몇 주만 미루고 신혼여행을 다녀와도 괜찮을까요?"

"좋은 생각입니다. 잘 다녀오시고 그럼 9월 말에 다시 뵙는 것으로 하지요."

와, 그럼 5주 후 구나. 평균 생존 기간이 겨우 12주라는 것을 고려하면 꽤 긴 시간이었다. 그 집도의는 내게 큰 희망을 심어 주지 않았다. 마지막 휴가를 즐기도록 허락해 주고 싶었을까? 아니면 그저 휴식할 시간을 조금 주고 싶었을지도 모른다. 설사 나의 착각일지 몰라도 후자라고 생각하기로 했다. 내 마음은 생존 확률이 제로라는 것을 받아들이지 않았다. 그건 너무 우울해지는 생각이었다. 어쨌거나 아주 힘든 수술을 위해 준비하는 것이 매우 중요하다고 느꼈다. 5주 동안의 시간을 잘 보내야겠다고 생각했다. 서두를 이유가 없었다.

그날 병원을 나서면서 나는 전통 주류의학 치료는 나와는 맞지 않는다고 이미 결정을 내렸다. 위험부담을 감수하지 않는 다른 의사들처럼 그 의사 역시 아스피린에 대하여 예 혹은 아니오와 같은 정확한 답변을 주지 않았고 지나치다 싶을 정도로 조심스러운 편이었다. 나는 말기(4기) 암 환자였다. 그리고 내가 정립해 나가고 있던 이론은, 암을 약화시킬 수 있는 모든 것이 유용하다는 것이었다.

당시 나의 좌우명은 "모든 측면에서 암을 공격하라"였다. 이것은 전쟁이었다. 당연히 나는 아스피린을 복용해야 했다! 의사들은 쉽게 고용량 화학요법 치료를 권유했다. 그러나 내 위장이 버텨만 준다면 왜 아스피린 정도 복용하는 것을 그렇게 어려워하는 걸까? 그 의사는 그저 내가 하는 이런저런 시도들은 결국에는 다 시간 낭비라고 여기면서, 나는 어차피 죽을 운명이라고 생각하고 있었던 것은 아니었을까? 어쩌면 그는 아스피린을 처방하면 그에 대한 임상시험이 부족하다는 이유로 영국의학위원회(general medical council, 영국 의료종사자의 면허 등록기관) 로부터 강한 비난을 받을까 걱정했을지도 모른다. 표준치료 방법을 거부할 수 있는 의사는 없긴 할 것이다. 하지만 죽어가는 환자를 돕기 위해 의사가 아스피린을 처방하는 것과 같은 혁신적인 시도를 하지 못하게 하다니!

우리가 막 결혼한 것은 사실이었다. 폐에 전이가 된 것을 발견하고 나흘 후, 나는 결혼식을 올릴 수 있을 만큼 머리카락이 다시 자라기를 기다리는 것은 헛된 일이라는 사실을 깨달았다. 화학요법 치료를 받기로 결정하게 되더라도 그 효과가 어떨지도 추측할 수 없었다. 사실 잔인하지만 객관적으로 생각해 보면 내가 얼마나 살 수 있을지 알 수 없었다. 나는 긍정적으로 생각해야 했지만 동시에 현실적이기도 해야 했다. 내가 아무리 노력한다고 하더라도 아마 6개월 남짓 남았을 것이다. 결혼을 서두르는 것이 좋겠다는 마음이었다.

암이 재발했다는 진단에도 불구하고 앤드류가 여전히 나와 결혼할 의사가 있음을 확인하자마자 "이번 주 토요일은 어때요?" 하고 물었다. 나는 결혼을 원했지만 결혼을 계획하느라 정신이 산만해지고 싶지는 않았다. 동화같이 멋진 결혼을 하는 꿈은 이미 산산조각이 났기 때문에 조금 다른 방식으로 진행할 필요가 있겠다 싶었다. 나는 모든 집중력을 총동원해야 할 더 큰 일을 앞두고 있었다.

"좋은 생각이에요! 그렇게 합시다!"라는 앤드류의 대답을 듣고 무척 기뻤다. 그래서 나는 전에 건지에 예약해 놨던 예식을 취소한 후 벼락치기 결혼을 준비하기 시작했다. 솔직히 앤드류는 다행이라고 생각했을 것이다. 그는 나와 달리 수많은 가족과 크나큰 행사로 시끌벅적한 파티를 좋아하지 않았다. 그는 관공서에서 금방 끝낼 수 있는 혼인신고를 더 좋아할 사람이었다.

"그러면 예약은 내가 할게요." 여러 가지 안 좋은 소식들 가운데 뭔가 긍정적인 할 일이 생긴 것이 기뻤다.

런던의 첼시 혼인신고 사무소에 전화했지만 유명한 장소여서 그해 8

월까지는 예약이 꽉 차 있었다. 풀햄 사무소도 이번 주까지 다 예약이 차 있었다. 하지만 전화를 끊고 그곳으로 달려가서 사무소 직원에게 직접 이야기를 했다. 내가 말기 암 환자라는 사실을 밝히며 비운의 신부처럼 굴었더니, 그는 나를 그날 약간 더 기다리는 것에 불만이 없는 두 신부 사이에 끼워 주었다.

결혼식에서 앤드류가 할 일은 딱 두 가지뿐이었다. 식장에 나타나는 것, 그리고 결혼반지를 가져오는 것이었다. 그런데 그는 이 조촐한 리스트의 절반을 까맣게 잊어버렸다.

"당신 반지 가지고 있죠?" 결혼식 아침에 이렇게 물었다. 나는 기관지 내시경을 받기 전날에 상의했던 대로 앤드류가 당연히 반지를 준비했을 것으로 생각하고 그저 확인 차 물었던 것인데, 앤드류의 얼굴은 마치 커다란 타란툴라 거미가 다리를 타고 올라오는 것을 발견하고 얼어 버린 사람처럼 보였다.

"음… 어… 아아."

그는 그대로 휙 돌아서서 뛰쳐나갔다. 나중에 들어보니 아직 문도 열지 않은 보석상에 강도처럼 문을 박차고 들어가서 청소하던 사람을 깜짝 놀라게 했다는 것이다. 다행히 그는 내 약혼반지 치수를 알고 있었기에 적합한 결혼반지를 바로 살 수 있었다. 앤드류는 매우 당황한 얼굴로 돌아왔지만 나는 화가 나지 않았다. 둘 다 웃음을 터뜨렸다. 앤드류는 단지 최근의 일련의 사건들로 정신이 없었을 따름이었다.

우리의 결혼식은 무척 아름다웠다. 23명의 가족과 친구들과 함께 태양이 눈 부신 정원에서 샴페인을 마셨다. 건지섬에서 비행기를 타고 온 가족들도 있었다. 아름다운 제인 숙모가 건지섬에서 핑크 샴페인 한 상

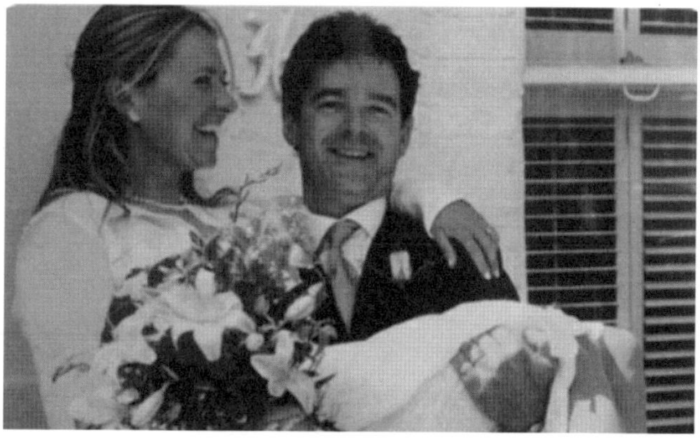

Married!

자를 보내 주셨고, 정원 밖에서 칵테일도 마셨다. 그리고 우리는 모두 혼인신고 장소로 함께 걸어갔다.

결혼식 끝난 후 우리는 핌리코에 있는 프랑스 레스토랑에서 만찬을 즐겼다. 모두 잠시나마 걱정을 접고, 몇몇은 기쁨의 눈물을 흘리는 가운데 또다시 건배하며 즐거운 한때를 보냈다.

위의 사진은 1999년에 찍은 것이다. 폐에 종양이 있는 상태였지만 병색이 있어 보이지는 않는다. 나 자신도 건강하게 느꼈다. 원래 주문해 놓았던 웨딩드레스가 절반밖에 완성되지 않았었기에 목요일 오후에 급히 다른 웨딩드레스를 샀고 꽃은 결혼식 전날 서둘러 골랐다. 돌이켜보면 단 며칠 내로 그 모든 것을 다 준비했다니 정말 신기하다. 이 모든 것일 내가 말기 암 진단을 받은 지 일주일 안에 이루어졌다.

내가 병약하고 패배한 사람처럼 보이는가? 전혀 그렇지 않다. 사진에서 보이는 사람은 강하고 굳건한 의지를 가진 제인이다. (그리고 특별히 힘센 남편도!)

그날 저녁에는 런던에 있는 대부분의 아파트보다 큰, 클라리지 호텔의 스위트룸에서 파티를 했다. 우리는 집으로 돌아갈 줄로만 알았는데 사랑하는 친구들이 깜짝 선물로 호텔을 준비해 주어 너무 놀라고 기뻤다. 이런 사랑과 지지를 받는다니 나는 참 행복하고 축복받은 사람이라고 느꼈다. 파티가 이어졌고 새벽 2시가 되어서야 친구들을 보내고 파티를 끝냈다.

그리고 다음 날 눈을 뜨자, 나는 이제 결혼한 여인이라는 사실이 실감이 났다. 꽤 기분이 좋았다.

결혼식이 끝난 후 또다시 암 연구에 몰두하기 시작했다. 하지만 나처럼 암에 관해 공부하는 환자들이 이즈음에 다들 깨닫는 점이 있는데, 바로 연구해야 할 양이 갈수록 끝이 없다는 사실이다. 이 많은 양의 자료들 안에 내가 찾는 해답이 분명히 존재하고 있을 것이다. 문제는 내가 과연 그것을 발견해 낼 수 있느냐였다. 나는 오늘날 의학과 과학이 이렇게까지 발달했음에도 아직 내 암을 없앨 수 있는 약이나 치료법이 없다는 사실을 정말 믿을 수가 없었다.

때는 1999년이었다. 사람들이 달에 착륙하고, 우주 작업차가 화성에 착륙하고, 전 세계가 인터넷으로 연결되고, 우주 정거장을 건설하고, 유전자를 조작한 음식이 즐비한 세상이었다. 그런데 왜! 암을 치료할 방법은 아직 발견하지 못한 것인가?

6

통합의학의 효과

No Stone Unturned

“세상에!” 앤드류가 건강기능식품 가게 영수증을 집어 들고 놀라서 소리쳤다. 내가 식탁 위에 둔 영수증을 깜박 치우지 못한 것이다. “당신은 유지비가 꽤 많이 드는 부인이라는 사실을 깜박했네.” 앤드류가 씩 웃으며 말했다.

“그러게, 미안.” 영수증을 훑어보는 앤드류에게 당황한 목소리로 대답했다.

“괜찮아, 당신에게 이 모든 것이 필요하다면야 뭐. 설마 비싼 돈 주고 사서 효과 없이 변기로 직행하진 않겠지.” 앤드류가 한꺼번에 영양 치료제 5알을 능숙하게 삼키는 나를 보면서 말했다.

물론 앤드류의 말이 맞았다. 영양 치료제들이 정말 효과가 있는지 어떻게 확신할 수 있겠는가? 과연 포장지에 적힌 대로 이 영양 치료제들 안에 나에게 필요한 요소들이 잘 들어있는지, 아니면 아무 의미 없는 물질들이 들어있는지 내가 어떻게 알 수 있겠는가? 혹시 납이나 카드뮴, 비소 등 해로운 물질을 포함하고 있지는 않을까? 정말로 알 수 없는 일이었다. 나는 가능한 한 품질이 좋다고 알려진 브랜드들만 구매하고 효과가 있기를 간절히 바랐다. 혹, 이 알약 중 흡수되는 양이 적을지라도 나를 죽음에서 생명으로 건져 주는 데 충분한 역할을 할지 어떻게 알겠는가?

암을 표적으로 하는 새로운 영양 치료제에 대한 소식을 접할 때마다 나는 그것을 내 칵테일 치료 속에 포함했다. 당시 내가 알지 못했던 사실 하나는, 암을 '**예방하는**' 영양 치료제와 암을 '**치료하는**' 영양 치료제는 서로 분명히 다르다는 점이었다. 암의 발병에는 티핑포인트(tipping point, 작은 변화들이 어느 정도 기간을 두고 쌓여 작은 변화 하나만 더 일어나도 갑자기 큰 영향을 초래할 수 있는 상태가 되는 단계)가 있는데, 토코페롤 형태의 비타민E나 NAC(N-Acetyl Cysteine, 핵심적인 항산화제인 글루타치온의 전구물질)과 같은 일부 항산화제는 암 예방에는 유용한 물질이지만, 작용이 바뀌어 암세포의 사멸을 방해하는 데 활용될 수도 있다. 이는 적을 도와주는 꼴이다. 당시에는 이 사실을 몰랐기에 그저 수많은 영양 치료제를 복용했다.

그 다음 몇 주 동안은 병원에도 다니면서 수많은 참고 서적과 자료들에 파묻혀, 거짓 정보에서 진실을 가려내고 어려운 용어들을 해독하고 배우려고 무던히도 애를 썼다. 누군가가 전해 들은 이야기로 무언가를 시도하기에는 확신이 서지 않았다. 나는 담당 종양학 전문의와 보완통합의학 의사들을 찾아다니면서 머리가 터질 만큼 많은 질문을 했다. 또 끝없는 양의 과학 연구 논문들을 뒤졌다. 나에게 필요한 것은 정말로 확실한 과학적 근거들이었다. 하지만 과학적인 근거가 비록 없더라도 어려움 가운데 암을 극복한 요법들에 관한 이야기들은 나에게 위안이 되기도 했다. 나는 내가 지불할 수 있는 한도 내에서는 가능한 많은 서적을 구매했고 그 가운데 연결고리가 있는지 살폈다. 나는 가능성이 조금이라도 있는 실마리를 찾기 위해 필사적으로 노력하고 있었다.

드물게 질병이 예외적으로 사라지는 현상을 의학에서는 '자연적 관해'(질병의 자연적 소멸)라고 한다. 나 같은 환자가 그것을 이루기 위해 들인 엄청난 노력을 생각해 보면 정말 말이 안 되는 용어이다. 이런 경우 대부분 식단을 철저하게 변화시킨 것이 자연관해를 이룰 수 있었던 비결인 것 같았다. 설탕을 먹지 않는 것은 아주 기본적인 사항이다. 그런데 이런 식단으로 효과를 본 환자들도 있었지만, 포도당까지 제한하는 항암 식단은 좀처럼 찾아보기 힘들었다. '케톤 식이요법'이란 더욱 극단적으로 혈당을 떨어뜨리는 식사 방법으로 그 당시에는 존재하지 않았던 개념이다. 내가 볼 때는 참 이상하게도 일부 암 환자들의 식단들에는 혈당지수를 높여 포도당을 혈중으로 많이 내보내는 꿀, 피자, 빵 등 탄수화물이나 전분이 많이 든 음식이 여전히 포함되어 있었다. 이런 음식들은 결국에는 인슐린 분비를 증가시키고, 그것은 암 환자들에게는 당연히 재앙과 같은 상태인데 말이다.

제인 플랜트(Jane Plant) 교수는 베스트셀러 『그들의 손안에 있는 당신의 삶』(Your Life in Their Hands)에서 이 같은 케톤 식이요법을 제안했다. 플랜트 교수는 유제품과 고기를 먹지 않음으로써 인슐린유사성장인자-1(IGF-1)를 떨어뜨리는 데 초점을 맞추고 있었다. 그분은 설탕 대신 꿀을 사용하라고 권유하고 있었지만 내가 생각하기에 그것은 타당치 않아 보였다. 이렇게 해서는 어떻게 암을 포도당으로부터 굶길 수 있겠는가? 꿀의 형태를 하고 있더라도 당은 당이고 설탕은 설탕이기 때문이다.

나의 암 극복 목록에는 과거 엄마의 유방암 치료를 위해 공부했던 치료법들이 기록되어 있었다. 1999년 당시는 정보를 획득하기 정말로 어려운 시절이었다. 지금이야 페이스북 같은 곳에 치료와 최신의 지식을 공유하고자 하는 대체의학 의사들이 넘쳐나고 있어서 때로는 어떤 치료를 택해야 할지 혼란스럽기까지 한 시대가 되었지만 말이다.

당시 나는 인터넷을 뒤지다가 거슨 식이요법(Gerson diet)과 매크로바이오틱(macrobiotic, 식품을 가능한 가공하지 않고 있는 그대로 섭취하는 식사법 -역자주), 단백분해효소, 고편도유(Bitter almonds), 비타민C 정맥주사법 등의 치료법을 발견했다. 당시 나는 식단을 아주 철저히 바꾸지는 못했지만 거슨 식이요법도 온전한 저혈당을 유도하기에는 충분하지 않다고 생각했다. 거슨 식이요법에서 감자는 처음부터 먹어도 된다고 했지만, 나의 리스트에서는 분명 금지 항목이었는데 말이다. 감자는 인슐린 분비를 증가시키고 혈당을 상승시킬 뿐 아니라 가지과 식물이어서 장에서 염증반응을 일으킬 수 있다. 감자는 알칼리 식품이어서 산성식품을 중화시킬 수 있으나 염증반응 또한 일으킬 수 있다. 염증반응은 나에게 암을 유발한 주요한 요소 중 하나이기도 했다.

요즈음은 혈액 몇 방울만으로 염증반응을 일으키는 음식을 테스트할 수 있는 키트를 구매하여 스스로 검사할 수 있다(영국에서는 가능하나 대한민국에서는 병원에서만 검사가 가능하다-역자주). 흥미롭게도 거슨 식이요법은 흑색종 환자에게 가장 효과가 좋은 듯했다. 왜 이러한 차이가 발생하는 것일까? 흑색종이 다른 암과 달리 포도당을 잘 이용하지 않아서가 아닐까? (이후 대부분의 흑색종은 지방과 글루타민 대사를 주로 이용하는 것으로 밝혀졌다. 그러므로 케톤 식이요법은 다른 방법이나 저해제와 병행하지 않는 한, 흑색종 환자에게는 해로울 수 있다)[4]

1999년에 나와 있던 암환자의 식단에 관한 책은 주로 매크로바이오틱 아니면 거슨 식이요법만을 다루고 있었다. 내 생각에는 둘 다 장단점이 있긴 하지만 섬유질이 많은 복합탄수화물을 강조하는 매크로바이오틱의 저혈당 요법이 더 옳아 보였다. 해조류의 영양성분도 유용한 것 같았다. 나는 갑상선 기능이 저하되었을지도 모른다는 의심이 들었는데, 자연적인 방법으로 요오드를 섭취하면 갑상선 기능을 향상시킬 수 있지 않을까 싶었다.

나는 본능적으로 암을 굶기는 것에 초점을 맞추어야 한다고 느꼈지만 혈당을 낮게 유지하는 방법에 대한 정보를 찾기가 무척 힘들었다. 더구나 저혈당과 암과의 상관관계에 대한 정보는 아예 찾을 수가 없었다.

한번은 당뇨를 앓고 있는 친구와 당지수가 낮은 식단에 관해 이야기한 적이 있었다. 그 친구는 내가 물리치료를 해준 덕분에 위험한 척추 수술을 면했던 적이 있는데, 그에 대한 감사의 선물로 당시 엄마의 암 치료를 위해 공부하던 나에게 미셸 몽티냑(Michel Montignac)이라는 프랑스인이 저술한 책을 선물해 주었다. 미셸 몽티냑은 『날씬한 식단』(Eat Yourself Slim)이라는 책을 써서 처음으로 대중들에게 저혈당 식이요법을 적극적으로 알린 사람이었다. (어쩌면 그 친구는 그저 내가 너무 살이 쪘다고 말하고 싶었던 것인지도 모른다!)

몽티냑이 제안한 이 식단은 1990년대에 유럽에서 엄청난 인기를 얻었다. 하지만 이 식이요법은 체중 감소 및 심혈관계 질환과 당뇨 예방을 위해서 쓰인 것으로 암 치료를 위한 것은 아니었다. 몽티냑은 젊은 시절 심각한 비만이었는데, 제약회사에서 일하면서 당지수가 높은 음식이 체중 증가와 건강 문제를 일으키는 원인임을 알게 되었다. 그는 처음으로 칼로리 계산이 쓸모없다는 사실을 폭로한 사람이기도 하다. 에너지가 들어오고 나가는 것을 계산하는 것보다 먹는 음식의 종류와 질이 더 중요하다는 것이다. 이에 대해 그가 저술한 더욱 유명한 책이 『나는 먹지만 살이 빠진다』(Je Mange donc Je Maigris)이다. 그 저혈당 식이요법은 확실히 좋은 효과가 있을 것으로 보였다.

한편 나는 지방 섭취가 인슐린과 혈당에 전혀 문제가 되지 않음을 알게 되었다.[5] 지방은 심혈관계 건강을 위협하는 악마가 아니었던 것이다. 나는 각 음식의 당지수를 외웠다. 음식을 먹은 후에 혈당이 갑자기 상승하면 이것을 조절하기 위해서 췌장에서 인슐린을 분비하는데, 이 인슐린의 양을 계산하여 당지수를 정한다. 또한, 나는 음식을 준비하는 과정이나 요리하는 방법에 따라서 당지수가 달라진다는 사실도 알게 되었다.

나의 첫 번째 목표는 혈당을 낮추는 것이었기 때문에 어떤 종류의 지방을 먹을지에 대해서도 많이 고심했다. 고지방 다이어트 역시 암을 유발할 수 있었기 때문이다. 일례로 미쉘 몽티냑 역시 비교적 젊은 나이인 63세에 전립선암으로 사망했다. 몽티냑의 심장과 인슐린은 완전히 정상이었는데도 말이다. 나는 이를 통해 전립선암은 처음에는 지방과 가지사슬 아미노산(BCAA; branched-chain amino acid, 육류와 유제품에 포함된 류신 등)을 주된 연료로 이용하다가, 호르몬에 저항성을 획득하면 당을 이용하는 대사를 하게 된다는 것을 배우게 되었다(해당작용을 하게 만드는 변이인 PIK3CA 변이와 PTEN 감소로 인한 것이 아니라면).

당지수가 낮은 식사는 확실히 혈당을 떨어뜨리는 것이 분명했다. 하지만 여전히, 정확히 어떻게 해야 암이 필요로 하는 영양소를 차단하여 암을 굶길 수 있는지에 대한 자세한 정보가 너무 부족했다. 어쨌거나 혈당과 포화지방을 감소시키는 것은 대단히 중요했다. 나는 고지방 식단은 간과 담낭에 무리를 줄까 봐 걱정되었다.

몽티냑의 『나는 먹지만 살이 빠진다』는 앳킨스(Atkins) 식이요법이나 마크 하이만(Dr. Mark Hyman)의 『지방을 먹고 날씬해져라』(Eat Fat Get Thin)의 선구자 격인 책이었다. 마크 하이만은 거기서 한 걸음 더 나아가서 달걀, 견과류, 아보카도, 올리브오일, 코코넛오일과 같은 좋은 기름을 섭취하도록 권하고 있다. 그런데 이들 책은 체중 감소에 초점을 맞춘 책으로, 암 치료에 관한 책은 아니었다. 나는 달걀과 코코넛오일 안의 포화지방을 조심해야 했다. 달걀은 높은 콜레스테롤로 인해 대장암, 난소암과 전립선암의 발병에 영향을 미칠 수 있으며, 많은 이들이 암환자의 경우 1주일에 2개 이상 섭취하지 말라고 권고하고 있다. 암을 치료하는 식단을 구성하려면 체중 감소나 심혈관계 질환에 대한 영양학적 고찰을 넘어선, 좀 더 전문가적인 지식과 관점이 필요했다.

어쨌든 나는 책을 통해 저혈당에 관한 내용을 습득할 수 있었다. 어떤 음식이 혈당과 인슐린을 상승시키는지, 어떤 음식을 함께 섭취해야 하고 어떻게 조리해야 하는지를 배울 수 있었다. 그리고 빨리 요리하거나 많이 익히는 것보다는 천천히 요리하는 것이 좋다는 것을 알게 되었다.

정제된 곡물, 설탕류, 일부 과일과 같은 단순당은 혈당과 인슐린을 급격하게 상승시킨다. 그러면 간은 남아도는 당분을 지방으로 바꿈으로써 지방이 더 많이 쌓이게 된다. 이것이 나에게 문제가 되는 것이다. 반면 천천히 흡수되는 탄수화물은 인슐린과 포도당의 급격한 상승을 유도하지 않는다. 또한, 당이 없는 지방은 콜레스테롤 역수송 시스템에 의해 그저 몸 밖으로 배출된다.

하지만 나는 어떤 지방을 어떻게 섭취해야 할지 여전히 확신할 수 없었다. 요리에 자주 사용되는 카놀라유나 해바라기씨유 같은 오메가-6이 많이 함유된 기름을 많이 사용하면 암세포의 혈관 생성에 도움을 주고, 그 혈관은 암에게 영양소를 공급해 준다. 그러므로 일단 이런 기름은 리스트에서 제외했다.

어쩌면 오늘날 암환자가 급격히 증가하는 것은 현대인들의 식단에 오메가-6지방이 지나치게 많고 오메가-3 지방은 부족해서가 아닐까? 생선에 풍부하게 포함된 오메가-3 지방은 염증반응을 감소시키고 암의 성장을 저해하는 기능을 한다. 그렇다면 일부 포화지방산은 오히려 암을 성장시키는 걸까? 코코넛오일도 포화지방산이었다. 정말 코코넛오일도 암을 촉진하는 걸까? 코코넛오일은 요즈음 무척이나 인기 있는 오일이며 케톤 식이요법의 구성 성분 중 하나이다. 코코넛오일에는 중간사슬 중성지방(MCT, Medium Chain Triglyceride)이 13~15% 정도 있는데, 그것은 물론 좋은 성분이긴 하지만 그 외의 성분은 득이 될 것 같지는 않았다. 그래서 나는 요리를 할 때 질 좋은 엑스트라버진 올리브오일과 소량의 버터를 사용하기로 했다. 신선한 풀을 먹고 자란 소의 우유로 만든 버터에는 공액리놀렌산(CLA, conjugated linoleic acid)라는 중요한 성분이 들어 있는데, CLA는 암 발생률을 감소시키는 것으로 알려져 있다. 나는 CLA를 영양 치료제로 복용했다[산자나무(sea buckthorn) 오일이 CLA 섭취를 위해 더 좋을 수도 있다].

암의 치료법을 탐구하는 일은 마치 진흙탕을 뒤지는 것과 같다. 제대로 된 임상시험이 없거나 데이터가 조작된 경우엔 더욱 그러하다.[6] 나는 장 건강이 면역계에 매우 중요하는 사실을 배우게 되었지만 거슨 식이요법에서 행해지는 '커피 관장'은 아무래도 아닌 것 같았다. 커피 관장이 대장을 깨끗하게 청소해 준다고들 하지만 만약 관장을 지나치게 해버린다면 어떡할 건인가? (게다가 거슨 식이요법은 커피 관장을 하루 3회나 시행하라고 한다!) 그러면 필요한 영양소나 마그네슘 같은 전해질을 잃지 않을까 염려가 되었다.

거슨 식이요법에 따르면 커피 관장을 하면 간에서 더 많은 글루타치온이 분비된다고 하는데, 내가 알기로는 이것은 암이 진행되는 데 오히려 도움을 줄 수 있었다. 이것이 간이 잘 작용하게 도와줄 수도 있었지만,

간에 암이 전이된 환자라면 문제가 될 수 있다. 물론 이것은 나의 추측일 따름이고 관련 연구도 없었다. 나는 내가 만난 대부분의 환자처럼 나도 글루타치온이 암에 대해서는 이익이 될 것이라고 착각을 하고 있었다. 나도 커피 관장을 시도해보았다. 하지만 화학요법을 받은 후에는 끓인 물과 찬물만 사용하는 관장으로 방법을 바꾸었다.

단백질분해효소는 거슨 치료의 큰 부분으로, 나에게 해롭지는 않은 것으로 보였다. 단백질분해효소는 내가 먹은 음식물이 더 잘 소화되게 도와줄 것이다. 보통, 이 물질은 암세포를 둘러싸고 보호하고 있는 섬유소 막을 녹이므로 식사와 식사 사이에 복용할 것이 권장된다. 하지만 나는 이 작용을 확신하기가 힘들었다. 많은 경우 암은 기생충과 관련이 있다. 어쩌면 이 단백분해효소는 장에 있는 기생충의 단백질 막을 녹여서 기생충을 제거하는 것이 아닐까? 당시 내가 알기로는 나에게 기생충은 없었다. 고편도유(bitter almonds)와 레트릴(Laetrile)은 암의 방어 시스템인 카탈라아제를 감소시킨다는 점에서 흥미로웠다. 이것들이 과연 나의 암을 선택적으로 죽일 수 있을까?[7] 나의 치료에 유용해 보이는 어떤 내용을 발견할 때마다, 다른 책이나 웹사이트에는 그와 반대되는 내용을 찾을 수 있어서 혼란스러웠다.

나는 책들을 많이 구매했고, 통합종양학 및 건강 관련 잡지들을 구독했다. 녹차를 마시면서 끝없이 늘어가는 영양 치료제들을 복용하고, 역겨운 '원시수프'(primordial soup)를 최대한 빨리 꿀꺽 마시면서 몇 주간을 도서관에 틀어박혀 보냈다. 의학 잡지들, 펍메드(PubMed)와 메드라인(Medline)을 샅샅이 뒤졌다. 실마리를 찾고자 수많은 자가치료 및 대체의학 치료법들을 읽었다. 랄프 모스(Dr. Ralph Moss)와 버튼 골드버그(Dr. Burton Goldber) 박사는 보완·대체의학 치료법에 관하여 대단히 흥미롭고 가치가 있는 정보들을 제공해 주었다. 이 치료법 중 몇 개나 나에게 실제로 도움이 될까? 이스카도(Iscado)와 같은 겨우살이 치료법도 흥미로워 보였다. 콜리 톡신(Coley toxins)은? 에시악 차(Essiac tea)는? 가능한 모든 수단을 동원했다. 가장 확실한 증거가 있는 방법은 무엇인가? 고용량 비타민C 정맥주사는 항산화작용을 한다는 기존 지식과 달리 암 주위에 산소를 증가시킨다는 보고가 있다. 이는 암을 죽이는 데 도움이 될 것이었다.

항암치료 시 화학요법과 비타민C 정맥주사를 같이 사용하면 어떤 효과가 나타날지 궁금했다. 화학요법의 효과는 높이면서 동시에 면역계를 유지하는 데 도움이 되지 않을까? 나는 이 두 가지를 교대로 시도해보기로 했다. 불확실성에 대한 두려움이 있었지만 결국 더 좋은 결과가 나타났다. 나는 화학요법이 끝나자마자 고용량 비타민C 주사를 맞았다. 그리고 영양 치료제로 나의 면역계를 충분히 유지할 수 있을 것 같았다.

그리고 통합의학에 아주 식견이 높은 의사인 에띠앙 깔레부(Etienne Callebout) 박사를 만난 후 나의 암 차트는 매우 좋은 정보들로 가득 차게 되었다. 나는 조사한 내용을 분석했을 뿐 아니라, 어떤 방법이 나에게 가장 효과가 있을 것 같다는 직감이 느껴지면 과감하게 시도했다.

깔레부 박사는 할 수 있는 모든 검사를 해보자고 했다. 나의 장내 미생물을 분석하기 위하여 대변검사를, 비타민, 아미노산, 지방산의 상태를 분석하기 위하여 혈액검사를 하자고 했다. 하지만 내가 화학요법 치료를 받을 예정이라는 사실을 알게 되자 화학요법 치료가 끝나기 전에는 검사의 의미가 없다고 결론을 내렸다. 나는 혈액검사와 대변검사를 해야 할 일 목록에 올리고, 화학요법제 투여로 엉망인 내 몸이 안정을 취할 때까지 약 1달을 기다렸다가 실시하기로 했다.

깔레부 박사는 내가 처음 암으로 진단을 받았을 때 메토트렉세이트(MTX, methotrexate)를 화학요법제로 투여받았었기 때문에 엽산이 부족할 것으로 추측했다. 엽산은 새로운 세포가 합성될 때, 즉 DNA를 구성하는 벽돌인 핵산이 만들어질 때, 특히 싸이미딘(thymine)의 형성에 필요하다. 새로운 세포를 만들 때 엽산이 필요한데 MTX를 사용하여 엽산의 작용을 방해하고 암을 굶기는 효과를 보게 된다.

흥미로운 부분이다. 깔레부 박사에게 내가 엽산을 복용해도 안전한가를 물었다. 박사는 내가 MTX나 5FU를 복용하려 하지 않는다면, 내 몸속에서 암의 성장을 촉진시킬 수 있는 나쁜 에스트로겐을 해독시켜 배출하기 위해 비타민 B군을 복용해야 한다고 했다. 특히 박사는 잠시 얼굴 홍조가 일어나겠지만, 비타민 B3 나이아신을 복용하도록 권했다. 나이아신을 복용하면 대부분의 경우 홍조가 나타난다. 이것은 다분히 정상적인 반응으로 독성작용이 아니다.[8] 현재 나는 나이아신이 암 환자의 프로토콜에 꼭 들어가야 한다고 믿는다. 나이아신은 지방을 감소시켜 암을 굶기는 데 도움을 준다. 나이아신은 LDL 콜레스테롤과 중성지방(triglycerides, 트리글리세라이드)을 낮추지만, 몸에 좋은 HLD 콜레스테롤은 높여 줄 수 있다.

주류의학에서는 무시하는 관점이었지만 당시 나는 암 성장인자나 암의 다양한 대사경로를 차단해 주길 바라며 많은 영양 치료제를 복용하고 있었다. 나는 곧 동네의 건강기능 식품점 주인들과 친한 친구가 되었다. 아마도 그 가게들은 나 한 명만으로도 충분히 먹고 살 수 있었을 것이다. 그리고 영수증은 앤드류 몰래 바로바로 버렸다.

조사를 시작한 초기에 나는 유용한 가능성을 보이는 치료법들이 강제적으로 뒷전으로 물러나고 잊혀진다는 사실을 도저히 믿을 수가 없었다. 더 공부하면 할수록 많은 연구가 편향적이고, 많은 경우 데이터들은 숨겨져 있으며, 연구 방법은 비비 꼬여 있어 결과를 혼란스럽게 만들고 있는 것이 명백히 보였다. 지식이 쌓여감에 따라 나는 암 치료 산업은 무엇보다 이윤을 추구하는 비즈니스라는 현실을 깨닫게 되었다. 제약 산업과 대규모 암 자선단체들은 특허권이 없어 이윤을 남기지 못하는 치료법들이라면 모조리 과소평가했다.

대체의학적 치료법의 사례 가운데는 실패한 사례들이 많았지만 사실 주류의학의 결과도 마찬가지였다. 나는 이런 결과는 환자들이 보완 · 대체의학을 너무 늦게 시작해서가 아닐까 하는 생각도 들었다. 일반적으로 암이 오래되었을수록 치료가 더 어려워진다. 그래서 나는 대체의학에 계속 마음을 열고 있기로 했다.

나는 환자들이 오직 한 가지 치료에만 맹목적으로 의지하는 경향 또한 발견할 수 있었다. 요즈음에는 화학요법 치료를 두려워할 뿐 아니라 거부하는 환자들도 많다. 그러나 내가 보기엔 그런 환자들은 THC(tetrahydro cannabinol)나 CBD(cannabinoid)의 강력한 부작용에 대한 고려 없이 대마 오일에만 강박적으로 매달리는 것 같았다. 많은 환자가 다른 치료는 생각하지 않고 대마나 디클로로 아세트산 나트륨(DCA, Sodium Dichloroacetate) 혹은 케톤 다이어트 중 한 가지 방법에만 매달린다. 하지만 내가 볼 때 여러 가지를 함께 시도하는 복합적인 방법이 당연히 훨씬 더 효과적일 것 같았다.

물론 여러 치료법을 함께 시도하는 일은 꽤 큰 용기가 필요하다. 각 치료법 간 상호작용이 일어나지는 않을까? 과연 안전할까? 서로 다른 암 대사 작용을 동시에 목표로 하는 치료법은 확실히 효과가 있지만, 영양학적이고 의학적인 치료 경험이 풍부한 의사의 지도가 필요하다. 다행히 기능의학을 실제로 임상에 적용하는 의사의 숫자가 늘어나고 있다(우리나라에도 다행히 기능의학과 영양의학을 공부한 의사가 최소 2,000명이 넘는 것으로 짐작되며, 그 숫자가 늘어나고 있다–역자주). 하지만 통합종양학을 공부한 의사의 수는 절대적으로 부족하며, 대부분의 환자는 이런 도움을 받을 형편이 되지 않는 것이 사실이다. 그래서 많은 환자가 그저 혼자 기도하면서 감당하고 있다.

전쟁에 임할 때의 첫 번째 원칙은 '적을 아는 것'이다. 나는 이 원칙에 기반하여 행동했다. 미지의 영역에 대한 두려움은 치워 두기로 마음먹었다. 내가 지칠 때마다 언니가 "약해 빠져 있을 시간 따위는 없어!"라고 말하곤 했던 것을 기억했다. 그 말이 맞았다. 나는 마음속을 채우고 있던 연약함을 내버리고, 강하고 긍정적인 마음을 먹고, 포기하지 않고 답을 찾아가기로 했다. 주류의학이나 보완·대체의학 둘 다 완전한 답을 주지 못했지만, 분명히 답은 어딘가에 존재하고 있을 것이다. 두 분야에서 모두 사용하지 않은 것, 내가 놓친 것은 무엇일까?

암의 전형적인 특징은 백혈구가 몸에 있는 암을 적으로 인지하지 못하는 것이다. 아마도 암이 그 기능을 없애 버린 것으로 보고 있다. 내 백혈구는 다시 정신을 차려야만 했다. 어떻게든 면역계를 다시 활성화할 방법이 있지 않을까? 만약 내가 발견한 각각의 치료법들이 암을 약화시키거나 암의 일부 기능이라도 막아 준다면 이 모든 치료법을 다 함께 적용함으로써 면역계가 다시 우위를 점할 수 있지 않을까? 이것이 정말 결정적인 일격을 가할 수 있을까?

여전히 화학요법 치료에 대해 확신하지 못하던 나는 새로운 대안으로 IPT(인슐린을 이용하는 화학요법 치료, insulin potentiated chemotherapy)가 있음을 알게 되었다. 인슐린은 암세포 속으로 약물이 더 잘

들어가게 함으로써 화학요법 치료의 용량을 줄일 수 있게 해준다. IPT는 많은 성공사례를 보고하고 있었지만, 나는 인슐린이 너무 많으면 부작용이 걱정되어 그 방법을 택하고 싶지 않았다. 인슐린은 포도당 또한 암세포 속으로 더 잘 통과시켜 줄 것이기 때문이다. 나는 IPT는 다른 모든 방법이 실패했을 경우 사용할 최후의 수단으로 보류해 두었다.

앤드류와 나는 마주 앉아서 수많은 선택지와 불분명한 로드맵 가운데 어떻게 나아가야 할지 상의했다.

"유일한 접근은 과학적인 방법뿐이에요. 서로 다른 이 치료법들이 암에 어떻게 작용하고 있는지 알아야겠어요. 일단 혈액 검사를 받아보면 어떤 방법이 작용하고 어떤 방법이 효과가 없는지 알 수 있을 거예요."

그 후로 앤드류는 혈액 검사에서 나온 종양표지자들을 엑셀 스프레드시트에 정리하기 시작했다. 약간의 오차범위는 있겠지만 새로운 치료를 시작할 때 추이 정도는 확인할 수 있으리라고 생각했다. 우리가 실수를 할 수 있다는 것을 알았지만 그래도 나는 추측이 아닌 증거를 기반으로 하는 치료를 원했다. 이 모든 시도가 완전히 잘못된 방법이고, 시간만 허비하다 마지막을 맞이할 수도 있다는 사실 또한 알고 있었다.

인터넷으로 믿을 만한 자료를 찾는 것은 레이더 없이 안개가 자욱한 바다에서 항해하는 것만큼 혼란스럽고 잠재적으로 위험하기까지 한 일이다. 영양 치료제나 비타민, 주스를 복용하는 것에 대해서는 주변 사람들과 갈등을 일으켰을 뿐만 아니라 심지어 경고도 받았다. 진실을 추론해 내는 것은 정말로 어려운 일이다.

이런 이유에서는 구글은 당신의 적이 될 수 있다. 영국 암연구소(Cancer research UK, 암으로 인한 사망자 감소를 목표로 하는 기관.

하지만 위키피디아에서 밝히고 있듯이 이 기관은 사실 많은 환자를 임상실험에 동원하려는 목적을 감추고 있다. 설립자인 지미 웨일스는 예전부터 보완 및 대체의학을 맹렬하게 비판해 왔다.)에서 30분만 자료를 검색해 본다면 주류의학 이외의 모든 치료법을 불신하게 되고 말 것이다. 제약회사들은 자신들이 제공하는 화학요법 치료, 방사선치료, 수술 혹은 표적 치료제나 면역 치료제 이외에는 환자들이 어떤 방법도 시도하길 바라지 않는다. 그래서 나는 정말 아주, 아주 깊이 파고 들어가야 했다.

거대 제약회사들은 어떤 자연 물질이 효과가 있음을 알게 되더라도 자신들이 그것을 복제하여 특허를 받기 전까지는 환자들이 그 물질에 대해 알기를 바라지 않는다. 지금 이 글을 쓰고 있는 순간에도, 위키피디아에서 "잘못 입증된 암 치료"라는 제목으로 검색해 보면 대형 암 단체 두 곳이 무슨 일을 벌이고 있는지 볼 수 있다. 내용이 변하기 전에 빨리 한번 검색해 보라. 이들 자선단체 중 하나는, 레스베라트롤(resveratrol)이 얼마나 유용한지에 대해 누구나 쉽게 검색할 수 있는데도 불구하고 레스베라트롤의 효용성을 부정해 왔지만, 사실은 그와 동시에 레스베라트롤 합성 물질을 만들어 특허를 받아내기 위해 수년 동안 노력하고 있다는 것을 알 수가 있다.

하이드록시 구연산(HCA, Hydroxycitrate)도 마찬가지다. 이것은 단식과 유사한 효과를 가져다주는 영양 치료제로 화학요법 치료의 효과도 개선한다. 식이요법이나 단기간 금식의 효과가 좋다는 증거가 급증하고 있는데도 불구하고 위의 단체는 그런 것은 위험하다고 말하고 있다. 그렇다면 4기 암이나 말기 암 환자에게는 어떨까? 이들의 말을 들은 사람들은 암 환자에게는 단식이나 금식이 더 위험하다고 생각하게 될 것이다. 제약회사들은 자신들이 이익을 얻을 수 있는 특허 약물을 개발하지 못하는 한, 그 어떤 식이요법이나 영양 치료제도 시도하지 말라고 충고하고 있다.

오늘날처럼 1999년에도 너무나 많은 토론과 논쟁이 있었다. 그때는 어떤 자료도 컴퓨터로 다운받을 수 없었다. 페이스북이나 후원 단체도 없었다. 인터넷 채팅방도, Yestolife.org.uk와 같은 큰 도움이 되는 자선 단체들도 없었다. 잡지와 책 그리고 Pubmed와 Medline과 같은 의료 사이트가 내가 가진 전부였다.

4기 암 진단을 받고 자료를 찾는 일에 몰두한 지 몇 주 후, 내 머릿속은 새로운 지식으로 가득 차서 넘칠 지경이라 얼마간의 휴식이 필요했다. 지퍼백에 영양 치료제들을 챙겨서 뒤늦은 신혼여행을 떠났다. 마요르카 해변에서 햇볕을 쬐면 꼭 필요한 비타민D도 생성될 것이다.

앤드류는 개인용 수영장이 딸린 4성급 호텔을 예약했다. 장미 꽃잎이 하트 모양으로 놓여 있는 침대가 우리를 환영했다. 호텔은 아주 편안하고 안락한 분위기였다. 앤드류가 예약을 아주 잘 했군!

그 5일간은 정말 나에게 필요한 시간이었다. 나는 매일 수영도 하고, 명상을 즐기고, 아름다운 풍경을 만끽하며 오랫동안 산책도 하고 저탄수화물 음식과 최고급의 올리브오일을 풍성하게 곁들인 건강한 지중해식 식사를 했다. 천국이나 다름없었다.

나는 그럴 여유만 있다면 수술하기 전 이런 시간을 보내는 방법을 적극적으로 추천하고 싶다. 내가 암 때문에 당장 죽을 것도 아니고 이렇게 한다고 해서 생명 유지에 필수적인 동맥이나 장기들에 위험을 주는 것도 아니라고 판단했기 때문에, 나는 수술을 잘 감당할 수 있도록 최상의 몸과 마음을 만드는 데 충분한 시간을 할애했다. 수술과 치료 부작용이 있을 것에 대해서도 충분히 파악하고 대비했다.

수술을 연기한 것은 내가 절대 후회하지 않는 결정이다. 사실 모든 암 환자들이 본능적으로 원하는 것은 가능한 한 빨리 암을 제거하는 것이다. 환자들은 자기 몸에 기생충처럼 숨어 있는 괴생명체 같은 암을 가능한 한 빨리 없애고 싶어 한다. 이렇게 공포감으로 서둘러 결정하게 되고 때로는 때 이른 수술로 내몰리게 된다. 하지만 나는 내가 처해 있는 상황의 위험성을 파악한 후 아스피린과 철저한 식이요법 그리고 잘 헤쳐 나갈 수 있게 해주는 영양 치료제를 복용할 시간을 가지기로 결정했다.

수술을 하면 염증반응이 일어나고 이에 뒤따라 흉터를 만들기 위해 섬유소원(fibrinogen)이 생성된다. 그러면 이들에 의해 암을 퇴치하는 중요한 면역세포인 T-세포나 NK 세포(자연살해세포)가 억제되고 만다. 이것이 내가 아스피린과 같은 비스테로이드성 소염제가 중요하다고 느끼는 이유 중 하나다. 부작용도, 비용도 적게 드는 방법으로 생존율이 아주 높아질 가능성이 있는데도 불구하고 주류의학은 수술 후에 암이 퍼지는 문제를 미리 차단하는 이런 방법을 무시하고 있다.

내가 수술 전후에 아스피린을 복용했던 것이 옳았다는 것이 이후 과학적으로 증명이 되었다. 수술 **전** 2~3주 동안 소염제를 복용하고 수술 후 1년 동안 계속 복용한 결과, 환자의 생존에 크나큰 개선이 있다는 결과를 볼 수 있었다. 사실 암 환자의 90% 정도는 암 자체 때문에 죽는 것이 아니라 전이가 일어나면서 사망한다. 암 환자는 커다란 종양이 몸속에 존재하더라도 일상적인 생활을 영위하며 살아갈 수 있다. 따라서 중요한 것은 바로 전이를 차단하는 것이다. 저용량 아스피린(75mg)은 전이를 약 20% 정도[9] 예방하고, 일부 염증성 암에는 단기간의 강력한 NSAID(비스테로이드성 소염진통제)를 사용함으로써 70%까지 전이를 예방했다. 이런 단순한 처방만으로 생존율이 즉각적으로 개선을 보이는데도 훌륭한 수술만이 환자의 생존에 도움이 된다고 생각하는 외과 의사들은 이 방법을 지속적으로 무시하고 있다. 외과 의사들의 훌륭한 수술의 전후에 단지 소염진통제 한 가지만 추가함으로써 암 환자들이 엄청나게 호전될 수 있는데도 말이다.[10]

수술하는 동안 내 몸의 자연적인 방어력은 최고의 상태로 유지되어야 했다. 나의 몸은 이미 스트레스를 받고 있었는데 대체 왜 거기에다가 수술이라는 또 다른 스트레스를 얹는 것일까?

수술에 대한 부정적인 생각과 더불어 위장 출혈에 대한 걱정도 있었다. 주치의의 생각을 물었더니 그는 잠시 생각한 후 "많은 환자들이 뇌경색과 심장발작을 예방하기 위해 저용량의 아스피린을 복용합니다. 따라서 그 정도는 괜찮을 것 같습니다."라고 내게 위안이 되는 말을 해주었다.

"제산제를 복용하면 위장을 보호할 수 있을까요?"

"그건 저도 확신할 수가 없습니다. 동시에 1개 이상의 약물을 복용하는 것은 추천하지 않습니다. 그것이 환자분의 암에 어떤 영향을 미칠지 알 수 없으므로 최고의 방법은 아니라고 봅니다."

이 당시에 내가 시메티딘(Cimetidine) 또는 타가메트(Tagamet)의 작용을 알고 있었더라면 좋았을 것이다. 시메티딘은 최초로 시판된 제산제로 위궤양 치료에 널리 사용되었던 약물이다. 과거에 영국에서는 이 약물을 OTC 약품(처방전 없이 약국에서 구매 가능한 약품)으로 자유롭게 구입할 수 있었다. 이것은 다양한 경로를 통하여 암을 공격하기 때문에 기대되는 효능이 매우 큰 약품이다. 물론 시메티딘을 오랜 기간 사용하면 오히려 위암을 일으킬 수 있지만, 단기간 사용하게 되면 특히 수술 전후에 많은 도움을 준다.

나는 꽤 많은 시간이 흐른 후인 2007년에 시메티딘을 발견하였고, 면역 증강 효과를 위해 3개월 동안 복용했다. 지금도 가끔 시메티딘을 복용하고 있다. 아쉽게도 이제야 알게 되었지만, 시메티딘은 내 위장을 아스피린으로부터 보호해 주고, 아스피린과 함께 복용하면 더욱 큰 항암 효과를 나타낼 수 있다. 한편 시메티딘의 부작용 중 하나는 간에서 해독 효소(cytochrome P450)를 억제하여 다른 약물의 대사를 방해한다는 것이다. 그래서 함께 복용하는 다른 약물의 용량을 증가시켜야만 한다. 그러나 이러한 점은 이로운 방법으로 사용될 수도 있다. 시메티딘이 다른 약물의 혈중 농도를 높이거나 배출을 방해함으로써 체내에서 항암 작용을 더 오래 유지시킬 수 있기 때문이다(이 경우 다른 약물의 부작용을 증가시킬 수 있으므로 꼭 의사와 함께 상의해야 한다-역자주).

시메티딘의 또 다른 가능성 중 하나는 수술 후 사용하는 것이다. 수술 후 회복기에 있는 환자는 일주일 동안 T 억제세포(suppressor cells)의 급격한 증가를 경험하게 된다. T 억제세포는 암세포에 대항하는 우리의 우군인 TILs(종양침윤 림프구, tumor infiltrating lymphocytes)라는 백혈구를 억제해 버리는데, 이것은 수술 후에 염증반응이 커진 상태에서 암이 잘 자랄 수 있게 해준다. 그리고 그 영향은 수술 후 약 10개월 정도 후에 가시적으로 드러나게 된다.

시메티딘은 T 억제 세포의 증가를 막아 주어 결과적으로 TILs의 숫자를 유지하는 데 도움을 준다. 내가 만약 폐 수술을 시행하기 전에 이런 사실들을 알았더라면, 조금의 망설임도 없이 폐 수술 후 중요한 일주일 동안 시메티딘을 복용했을 것이다.[11]

시메티딘은 또한 EB 바이러스(Epstein Barr Virus)에도 효과적인데, 잠복기에도 효과가 있다. 이 바이러스는 HPV(인체유두종바이러스:

human papilloma virus)나 MMTV(생쥐유방종양바이러스: mouse mammary tumor virus)와 유사하게 유방암을 발생시킬 가능성이 있다. 하지만 특허가 소멸하였을 때 영국에서는 시메티딘이 한물간 약물이 되어 버린지라, 이것을 OTC 약품으로 구할 수 있는 미국이나 독일, 캐나다에 친구가 있지 않은 한 영국에서 이것을 구하기가 쉽지 않다.

라니티딘(Zantac, H2 억제제)과 세티리진(certirizine, H1 억제제) 둘 다 약국에서 쉽게 구입 가능한 항히스타민제제다. 이 둘 다 항바이러스효과와 항암 효과가 있으며, TILs의 작용을 강화시키고 위장 출혈을 막는 데 도움을 준다. 둘을 동시에 사용하면 효과가 더 좋으나 항상 주치의와 함께 상의하여야 한다. 하지만 시메티딘만큼 효과가 좋다고 보지는 않는다.

나는 주기적으로 아스피린을 복용한 것에 더 자신감을 가졌어야 했는지도 모른다. 몇 주간 복용하고 외과 의사 때문에 몇 주간 휴약을 했었는데, 아스피린 사용과 관련된 위장 출혈을 연구한 피터 엘우드 교수(Peter Elwood, Cardiff Univesity's School of Medicine)에 따르면[12] 저용량 아스피린(75mg)을 규칙적으로 복용한 사람에게서 발생한 위장 출혈은 사망의 위험을 증가시키지 않았으며, 오히려 아스피린을 복용하지 않았던 환자에게 자연적으로 발생한 위장 출혈이 더 위험하다고 한다.

엘우드 교수는 이 연구 결과를 통해 많은 의사들이 좀 더 편안하게 아스피린을 처방하길 바란다고 말하고 있었다. 다른 연구에서도 동일한 결과가 나왔다. 저용량 아스피린을 화학요법 치료나 방사선치료와 병행하면 치료 효과를 높이고 전이의 위험을 낮춰 5년 생존율을 더 높인 것을 볼 수 있었다(86.6% vs 67.1%).[13] 단 화학요법제와 함께 아스피린을 투여하는 경우에는 출혈의 위험을 증가시킬 수 있기 때문에 주의하여야 하지만 방사선치료와 함께하면 이로운 점이 많다. 지금도 마찬가지지만 당시 나는 아스피린을 복용하는 것이 그냥 약 한 가지를 더 복용하는 것이 아니며 분명 시너지를 일으켜 서로 치료 효과를 증대시켜 주리라고 확신했다. 이렇게 모든 방향에서 서로 다른 방법을 동원한다면, 내가 기세를 잡게 되고 건강 회복을 향해 나아갈 수 있게 되지 않을까?

내게는 아스피린같이 흔한 소염제와 성장 저해제를 초기에 사용하는 것이 너무나 합리적이었다. 이런 사실을 알고 있어야만 하는 종양학 전문의와 외과의사는 왜 끝내 이 방법을 거부했을까? 치료가 실패할 것이 자명해 보일 때, 시너지 효과가 있거나 잠재적으로 항암 효과가 있는 것들을 함께 사용하려고 시도하는 것이 왜 불합리하다고 취급하는 것일까?

만약 암으로 인한 사망의 90%가 신체 내에서 암이 전이된 결과로 인한 것이라면, 그런 전이 중 20% 정도를 막는다고 해도 생존자 수를 유의미하게 개선시킬 수 있을 것이다. 아스피린만 복용하면 되는데 말이다.

영국 암연구소에서 2016년이 되어서야 아스피린에 대한 임상시험을 시행했다는 사실이 충격적이다. 게다가 여기서는 아주 많은 양의 아스피린을, 즉 100mg, 300mg 심지어 600mg까지 투여했다. 이런 고용량은 아주 위험한 수준이다. 이 연구는 이중맹검 연구로, 의사도 환자도 어느 누구에게 어떤 용량의 약이 투여되는지를 모른다. 만약 어떤 환자가 고용량의 아스피린으로 인하여 위장 출혈을 하게 되면 연구자들은 역시 아스피린은 너무 위험하다고 주장할 것이고, 환자는 아스피린을 끊게 될 것이다. 그러면 결국 살아남는 것은 제약산업이 아닌가? 다른 모든 연구들은 75mg의 아스피린으로 충분하다고 말하고 있었다. 피터 로드웰(Peter Rothwell) 교수는 아스피린으로 많은 연구를 했고, 이들은 모두 다 란셋(The Lancet)이나 란셋 종양학 저널(Lancet Oncology)에 보고

되었다. 나는 2016년의 연구는 연구비만 날린 것이라고 생각한다. 차라리 암 자선단체가 NICE에 로비를 하여 저용량의 아스피린은 화학요법제라고 가이드라인을 바꾸도록 하는 것이 더 생산적이었을 것이다.

만약 당신이 11,000명의 아스피린 임상시험 대상자 중 한 사람이라면, 잠재적으로 해로운 용량의 항혈전제를 복용하기 전에 문헌을 찾아보고 위장관 질환에 능통한 의사와 상의해 볼 것을 권한다. 또한, 되도록 적은 용량의 아스피린을 복용하기를 권한다. 그러지 않으면 불필요한 위험에 노출될 수 있다. 어쨌거나 이러는 동안에 많은 암 환자들이 예방이 가능한 적은 용량을 복용하지 않아서 허무하게 사망하고 있다. 벤자민 프랭클린은 "예방 한 번이 열 치료보다 낫다."라고 말한 바 있다. 아, 그리고 예방을 하는 데는 돈도 들지 않는다.

염증 완화에 도움을 주는 천연물질이 많다. 초판에서 나는 수술 전에 생강, 커큐민(강황에서 나온다), 오메가-3 오일 등을 복용했다. 이것들은 염증을 감소시키는 데 실제로 효과가 있음이 입증되었고, 점점 더 류마티스 관절염과 같은 질환에 약 대신 많이 사용되고 있다. 이 물질들이 항암효과를 나타낸다는 연구들이 시행되어 왔으며 옛날 종양학 전문의조차도 이런 사실을 알고 있었다. 그런데 왜 이것들을 권하지 않는 것일까?

암을 주제로 공부해나가면서 VEGF(vascular endothelial growth factor, 혈관내피성장인자)를 감소시켜야 한다는 것을 깨달았다. VEGF는 암을 성장시키는 자극제로, 암 성장에 주된 작용을 한다. 암이 스스로 먹고살기 위해 새로운 혈관을 만들어 내는 혈관 생성(angiogenesis) 시에 VEGF가 중요하게 작용한다. 아스피린 복용뿐 아니라 염증을 감소시킬 때 이런 혈관 생성이 감소하게 된다.

현 시점에서 나의 영양 치료제 목록은 아래와 같다.

- EGCG(Epigallocatechin-3-gallate) 카테킨을 고농도로 함유한 녹차
- 엘라그산(Ellagic acid, 석류, 산딸기, 호두 등에 들어 있음)
- 레스베라트롤(Resveratrol)
- 실리빈(Silybin, 엉겅퀴)
- 피크노제놀(Pycnogenol)
- 비타민 B 복합제(B12 설하정과 엽산 포함)
- 글루코사민(Glucosamine sulfate)
- 커큐민(Curcumin)
- CLA(공액리놀렌산)

피크노제놀은 아스피린처럼 출혈 위험을 증가시킬 수 있으므로 주의해서 복용하여야 한다. 피크노제놀은 여러 가지 나무껍질 추출물의 혼합체로서 특허를 받았으며 이것도 혈당을 떨어뜨릴 수 있다(아스피린도 나무껍질에서 만들어진다). 또한, 나는 위험이 두 배로 증가할 수도 있을지라도 피크노제놀을 아스피린과 함께 복용했다. 암 환자는 혈전이 생길 위험이 아주 크다. 지시에 따라서 나는 모든 항혈전제를 수술 며칠 전부터 끊었다(어떤 의사는 일주일 전부터 복용을 중단하라고도 한다). 나는 출혈 때문에 수술대 위에서 죽을 생각은 전혀 없었다!

수술은 어떤 합병증도 없이 잘 진행되었다. 내 폐의 1/3이 잘려나갔다. 하지만 살아가는 데는 문제가 없었다. 수술 전 나는 유난히 폐 용적이 좋았다. 그러니 이제야 정상 용적이 된 것으로 생각했다. (이런, 나는 평범한 건 별로 안 안 좋아하는데 말이다.)

수술 후에 다시 종양표지자 검사를 했다. 수술 후에 암이 퍼지는 것

은 일반적인 현상이다. 나는 수술 전에 아스피린을 복용하여 VEGF를 막는 것이 도움이 되리라고 믿고 있었지만, 검사결과를 기다리는 동안 걱정이 되어 메슥거릴 지경이었다.

용기를 내서 전화를 거는 데만도 거의 하루가 걸렸다. 한편으로는 모르면서 지내고 싶었지만 다른 한편으로는 검사결과를 기록하고 정리해야 한다는 것을 알고 있었다. 타조처럼 나 혼자 모래에 머리를 박고 현실을 회피해봤자 도움이 되지 않는다.

검사결과를 통보받을 때 앤드류도 내 옆에 있었다. 최선의 노력을 다했음에도 불구하고, 190이었던 수치는 최고치인 600 가까이 치솟아 있었다. 이것은 암세포가 혈액을 타고 내 몸속에서 이곳저곳 돌아다니고 있다는 것을 의미했다. 도저히 용납할 수가 없는 괴로운 일이었다.

나는 크게 낙심했다. 수술은 원래 그렇다고 스스로에게 말해 왔지만 깊이 실망하고 말았다. 나는 이미 지고 있는 것처럼 느껴졌다. 긍정적이었던 마음이 확 가라앉았다. 과연 내가 주도권을 잡은 적이 있었던 것일까? 사실은 내내 암이 나를 콘트롤하고 있었던 걸까? 의학적 처치가 상태를 나쁘게 한 경험이 있긴 했지만, 이번에는 일시적인 문제였으면 하고 바라고 있었다. 이제 더는 어쩔 수 없는 상황이 되어 버린 것일까? 나에겐 암을 물리칠 힘이 없었던 것인가? 어떻게 해야 종양표지자의 수치를 다시 끌어내릴 수 있을까? 역시 수술을 하지 말 것을 그랬나?

앤드류는 좀 더 현실적이었다. "우리는 이미 이런 일이 일어날 것을 알고 있었어요. 당신이 수술하고 나면 종양 수치가 올라갈 것이라고 말했잖아요? 너무 걱정하지 맙시다. 당신은 종양세포의 유출(spillage)이 일어나고 염증반응이 나타날 거라고 항상 이야기했잖아요. 자 이제, 당신 몸속을 마구 돌아다니는 암세포들을 잡을 계획이나 짜 봅시다. 암세포들이 혈관 벽에 달라붙기 시작할 때 비로소 전이가 일어나는 거라고 했지요?"

앤드류의 말이 맞았다. 몸속에 돌아다니는 암세포에게 정착할 기회를 주지 않는 것이 최선의 전략이었다. 그놈의 암세포들은 혈관의 내피세포에 매달리게 되면서부터 신체 어딘가에 자리를 잡는데 이것이 전이이고 2차 암이 되어, 환자들은 대부분 이로 인해 사망하게 된다. 만약에 암세포들을 아스피린이나 항혈전제로 자리 잡지 못하게 막는다면, 백혈구들이 암세포들을 없애 버릴 수 있지 않을까? 아스피린은 항혈전제이기도 하므로 암이 숨을 수 있는 혈전을 혈소판이 만들지 못한다면, NK 세포나 백혈구가 암세포를 더 쉽게 이길 수 있지 않을까?

나는 나토키나아제(Nattokinase)도 추가했다. 나토키나아제는 섬유소를 분해하는 효소로 흉(scar)이 지나치게 생성되는 것을 막아 주는데 아스피린과 함께 복용하면 혈액이 끈적끈적해지는 것을 방지해 준다. 뒤늦게 알았지만, 이때 혈액응고 검사를 했으면 더 좋았을 것이다. 혈액응고 문제는 의사 선생님의 전문적인 지도를 받으면서 개인마다 다르게 적용되어야 하며, 일반인이 다루기 힘든 부분이다. 이 문제를 잘못 결정하면 아주 위험해질 수도 있다.

수술 후에 나의 생활은 녹색의 향연이었다. 매일 사과, 당근, 셀러리, 비트 주스와 영양 치료제를 먹고, 명상 하고, 그리고 빨리 걷기와 자전거 타기와 같은 가벼운 운동을 했다. 이윽고 화학요법 치료의 딜레마가 찾아왔다.

어찌해야 할지 확신은 없었지만, 종양표지자 수치가 너무 높았기 때문에 화학요법 치료를 하는 것이 옳다는 생각이 들었다. 화학요법 치료는 '미세전이', 즉 암세포들이 서로 달라붙어 생긴 작은 덩어리를 제거하는 데 도움이 될 것이다. 하지만 동시에 나의 면역력도 감소시킬 것이다.

그렇다면 나의 면역계를 만신창이로 만들지 않고 암세포를 죽일 수 있을 정도의 용량으로 화학요법 치료를 받으면 어떨까? 일반적으로 투여하는 용량의 절반으로, 대신 기간은 2배로 늘려 투여하면 어떨까? 그래야 손상을 덜 입을 것 같았다. 왜 내가 '최대내성용량'(maximum tolerated dose)을 투여받아야만 할까? 진짜로 이것이 더 좋은 선택일까? 최대용량 투여는 너무 잔혹해 보였고 한 측면에서만 암을 공격하는 방법이었다. 나는 이미 다양한 측면에서 암을 공격하고 있으니, 적은 용량의 화학요법 치료로도 비슷한 효과를 낼 수 있지 않을까?

화학요법 치료가 함께 시너지 효과를 낼 수 있는 영양 치료제나 약물이 있을까? 나는 녹차, 레스베라트롤, 커큐민이 효과가 있는 것을 알게 되었고, 구역질 등의 문제만 없다면 이것들을 함께 복용하기로 했다.[14]

담당 종양학 전문의에게 화학요법 항암치료를 하면서 보충제를 함께 복용하는 문제에 관해 이야기하자, 그분은 즉각적으로 부정적인 반응을 보였다.

"환자분은 화학요법 치료를 최대한 효과적으로 받아야 해요. 항산화제는 화학요법 항암제의 효과를 떨어뜨릴 수 있습니다. 그런 보충제는 다 복용하지 않는 게 제일 좋습니다."

녹차나 레스베라트롤 둘 다 항산화제이다. 그런데 둘 다 화학요법제와 함께 사용했을 때 항암 효과가 상승하는 것이 이미 충분히 보고되어 있었다. 그래서 나는 화학요법 치료와 함께 복용했을 때 효과가 상승하는 항산화제도 있지만[14] 반대로 화학요법 치료의 효과를 방해하는 항산화제도 있을 것으로 추측했다. 담당 종양학 전문의가 옳을 것이라는 확신이 들지 않았다. 내가 읽은 논문들에는 분명히 이익이 있다고 보고되어 있었다. 어쩌면 이런 물질의 항암 효과에 비하면 항산화 효과는 너무 미미해서 그런 것은 아닐까?

정말 내키지 않았지만, 결국 화학요법 치료는 해야 한다고 결론을 내렸다. 당시 나는 담당 전문의뿐만 아니라 가족으로부터도 많은 압박을 받고 있었다. 만약 내가 화학요법 치료를 거부하면 가족들은 엄청난 스트레스를 받을 것이다. 그들은 내가 화학요법 치료를 거부하면 "아무것도 하지 않은 채 수동적으로 암이 다시 재발하기만을 기다린다"고 생각하고 전전긍긍할 것이다. 그러나 나는 달랐다. 오히려 화학요법 치료야말로 내가 수동적으로 받아들여야 하는 것이었다.

나는 많은 환자가 죽는 이유는 종양학 전문의의 권유를 수동적으로 받아들이거나 사랑하는 사람들의 기분을 상하게 할지도 모른다는 두려움 때문이라는 사실을 깨닫게 되었다. 생각보다 이런 경우가 많다. 친척이나 친구들은 단지 의사가 권했다는 이유만으로 고용량의 화학요법 치료를 받아야 한다며 자신들의 개인적인 의견으로 당신이 해야 할 일을 간섭하려 든다. 또는 선의로 그런 것이긴 하지만, 화학요법도 다른 방법으로 사용되면 훨씬 효과적일 수 있음에도 불구하고 아예 화학요법을 그만두라고 종용하기도 한다. 종양학 전문의는 최대용량 아니면 일시적 완화용량, 둘 중 하나만 투여를 한다. 대부분의 경우 너무 많거나 너무 적은 양으로 완치를 이끌어낼 수 없다. 도대체 합리적인 중간은 어디에 있단 말인가? 암은 죽이면서 면역계를 황폐화시키지 않는 용량 말이다. 혹시 다른 치료와 함께 저용량의 정기적인 화학요법 치료를 시행한다면 가능하지 않을까?

사람이 아프면 주변 사람들의 희망 사항을 들어주고 돌보아 줄 수 없어 논쟁이 벌어지곤 하기 마련이다. 물론 우리 가족은 내가 암을 극복하고 살기를 바랐고, 감사하게도 그들은 항상 나의 결정에 찬성하지는 않았어도 나에게 간섭하지는 않았다. 가족들은 내 암이 곧 재발할 것이며 죽음이 다가올 것이라고 예상하였다. 가족 중 의사인 이들은 나의 암은 완치될 수 없으며 시한부라는 이야기를 들었고 그대로 믿었다. 가족들은 나에게 뭐라고 말해야 할지 모르는 채, 제인이 스스로 상황을 더 악화시키고 죽음을 앞당기는 건 아닌가 하며 조용히 나를 지켜보고 있을 따름이었다.

화학요법 치료는 암의 크기를 줄여 준다. 이것에 대해서는 반론의 여지가 없었다. 하지만 화학요법 치료가 과연 암을 완전히 제거할까? 4기 암 환자에게 화학요법 치료를 하면 암은 이전보다 더 빨리 더 난폭하게 돌아온다는 글을 읽은 적이 있다. 이것은 화학요법 치료와 방사선치료는 암 줄기세포(cancer stem cell)를 제거하지 못하기 때문이다. 담당 종양학 전문의도 화학요법 치료는 무딘 연장과도 같아서 부가적인 손상을 많이 입힌다는 데 동의했다. 하지만 그렇다고 다른 방법을 제시하지도 못했다. 이놈의 암 줄기세포는 도대체 어떻게 공격해야 한단 말인가? 이것들을 굶기면 반응이 올까? 암을 굶기는 영양 치료제나 식이요법이 있을까?

1999년 당시에는 저용량의 화학요법 치료는 아예 선택지에 없었다(이것은 분명히 효과적이고 면역계에 손상을 덜 준다는 훌륭한 증거가 있는데도 불구하고 여전히 아직도 받아들여지지 않고 있다). 그래서 나의 선택은 고용량의 화학요법 치료를 받든지, 아니면 아예 화학요법 치료를 받지 않든지 둘 중 하나였다. 암은 강력한 적군인지라 정말이지 가장 잔혹한 치료가 필요하다는 것이다. 비록 그것이 이 환자에게 엄청난 고통을 가할 수 있더라도 말이다. 그렇지 않으면 어떻게 물리칠 수 있겠는가? 저용량은 분명 효과가 없으리라는 것이다.

하지만, 나의 내면에서는 분명히 또 다른 방법이 있을 것이라는 목소리가 들려왔다. 처음에는 고용량으로 시작하다가 점차로 줄여나갈 수 있지 않을까? 아마도 몇 달 후에, 치료에 대한 반응이 좋으면 용량을 줄여달라고 의사를 설득할 수도 있을 것이다. 이 정도 타협은 괜찮은 것 같았다. 화학요법의 부작용을 과장되게 호소하면서 종양학 전문의를 설득해 보면 될 것 같았다.

나는 생존하려면 면역계를 증진시키는 것이 열쇠임을 알고 있었다. 면역계는 우리 몸의 궁극적인 조절 시스템이자 퍼즐의 마지막 조각으로 자연적으로 암세포들을 몰아내는 데 꼭 필요했다. 반면 고용량의 화학요법 치료는 면역계를 파괴하며, 통계자료들은 고용량 화학요법은 나와 같은 거의 모든 4기 암 환자의 치료에 실패했다고 명백히 말하고 있었다. 암의 크기가 줄어들면 내 몸이 암에 더 쉽게 대항할 수 있게 되는 걸까? 나는 스스로에게 그렇게 말해 보았지만 별로 믿어지지 않았다.

또한, 스트레스 호르몬인 코티솔(cotisol)을 감소시키는 것도 필수적이었다. 장의 면역체계를 GALT(장관관련 림프조직, Gut Associated Lymphoid Tissues)라고 하는데 이는 면역계의 핵심 허브이다. 코티솔이 올라가면 장의 림프구가 억압된다. 내가 읽은 자료 중에는 간헐적 단식을 하거나 음식의 양을 줄이면 면역계에 많은 도움이 된다는 내용이 있었다. 나는 깔레부 박사의 조언에 따라 나는 섭취하는 음식의 양을 많이 줄였다. (박사는 오후 3시 이후에는 음식을 먹지 말라고 했지만) 나는 저녁 6시 이후부터 음식을 먹지 않았고 아침은 되도록 늦게 먹었다. 또한, 약효가 있는 버섯, 잎새버섯 D-프랙션(maitake D-fraction), 베타글루칸(β-glucan), 쌀겨 추출물인 MGN3(바이오브란), DHEA를 복용했으며 자기 전에는 멜라토닌을 복용했다. 이는 모두 NK 세포 수를 증가시켜서 화학요법 치료로 망가진 면역계에 도움을 주기 위한 조치였다.

나는 긍정적이고 낙관적으로 보였지만, 속으로는 치솟는 스트레스에 시달리고 있었다. 계속 많은 양의 연구를 하면서 지쳐 갔고 끊임없이 절망적인 생존율 통계를 접했다. 아무리 노력한다 해도 냉혹한 현실은 나를 며칠 동안 무기력하게 만들곤 했다.

나는 6개월 정도 이렇게 노력한다면 무언가 성취할 수 있을 것 같았다. 죽음의 망토는 내가 잠시라도 부주의하면 언제든지 나를 질식시킬 것 같았지만, 암을 이기려면 나는 내 모든 것을 집중해야 했다. 어떤 이는 내가 암을 휘어잡으려면 180일 동안 영혼의 어두운 날들을 보내야 할 거라고 말했다. 내가 그때까지 살아 있을 수 있을까? 끝을 알 수 없는 심연의 한자락이 이미 보이고 있었고 영혼은 이미 침울 속에 잠겼다.

나는 이런 부정적인 감정을 빨리 비워내야 했다. 나는 죽음에 대한 우울한 생각으로 자신을 고문하고 있었다. 암은 정말이지 모든 것을 집어삼킨다. 기쁨과 즐거움, 웃음을 위한 소중한 시간은 거의 허락하지 않는다.

최면 치료가 유용하다는 글을 읽은 것이 기억나서, 푸트니에 있는 유명한 최면치료사를 찾아갔다. 그는 정말 훌륭한 치료사였다. 치료가 끝나면 그는 매번 집에서 다시 볼 수 있도록 치료 영상이 담긴 비디오테이프를 건네주었다. 내가 처음 최면 치료를 시작할 때, 나의 미래 시간선은 6개월 이후에 멈춰 있었다. 하지만 최면 치료를 받으며 나는 내 미래는 수십 년간 지속할 수 있다고 믿게 되었다. 최면 치료 덕분에 식사량이 증가했고 더 많은 물을 마시게 되었다. 나는 사실 거의 탈수로 지내고 있었다. 치료사는 또한 내 몸속을 돌아다니고 있는 백혈구들에 초점을 맞추었다. 나는 시각화를 통하여 나의 백혈구들을 저 끔찍한 침입자를 하나씩 하나씩 제거하는 당당한 군인으로 여기게 되었다.

최면 치료와 더불어 영적 치유도 받았다. 명상을 배웠고, 공원에서 산책을 즐겼으며, 자연에서 많은 시간을 보냈다. 사람들이 비 내리고 바람 부는 날씨를 싫어할 때도 나는 옷을 따뜻하게 챙겨 입고 미소를 띤 채로 공원을 돌아다녔다. 대자연은 놀라운 치유의 능력을 나에게 선사하고 있었다. 나는 모든 사람이 별것 아닌 일상으로 치부하는 것들 속에서도 아름다움을 보게 되었다. 아침 이슬들의 영롱한 반짝임, 초록빛 가득한 나뭇잎들, 푸르른 나무들과 언덕들의 장엄한 광경, 요트를 타고 나가면 일어나는 반짝이는 물보라들. 사람들은 왜 불평을 할까? 왜 사람들은 아침에 일어나서 자신이 살아 있다는 사실에 기뻐하지 않을까? 다들 세상살이가 너무 바쁜 나머지 하나님이 창조하신 창조물의 일부로 살아간다는 사실이 얼마나 믿을 수 없는 놀라운 축복인지 깨닫지 못하는 것처럼 보였다.

나는 종종 풀밭에 누워 하늘을 보며 내가 저 무한한 우주와 연결되어 있다는 것을 느꼈다. 나라는 존재는 얼마나 보잘것없고 작은 존재인가! 나는 어린아이의 눈으로 삶을 바라보며 다시 태어난 것만 같이 느꼈다.

암이 폐로 전이되었다는 것을 알고 난 후 3개월 동안 정말 많은 공부를 했다. 영양 치료제 목록은 끝이 없이 늘어났다. 나는 암세포 주위는 가능한 한 살기 힘든 지역으로 만드는 반면 나머지 신체는 최대한 잘 기능하여 주길 원했다. 나는 더더욱 당지수가 낮은 음식으로 식단을 짰고, 단순당과 염증반응을 유도할 수 있는 음식은 모두 제외했다. 이렇게 식사를 했지만 놀랍게도 나는 배고픔을 느끼지 않았다. 오히려 나는 에너지가 더 넘쳐났다. 나는 정말 살아 있음을 느낄 수 있었다!

1999년 당시에는 건강한 음식을 구매하는 것이 무척 힘든 일이었다. 선택지는 극히 제한되어 있었다. 심지어 사람들은 녹차에 대해서조차 들어 본 적이 없었다. 카페에서 녹차를 주문할 때마다 종업원은 멍한 표정으로 나를 쳐다보면서 물었다. "페퍼민트 차를 말씀하시는 건가요?" 나는 외출할 때마다 영양 치료제가 든 조그만 봉지와 함께 녹차 티백을 가지고 다녔다.

나는 여전히 혈당을 떨어뜨리기 위한 영양 치료제를 찾고 있었다. 점점 의학계가 너무 분명한 사실을 무시하고 있다는 사실이 명백해지는 것 같았다. 당뇨환자들은 암에 걸릴 확률이 1/3이나 더 높았다. 당뇨 환자는 인슐린과 혈당이 높은데, 이 둘은 암을 성장시키는 연료이기도 때문이다. 내가 문제를 너무 지나치게 단순화시키는 것일까? 아니다. 나의 내면의 지혜는 나에게 당뇨약들은 암 환자의 혈당을 조절하는 데 도움을 줄 것이라고 말했다.

나는 당시에 메트포민(metformin)에 대해 전혀 모르고 있었다. 당뇨 환자는 인슐린을 처방받아야 한다고만 알고 있었다. 그러나 인슐린은 암이 더 많은 당을 먹을 수 있도록 불을 지피는 역할을 하는 것으로 보였다. 그러므로 인슐린은 답이 아니었다. 나는 좀 더 자연적인 방법과 영양 치료제, 혹은 인슐린을 증가시키지 않고 혈당을 떨어뜨릴 수 있는 식이요법을 원했다.

그러다가 나는 한 저널에서 고대 중국 전통의학에서 이용하던 추출물에 대한 연구자료를 읽게 되었다. 이 추출물은 서양에서는 암 치료를 위해 아직 한 번도 사용된 적이 없었지만, 나의 혈당조절에 도움을 줄 수 있을 것 같았고 다양한 항암 효과도 가지고 있었다. 이것이 앞으로 나의 암 치료의 모든 측면을 도와줄 수 있을 것 같았다.

7

베르베린과 협상

Summoning My Inner Dragon

베르베린(berberine). 중국에서는 수 세기 동안 설사와 여러 감염 질환에 사용됐으나 서양에는 거의 알려지지 않은 이 약초 추출물을 내가 발견한 것은 예상치 못한 수확이었다. 나는 나의 종양에 관하여 종양학 전문의에게 집요하게 질문을 해왔었다. 나는 암에 대한 생물학적 기초뿐만 아니라 나의 종양이 무엇으로 어떻게 구성되어 있는지, 세포의 종류는 무엇인지, 얼마나 빨리 분열하는지, 암이 두 배로 자라는 시간은 어떤지 등을 꼭 알기 원했다. 모든 정보를 취합한 결과 나의 종양이 각질화 종양(keratinising tumor)임을 확인할 수 있었다. 케라틴(각질)은 머리카락, 손발톱, 피부에서 발견되는 단백질이다. 또한, 나의 종양은 상피암(epithelial cancer), 즉 표재성 종양에 해당했다.

종양학 전문의의 말을 유심히 들어보니 내 종양이 건선과 놀랄 만큼 유사한 성격을 지니고 있음을 깨달을 수 있었다. 이들은 모두 편평상피세포로 구성되어 있다. 둘 다 염증 및 빠른 세포 전환(cell turnover), 케라틴의 과잉 생산 등과 관련되어 있다. 매우 흥미로운 점이었다. 그렇다면 혹시 건선 치료법들이 암 치료에도 효과가 있지 않을까? 나는 이 문제를 파고들어 보기로 했다.

하루는 건강 저널을 넘겨보던 중 건선에 관한 논문을 하나 보게 되었다. 1999년 2월 약초학회지(Journal of Herbal Medicine)에 닥터 마허 수카(Dr Maher Succar)가 게재한 논문으로서, 저자는 우크라이나에서 교육받았고, 웨스트민스터 대학교에서 중국의학 약초학을 가르치고 있었다. 그는 특정한 식물 추출물이 건선 환자의 80%에게서 치료 효과를 드러내었다고 기술하고 있었다. 그 식물은 바로 **뿔남천**(오리건포도, **Mahonia aquifolium**)으로 주성분은 베르베린(berberine)과 베르바민(berbamine)이다. 그는 다음과 같이 기술했다.

> *최근에 과학자들은 **뿔남천**의 껍질과 뿌리 추출물에 있는 베르베린, 프로토베르베린(protoberberine), 베르바민, 옥시칸틴(oxycanthine) 등에 강력한 항균 및 항진균 효과가 함유되어 있음을 밝혀냈다.*
>
> *세포배양 연구를 통해 이러한 알칼로이드가 다양한 종양세포의 성장을 억제할 뿐만 아니라 강력한 항산화 작용을 통해 각질 형성 세포(비정상 피부 세포)의 성장을 억제하고 염증을 완화한다는 것이 증명되었다. 이러한 알칼로이드의 작용은 **뿔남천** 추출물이 다양한 피부질환(건선, 피부염, 습진, 진균성 피부질환)뿐만 아니라 소화계 질환과 혈액 질환 치료에 성공적으로 사용되어왔던 이유를 설명해 준다.*

더욱 내 관심을 끄는 내용이었다! 나는 자세를 바로 하고 흥미로운 내용으로 가득한 그 논문을 계속 읽어 나갔다. 그 물질은 또한 단지 종양세포 억제에만 효과가 있는 것이 아니었다. 사실 모든 암 환자들은 위장관에도 문제가 있기가 쉽기에 그것이 소화계 질환에도 도움을 준다는 사실이 더욱 반가웠다. 어쩌면 이 추출물은 진균, 기생충, 기타 다른 세균과 미생물을 죽이는 데 도움을 주는지도 모른다. 면역 시스템에 있어서 건강한 소화기관은 그 무엇보다도 중요하다.

Succar 박사는 계속해서 다음과 같이 쓰고 있었다.

"미국과 캐나다 연구진들은 뿔남천이 항진균 약초 중에서 다섯째 안에 드는 강력한 효과를 보이며, 건강한 지방 대사를 증진한다는 것을 밝혀냈다. 미국국립보건원(NIH) 산하의 미국암협회(NCI)의 과학자들은 뿔남천이 리폭시지네이스(lipoxygenase)와 지질 과산화수소를 억제함을 증명했고, 이러한 효과가 뿔남천이 건선 치료에 유익한 이유를 설명해 주는 가장 중요한 요인일 수 있다고 보고했다."

와우. 분명 엄청난 효과였다.

1995년 작성된 논문에서 베르베린에 대한 더 놀라운 사실을 발견할 수 있었다. 나는 엄청나게 흥분된 마음으로 우연히 발견한 그 글을 읽어 내려갔다. 중국 창춘의 연구진이 베르베린이 혈당도 감소시킨다는 사실을 발견하였으며, 이 연구를 이끌었던 과학자는 당뇨 환자의 설사를 치료해 왔던 Ni Yanxi였다.

베르베린은 혈당을 낮춰 주고, 염증을 줄여 주며, 지방 대사를 원활하게 하고, 장 안에 있는 미생물도 물리칠 **뿐 아니라** 암과도 싸워 주는 것이었다. 정말 놀라웠다. 내가 필요로 했던 바로 그것이었다.

이 논문에 의하면 혈당 강하 효과는 300~500mg 용량을 하루 세 번 복용할 때 나타났다. 2g까지 용량을 높여도 부작용은 전혀 없었다. 완벽했다. 그리고 이 물질은 설사에도 효과적이었다. 그러면 당뇨뿐 아니라

장 감염에도 도움이 된다. 나는 면역력에 장 건강이 매우 중요하다는 사실을 알고 있었기 때문에, 비록 설사 증상은 없었지만, 잠재적 위험성을 가진 장 속의 유해균을 없애고 싶었다. 내 면역 시스템이 암이라는 표적을 제대로 겨냥할 수 있기를 바랐던 것이다.

뿔남천(Mahonia aquifolium, 오리건포도)과 그 성분인 베르베린 및 옥시칸틴의 전체적인 효과는 매우 고무적인 것이었다.

뿔남천과 그 성분인 베르베린 및 옥시칸틴의 전체적인 효과

- 염증 감소
- 혈당 감소
- 항균 및 항진균 효과
- 강력한 항암 활성 능력
- 지질 성분 및 지방 대사 개선
- 각질화 세포 감소 및 건선 개선
- 장 건강 증진(장누수 증후군 개선)

이런 보충제를 어떻게 좋아하지 않을 수 있겠는가? 나는 만약 모든 사람이 이것을 복용한다면 의사들이 직업을 잃을지도 모른다고 생각했다. 나는 어서 이 물질을 찾아 복용하고 싶었다.

베르베린이 장 건강과 염증, 혈당 감소에 도움을 준다면 여러 가지 암 치료에도 도움이 될 것이다. 나는 그날 저녁 무척 흥분한 목소리로 남편 앤드류에게 모든 사실을 얘기했다. 그는 너무나 기뻐하는 나를 보며 함께 기뻐하면서도 한편으로는 그것을 사용하는 사람이 아무도 없다는 점에 우려를 보였다.

"당신은 베르베린이 정말 효과가 있을 거라고 확신해요? 서양에는 그것에 대한 임상시험이나 연구가 전혀 없는데…"

"하지만 그렇다고 안 좋을 게 뭐가 있겠어요? 베르베린은 수 세기 동안 중의학에서 널리 사용됐어요. 어쩌면 우리는 동양의학에 너무 무관심하고 그것을 무시하는지도 몰라요. 무작위 임상시험에만 그렇게 의존적이고 말이에요."

"왜 서양에선 자연 약초요법을 사용하지 않았던 걸까요?"

"왜냐하면, 돈 되는 것이 없으니까요. 시장에 내놓을 만한 신약이 아닌 거지. 나는 그 약제들이 분명히 매우 강력하고 효과적이라는 사실을 의심하지 않아요. 사실 현대 의약품은 대부분 식물에서 유래한 물질을 본떠서, 비슷하게 합성해서 특허를 받은 것들이에요. 나는 이 물질을 꼭 찾아서 복용하고 효과가 어떤지 확인해 볼 작정이에요."

나는 멋진 통합의학 의사인 깔레부 박사에게도 뿔남천에 대해 알렸다. 예전에 처음 그분을 만났을 때, 나는 그분이 단번에 반대한다고 말할 것을 예상하면서 내가 복용하고 있는 수많은 영양 치료제들의 리스트를 내밀었는데, 예상 밖으로 그분은 훨씬 더 많은 보충제를 권해 주었다! 그분은 이번에는 곰곰이 생각에 잠겨 수염을 쓰다듬더니 베르베린이 "매우 흥미롭다"라고 말했다.

내게는 베르베린은 흥미로운 것 이상으로 보였다. 나는 내가 토끼굴 바닥에서 "나를 마셔요"라는 글귀가 붙여진 병을 발견한 이상한 나라의 앨리스처럼 느껴졌다. 말기 암 환자로서 상자 안에 갇힌 것처럼 느끼고 있던 내게 베르베린은 마치 마법의 약처럼 느껴졌다. 나는 마법의 약을 먹고 작아져 버리고 싶진 않았지만, 그 약이 내 몸속에 도사리고 있는 작은 종양들을 작아지게 해준다면 너무나 반가운 일이었다! 나는 건선 환자들을 위한 웹사이트를 찾아서 베르베린을 주문했다.

요즈음 연구자들은 베르베린의 항암 효과뿐 아니라 PPAR 감마 작용제(peroxisome proliferator activated receptor γ), 항바이러스, 항균, 항진균 및 항염증 효과 등 베르베린의 놀라운 잠재력을 탐구하는 데 몰두하고 있다. 현재 많은 약초학자들이 베르베린이 세계에서 가장 강력한 보충제라고 말하고 있으며 베르베린을 처방약으로 만들려는 움직임도 있다. 물론 이것은 거대 제약산업이 우리의 선택을 제한하려는 전략이다.

나는 뿔남천이 항암제의 효과를 얼마나 증진할지 정확히 알지 못한 채, 화학요법 치료가 시작되기 직전에 뿔남천을 복용하기 시작했다. 이제 앞으로 6개월 동안 최대용량의 젬시타빈, 시스플라틴, 5FU('five foot under'라는 애칭으로 알려져 있다)를 항암제로 투여받을 예정이었다. 휴… 내가 과연 감당할 수 있을까? 생각하기만 해도 절로 움츠러들었다. 5년 전 화학요법을 받을 때 너무나 고생을 했던 경험이 있으므로 이번에도 어떠할지 충분히 예상할 수 있었다. 게다가 이번엔 용량도 더 크고 기간도 더 길 것이다.

당시 나는 베르베린이 칼슘 통로 차단제 역할 또한 한다는 것을 전혀 모르고 있었다(당시에는 과학자들도 이 사실을 모르고 있었다). 이 사실은 몸에 주입된 세포독성 항암제가 암세포 안에 더 오랫동안 머무르게 된다는 것을 의미한다. 항암제는 암세포가 열심히 분열할 때 그 활동을 '붙잡고 있어야' 하며, 그렇게 암세포를 붙잡지 못하면 효과가 떨어진다. 그래서 비록 고용량의 화학요법제가 면역 시스템을 손상할지라도, 의사는 독성과 효능 사이의 균형이 맞는 한에서는 최대내성 용량을 투여하기를 선호한다.

신체의 모든 세포는 분열하기 전에 휴지기를 갖는다. 케모 칵테일(여러 가지 화학요법제를 섞은 것)은 여러 종류의 세포독성 약물들로 구성되어 있어서 서로 다른 암세포 분열 단계에서 각각 작용한다. 따라서 세포 안에 항암약물을 오래 유지해 놓을수록 암세포가 분열하는 동안 붙잡아 죽일 기회가 더 많아진다. 암세포는 건강한 세포보다 휴지기는 훨씬 짧고 활성기는 더 길다. 그래서 빨리 분열하는 다른 세포들 즉, 장(우리 면역의 중심)의 점막 세포와 털 세포 등도 손상을 입기 쉽다.[15]

고용량 화학요법은 단지 종양의 크기만 줄일 뿐 암의 중심이나 마찬가지인 줄기세포 전혀 감소시키지 못한다. 방사선치료와 화학요법을 함께 이용하는 전통적인 치료는 이러한 세포들, 즉 빨리 분열하는 명백한 암세포와는 다른 행태를 보이는 세포들을 처리하지 못하고 남겨 놓는다. 대부분의 화학요법은 암을 완치시키지 못하며[16](급성림프모구 백혈병에서는 화학요법이 작용하는 진짜 이유에 대해서는 2부에서 설명하고 있다), 4기 암의 경우는 완치율이 0이다. 통계를 살펴보아도 이득이 없음이 명백한데 이게 정말 할 만한 가치가 있는 것일까? 독성 종양용해 증후군으로 인한 사망 위험은 말할 것도 없이, 면역력 저하나 위장관 손상, 신경병증, 청력 이상, 심장 손상 등의 지독한 부작용 없이 항암치료를 더 효과적으로 만들 방법은 무엇일까?

또한, 나는 의료 전문가들이 대부분은 환자의 생존과는 큰 연관이 없는 종양의 크기에 지나치게 집착하는 것도 우려되었다. 암을 굶기는 식이요법과 보충제 섭취로 언젠가 미래에 재발할 수밖에 없는 종양의 발생을 멈추게 할 수도 있을 텐데 말이다.

내가 종양이 자라는 데 필요한 영양소를 공급하지 않는다면, 독성 화학요법을 받지 않고도 암세포를 굶겨 암을 제거할 수 있지 않을까? 왜 이들은 내 건강의 수많은 다른 영역에는 전혀 관심이 없는 것일까? 예를 들면 애초에 암이 발생한 이유를 찾으려 한다든지… 어째서 비타민D 수치와 같은 혈액 내 비타민 수치를 검사조차 하지 않는 것일까?

나에게는 암세포를 굶기는 방법이 완벽하게 논리적인 접근법으로 보였다. 사실 최근의 연구들은 화학요법 전 금식이 언젠가는 표준적인 시술이 될 것을 보여 주고 있다. 그러나 의료 전문가들은 암 자선단체들이 자신들이 만든 식이요법을 특허를 내어 상품화한 후에야 그것에 대해 알게 될 것이다(그들은 환자들에게는 식이요법이 효과가 없다고 말하면서도, 뒤에서는 특허를 받으려고 연구하고 있다). 적절한 식이요법은 정상세포를 보호해 주고 면역세포를 더욱 활성화하며, 부작용을 줄여 준다. 남부 캘리포니아에서 노인학 교수로 있는 발터 롱고(Valter Longo) 교수는 처음에는 음식 섭취 감소가 가져오는 항노화 효과를 연구하다가, 이후에는 화학요법 전 3일 단식 요법에 관해 연구하기 시작했다. 그 결과는 상당히 고무적이어서 그는 지금 단식 모방 식이요법(fasting-mimicking diet)을 주창하고 있다. 대사적 암 치료 분야의 선구적 연구자인 토마스 세이프리드(Thomas Seyfried) 교수 역시 케톤형성 식이요법으로 암을 굶기는 치료를 지지하고 있다.[17] 1999년 깔레부 박사는 내게 오후 3시부터 금식할 것을 제안하여 몇 주 동안 그렇게 했다. 그의 논리는 간 기능은 아침에 더 효율적이며 저녁에는 음식 소화가 더 어렵다는 것이었다. 또한, 저녁 식사 후에 소파에 축 늘어져서 TV나 보면서 먹은 음식을 연소시키지 않는 것은 좋지 않다는 것이었다.

나는 1999년까지도 케톤형성 식이(키토제닉 식이)란 말을 들어 본 적이 없었고 케톤을 만들어 내는 것에도 큰 관심이 없었다. 당시 나의 식단은 요즈음 구석기 식단(Paleo diet, 팔레오 다이어트)라고도 불리는 것으로서, 고대 인류가 먹었던 음식처럼 단순 당뿐 아니라 염증성 음식을 제거하고 IGF-1을 낮출 수 있는 식단이었다. 나의 최우선순위는 식후에 인슐린이 급격히 상승하는 위험한 상황을 막고 혈당을 낮춰서 어떤 작은 암세포라도 혈당을 섭취하지 못하도록 하는 것이었다.

이 당시에 나의 종양 수치는 낮았다. 그러나 나는 수많은 환자가 딱히 나쁜 의도가 없는 의사들이 하는 말을 그저 믿고서 "이제 암이 없어졌다"라고 생각하며 암이 재발하지 않게 하는 대책을 전혀 세우지 않고 있는 것을 자주 보았다. 하지만 나는 암이 힘이 빠지고 약해졌을 때 세게 한 방 더 날려서 없애 버리고 싶었다. 불가피한 재발을 예견하는 통계 수치를 내가 바꿀 수 있을 거라는 확신이 들었다. 화학요법 방식을 바꾸는 것, 예를 들어 덜 공격적인 약물을 사용한다든가, 용량을 낮춘다든가 아니면 약물 주입 사이에 더 긴 휴식 시간을 주든가 하면 암을 굶기고 면역 기능을 회복할 수 있는 시간을 확보할 수 있을 것이다. 나는 어떻게든 화학요법제의 용량을 낮추고 싶었다. 그래야 구역질도 적어질 것이고, 이론적으로는 화학요법과 다른 치료를 병행하기 쉬워질 것이기 때문이다. 그러면 효과가 더 좋아져서 여러 방면에서 암을 공격할 수 있을 것이다. 하지만 안타깝게도 나는 그런 선택을 할 수가 없었다.

녹차의 성질은 정말 내게 마법처럼 보였다. 녹차는 화학요법의 효과를 증진할 뿐 아니라 성장 억제제로서 작용하기 때문에, 녹차의 주요한 추출물인 에피갈로카테킨 갈레이트(EGCG, epigallocatechin gallate)와 카테킨 갈레이트(CG, catechin gallate)는 혈관내피성장인자(VEGF)를 억제한다. 그러나 녹차의 효과는 단지 신생혈관생성(angiogenesis)을 막는 것 이상이었다. 나중에 내가 발견한 바로는 EGCG와 CG 모두 글루탐산 탈수소효소(GHD, glutamate dehydrogenase) 억제제이다. 글루탐산은 글루타민(glutamine)의 전구체로서, 글루타민은 포도당과 함께 암이 성장하기 위해 연료로 사용하는 핵심 영양소이다.[18]

비록 나는 암에서의 비정상적인 경로(mTOR)나 다른 대사 경로에 대해 아무것도 몰랐지만 이러한 경로들을 억제하는 보충제들을 항암 중에 이미 많이 복용하고 있었다. 베르베린, 수산화구연산염(hydroxycitrate), 김네마(gymnema), 피크노제놀(pycnogenol) 등이 그것이다. 나의 종양학 전문의는 예상 밖으로 내가 힘들어하지 않아서 무슨 일을 하고 있는지 궁금해했지만 나는 말하기가 두려웠다. 대부분 종양학 전문의들은 습관적으로 부정적인 상황을 예상하곤 한다. 나는 그런 말을 듣고 싶지 않았다. 나는 내가 한 선택이 효과가 있으리라 확신했고 모든 것을 깔레부 박사와 함께 한 번 더 점검했다. 그러나 담당 전문의 앞에서는 아무것도 안 하는 척 숨죽이고 있었다. 그분에게 사실대로 말하지 못하는 것 때문에 마음이 매우 편치 않았다.

뒤늦게 깨달은 것이지만 놀랍게도 지난 3~4년 동안 메트포민(Metformin)과 자연적으로 동일한 물질인 베르베린에 관하여 많은 연구결과가 발표되었다. 그래서 나의 화학요법에 가장 큰 효과를 낸 것이 베르베린이었던 것 같다고 정직하게 말할 수 있다. 물론 여러가지 복용했던 모든 것들이 복합 효과를 내거나 시너지효과를 보인 것일 수도 있다.

암을 굶기는 것, 암이 영양소에 접근하는 것을 어렵게 하거나 불가능하게 만들어 스트레스를 주는 것, 그러고 나서 항암제로 회심의 일격을 가하는 방법이 성공적인 치료법이라는 확신이 더 들게 되었다. 물자 공급을 먼저 차단하여 두꺼운 방어막을 약화시키지 않은 채 왜 에너지와 자원을 낭비해야 하는가?

그동안은 환자가 죽지 않고 버틸 수 있는 한도 내에서 가능한 많은 화학요법제를 투여해야 한다고 생각해 왔다. 그러나 요즈음 전문가들의 의견은, 화학요법제의 용량을 50~70% 줄여서 주기적인 휴지기를 가지면서 장기적으로 투여하는 것이 동등한 효과를 내면서도 부작용은 적다는 것이다. 특히 다른 약물이나 치료법들과 병행한다면 더욱 그렇다.[19] 그러나 종양학 전문의들에게는 고용량 화학요법이 유일한 방법으로서 각인되어 있으므로 그들은 충분한 근거가 꽤 오래전에 나왔음에도 불구하고 화학요법제 용량을 줄이기를 두려워한다. 만약 그들이 기존의 방법과 다른 이런 길을 택한다면 동료들의 질책과 조롱에 직면해야 할 뿐만 아니라, 환자가 소송을 걸거나, 동료 의사들이 프로토콜대로 따르지 않았다고 제소할 수도 있고 그러면 의사면허를 잃을 위험에 처할 것이다. 사실 이것은 호주의 어떤 의사가 실제로 겪은 일이다. 어찌 보면 지난 50년 동안 암 치료 방식이 거의 변하지 않은 것은 그렇게 놀라운 일이 아니다.

내가 화학요법을 그만둔다면 의사의 지시를 직접적으로 어기는 것이었다. 그러나 나는 본능적으로 고용량 화학요법이 틀린 방법이라고 느꼈다. 고용량 화학요법에 응하면 내 몸에 대적하는 것처럼 생각되었다. 하지만 나는 내 담당 전문의에 대한 존경심 또한 매우 깊었다. 그분의 말은 매우 설득력 있었다.

"항생제 치료받는 거랑 똑같이 생각하시면 돼요. 꼭 그 과정을 다 마쳐야 합니다." 그분은 이렇게 말했다. 남편이나 친척들에게 화학요법을 그만두겠다고 말할 때도 그들은 너무나 걱정되었던 나머지 나와 이런 식의 논쟁을 하게 되곤 했다.

"하지만 항암제가 나를 죽일 수도 있잖아요! 내 면역체계가 망가져서 제가 다시는 회복하지 못하면 어떡하죠?”

“네, 저도 역시 화학요법으로 인해 당신이 죽게 되진 않을까 걱정이 됩니다. 그러나 이것이 우리가 당신을 위해 제공할 수 있는 최선의 방법이에요.” 그분은 계속해서 나를 설득했다.

아이고… 물론 이러한 상황을 예상치 못한 것은 아니었다. 하지만 정말 이것만이 유일한 방법일까? 지금은 2000년대인데, 화학요법은 중세 암흑시대부터 내려온 고문처럼 느껴졌다.

그래서, 여전히 꺼림칙한 마음으로 치료를 받기 시작했다. 부작용을 완화하는 데 도움이 되는 모든 방법을 동원했지만 두려운 것은 어쩔 수 없었다. 그때는 화학요법 전 3일 단식이 면역 시스템을 유지하고 부작용을 줄여 준다는 초기 연구를 아직 접하지 못했던 때였다.

나는 몸이 힘들다고 느끼지 않을 때도 계속해서 영양 치료제를 복용하려고 노력했다. 또한, 규칙적으로 걷기 운동을 하고 미니 트램펄린에서 뛰기 운동을 하여 체내 산소와 에너지를 높이고 기분도 좋게 유지했다. 또한, 가능하면 주말에 요트도 탔다. 물론 가발이 바람에 날아가지 않게 조심하면서!

베르베린은 또한 화학요법의 불가피한 부작용인 장누수를 치유하는 데에도 매우 유용하다. 글루타민도 역시 소량으로 복용한다면 화학요법 중에 유용한 보충제이다. 글루타민은 장에서 흡수가 매우 잘 된다. 비록 어떤 암은 글루타민을 연료로 사용하지만, 포도당과 같은 방식으로 암세포를 ‘먹이는’ 것은 아니다.[20] 글루타민은 장 점막층의 회복을 돕고 미생물 층을 더 좋게 유지해서 나의 소중한 면역 시스템 기능을 향상하고, 내가 더 오랫동안 생존할 수 있게 도와줄 것이다.

암을 굶기는 보충제들인 베르베린, EGCG, 김네마 실베스터(당살초, gymnema sylvestre), 수산화구연산염, 피크노제놀, 실리비닌(silibinin)과 저탄수화물 식단은 주치의나 내가 기대했던 것보다 화학요법의 효과를 훨씬 더 높여 주었다. 너무나 기쁘게도 첫 항암 후 혈액 검사 결과, 거의 600이었던 종양표지자 수치가 정상 범위 150 아래인 130까지 급격히 떨어졌다. 수치가 정상 범위 안으로 들어왔다는 사실은, 비록 그것이 거짓 희망이나 일시적인 유예일 가능성이 있다 해도 내게 큰 위안이 되었다.

화학요법 치료만으로는 나와 같은 암종을 결코 완치시킬 수 없고 단지 잠시 뒤로 밀어 둘 뿐이다. 그러나 작은 전투를 하나 승리했고 충분히 축하해도 좋을 시점이었다. 앤드류와 나는 그날 저녁에 인근 이탈리아 레스토랑에서 식사하며 조용히 축하하는 시간을 가졌다. 이런 상황이라면 고용량 화학요법을 시도해도 괜찮을 것 같았다.

물론 아직은 내가 전쟁에서 완전한 승리를 거두었을 가능성은 거의 없었다. 비록 그렇게 생각하고 싶은 유혹이 느껴졌지만 말이다. 이후 두 달 동안 독한 항암 주사를 맞으며 나는 몸이 점점 더 힘들어지는 것이 느껴졌다. 그때는 이미 머리카락은 완전히 빠진 상태였고 구역질도 참기 어려울 정도로 심해졌다. 주치의와 내가 두려워했던 대로 최대내성 용량이 나를 결국 죽이고 말 것인가?

더는 안 되겠다 싶었다. 몸과 마음이 땅으로 꺼지는 것만 같았고 더 동기부여도, 주도권도 느낄 수 없었다. 나는 다시 허약해질 대로 허약해져서 수동적이고 순종적인 환자가 되고 말았다. 어떻게든 다시 활력을 되찾아 나의 권리를 누리고 내 방식대로 화학요법을 해야 했다.

그때 나는 매우 곤란하고 어려운 상황에 처해 있었다. 한번 결정을 잘못 내리면 영구적인 장애 혹은 죽음에까지 이를 수 있었다. 그러나 나는 내가 선택한 방법에 더 마음이 갔다. 저용량 화학요법도 같은 효과를 내면서 부작용은 덜할 것이 확실했다.[21]

어떻게든 담당 전문의를 설득해서 용량을 낮춰야만 했다. 그러나 그분은 고집이 셌기 때문에 쉽게 이길 수 없었다. 이렇게 지치고 의지도 약해진 내가, 에너지도 다 소진되고 영혼의 불씨조차 꺼진 듯한 내가 어떻게 그분을 설득할 수 있을까? 나는 최면치료사와 긴 토론 끝에 '말 안 듣는 환자 전술'을 써 보기로 했다. 완고하고 까다롭고 심술궂은 환자가 되기로 했다. 수동적이기만 한 환자는 죽는다. 시끄러운 환자가 살아남는다. 이것이 기정사실이다.

"치료를 받는 것은 당신의 몸이에요. 그 사실을 잊지 마세요. 당신이 원한다면 화학요법을 거부할 권리가 있어요." 최면치료사는 이렇게 말했다. 나도 물론 그렇게 생각했지만 '의사는 항상 옳다'는 고정관념을 깨는 것은 무척 어려운 일이었다. 그 같은 신념은 우리의 정신세계 깊이 박혀 있다. 우리는 어릴 때부터 의사가 하는 얘기는 무엇이든 따라야 한다고 배워 오지 않았는가.

종양학 전문의들은 암 대사는 일반 대사와는 다르다는 와버그 효과[22]를 무시하는 것 같았다. 나는 지금 종양학 전문의만큼 내 암의 전문가가 되는 것일까? 의사들이 제안하는 것들은 항상 편향된 제약회사의 권고를 따르는 NICE 지침으로부터 나온 것인가? 아니면 소송을 당할지 모른다는 두려움에서 나온 것일까? 다른 방법을 시도하는 위험부담을 감수하는 대신 모두가 가는 길을 따라가야 할까?

나는 순종적인 양이 되기를 거부하기로 했다. 나는 1964년 용띠 해에 태어났다. 이제 나의 내면의 용을 일깨워 불을 뿜어낼 때가 되었다.

최면치료사는 다음 문장을 하루에도 여러 번 반복하라고 했다. "내가 주도권을 가지고 있다. 내 몸은 치유될 수 있다." 이 문장들을 되풀이할수록 믿음이 생겼고, 다시 내가 치유 과정의 주인이 된 느낌이 들었다. 그렇다, 나는 치료의 방향을 내가 원하는 길로 조종할 수 있다. 또한, 나는 나에게 저용량 화학요법이 필요하다는 것을 알고 있다. 나는 내 방식대로 암과 싸울 수 있다. 이러한 긍정적인 확언은 패배주의적인 태도를 없애 주었고 내게 큰 힘을 주었다.

다음번에 담당 전문의를 보았을 때, 나는 화학요법을 완전히 중단해 달라고 간청했다. 그렇게 해줄 것 같지 않았지만, 나는 너무 괴로워 도저히 견딜 수가 없다고 말했다. 복통이 너무 심해서 일주일 동안을 앓아누워 있었다고 좀 과장되게 얘기했다. 물론 과장된 내용이었지만, 오스카상을 받을 만한 연기 실력을 동원하여 그분을 설득했다.

내 연기력이 효과가 있었다. 담당의는 마지막 3개월 동안은 용량을 낮춰 주기로 약속했다. "혈액 지표가 정상 범위 아래로 유지되고 있으니 용량을 낮출게요. 그리고 혹시 필요한 경우를 생각해서 나머지 약물은 예비로 가지고 있겠습니다."

하마터면 나는 그분을 와락 끌어안을 뻔했다. 마음이 한결 편해졌다. 나는 그날 그분이 내 목숨을 살려 준 것이라고 믿고 있다.

용량을 낮추었음에도 화학요법을 받는 6개월은 여전히 굉장히 힘든 인고의 시간이었다. 마치 아무런 휴식 없이 진행되는 세계 일주 요트 경기 같았다. 또한, 나는 몇 년 전 받았던 화학요법과 방사선치료, 그리고 지금 받는 두 번째 항암치료로 인해 백혈병과 같은 골수암이 생길 위험이 커졌다는 사실도 어렴풋이 인지하고 있었다. 하지만 바로 그런 생각을 떨쳐냈다. 나는 그런 부작용에 쉽게 굴복당하지 않을 만큼 충분히 강인하지 않은가?

8

맹수를 가두어 두기

Keeping the Beast in its Box

2000년 여름이 되어서야 마침내 화학요법 항암이 끝났다. 나는 예정된 죽음의 시간을 훌쩍 넘겨 9개월째 생존하고 있었고 종양표지자 수치들은 좋은 결과를 보였다. 그러나 가능하다면 수치를 더 낮춰야 했다. 과연 얼마나 더 낮출 수 있을까?

머리카락은 완전히 다 빠졌고 체력은 바닥났으며 몸은 독한 화학요법의 찌꺼기로 가득 차 있었지만, 그래도 난 아직 살아 있었다. 나는 고용량 화학요법 후에는 면역력이 떨어지기 때문에 암이 이전보다 더 빠르고 강하게 공격해 올 수 있다는 점을 염두에 두고 조심했다. 하지만 당시 나는 줄기세포의 중요성에 대해서는 아직 잘 모르고 있었다. 화학요법 항암 후에는 몸이 만신창이가 되고 피폐해진다. 그러나 이때 종양의 크기가 줄어들거나 사라진 것을 본 대부분의 환자들은 밟고 있던 엑셀에서 발을 뗀다. 그들은 자신들이 다 나았다고 생각하고 안도의 숨을 내쉬며 크루즈 기능에 운전을 맡긴다. 그리고 정상적인 생활로 돌아가려 한다. 어떤 환자들은 암을 진단받기 전의 나쁜 습관으로 돌아가고 마는데, 이는 흔하고도 치명적인 실수이다.

치료는 끝났지만 내가 해야 할 일들은 훨씬 더 많아졌다. 나는 암에 포도당을 주지 않고 굶기는 일이 옳다는 것에는 분명한 확신이 있었지만 내가 식사를 올바르게 하고 있는지, 베르베린(berberine)을 충분히 섭취하고 있는지에 대한 확신은 없었다. 화학요법의 찌꺼기들을 제거하기 위해 해독을 하고 심하게 손상된 장을 회복시켜야 했다. 타격을 많이 받았을 골수 기능도 이전 상태로 끌어올려야 했다. 머리카락도 자라기 시작했지만 사실 머리카락은 별로 걱정하지 않았다. 오히려 향후에 백혈병이 생길까 걱정이 되었고 그런 일이 일어나지 않도록 기도했다.

나와 같은 단계의 암 환자는 몇 주 안에 사망하곤 했기 때문에, 그 문제와 관련된 통계자료는 찾을 수 없었다. 연구자료에 의하면 나는 이미 사망해야 했을 시점이었다.

화학요법 후 나의 치료 계획은 다음과 같았다.

1. 해독을 위해 3달 동안 철저한 자연식과 함께, 당지수가 낮고, 부분 채식이며, 항염효과가 있고 포화지방이 적은 식이를 유지한다(이 식이요법의 이름을 붙여야겠다).
2. 그레이트 스모키스 연구소(현 제노바 다이아그노스틱스)를 통해 장내 미생물 상태를 점검한다.
3. 미세 영양소(무기질, 비타민, 지방산) 상태를 파악한다.
4. 가능한 이른 시일 안에 비타민C 정맥주사와 UVBI(ultraviolet blood irradiation, 자외선 혈액 조사) 치료를 받는다.
5. 운동을 좀 더 많이 하고 요트도 타면서 인생을 즐긴다!
6. 새로운 일을 시작한다. (음… 어쩌면 좋은 생각은 아닐지도 모르겠다.)

이 단계에 이르는 동안 나는 이미 영양 치료제 중독자가 되어 있었다. 짜 놓은 시간표에서 하루라도 벗어나는 여유를 부리는 것은 감당할 수 없는 사치였다. 매 식사마다 혈당 수치를 조절하고 싶었다. 혈당 관리를 잘못하면 스트레스를 받았다. 암이 다시 주도권을 잡으면 어떡하나? 매 식사가 나에게는 생사를 결정하는 선택과 같았다. 이 식사가 암을 먹일 것인가, 아니면 굶김으로써 내 몸을 고치고 회복시켜 줄 것인가?

일단은 내가 암에 대한 주도권을 잡고 암을 잘 통제하는 것처럼 보였다. 혈당 관리를 잘하고 있었고 혈액 검사 결과는 여전히 관해 상태(검사를 통하여 암을 발견할 수 없는 상태)를 가리키고 있었다. 그러나 얼마나 오랫동안 이런 생활을 유지할 수 있을까? 나 자신을 이토록 힘들게 할 필요가 있는 것일까? 아니, 오히려 내가 충분히 하지 못하고 있는 것은 아닐까? 영양 치료제와 식이요법은 정말 나를 지켜 주는 걸까? 암이 돌연변이가 되어 제어할 수 없을 정도로 강력하게 재발하는 것은 아닐까? 내 치료법을 유지할 수 있는 유일한 방법은 정기적으로 종양표지자 검사를 해서 좋지 않은 결과를 보일 때마다 바로바로 치료방법을 점검하는 것이었다.

식사할 때마다 혈당과 인슐린 분비를 조절해야 하는 당뇨 환자처럼 나도 철저한 관리를 시작했다. 식사 후 혈당과 인슐린이 최고로 올라가는 순간이 암을 조절해야 하는 중요한 시간이다. 혈당 관리를 이렇게 철저하게 하는 암 환자들을 본 적은 없지만, 내게는 혈당 관리는 암환자라면 너무나 당연히 해야 하는 일이었다. 매번 화학요법을 받은 후에는 몸이 너무 아파서 영양 치료제는 고사하고 어떤 것도 먹을 수가 없었다. 그래서 화학요법을 받기 전 며칠 동안 암을 굶길 수 있는 많은 물질을 더욱 많이 섭취하곤 했다. 그때 못 먹었던 것을 지금 보충한다는 생각에 기분이 좀 나아졌다.

베르베린이 혈당 상승을 조절한다면 식사 직전에 복용해야 효과가 좋을 것이었다. 식전마다 베르베린을 복용하는 것은 쉬운 일이 아니었으나 베르베린 복용을 습관화하기 위해 아침, 점심, 저녁 식사 전 정말 성실하게 복용했다. 하지만 가능한 많은 보충제를 녹차와 때로는 올리브유와 함께 복용하다 보니 울렁거리는 것이 힘들기도 했다.

처음 암으로 진단을 받은 후부터 불면증이 문제였다. 그래서 취침 한 시간 전 멜라토닌(melatonin)을 복용했다. 멜라토닌은 송과체에서 분비되는 IL2, IL12와 같이 좋은 사이토카인을 자극하여 면역력을 올리는 효과가 있다. 하지만 어느 정도의 복용량이 적당할지 알기가 어려웠다. 외부에서 멜라토닌을 보충하게 되면 혹시나 뇌에서 직접 만들어 내는 멜라토닌이 합성되지 않아서 평생 멜라토닌을 보충해야 하는 것은 아닌지 걱정도 되었다.

이런 두려움과 걱정은 침대에서도 이어졌고 계속해서 이어지는 생각들을 멈추기가 힘들었다. 악몽에서 벗어날 수 없을 것 같았다. 영양 치료제 복용을 그만둔다면 암이 재발할 수 있는데 그런 위험은 결코 감수하고 싶지 않았다. 암의 존재를 부정할 수 없었기에, 자유롭고 근심 없던 과거의 나로 돌아갈 방법은 없었다.

필요한 모든 조치를 잘 정리하고 시스템화하는 것이 제일 나은 방법이었다. 맹수를 상자 안에 가둬 두려면 빠져나갈 어떤 기회도 주지 말아야 한다. 나는 섭취하고 있는 물질들을 모두 도표로 만들었고 영양 치료제를 구매한 곳들의 목록을 작성하고 재구매를 위해 전화번호와 웹주소를 적어 두었다. 매주 금요일 오후에는 한 시간 정도 시간을 내서 1주일 동안 섭취할 영양 치료제를 구매하고 부족해진 것들은 재주문했다. 보통 크기의 약통으로는 내가 먹는 모든 알약을 담기에 충분하지 않았다! 정말로 나는 마라카스라고 불릴 법했다. 이 모든 일은 수고스러웠지만, 선택의 여지가 없었다. 그렇지 않으면 죽음뿐이었다.

나는 자신에게 아주 엄격해졌다. 암은 생활 습관과 관련이 있다고들 한다. 대중매체에서 떠드는 대로 나 자신을 잘 보살폈더라면 암에 걸리지 않았을 거라고도 한다. 하지만 어떤 사람들은 나보다 더 좋지 않은 생활 습관을 지니고도 건강하게 살고 있다. 자책하는 것은 결코 건설적이지 않았다. 대신 나는 분노, 죄책감, 비탄, 자책감, 두려움과 근심 걱정을 나를 더욱 나아가게 하는 채찍과 같은 원동력으로 사용했다.

점점 늘어나고 있는 영양 치료제들, 통합의학 의사의 진료, 검사, 유기농 식품을 감당하기 위해 상당한 비용이 들었지만, 이들은 내게 생명줄이었다. 우리 부부는 형편이 아주 어렵진 않았지만, 솔직히 비용이 부담되긴 했다. 어떻게 모든 암 환자가 이것들을 전부 다 감당할 수 있겠는가? 더군다나 나는 비싼 비타민C 정맥주사 치료를 받을 예정이었다.

앤드류는 우리 재정에 문제가 생겼다는 말을 두 번 다시 하지 않았다. 남편은 내가 하는 모든 것을 100% 지원해 주었다. 그런데도 나는 우리 부부에게 꼭 필요한 휴가도 뒤로한 채 연금과 예금을 쓰고 있는 상황에 너무나 죄책감을 느꼈다. 환자의 잠재의식 속에는 누구에게도 말할 수 없는 수많은 이유가 환자를 내리누르며 금쪽같은 에너지를 소모하고, 이미 스트레스에 압도된 마음에 더 많은 스트레스를 얹게 된다. 하지만 만약 나와 남편의 처지가 바뀌더라도 나는 지체없이 남편을 지원했을 것이다.

의료진의 치료와 돌봄을 받고 있을 때는 내가 지금 보호받고 있으며 안전망이 나를 지키고 있다는 안정감을 받게 된다. 그러나 6개월간의 화학요법이 끝나자 나는 이제부터 혼자의 힘으로 치료를 해나가야 했다. 나는 혼자라고 느꼈고, 이런 상황에 부닥친 다른 많은 환자처럼 자신의 연약함을 피부로 느끼고 있었다. 하지만 동시에 나는 이미 통합의학을 하는 의사를 만났고, 대체 치료법들을 찾아냈으며, 지식으로 무장도 되어 있었다. 그런 치료들이 재조명받기를 기다리고만 있을 수는 없었다. 내가 할 수 있는 일들이 너무나 많이 있었다.

나는 이제 시간이 암을 진단받을 때의 충격과 힘든 치료에 대한 기억을 지워 주길 바라며 그저 모든 것이 잘 될 것이라고 막연히 믿으면서 내가 이룬 성취에 안주하고 있을 수 없었다. 나는 이미 돌이킬 수 없는 암과의 싸움에 들어섰고 언제든 암이 재발할 수 있는 상황이었다. 이번에는 내 상태에 만족하고만 있지 않을 것이다. 암의 크기와 모양이 비교적 작고 좋았지만 나는 지금이야말로 주도권을 잡고 더욱 적극적으로 행동할 때라고 생각했다. 암이 재발할 때마다 더욱 치료하기 어려워 진다는 사실을 알게 된 이상, 가만히 암이 재발하길 기다리고 있을 수는 없었다.

내가 만든 치료목록 중 가장 우선으로 필요했던 치료는 손상당한 장의 회복을 위한 해독 식이요법이었다. 그리고 일주일에 두 번씩 레이체스터셔에 있는 통합의학 의사인 킹슬리 박사를 방문하여 비타민C 정맥주사를 맞았다. 사람들은 고용량 비타민C 정맥주사라는 말만 나와도 "그건 인정받지 못한 치료법이야! 라이너스 폴링은 신빙성이 없어!"라고 외친다. 최근에 만난 몇몇 건강 관련 에디터들의 반응이 바로 그러했다. 다음번에는 조금 더 준비할 것이다. 그런 이들에게 비타민C의 치료 가치를 증명할 최신 의학보고서를 건네줄 것이다. 나는 비타민C 치료에 대해 화를 내는 의사들 때문에 많은 환자가 이런 가치 있는 치료를 받지 못해서 더 빨리 사망하고 있다고 생각한다.

사실 오랫동안 잊혀지고 비방 받던 비타민C 정맥주사 치료는 오늘날 약물과 보충제와 결합한 형태로 다시 인기를 얻고 있다. 철분을 이용해 더 많은 자유기를 만들어 내는 '페롭토시스'라고 불리는 세포사멸에 효과를 보이기 때문이다. 그동안 대형 제약회사들은 화학요법을 대신할 수 있는 이 값싼 치료의 효과를 부정하기 위해 열심히 노력했지만, 비타민C 정맥주사의 엄청난 효과들은 숨기려 해도 쉽게 숨길 수가 없는 것이다.

라이너스 폴링은 1954년 노벨화학상 수상자였지만 그가 발표한 비타민C 작용가설이 틀렸다는 결과가 나오며 신뢰를 잃게 되었다. 그러나 고용량 비타민C의 항암 효과는 라이너스 폴링이 생각한 방식으로 작용하지는 않았을지라도 실제로 옳은 가정이었다. 라이너스 폴링과 유안 카메론 박사는 비타민C가 세포 밖 기질(암을 둘러싸고 있는 물질들)을 부드럽게 만듦으로써 암세포들이 이동하고 퍼지도록 만드는 히알루로니다아제를 감소시켜 항암 효과를 나타낸다고 확신했다. 라이너스 폴링은 비타민C를 열렬히 신봉하였고 그의 이론을 인정하지 않는 모든 이들과 격렬한 논쟁을 벌였다. 그는 자신의 비타민C 연구가 제대로 적용되지 못하는 것에 대해 분노하면서 많은 적을 만들었지만, 실제로 그의 분노는 좌절에 가까웠다. 다른 연구자들은 비타민C를 투여할 때 라이너스 폴링이 제시하는 대로 정맥주사를 이용하지 않았다.

라이너스 폴링은 노벨상을 두 번이나 수상한 천재였지만 진흙탕 싸움에 말려들었고 수십 년이 지나서야 옳았다는 인정을 받았다.[23] 아스코르브산염 형태의 비타민C 정맥주사에 관한 최근 연구를 보면 라이너스 폴링이 옳았음을 알 수 있다. 그러므로 여러분이 이 책을 쓰레기통에 버리기 전에 알아 두어야 할 사실은, 그의 초기 연구가 실패한 원인이 저용량의 비타민C를 "경구로" 투여했기 때문이라는 점이다. 또 이후의 연구에서도 비타민C 정맥주사와 함께 항산화제인 글루타치온을 함께 투여하여 비타민C의 산화 촉진 효과가 무효가 되었고 이는 비타민C를 불신하게 만드는 또 하나의 이유가 되었다.

카메론과 폴링은 1978년 아스코르브산염(ascorbate)으로 치료받은 환자들이 그렇지 않은 환자들에 비해 생존율이 20배 정도 높았다는 임상 연구결과를 발표했다. 1991년 또 다른 연구에서도 아스코르브산염 치료를 받지 못한 환자들은 180일을 생존했으나 치료를 받은 환자들은 343일 생존했다고 발표했다. 결정적으로 이 연구들은 비타민C를 경구 투여만 하지 않고 정맥주사와 병합해서 치료했다는 것이다.

70년대 말과 80년대 초 미네소타 로체스터에 있는 메이요 클리닉에서 모어텔(Moertel)이 주도한 연구에서는 비타민C를 경구 투여한 두 개의 임상시험 결과를 발표했는데, 카메론과 폴링의 연구결과와 일치하지 않았다. 그래서 모어텔과 메이요 클리닉 측은 아스코르브산염 치료를 받은 그룹과 받지 않은 그룹 간의 치료결과에 차이가 없었다고 결론 내렸다. 그러나 카메론이 아스코르브산염을 경구 투여와 정맥주사로 사용했던 것과는 달리 모어텔은 경구 투여로만 사용했는데 그들은 이 차이를 간과했다.

훌륭한 종양학 전문의라면 활성산소(ROS, Reactive oxygen species)라 불리는 자유라디칼(free radical)이 암을 사멸시킨다는 사실을 알고 있을 것이다. 비타민C 정맥주사는 바로 이 방식을 통해 암을 치료한다. 고용량의 비타민C는 항산화제로 작용하지 않고 오히려 종양 주변에 자유 산소를 뿌려대는 산화 촉진제로 작용한다.

이때 과산화수소(H_2O_2)가 활성 산소로 작용한다. 과산화수소는 암세포 주위에 일종의 '산화 현상'을 일으켜 공격을 받게 해서 암세포가 사멸하도록 만든다. 활성산소와 항산화제의 균형은 종양세포의 생존과 사멸에 결정적인 역할을 한다. 내가 지켜본 바로는 암 환자들이 많이 하는 실수가 항산화제를 적절하게 사용하지 못하는 것이다. 많은 환자가 비타민C 정맥주사의 효과를 상쇄시킬 정도의 엄청난 양의 항산화제를 복용하고는 비타민C 정맥주사는 효과가 없다고 실망한다.

약이나 영양 치료제도 용량에 따라 치료 효과가 있을지 없을지 혹은 독성이 있을지가 결정된다. 그리고 약이나 영양 치료제를 적절하게 병용해서 투여하는 것도 핵심 열쇠이다. 비타민C의 경우 암을 물리칠 수 있는 중요한 사항은 고용량 투여이다. 화학요법의 경우와는 다르게 비타민C는 용량이 올라갈수록 치료 효과가 뛰어났다. 용량이 클수록(75g까지, 남성의 경우 100g까지) 과산화수소를 많이 만들어 내서 암세포를 좀 더 선택적으로 공격하기 때문이다. 환자들은 때로 비타민E, 시스테인, N-아세틸시스테인(유청단백질 포함)과 같은 항산화제를 복용하면 안 된다는 사실을 이해하지 못한다. 그러나 비타민C 정맥주사 후 혹은 정맥주사하는 동안의 ALA-alpha lipoic acid (in its reduced form as dihydrolipoic acid)는 비타민C를 재활용해서 조직에서의 비타민C 농도를 올려 주어 치료 효과의 시너지를 낸다.[24] 저용량을 투여하는 경우 ALA scavengers는 자유기를 풀어놓고, 그로써 화학요법의 흔한 부작용인 청력 상실이나, 통증, 따끔거림, 마비 증상 등과 같은 신경병증 증후군을 예방할 수 있다.[25]

비타민C 정맥주사 치료로 발생한 과산화수소는 암의 미세환경 속으로 산소분자 한 개를 내보낸다. 그러면 암세포는 이 산소분자를 처리해야 하는데 암세포에는 자유라디칼을 중화할 수 있는 효소 카탈라제(catalase)가 없으므로 결국 사멸하게 된다. 무엇보다 좋은 점은 이런 매우 유용한 치료를 받더라도 정상 세포의 세포외 기질과 주변의 건강한 세포들은 효소 카탈라제를 가지고 있어서 전혀 손상되지 않는다는 것이다. 정맥 내 주입된 비타민C는 미토콘드리아에서 일어나는 해당과정(glycolysis)의 핵심 단계를 차단하여 암을 효과적으로 굶길 뿐만 아니라 암세포의 세포자멸사 내지는 자멸을 유도한다. 암세포를 먹여 살리는 주요 에너지 공급선을 끊어 암을 굶겨 죽이는 것이다. 이는 암 줄기세포를 없애는 방법이므로 화학요법보다 100배는 효과적이다. 암 줄기세포를 없애지 않고는 화학요법은 실패할 수밖에 없게 되어 있다.

또한, 이 치료법은 화학요법보다 훨씬 안전하다. 과산화수소가 종양과 접촉하면 산소분자 한 개를 내보내 암을 사멸한 후 물로 바뀌어서 신장을 통해 안전하게 소변으로 배설된다. 이런 화학 반응 과정은 6살 어린이도 이해할 만큼 단순하다.

나는 잠깐 '비타민C를 장관용 용량'(bowel tolerance)까지 경구로 복용해도 효과가 있지 않을까?'라는 어리석은 생각을 했는데, 이것은 위험한 전략이다. 경구 복용만으로는 과산화수소를 생성할 수 있을 정도로 혈중 비타민C 농도를 올리지 못하리라는 것이 내 개인적인 생각이다.

만약 지방소체 형태의 비타민C를 복용하여 암을 치료하고 싶다면 반드시 아스코르브산염 형태로 섭취해야 하며, 복용할 때마다 적어도 5,000mg 이상의 용량으로(이보다 약간 용량을 늘려도 안전하다) 복용해야 해당작용을 차단할 수 있다.[26] 해당작용을 차단하는 다른 방법은 2부에 소개되어 있다. 그러나 많은 사람이 아직도 장관용 용량까지만 복용하는 것을 옹호하고 있으므로, 장관용 용량까지만 복용해서는 오히려 암이 죽지 않고 계속 생존하고 증식하는 데 필요한 에너지만 줄 뿐이라는 사실을 아는 것이 매우 중요하다. 이 분야의 연구는 아직 명확하지 않고 더 많은 정보가 나오게 되면 내 생각은 바뀔 수 있다. 내가 볼 때 미래에는 비타민C, 특히 비타민C 정맥주사는 더욱더 중요하게 될 것이므로 관련 연구자료들이 많이 나오게 될 것이다.

비타민C 정맥주사는 용량은 25g~75g까지 투여할 수 있는데 적정 용량은 암의 크기, 환자의 신체 사이즈에 따라 정해야 한다. 주 3회 맞거나 몇 주 동안 매일 맞아도 된다. 결합 조직 속 과산화수소의 농도가(과산화수소의 혈중 농도가 아님) 산화 촉진제로 충분히 작용할 수 있을 정도로 비타민C 혈중 농도를 올려 줘야 한다. 과산화수소가 주로 결합 조직 내에서 작용하기 때문인지, 비타민C 정맥주사는 결합 조직이 없는 혈액암이나 림프암보다는 덩어리로 존재하는 고형암에 더 좋은 효과를 보이는 것으로 알려져 있다. 그러나 최신 연구에 의하면 비타민C는 혈액암이나 림프암에도 효과가 있으며 이는 비타민C가 암세포의 비정상적인 대사과정인 호기성 해당작용의 효과를 정상화하기 때문으로 보인다.

나는 화학요법을 받는 동안 고용량의 비타민C 정맥주사 치료도 같이 받는 것을 심각하게 고민했는데 결국 확신이 서지 않아서 비타민C 치료를 받지 않았다. 그러나 아이오와 대학에서 했던 새로운 연구결과를 참고해 볼 때 화학요법의 용량은 줄이고 투여 간격을 규칙적으로 유지하여 치료를 받으면서 동시에 비타민C 치료를 같이했더라면 좋았을 것이라는 아쉬움이 남는다.[27]

통합의학 및 대체의학 의사들은 좋은 결과가 기대되었던 초기의 연구자료들이 잘못 해석되거나 왜곡되는 것을 지켜봐 왔다. 통합의학 의사들은 수십 년 동안 암을 치료하는 모든 전략 중 하나로 비타민C 정맥주사 치료의 효과를 알고 있었을 뿐 아니라 비타민C 정맥주사를 이용해 환자들을 성공적으로 치료해 왔다. 그들은 자신의 눈으로 비타민C 치료 효과를 직접 목격했다. 그러나 일부 통합의학 의사들은 비타민C와 글루타치온을 함께 투여하는 큰 실수를 저지르기도 했다. 글루타치온은 우리 몸에서 가장 중요한 항산화제이지만 비타민C와 같이 투여하게 되면 오히려 비타민C의 산화 촉진작용을 무력화시켜서 암세포가 정상적인 사멸 기전에 저항하여 계속해서 살아남을 수 있게 도와주기 때문이다.

자연치료나 값싼 대체 치료를 하는 의사들에 대한 의심, 불신, 의혹은 보완의학 치료에 관해 단골로 등장하는 주제다. 정해진 틀에서 벗어나 공개적으로 의심받는 자료를 연구하고 그 효과를 주장할 수 있는 의학을 확립하기 위해서는 용기 있는 의사들이 필요하다. 최근 소규모 연구에서 9명의 췌장암 환자에게 주 2회 15~125g의 아스코브르산염 정맥주사 치료를 했을 때 효과가 있었다는 결과가 나왔다.[28] 난소암 환자를 대상으로 한 또 다른 연구에서는 비타민C 정맥주사와 화학요법을 동시에 시행했을 때 생존율이 올라가고 독성이 줄어든다는 보고도 있었다. 이 논문의 저자 마크 레빈과 게리 뷰트너는 비타민C를 경구로 투여하는 초기 실험들이 실패함으로 인해 '비타민C 치료의 환경이 오염되었다'라고 언급했다.[29]

동료의 조롱과 경멸을 기꺼이 감당해 내고자 하는 의사는 찾아보기 힘들 것이다. 그래서 나는 마크 레빈에게 경의를 표한다. Quackwatch 같은 웹사이트에서 공개적으로 비난과 모욕을 받게 되면 새롭고 혁신적인 것들을 시도하기가 정말 어려워진다. 이 자리를 빌려 레빈과 그의 가르침을 따라가는 사람들에게 감사를 드린다. 비타민C 치료는 지금 기적의 치료라기보다는 다른 치료와 같이 사용할 수 있는 부가적인 치료로 재조명받고 있다.[30]

나는 화학요법 치료가 끝나자마자 비타민C 정맥주사 치료를 시작하고 싶어서 1주 후 닥터 패트릭 킹슬리를 만나고자 레이체스터셔 행 기차를 탔다. 화학요법 치료를 마치고 나서 나는 의료진에게 PICC(팔의 정맥을 통해 가슴 부위 정맥까지 들어가도록 시술해 놓은 주사줄)를 제거하지 말아 달라고 요청했었는데, 앞으로 비타민C 정맥주사 치료를 받는 데 유용하게 쓰일 터였다.

닥터 킹슬리의 클리닉에 도착하자 전국 각지에서 그를 만나러 온 환자들을 볼 수 있었다. 그럴 만도 한 것이 그는 환자를 진정으로 안심시켜 주는 의사였고 나는 금세 편안함을 느꼈다.

내 친구 캐시가 고맙게도 닥터 킹슬리의 클리닉까지 동행해줬다. 상담실에 앉아 있는데 갑자기 눈물샘이 터져 버렸다. 주체할 수 없는 눈물이 흘러내렸다. 그건 아마도 일종의 감정의 분출이었던 것 같다. 이런 치료를 해줄 수 있는 의사들이 존재한다는 것, 나의 희망이 계속 꺼지지 않을 수 있다는 안도감이었을 것이다. 이런 의사들은 거대 제약회사, 일반의료위원회, NICE의 규정에 따른 프로토콜을 맹목적으로 따르지 않고 스스로 연구하고 생각하는 의사들이었다.

우리는 기차 안에서 농담도 하고 깔깔 웃기도 했었기에, 캐시는 눈물을 터뜨린 나를 보고 놀랐지만 나에게 큰 힘이 되어 주었다. 닥터 킹슬리는 울지 말라고 하지 않고 맘껏 울도록 놔두면서, 휴지를 건네며 긍정적인 말을 해주었다.

"만약 암이 조금이라도 남아 있다면 우리는 확실하게 암이 자라지 않도록 하고 암을 없애 줄 겁니다. 결국에는 당신의 몸에서 암이 모두 사멸될 겁니다. 일단 당신의 건강을 완전히 회복시킬 수 있는 치료는 모두 다 해봅시다. 우선 비타민C 정맥주사 치료가 도움이 될 겁니다."

닥터 킹슬리는 어떤 장담도 하지는 않았지만, 큰 성공을 거둔 치료 사례들에 관해 이야기해 주었다. 나는 가능한 한 빨리 치료를 시작해서 내게 남아 있는 종양세포들에 대대적인 공세를 가하고 싶었다. 아주 작은 종양세포이라도 금세 새로운 종양을 형성할 수 있었고 연필심만 한 크기 안에 수십억 개의 종양세포가 들어있으므로 나는 즉시 치료를 시작하고 싶었다. 나에게는 암과 싸울 수 있는 시간이 얼마 남지 않았을 수도 있다. 지금의 수고가 나중에는 엄청나게 큰 보상을 줄 것이다.

몇 시간 동안 비타민C 주사를 맞으면서 안락의자에 편안히 앉아 휴식을 취하며 신문도 읽었다. 이런 분위기는 소독된 진료실의 건조한 환경과는 너무나 달랐다. 만약 해머스미스 병원이라면 이렇게 소리쳤을 것이다. "당신은 환자야. 당신은 아프다고!"

다른 환자들은 비타민C 주사를 맞을 때 약간 따끔거리는 느낌이 있다고 했지만, 걱정했던 것과 달리 PICC 관을 통해 맞아서 그런지 나는 아무런 느낌이 없었다.

비타민C 주사가 끝난 후 닥터 킹슬리는 세균과 바이러스를 죽일 수 있는 자외선 혈액 조사(UBI, ultraviolet blood irradiation) 치료를 해주었다.[31] 자궁경부암은 (두경부암과 마찬가지로) 인유두종바이러스와 연관성이 있다고 밝혀져 있는데 그렇다면 UBI는 아주 이해가 가는 치료였다.[32] 변화된 '미생물체'(Microbiome, 종양을 둘러싸고 있는 세균, 바이러스, 진균, 기생충의 집합체)가 암의 원인이 된다는 사실도 서서히 인정받고 있다. 이제 종양의 미세환경이나 암을 둘러싸고 있는 암 주변 영역에 연구의 초점이 모여지고 있다.

UBI를 하는 방법은, 큰 주사기로 팔에서 혈액을 뽑으면서 연결된

관을 통해 자외선램프 아래로 통과시키는 것이다. 간단하지만 효과가 있는 이 치료법(the Knott Technique)은 1940년대에는 폴리오(소아마비 바이러스)와 다른 바이러스 치료에 꾸준히 사용되었고 성공적인 치료 효과도 보였었다. 하지만 대중을 대상으로 예방접종이 시행되자 UBI 치료는 주류에서 밀려났고 전인치료를 하는 일부 의사들만 사용하더니 결국 퇴출당하였다. 요즘에는 캔자스에 있는 유명한 클리닉 리오단에서 사용하고 있지만, 대부분의 환자는 한 번도 들어 본 적이 없는 치료일 것이다. 현재 몇몇 클리닉에서 UBI를 좀 더 현대 버전으로 치료하고 있다.[33]

UBI는 천연 항생제처럼 작용함으로 면역반응을 자극하는 마법 같은 치료 효과를 나타낸다. 자외선으로 병원체를 사멸시킨다는 사실에는 의문의 여지가 없다. 수돗물이나 스파, 수영장의 물을 소독하는 방법으로 자외선을 이용한다. 하지만 우리의 혈액 전부가 아니라 주사기 몇 개에 해당하는 양의 혈액에만 이 방법을 사용할 수 있는 데 과연 효과가 있을까?

수영장과 우리 몸의 차이는(물론 단순한 차이는 아니지만) 우리 몸에는 면역계라는 군대가 있고, 그 군대가 정상적으로 작동만 한다면 감염이 생길 때 병원체를 효율적으로 제거해 준다는 점이다. 암이 있으면 면역계는 억제되지만, UBI는 백신처럼 면역반응을 일으킴으로써 면역계를 다시 깨워 준다. 병원체가 죽으면 그 잔여물이 혈액에 떠다니다가 면역세포에 항원으로 인식되면 이것이 백혈구들을 자극해서 암의 심장부에 있을 수도 있는 바이러스, 세균 등 병원체를 좀 더 효과적으로 공격하게 해준다.

소량의 혈액만 치료하더라도 UBI의 효과는 좋은 것 같다. 면역반응을 자극하는 치료법으로 요즘 수지상세포 백신이 떠오르고 있는데, UBI 치료가 이 수지상세포 백신보다 훨씬 싸고 간단하고 효과적인 대체 치료법이지 않은가? 아니면 수지상세포 백신과 함께 사용한다면 효과가 더 좋아지지 않을까? UBI는 암세포 주변의 비정상적인 미세환경을 개선하면서 우리 몸 전체에 유익한 반응을 유도하는 것으로 보였다.[34, 35]

통념에는 어긋나는 말 같지만, 암에 걸렸다면 종양세포를 사멸시키기 위한 자유라디칼이 필요하다. 자유라디칼을 발생시키는 방법으로 정통의학에서는 화학요법과 이온화 방사선 요법이 있고 대체의학에서는 비타민C 정맥주사가 있다. 각 치료에서는 자유라디칼이 많이 발생하게 하여 암세포가 스스로 붕괴하도록 만든다. 그렇다. 우리는 자유라디칼은 항상 멀리해야 한다고, 우리에게 손상을 주고 노화를 일으키는 골치 아픈 놈이라고 배웠다.(그러나 나는 자유라디칼보다 혈당과 인슐린 수치가 높이 올라가는 게 더 두렵다.) 정말 우리는 어떻게 해서라도 자유라디칼을 피해야 할까?

그렇지 않다. 암세포를 제거하고 싶다면 자유라디칼을 피해서는 안 된다. 종양은 비정상적인 대사과정을 통해 암모니아를 만든다. 동시에 주요 항산화제인 글루타치온도 많이 만들어 암모니아를 중화한다. 암세포는 이런 방식으로 암모니아와 산화작용 때문에 자신이 크게 손상되는 것을 막아 자신을 보호한다. 결국, 암세포는 세포의 정상적인 사멸 과정에 저항하며 끝까지 살아남는 것이다. 따라서 암세포를 제거해야 할 때는 특히 글루타치온을 써서는 안 된다.

고용량 비타민C 정맥주사는 종양세포가 자기방어를 할 수 없을 정도로 자유라디칼을 충분히 만들어 주며, 이로써 크게 손상당한 미토콘드리아가 정상적인 사멸 과정을 걷도록 해준다. 화학요법과 방사선치료는 자유라디칼을 만들어 내지만, 그 과정에서 건강한 세포들도 손상시킨다. 하지만 안타깝게도 화학요법이나 방사선치료보다 고용량 비타민C 정맥주사로 치료할 때 자유라디칼의 효과를 보다 효율적이고 선택적으로 반복 생산할 수 있다는 사실은 안타깝게도 잘 알려지지 않았다. 더욱 흥분되는 사실은 일부 보충제(예: artemisinin, piperlongumine)와 약물(예: 설파살라진)을 비타민C 정맥주사와 함께 사용하면 페롭토시스라는 과정을 일으키는데, 이는 저항력이 강한 여러 가지 암 치료의 해답이 될 것으로 보고 있다(나의 페롭토시스 프로토콜은 2부 내용을 참고하기 바란다).

자유라디칼(ROS, Reactive Oxygen Species, 활성 산소)은 화학적으로 불안정한 산소분자다. 활성산소는 산소를 가지고 있으면서 화학적 반응성(chemically reactive)이 높은 분자들로 과산화수소(Hydrogen peroxide), 초과산화물(superoxide) 등이 이에 속한다. 정상적인 세포의 대사과정에서는 활성산소가 소량만 발생한다. 산소가 종양세포를 선택적으로 없앤다는 사실은 거의 100년 가까이 알려져 왔다. 암세포는 대사과정에서 산소가 많이 발생하는 상황을 좋아하지 않으며 혐기성(무산소) 대사인 발효를 통해 에너지를 얻는 것을 좋아한다. 이러한 대체 에너지 경로(Warburg Effect)를 통해 활성산소 생산량이 적어져 종양의 생존이 유리해진다. 정상 세포가 손상을 입는다면(예를 들어 미토콘드리아에서) 늘어난 활성산소는 백혈구에 신호를 보내어, 와서 손상된 세포를 복구할지 아니면 사멸시킬지 결정하도록 한다. 화학요법, 방사선치료, 고용량 비타민C 정맥주사의 치료 목적은 활성산소라는 불안정한 자유라디칼을 많이 만드는 것이다. 그래야 산화 손상을 받은 종양세포가 글루타치온으로 자유라디칼을 중화하려는 것을 막고 결국에는 종양세포가 사멸되기 때문이다.

위 내용은 이해하기가 조금 어려우므로 다음과 같이 요약해 보겠다.

암 환자에게 높은 활성산소는 암세포를 사멸시킬 수 있는 착한 물질이다. 반대로 글루타치온(항산화제)은 암세포가 죽지 않고 계속 생존하게 만들 수 있는 나쁜 물질이다. 그러나 건강한 사람에게는 그 반대가 된다. 사람들이 혼란스러워하는 것이 바로 이 점이다. 암을 예방하려는 조치들은 실제로 암을 치료할 때는 도움이 되지 않을 수도 있다. 암 환자의 상황은 건강한 사람의 상황과 전적으로 분리해서 생각해야 한다. 주요 자연암협회들은 일을 잘하고 있지만, 그들은 아직도 글루타치온의 전구체인 N-아세틸시스테인(NAC, N-Acetyl-Cysteine)을 암 치료제로 추천하고 있는데 이는 중대한 실수이다.

NAC, 저용량 "경구" 비타민C(항산화제로서의 용량), 비타민E, CoQ10은 모두 강력한 항산화제인 글루타치온을 재활용하기 때문에 화학요법을 받는 중에는 피해야 한다. NAC은 유청 단백질(Whey protein)나 사골을 우려낸 국에 들어있다. 사골국은 장의 기능을 회복하는데 좋은 음식이지만 올바른 시기에 섭취해야만 사골국의 좋은 효과와 암 치료의 좋은 효과를 모두 지킬 수 있다. 내가 볼 때 화학요법을 받는 동안 글루타민과 글루코사민을 같이 복용하면 장을 치료하는 좋은 전략이 될 것이다. 그러나 백혈구 수치를 늘리려고 하거나 유해한 중금속을 해독하고(중금속 해독 시 NAC이 도움이 된다) 화학요법의 독성을 해독하려고 할 때는 의료진의 조언을 구하기 바란다. 단시간 내 NAC 농도를 급속히 올리는 것이 도움이 될 수 있지만 이에 대해서는 논쟁이 있고 의견이 일치하지 않기에, 신뢰가 가지 않는다면 무시해도 좋다.

화학요법을 받는 동안 글루타치온을 합성하는 데 원료로 사용될 수 있는 글루타민을 복용해도 되는지도, 보완의학 치료자들과 의료계 전문가들 사이의 의견이 다르다. 글루타민은 시스테인 없이 글루타치온을 만들어 내지 못한다. 따라서 글루타민을 줄이는 것보다는 시스테인의 섭취를 줄이는 것이 더 좋은 전략이다. 글루타민도 암세포 대사의 연료가 될 수는 있지만, 우리 몸을 보호하는 데도 역시 중요한 역할을 하는 물질이다. 글루타민은 장 점막의 상태를 건강하게 만들고 면역계가 정상적으로 작동하는 데 꼭 필요하다. 글루타민은 우리 몸에서 가장 많은 아미노산이다. 암은 끝없는 식탐을 채우기 위해 우리 몸 어느 곳에서든 글루타민을 뽑아 쓸 수 있으므로 화학요법을 받는 동안 글루타민을 식사에서 제외하는 것은 잘못된 결정일 수도 있다. 근육량이 줄어들고 있다면 우리 몸이 글루타민을 많이 필요로 한다는 신호다. 글루타민을 간접적으로 굶길 수 있는 것이 가장 좋은데, 글루타민을 분해하여 연료로 사용할 때 필요한 효소들(예: glutaminase, ketoglutarate, dehydrogenase – 이후에 설명할 '메트로 맵'을 참고하기 바란다) 혹은 글루타민 전송(EGCG)에 조처하는 것이다. 암세포에 글루타민이 필요하겠지만 우리 몸도 역시 글루타민이 필요하다.[36] 글루타민 섭취 여부와는 상관없이 암은 우리 몸 어느 조직에서라도 글루타민을 빼다 쓸 수 있다. 그래서 글루타민을 보충해 주는 것을 두려워할 필요는 없다. 시스테인의 섭취를 줄여서 글루타치온의 항산화 작용을 막는 것이 암세포의 힘을 뺏을 수 있는 더 중요한 전략이다.

당뇨 치료를 조사하다 보니 인슐린의 혈중 농도가 올라가면 시스테인과 다른 아미노산의 흡수를 촉진하는 요소인 인슐린양성장인자(IGF-1, insulin-like growth factor)의 혈중 농도도 같이 올라가는 것을 알게 되었다. 이렇게 되면 활성산소(ROS)를 중화하는 글루타치온의 농도도 올라가 암세포가 계속 살아 있게 된다.[37] 이런 이유로 당뇨 환자들은 암에 걸릴 위험이 훨씬 크고 치료하기도 훨씬 어렵다.

산소는 암세포를 공격해 사멸토록 한다. 사실 연구자들은 실험의 말미에 산소를 이용하여 암세포를 사멸시킨다. 정상 세포는 산소가 있어도 된다. 이들은 산소가 있는 환경을 잘 견딘다. 반면에 종양의 줄기세포는 산소가 있는 환경을 견디지 못한다. 종양의 줄기세포는 오랜 옛날 지구에 산소가 없을 때의 원시세포처럼 산소 없이 에너지 대사를 하기 때문이다. 글루타치온의 농도가 떨어지면 종양세포는 산화물질에 더 취약해져 사멸되기 쉬운 상태가 된다['카스파아제 연쇄반응(caspase cascade)'를 통해]. 몇 년 후 나는 암세포의 세포사멸과정을 좀 더 쉽게 유도할 수 있는 치료 조합을 발견했다.

대부분의 암 환자들은 몸에 산소를 준다고 할 때 바로 잠수병이나 다발경화증(multiple sclerosis) 치료에 이용하는 고압산소치료(HBOT, hyperbaric oxygen therapy), 아니면 오존이나 DMSO(dimethyl sulf-oxide)를 떠올린다. 이 두 치료도 효과가 있다. 하지만 환자들은 화학요법과 더불어 비타민C 정맥주사 치료를 받을 때도 강력하게 산소가 공급됨으로써 암을 사멸시킬 수 있다는 점을 꼭 기억해야 한다.

고용량의 화학요법이 장을 엉망진창으로 만든다는 데는 의문의 여지가 없다. 많은 환자가 심각한 장 손상을 받아 더 이상 정상적으로 음식을 먹지 못하게 된다. 나 역시 장 손상으로 고생했다. 하지만 화학요법을 받을 때 저용량으로 치료받겠다고 요청한 덕분에 다른 환자들보다는 더 잘 회복할 수 있었다. 나는 장의 건강을 회복할 수 있을 거라는 확신이 있었다.

내 두뇌는 케모브레인(chemo-brain, 항암치료가 기억력, 집중력 등 뇌의 인지 기능에 장기적인 영향을 미친다는 신조어)으로는 다 처리하기 힘든 광대한 정보의 바다에서 헤엄치고 있었다. 나는 많은 것들을 배우고 그것들을 내 것으로 만들었다. 전문 의료진들은 자신들이 처방하고 있는 모든 치료가 암과 싸우기에 충분한 지점 근처에도 가지 않았다는 것을 깨닫지 못하고 있는 것이 분명했다. 나는 치료를 받는 동안 내가 복용하고 하고 싶은 모든 것들을 다 복용할 수는 없었다. 위장 상태가 걱정되어 아스피린 복용을 중단하고 대신 피크노제놀(pycnogenol)을 복용했다. 피크노제놀은 천연물질이기는 했지만, 아스피린과 동등한 효과를 내지는 않았다. 항염작용을 위해 커큐민(curcumin)을 복용하려고 해보았지만, 커큐민은 종종 속을 울렁거리게 했다. 그래서 염증을 줄이기 위해서 대신 생선 기름을 더 많이 섭취했다.

화학요법을 끝낸 후 나는 상어 간유(SLO: shark liver oil)를 접하게 되었다. 상어간유에 항염작용이 있는 오메가3뿐만 아니라 다른 유용한 물질들이 고농도로 들어있다. 몇몇 고형암이 발견되기는 했지만, 상어는 암 발생이 거의 없는 동물이다. 혈액암도 없다. 스칸디나비아의 종양학자인 아스트리드 브로홀트(Dr Astrid Brohult)는 송아지의 골수가 소아백혈병에 효과가 있다는 것을 알게 된 후 다시 상어간유에 대해 연구했고, 송아지의 골수에 있는 알킬글리세롤(AKGs, alkylglycerols)이란 물질이 면역을 자극하는 효과를 가지고 있다는 사실을 알게 되었다. 브로홀트는 이 물질이 상어간유에 훨씬 더 많다는 사실도 알게 되었다.

AKGs는 사람의 골수와 비장에 아주 소량이 존재하며 백혈구와 적혈구를 만드는 데 관여한다. AKGs는 사람의 모유에서도 발견되는데(우유보다 모유에 10배 이상 많이 들어 있다) 아마도 영유아의 면역계에 유의미한 공헌을 하는 것으로 생각된다.

브로홀트는 상어간유가 암의 증식과 방사선병(radiation sickness)

을 막는다는 것을 발견했다. 방사선치료를 받기 전에 상어간유를 먹었던 자궁경부암 환자가 방사선치료를 끝낸 후 방사선치료에 의한 손상이 50% 정도 적었다는 연구가 있었다.[38] 브로홀트는 방사선치료 후 발생하는 백혈구 및 혈소판 감소증을 최소화하는 데 상어간유 0.3~2.6g을 처방하는 것을 제안했다.

1992년 윌리엄 레인이 『상어는 암에 걸리지 않는다』(Sharks Don't Get Cancer)라는 책에서 상어가 암에 걸리지 않는 비밀은 상어연골에 있다고 말한 후 사람들은 상어연골을 암에 대항해서 싸울 수 있는 물질로 오인하게 되었다. 그러나 상어연골을 이용한 연구들에서 암 치료 효과가 없다는 결과들이 계속 나오자 전문 의료인들은 상어연골에 대해 곧장 비판하기 시작했다. 이후 윌리엄 레인의 아들이 상어연골 제품들을 팔고 있다는 사실이 밝혀지면서 한바탕의 대소동이 일어난 후, 상어로 만든 모든 제품은 오명을 쓰게 되었다.

상어간유는 스쿠알렌(squalene), 오메가-3, 알킬글리세롤(alkylglycerol), 스쿠알라민(squalamine)이라는 4가지의 항암물질을 가지고 있다.

스쿠알렌은 메발론산(mevalonate) 대사과정(암세포가 사용하는 것과 동일한 성장 과정)을 부분적으로 억제하는 피드백 작용이 있다. 내가 나중에 알게 되었지만, 스타틴계 약물은 메발론산 대사과정을 억제하여 암세포가 콜레스테롤을 합성하는 것을 방해한다.(스타틴은 혈액암에 부분적으로 효과가 있다) 상어간유의 알킬글리세롤은 면역계를 자극해서 모든 종류의 혈액세포를 만들어 내는 효과가 있다(hematopoiesis, 조혈). 따라서 알킬글리세롤은 화학요법을 받는 동안 백혈구와 혈소판 수치를 올릴 수 있다.[39] 상어간유를 수개월 동안 복용하면 혈액이 걸쭉해진다는 의견도 있었다. 그러나 병원에서 암 치료를 받고 난 환자들 대부분은 내가 그랬듯이 혈구세포들의 수치가 급격히 떨어진다. 나는 상어간유를 좀 더 일찍 알았더라면 하는 아쉬움이 있다.

알킬글리세롤은 면역계를 자극하여 활성화하는 효과 말고도 섬유아세포성장인자(Fibroblast Growth Factor)를 줄여 주는 효과도 있다.[40] 섬유아세포성장인자는 암이 자랄 때 필요한 혈관을 만들도록(angiogenesis) 촉진하는 핵심 성장인자다. 스쿠알라민도 항바이러스작용이 있어 연구자들의 관심을 많이 받고 있다. 상어의 면역계는 기본적인 형태이지만 바이러스 감염에 대한 놀라운 저항력을 가지고 있다. 바이러스는 많은 암과 관련성이 높은, 발암 보조인자로 알려져 있다. 스쿠알라민은 바이러스를 직접 공격하지 않고 혈관 안쪽에 달라붙어 있는 단백질들을 떼어 냄으로써, 혈액과 간이 감염에 저항할 수 있도록 해준다. 이 단백질들은 바이러스를 먹여 살리는 원료이기에 이 단백질들을 제거하면 바이러스는 굶어 죽게 된다.[41]

스쿠알렌은 올리브유(0.7% vs 상어간유에는 40%)와 아마란스유(amaranth oil)(6~8%) 등 친환경적인 재료에도 포함되어 있다(상어간유를 복용하는 것이 부끄럽지만 이것이 내가 할 수 있는 유일한 선택이다). 엑스트라버진 올리브유(EVOO: extra virgin olive oil)가 암 치료에 특히 도움이 되는 이유가 바로 올리브유 안에 있는 스쿠알렌 덕분이라고 생각한다(질 좋은 오일에는 hydroxytyrosol과 oleocanthol 또한 많이 들어 있기도 하다). 나는 올리브유를 요리에 많이 이용하고 있으며 지금도 매일 아침 첫 번째로 하는 일이 올리브유 두 스푼을 먹는 것이다. 오메가3 DHA와 EPA의 항염작용을 위해 대구간유(cod liver oil)도 섭취한다.

또한, 올레산 오일의 단점을 중화시키고자 단삼(danshen, red sage)도 섭취한다. 생선간유(fish liver oil) 또한 천연에서 유래한 균형이 잡힌 비타민A와 비타민D의 공급원이 된다. 비타민A와 비타민D는 PPAR 감마 대사(PPAR gamma pathway)에 중요한 물질이다.

나는 바다생물들에 큰 위해를 주지 않으면서 알킬글리세롤이 활용되기를 바라고 있다. 만약 상어간유를 섭취하려 한다면 내가 했듯이 3달만 복용해도 면역계를 장기간 자극하는 효과를 볼 수 있다.

나는 암과의 싸움에서 승기를 잡고 있었는가? 절대적으로 확신할 수는 없지만, 정기적인 혈액 검사 결과상으로는 나의 상태는 여전히 좋았다. 검사결과들이 모두 정상 범위 내에 있었다. 그것이 맹목적인 신념일지라도, 나는 내가 올바른 길에 서 있다는 생각을 붙들어야 했다.

식이요법을 유지하는 것이 특히 힘들었다. 더 이상 단 음식을 먹고 싶지는 않게 되었지만, 죽을 때까지 이렇게 긴장을 풀지 못한 채로 살아야 할까? 앞으로도 매번 내가 먹는 모든 음식을 검사하고, 외식도 못 하고, 가끔 나 자신에게 맛있는 음료 한두 잔도 허락하지 못하는 삶을 살아야 하는 걸까? 좀 더 쉬운 방법은 정녕 없는 것일까?

9

어려움 극복

Beating the Odds

매달 종양표지자 혈액 검사를 했다. 나는 물리치료사 공부를 할 때 4기 암은 살아남기 힘들며 죽음이 예정되어 있다고 배웠다. 암은 다시 재발할 것이며, 이는 피할 수 없는 현실이었다.

부정적인 생각을 하지 않으려고 노력을 많이 했고, 곧 죽을 것이라는 생각은 거절했다. 나는 원치 않는 암의 재발을 예방하는 데에는 암을 굶겨서 암의 성장을 멈추게 하는 것이 무척 중요하리라 생각했다. 지속해서 식사 조절을 하는 것은 매우 힘들었지만 적응해 나갔고, 다행히 전에는 즐겨 먹었지만, 건강에 해로운 모든 음식이 더는 생각나지 않았다. 일요일 아침에 베이컨 샌드위치를 먹는 사람들을 바라보면 한 입 먹고 싶다는 강렬한 욕구가 들곤 했지만 말이다. 그래도 나는 꽤 성공적으로 해나가고 있었다.

종양표지자 수치가 정상 범위로 유지되니 나 자신의 능력에 대한 믿음이 점점 커졌다. 스스로에 대한 못 미더움이 줄어들면서, 나는 2차 암 진단을 받기 직전에 시작했던 화장품 사업에 다시 집중했다. 사업은 두려운 병원 진료 예약, 불안한 마음으로 검사결과를 기다리는 일, 의사들의 안쓰러운 표정, 이 모든 것으로부터 내 생각을 멀어지게 해주는 고마운 일이었다. 나는 그 의사들이 무슨 생각을 하고 있는지 알 수 있을 것 같았다. 그들은 독단적인 학설 한 가지만 배웠다. '저 환자 4기래. 과연 얼마나 더 살 수 있을지…?'

병원에서 의료진들이 은연중 풍기는 부정적인 정서에 대해 지속해서 방어막을 쌓아야만 했다. 배려 없이 즉흥적으로 내뱉는 직원들의 말도 견딜 수가 없었다. 내면에 유지하고 있던 안정은 아주 작은 비관적인 말에도 깨질 수가 있었다.

한번은 내 혈압을 재어 주던 간호사에게 이렇게 말했다. "지금까지 잘 회복되어 매우 기뻐하고 있어요. 내가 암을 꽁꽁 묶어 놓을 수 있다고 희망하려고요."

하지만 간호사는 "하지만 암이 재발한다 해도, 요즘은 좋은 치료법들이 많이 나오고 있답니다."라고 말했다.

"만약에라고요?" 나는 공감이 전혀 없는 그녀의 말에 충격을 받았다. 분명 그 간호사보다 내가 암을 조절하는 방법에 대하여 더 많이 알고 있었다. 어떻게 감히 암이 재발하는 것은 불가피한 일이라고 이야기할 수 있을까? 이 일로 나의 결심은 더 확고해졌다.

나는 집에서 세일즈 미팅, 새로운 화장품 출시, 화장품 용기 및 포장박스 디자인, 외국에서 물건을 구매하는 일 등 수많은 일을 정신없이 해내고 있었다. 새로운 상품을 만드는 것은 신나는 일이었다. 정해진 계획대로 틀에 맞추어 진행되는 의학 치료로 인한 스트레스를 해소해 주는, 자연스럽게 정신없는 상황이 오히려 반가웠다.

여러 가지 일을 동시에 무리해서 해내고 있었지만 그래도 매일 20분 동안 시간을 내어 명상을 했다. 아침에 일어나서 영양 치료제를 복용한

직후에 명상을 하고, 점심을 먹고 난 후에는 공원까지 자전거를 타거나 빠르게 걸었다. 이렇게 하면 면역력을 증가시키고, 혈액 속에 산소를 채우며, 음식으로부터 나오는 당을 몸에서 빨리 사용하게 할 수 있다.

"암을 굶기자." 이것이 나의 좌우명이었다. 나는 사람들이 내가 엉덩이에 힘을 주며 이상하게 걷는다는 것을 눈치채지 못하기를 바라며 한 걸음 한 걸음 열심히 걸었다. 가끔 멈추어 서서 벤치 옆에서 스쿼트를 했다. 대둔근은 우리 몸의 가장 큰 근육으로 큰 운동 효과를 준다. 대둔근 강화라는 한 가지 목표(허벅지의 대퇴사두근과 함께)에만 집중하니 운동이 그다지 어렵지 않았다. 근육은 우리 몸무게의 40%를 차지하며 여분의 포도당을 잡아채는 흡수원이다. 근육이 커질수록 치료에 더 잘 반응하게 된다.[42] 또한, 운동하면 조직에서 인슐린 감수성이 증가하여 당의 흡수 및 이용의 효율성이 높아진다.

사업을 시작하면서 처음에는 정신이 없을 때도 여전히 암에 대한 새로운 정보를 습득하면서 새로운 항암 전략을 짜려고 노력했다. 할 수 있는 모든 조처를 하더라도 암이 돌아올 수 있으므로 그에 대한 대비책도 필요했다. 암 생존자에 관한 책, 두꺼운 대체의학책과 논문도 구입했다. 우리 집 책장은 암에 관한 책들로 가득 찼다.

하지만 그런데도 여전히 내가 놓친 중요한 요소들이 있을 것 같았다. EGCG를 함유한 녹차가 그것이었다. 이 물질은 반감기가 짧아서 온종일 지속해서 마셔 주어야 하고 하루에 10컵 정도까지 마셔야 한다! 다른 중요한 천연물질들도 있었다. 강황(Curcumin)은 염증반응을 억제해 주고 제니스테인(genistein, 실리비닌(silbinin, milk thistle, 엉겅퀴), 퀴세틴(quercetin), 레스베라트롤(resveratrol)등도 암의 성장과 전이를 억제해 주는 효과가 있다.[43] 나는 이 모든 것들은 영양 치료제 칵테일 및 비트, 셀러리, 당근, 사과를 갈아 만든 주스와 함께 매일 아침 복용했다. 이것들이 암을 굶기는 작용에 대하여는 확실하게 알아내진 못했지만 이 각각의 물질이 암을 죽이거나 혈관신생을 억제하는 효과가 매우 좋은 것으로 조사되었다.그래서 이것들을 식사마다 복용했다.

모든 환자에게 적합한 식사요법이란 없는 것 같다. 보완·대체의학 의사마다 각자의 진료 성향이 있다. 그러나 모든 보완·대체의학 의사들은 마그네슘, 비타민 A, B, D, K 부족을 교정해 주며, 다른 치료의 효과를 증가시키기 위하여 영양 치료제를 추가한다. 그리고 무엇보다도 이들은 설탕 섭취를 줄여야 한다고 말한다.

야채 주스를 만들고, 운동하고, 집에서 요리하고, 건강에 좋은 음식을 구매하고, 새로운 음식을 찾고, 조사하고, 명상하고, 병원 진료를 받고, 사업을 하는 일들은 모두 꽤 시간이 드는 일들이었다. 즉 얼마 전 말기 암 치료를 끝낸 사람에게 추천할 만한 생활 습관은 아니었다. 당시 나는 무척 지쳐 있었다. 오후가 되면 따뜻하고 천연향이 나는 욕조에 몸을 담그고, 양초를 밝히고 음악을 들으면서 30분 정도 긴장을 푸는 시간을 가졌다. 나는 정신없는 일상에서 잠시 도망쳐서 생각할 시간을 가질 수 있는 조그만 안식처가 필요했다. 아니, 사실은 아무 생각도 하지 않아도 되는 시간이 필요했다. 욕조는 매일 저녁 나의 은신처가 되어 주었다.

결국, 나는 "평안함을 주는 목욕용 CD"(Tranquility Spa CD)를 제작하게 되었다. 반사요법(reflexology)을 가미하고 긍정적인 확신의 말과 시각화 요법을 모두 포함한 CD로, 주로 내가 사용하기 위해서 만든 것이었다. 하지만 나중에는 캔들, 미네랄이 풍부한 목욕용 소금, 목욕 베개와 CD로 구성된 선물 패키지를 만들었고, 이 제품은 올해의 선물 최종 후보자 명단에 오르기도 했다.

목욕하는 시간은 인생, 사업, 질병 등 모든 것을 곰곰이 돌아볼 수 있는 소중한 시간이었다. 일단 정신없던 생각을 진정시키고, 암이 어떻게 행동하는지 생각하고 좀 더 큰 그림을 그려 보려고 노력했다. 당시 내 몸에 암은 없었지만 나는 가만히 쉬고만 있을 수는 없었다. 암은 언제든 나타날 수 있었다. "다시 돌아온다면"이란 말이 항상 나를 쫓아다니는 것 같았다. 약삭빠르고 교활한 암세포는 항상 나의 영양소, 혈액공급, 면역을 훔쳐서 나를 해치는 방향으로 사용한다. 어떻게 하면 이런 기생충 같은 놈보다 한발 앞서 나갈 수 있을까?

기생충은 영양분이 떨어지거나 숙주가 죽을 때까지 살아남아 계속해서 증식한다. 슬프게도 암은 대개 숙주가 죽을 때까지 살아남는다. 나 자신을 굶주리게 하거나 해치지 않고 암을 굶기는 방법은 무엇일까? 겉보기에는 암은 아주 강력해서 대부분의 항암치료에도 살아남으며, 당신이 승기를 잡았다고 생각하는 순간 약물에 대한 저항성을 획득하고 변이를 일으켜서 나타나곤 한다. 교활하기 그지없는 야수 같은 존재였다. 하지만, 암이 정말로 그렇게 강력할까? 혹시 단지 내가 미처 막지 못한 경로들을 찾아서 다시 나타나는 것은 아닐까? 그렇다면 암에는 얼마나 많은 경로가 있을까? 그 모든 경로를 찾아낼 수 있을까? IGF-1, 유산소 해당과정(Aerobic Glycolysis), 와버그 효과(Warburg effect)가 정말 전부일까? 그렇다면 암은 왜 이렇게 치료하기가 어려운가? 분명 추가로 차단해야 하는 다른 대사경로가 존재하는 것이 틀림없었다.

종양 연구자들은 점점 더 환원적으로 연구하고 있다. 암 유전자를 활용한 치료가 실패하자 암 유전자의 더더욱 세밀한 부분을 연구하고, 면역체계에도 관심을 기울이고 있다. 암이 번성하도록 내버려 둔 환자의 면역체계는 무엇이 문제일까?

변형된 면역체계와 암, 무엇이 먼저일까? 만약 대사과정의 변화와 염증으로 인해 면역체계가 변형된 것이라면? 그렇다면 변화된 대사과정을 차단하고 염증을 없애지 않는 이상, 면역체계를 표적으로 하는 치료는 효과가 없을 것이다.[44] 게다가 암은 대체 어떻게 시작되는 것일까? 연구자들과 주류의학을 하는 의사들은 더 큰 그림을 보지 못했던 걸까?

나는 욕조에 누워서 암세포가 정상 세포와 다르다는 사실을 고찰해 보았다. 암세포는 끊임없이 두 개의 딸세포로 분열한다. 이때 많은 영양분을 소모한다. 기초적인 측면에서 볼 때 세포는 효소, 소기관, 핵산 등의 여러 단백질로 구성되어 있으며 지방으로 된 세포막으로 둘러싸여 있다. 각 암세포는 이런 세포막 형성을 위해 지방을, 그리고 세포 내부 구조물 합성을 위하여 단백질이 필요하다. 마치 집을 지을 때 인부(에너지)와 벽돌과 몰타르가 다 필요한 것과 같다. 비록 포도당이 암의 주 에너지원이지만 암세포는 내부 구조물을 위해서 지방과 단백질도 필요로 한다.

이런 과정은 췌장암, 림프암, 유방암 등 암의 종류와 상관없이 근본적으로는 동일하다. 세포 분열에 필요한 포도당을 제한하는 것뿐 아니라 이들 암세포가 필요로 하는 지방과 단백질을 굶주리게 하는 것도 매우 중요하다. 그렇다면 암을 굶주리게 하는 식사요법이 효과가 있다는 것일까? 하지만 악액질이 있는 환자는 몸은 점점 야위어 가는데도 암세포들은 환자의 몸에서 영양소를 빼앗아 점점 더 자란다. 암은 신체의 특정 부위만이 아닌 인체 전체에 영향을 주는 전신적인 문제임이 분명해 보인다.

가장 좋은 식단을 찾기 위해 내가 만난 모든 의사와 찾을 수 있는 여러 저널을 통해서 어렵게 정보를 모았다. 나는 식단에서 감자, 가지, 토마토, 장군풀(rhubarb), 딸기, 모든 감귤류를 제외했다.

자몽은 나에겐 지나치게 산성이고 염증을 일으키는 가장 해로운 과일이었다. 파르메산(부티르산/butyric acid과 soduium butyrate를 함유하며 이들은 DNA가 헐거워지거나 불안정해지는 것을 막아 준다. HDAC 차단제)[45] 약간의 치즈와 생리활성 물질이 있는 요거트 외에는 유제품은 거의 먹지 않았다. '음식을 소화할 수 있는가?' '당 지수는 얼마인가?' '내 몸이 어떻게 반응하는가?' 이것이 음식을 결정하는 기준이었다. 환자마다 장내 미생물의 환경이 각각 다르다. 나는 내 몸이 보내는 신호에 민감하게 반응했다. 식사 후에 더부룩하거나 몸이 붓는다면 소화기관에서 염증반응이 일어나는 것이기 때문에 그 음식은 절대 먹지 않았다.

더 이상 식사는 위안과 만족감을 주지 못했고 요리 또한 너무 바쁜 일상에 추가적인 부담이 되었다. 그래서 나는 아주 기본적인 식사를 했다. 점심 식사는 주로 올리브오일을 곁들인 현미밥과 샐러드였다. 이렇게까지 심하게 식사 조절을 해야 하는지 싶었지만, 통계자료를 되새겨 보면 다른 방도가 없었다. 아마도 나는 이전의 식사로 되돌아갈 수는 없을 것이다.

암이 두 개의 동일한 딸세포를 만들기 위해서는 지방과 단백질이 필요하고 또한 이를 위한 에너지원으로 포도당이 사용된다면, 암을 굶기는 일은 대단히 까다롭게 된다. 나는 식단에서 3대 영양소인 지방, 탄수화물, 단백질 모두를 줄여야 했다. 이 과정에서 나를 굶기게도 되기 때문에 나에게 해로울 수도 있었다. 이는 장기간 계속할 수 있는 처방은 아닌 것 같았다. 나는 암에는 해롭고 나는 안전하게 먹을 수 있는 음식이 있는지 궁금해졌다.

일단 먹는 양부터 줄였다. 암 환자에게 칼로리를 제한할 때 이로운 점은 1914년 페이턴 라우스(Peyton Rous)이 보고한 바 있다.[46] 라우스는 바이러스가 암을 일으킬 수 있다는 사실을 발견한 사람이다. 그의 연구는 오랜 시간이 지난 후에야 주목을 받아서 1966년에 노벨상을 받았다. 그는 생쥐 실험을 통해 식이 제한이 여러 가지 암에 효과가 있다는 실험 결과를 도출했지만, 오랫동안 인정받지 못했고, 칼로리 제한의 효과는 1940년도에 다시 관심을 받았지만[47] 화학요법 치료와 새로 나타난 소위 '게임 체인저' 신약들로 인해 의하여 추진력을 잃었다. 사람들은 새로이 출시된 약을 마법의 탄환처럼 여기기 마련이다.

하지만 이러한 연구결과를 보지 않더라도 나의 암은 크기가 분명히 줄어들었고, 칼로리 제한은 시도해 볼 만한 가치가 충분해 보였다. 나는 점점 더 적게 먹었다. 아마 이것만으로도 판도를 바꾸기에 충분하였을지도 모른다. 암을 약하게 만들어 면역체계로 하여금 다시 우위를 점하도록 하는 것이었다.[48]

단백질을 줄이는 것은 상대적으로 쉬웠지만, 콩류와 렌틸콩이 더 건강한 대체품이었을지는 나로서도 단정 지을 수는 없었다.[49]

나는 지방과 단순당을 줄이려고 찾아보다가 몇 가지 영양 치료제가 내 눈길을 사로잡았다. 김네마 실베스터(당살초, Gymnema sylvestre)는 인도의 아유르베다 허브로, 1형과 2형 당뇨병에서 당을 떨어트린다는 임상시험 결과가 있었지만, 인슐린을 올릴 위험도 있었다. 그렇다면 혹시 이 물질이 인슐린을 좀 더 효과적으로 작용하도록 하는 것일까? 나는 여전히 뿔남천(Mahonia aquifolium)을 복용하고 있었으나, 뿔남천의 주

성분인 베르베린(berberine)이 암에 효과가 있다는 연구는 아무도 하지 않은 듯했다. 어떤 논문도, 자료도 찾을 수 없었다.

아무도 베르베린을 암 치료에 사용하고 있지 않다면 내가 틀렸거나, 아마도 내가 생각했던 것처럼 베르베린의 효과가 좋지는 않을 수도 있겠다 싶었다. 2002년 당시 새로운 정보들로 내 머릿속이 뒤죽박죽되면서 뿔남천에 관한 논문(1999년에 Journal of Herbal Medicine에 게재된 것으로 뿔남천의 항암, 항균, 항염 및 혈당 강하 효과를 언급함)은 내 기억 속에서 멀어졌고, 결국 베르베린 대신에 김네마를 복용하기로 했다. 나중에 알고 보니 이것은 나의 실수였다. 둘 다 함께 복용했더라면 효과가 더 좋았을 것이다.

인도 남서부에서 자생하는 열대식물인 가르시니아 캄보지아(Garcinia Cambogia)에 함유된 HCA(hydroxycitrate)는 체지방량을 줄여 주는 효과가 있다. 나는 이 HCA가, 암세포가 만들어 낸 과량의 피루브산염(pyruvate)을 지방산으로 바꿈으로써 새로운 세포막을 만들어 주는 ATP 시트르산염 분해효소(ATP citrate lyase)를 차단한다는 사실을 나중에 알게 되었다.[50] 하지만 HCA가 단지 암이 해당 과정이나 다른 지방 대사경로를 더 많이 사용하도록 촉진하는 것은 아닐까? 김네마와 HCA에 연구는 대부분 당뇨와 체중감량에 대한 것이고 항암 효과에 관한 연구는 없었다. 하지만 나는 이 물질들을 나의 암 굶기기 치료에 포함했다. 암에 영양을 공급하는 각각의 루트를 차단하는 것이 너무 중요했기 때문이다.

하지만 암에 영양을 공급하는 루트가 얼마나 많을까? 내가 충분히 많은 루트를 차단하고 있는 것일까?

크롬(chromium picolinate)은 인슐린 감수성을 향상시켜서 혈당조절이 잘되도록 한다. 그렇다면 김네마가 더 잘 작용하도록 하고 인슐린 분비를 줄여 줄 수도 있을 것 같았다. 두 가지를 함께 복용하면 상승효과를 기대할 수 있을 듯 싶었다. 아니나 다를까, 리차드 나하(Richard Nahas)라는 의사가 2009년 발표한 바에 따르면 이 두 가지를 함께 사용하는 것이 혈당조절에 효과적인 것으로 나타났다.[51]

나이아신(비타민 B3)은 조효소인 NAD의 전구체로 이 역시 지방을 줄이는 효과가 있다. 기전은 확실히 알려지진 않았지만, 인슐린에 긍정적인 작용을 한다. NAD는 지방 분해, 탄수화물, 단백질, 알코올의 분해 및 저장뿐만 아니라 세포신호 전달과 DNA 복구에도 작용한다. 화학요법 치료 후 인체가 정상 미토콘드리아를 가진 세포를 다시 만들어야 할 때 유용할 수 있을 것이다.[52]

고칼로리를 섭취하면 암이 더 공격적으로 자라고 암으로 인한 생존율도 나빠진다. 하지만 이유가 무엇일까? 당, 단백질, 지방 또는 이 모두가 너무 많아서일까? 오메가-6 오일이 암 성장을 촉진하는 것은 분명했다. 그래서 해바라기씨 오일과 다른 가공된 식물성 기름은 염증반응을 악화시키기 때문에 먹지 않았다(일반적인 식물성 기름은 오메가-6가 많아서 염증반응 및 암의 성장을 촉진하지만, 채소에 있는 기름과 들깨, 아마씨, 치아씨드 오일은 오메가-3가 풍부하여 오히려 염증반응을 억제하고 암의 성장을 억제하는 효과가 있다-역자주). 이와는 반대로 지중해식 식단을 한 경우에는 암의 발생이 더 낮아졌다. 어쩌면 올리브오일은 오메가-6 오일이 함유되어 있더라도 안전하게 사용할 수 있는 기름이 아닐까 싶었다. 나중에 알게 되었는데 올리브오일은 오메가-9 함유량이 많아서 오메가-6의 효과를 중화하는 것으로 알려져 있다(단삼을 추가로 섭취하면 더욱 중화효과를 높일 수 있다). 버터는 비타민 A, D, K, CLA (conjugated linoleic acid, 접합 리놀레산)를 함유하고 있지만 가끔은 먹었다.

CLA 지방산은 암의 예방과 치료에 큰 효과가 있다고 알려져 있다. 버터, 치즈, 붉은 육고기의 포화지방과 같은 많은 천연 식품에 이 지방산이 함유되고 있지만, 나는 포화지방을 피하고 싶었기 때문에 더 안전한 방법으로 보충제 복용을 선택했다. 나중에 내가 유익한 효과를 내는 것으로 확인한 것은 CLA 중 오메가-7 부분인 팔미톨레산(palmitoleic aicd)이다. 이것을 나쁜 기름인 팔미트산(palmitic acid)와 혼동해서는 안 된다(오메가-9에 의해 나쁜 영향이 상쇄될 수는 있다). 팔미톨레산은 올리브오일과 산자나무(비타민나무, Sea Buckthorn)에 함유되어 있으며, 이 팔미톨레산에서 가장 유용한 성분은 바크센산(vaccenic acid, rumenic)이다. 이는 천연 트랜스지방으로 혈당, 고지혈증, 염증을 낮추고, 과다한 지방 축적을 막아 주며, 인슐린 감수성을 올려 주는 데 효과가 있다. 즉 슈퍼 영양소인 것이다.

예전에는 CLA를 보충제로 복용했으나 요즘은 오메가7을 함유한 산자나무 오일을 매일 복용한다. 하지만 이는 장에 비피더스균(bifidobacterium)이 존재하는 경우에 좋은 효과를 보인다. 그러므로 장에 비피더스균이 풍부한지 혹은 장내 세균 불균형은 없는지(유해한 세균이 비정상적으로 많은지) 검사해 볼 필요가 있다. 나는 대사 건강을 위해 모든 사람이 오메가-3(생선 기름), 오메가-9, 오메가-7을 섭취해야 한다고 생각한다. 그러면 주요 대사질환(알츠하이머, 암, 뇌졸중, 대사 증후군, 심장질환 등) 예방에 도움이 될 것이다. 의학계와 화장품 산업의 경향을 지켜보고 있는 나는 화장품 업계가 이런 유익한 영양소를 신속하게 차용하는 것을 보곤 한다. 산자나무 오일은 화장품 업계에서 한동안 큰 뉴스거리였지만 아직 영양 보충제로는 주목받지 못하고 있다. 이것은 암 치료 및 심혈관 질환 치료 분야에서 큰 관심을 받아야 마땅한데 말이다.

깔레부 박사는 주기적으로 내가 먹는 영양 치료제를 살펴보았고, 놀랍게도 몇 가지를 더 처방해 주었다. 그는 비타민 K3와 잎새버섯 추출물을 처방해 주었는데, 이들은 면역기능을 올리고 정맥으로 주사한 비타민 C의 효과를 증가시키는 것으로 알려져 있다. 또한, 그분은 호르몬과 관련이 있는 암에서는 권유하지 않는 DHEA도 면역기능 증강과 컨디션 상승을 위하여 처방해 주었다. 아마도 이것은 새로운 DNA 분자를 만드는 과정인 오탄당 인산 경로(PPP, Pentose Phosphate Pathway)를 차단하여 암을 굶기는 효과가 있는 것 같다.

암에 관해 공부하는 암 환자는 당분, 건강에 좋지않은 식단, 나쁜 생활 습관이 암과 관련이 있다는 사실을 알게 된다. 그러면 결과적으로 속상한 마음뿐 아니라 자신이 질병에 일조했다는 죄책감과 수치감을 느낄 수 있다. 그러나 암을 유발하는 원인의 90%가 생활 습관, 병원균과 같은 환경요인, 발암물질로 추정된다는 보도[53]에도 불구하고 사실은 그렇지 않을 수 있다. 우리가 북극에서 은둔자로 살지 않는 이상 병원균을 피하는 것은 불가능하다. 기생충, 곰팡이, 세균은 바이러스 간의 연관성만큼이나 서로 관련이 있다. 엡스타인바 바이러스, 인간유두종 바이러스[54], B형, C형 간염 바이러스, 거대세포 바이러스[55], 인간 T림프구 자극 바이러스, 카포시육종과 연관된 헤르페스바이러스, 머켈세포 폴리오마바이러스는 암 발생과 관련이 있다. 과학자들이 활발히 연구함에 따라 이들의 연관성이 더욱 밝혀지고 있으며, 우유에 많이 들어있는 소백혈병(bovine leukemia) 바이러스도 2015년 유방암 위험인자로 추가되었다. 나는 개인적으로 미래에는 바이러스가 더 많은 암의 원인이 될 것으로 추정한다.

몸에 해로운 음식을 먹고 좋지않은 생활 습관을 갖고 있으면서도 끝까지 암에 걸리지 않는 사람이 있지만, 건강한 생활 습관을 자랑하며 채식 위주의 식사를 하는 사람이 오히려 암에 걸리기도 한다. 그러나 미디어에서는 암 환자들을 질책하는 양상으로 분위기를 몰아간다. 이렇게 환자를 희생양으로 삼는 것은 바람직하지 못하고 도움도 되지 않는 쓸모없는 행위이다. 암 환자들은 자신이 건강한 생활 습관으로 살지 않았던 벌이라고 생각하며 힘들고 고통스러운 긴 여정의 치료를 어쩔 수 없이 받아들인다. 암이 나으려면 고생을 해야 한다고 생각하지 않는가? 만약 의학적인 치료가 아주 고통스럽지도, 심각한 부작용도 없다고 하면 암세포를 죽이거나 조절하지 못하는 것 아닌가 생각하지 않겠는가? 하지만 정말 다량의 독한 화학물질을 사용하지 않고 암을 없애는 것이 불가능할까? 우리 자신을 파괴적인 치료로 불태우고 독살하는 이른바 '표준적 치료'를 수십 년 동안 해오다 보니 우리는 이러한 넌센스를 믿어 버리게 되었다.

나 역시 자책감을 느꼈었다. 이전에 나는 속이 더부룩하고 피곤할 때까지 아무 생각 없이 먹고 마시며 몸을 혹사했다. 또한, 너무 엄격하고 실천하기 어려운 식단을 나에게 강요한 것 같기도 했다. 내가 어떤 면에서 태만함으로써 암이 생기도록 내버려 둔 것일까?

깔레부 박사는 나의 장 건강에 이상이 있는지, 혈액 내 영양소의 농도는 어떤지 검사할 필요가 있다고 했다. 항암 요법을 끝내고 대변, 미세영양소, 지방산, 비타민, 미네랄 검사를 받았다. 내가 받은 의학 수련은 이 분야에서는 내게 민폐를 끼쳤다. 그 의학 수련은 몸의 다른 시스템이 왜 잘못되었는지 파악하는 초점에서 잘못 짚었기에, 그 결과 식단이나 소화기관의 건강은 필요한 관심을 받지 못하고 항상 뒷전으로 밀렸다.

많은 암 환자들이 암 발생 이전에도 장이나 암이 발생한 부위에 감염이 있었다고 말한다. 그러나 종양학 분야에서는 왜 전에 있었던 감염이 암과 관련이 없다고 여겨지고 무시되고 있는지 정말 이해할 수 없는 노릇이다. 종양학 전문의는 전에 있었던 다른 모든 감염은 무시하고 갑자기 어디서 왔는지 모르게 불쑥 나타난 암을 온전히 일부 장기의 기질성 질환으로 본다. 암에는 다양한 원인이 있고 감염이 원인이 되는 경우도 많은데, 대부분의 통합의학 의사들은 암 환자에게는 장 건강의 문제가 어느 정도 있다고 말한다.

오늘날 많은 연구자가 장에 사는 유기체인 장내 미생물군(microbiome)과 우리와의 공생관계에 초점을 맞추고 있다. 과학자들은 암이 어디에서 발병했건 간에 장내 미생물군을 교정하는 것이 왜 그렇게 암 환자의 건강에 큰 영향을 주는지 알아내고자 한다.[56] 우리 몸의 아주 작은 틈을 통해 수많은 미생물이 침입할 수 있고, 이런 일이 가장 흔하게 일어나는 곳이 바로 장이다.

내가 늘 피곤하고, 속이 더부룩하고, 배변습관이 불규칙한 것을 너무나 당연하다고 여기는 동안, 장은 건강에 해로운 음식을 소화하느라 혹사당했을 것이다. 특히 어린 시절에 항생제를 복용했을 때, 그리고 안전하다는 약을 투여받았을 때 장 상피가 쉽게 상처를 입었으리라는 사실을 생각하지 못했다. 나는 이제야 이런 것들이 만성적으로 손상을 주며 장기적으로 전신과 질병에 영향을 끼친다는 사실을 얼마 전에야 알게 되었던 참이었다.

나의 장의 문제는 아마도 20대 초반의 감염으로부터 시작한 것이었다. 나는 가족과 함께 터키의 유명한 해변에서 윈드서핑을 하면서 휴가를 보내고 있었다. 바람을 등지고 항해하는 중 돛을 이동시키는 방향 전환에 몇 차례 실패하면서 많은 바닷물을 마셨고, 이틀 뒤에 폐렴이 생겼다. 흉막염으로 인해 숨만 쉬어도 가슴에 찢어지는 듯한 통증이 느껴졌다. 이 고문에 더하여 심막에도 염증이 생기고 목, 어깨, 왼팔에도 통증이 심했다. 누울 수도 없어서 잠도 자지 못하고, 베란다에 앉아 별을 바라보며 밤을 지새웠다. 정말 당장 입원해야 하는 상황이었다.

동네 병원에 갔더니 의사가 조악하고 코팅도 되지않은 강한 항생제를 처방해 주었다. 그 항생제를 복용한 후 음식물은 전혀 내려가지 않았고 물조차 넘길 수가 없었다! 평생 그때처럼 날씬한 적이 없었다! 일주일 동안 체중이 7kg나 줄어 47kg밖에 나가지 않았다. 이 모든 일이 요트 위에서 40도의 고열에 시달리는 가운데 일어났다. 나는 완전히 탈수되어 쓰러질 것 같았다. 그때 내가 '까딱 잘못해서 옆으로 쓰러지면 물에 빠지고 말겠구나, 차라리 그게 낫겠다'라고 생각했던 기억이 난다. 너무 고통스러워서 그저 죽고만 싶은 지경이었다.

항생제가 나의 장과 장내 세균총을 완전히 망가뜨렸다. 당시 나뿐 아니라 대부분의 사람이 유산균의 필요성에 대해 잘 몰랐다. 결과적으로 장 속의 좋은 균과 나쁜 균이 다 없어져서 면역력은 형편없이 저하되고 말았다. 이번에 기생충에 감염된 것도 어쩌면 당연한 결과였다.

그리고 많은 시간이 흐른 후 나는 암 투병을 하고 있었다. 나는 장 건강이 면역력의 핵심이며 장이 회복되어야 몸이 회복된다는 사실을 알았다. 장의 균형을 다시 회복하는 것이 손상된 내 몸을 회복하는 데 매우 중요한 역할을 할 것이었다.

나는 간헐적 단식을 시작했다. 장이 휴식을 취하고 회복하고 이런저런 염증을 줄일 수 있도록 하기 위함이었다. 물리치료에서는 일반적으로 재활 과정을 시작하기 전에 손상된 몸이 휴식을 취하고 항염 치료를 하도록 권고한다. 깔레부 박사는 간헐적 단식과 시간제한 단식을 하도록 권했다. 즉 오후 3시 이후부터 다음 날 아침까지는 아무것도 먹지 않는 것이었다. 아침이 되어야 간의 활동이 왕성해지고 음식을 잘 소화할 수 있기 때문이다. 이렇게 하는 것도 암을 굶길 수 있을 것이다.

박사는 장 안에서 유익한 공생균과 해로운 병원균 간 서로 세력을 차지하려는 끊임없는 다툼이 있으며, 특히 항생제를 복용하거나 건강에 안 좋은 음식을 먹을 때에 그런 일이 일어난다고 설명했다. 의사들은 항생제 복용 후에 유산균을 한 차례 먹으라거나, 치료 중에 단 음식을 먹지 말라는 이야기를 잘 하지 않는다. 하지만 이렇게 하여 균형이 깨진다면 병원균이 우세하게 되어 다량의 '외독소'를 냄으로써 장 세포벽에 균열을 초래할 수 있다. 단층의 세포로 이루어진 장벽은 우리 몸이 외부로부터 감염되는 것을 막아 주는데, '외독소'에 의하여 이 장벽의 세포가 손상을 받으면 염증이 일어나게 되어 세포들 사이의 치밀한 이음부가 느슨해진다. 이런 이음부가 손상되면 '장누수증후군'이 발생하는 것이다. 이 용어는 아직 의학계에서는 생소한 개념이다.

장누수증후군에 대해서 의과대학에서도 가르치지 않고 제약회사에서도 아직 치료제를 개발하지 못했기에 많은 의사가 '장누수'에 대하여 잘 알지 못한다. 하지만 장누수증후군이야말로 우리를 기회감염에 걸리게 하고 실제로 자가면역질환에 걸리도록 하는 원인이 된다.[57] 다행히도 당시엔 미처 몰랐지만 나는 이미 가장 장 훌륭한 치료제를 스스로 먹고 있었는데, 그것이 바로 베르베린이었다.

몸에 이로운 세균은 비타민K, B 같은 유용한 영양소를 만들어 내지만, 병원균들은 장누수를 일으켜 유해균과 그 독성물질들이 우리 몸으로 쉽게 들어오도록 만든다. 이런 해로운 물질들은 몸 안으로 들어오면 정상 줄기세포 주변의 미세환경을 변화시키고 염증을 일으켜, 모든 암의 핵심이 되는 비정상 줄기세포까지 만든다. 이런 상태가 암의 근본 원인 중 하나라고 생각한다. 이런 상태에 더하여 외부 바이러스, 효모나 유해균이 암 줄기세포에 유리한 환경을 만들어 대사이상을 일으키고 증식하게 만드는 것이다.

2000년 여름, 깔레부 박사가 검사결과를 이야기해 주었다. 대장에 비피도박테리아와 락토바실러스가 충분히 많이 있으나 유감스럽게도 블라스토시스티스 호모니스(Blastocystis homonis)라는 기생충이 꽤 있다고 했다.

"뭐라고요? 기생충이요? 징그러워라… 어떻게 없앨 수 있을까요?"

박사님이 대답했다. "기생충은 환자분이 생각하는 것보다 더 흔하답니다." 나는 얼마나 많은 사람이 기생충에 감염되어 있는지 듣고는 깜짝 놀랐다. 일부 가난한 나라에서는 국민의 거의 100%가 감염되었고 다른 지역에서도 감염률이 증가하고 있었다. 미국에서는 전 인구의 23%가 블라스토시스티스 호모니스에 감염되어 있다고 했다.

"완전히 없애기는 쉽지 않아요. 아주 엄격한 지침을 따라야 할 겁니다." 그가 덧붙였다.

그래, 괜찮다. 나는 이미 꽤 엄격한 요법을 따르고 있는데, 시작한 일은 제대로 해야 하지 않겠는가. 나의 치료목록에는 부가적으로 복용해야 하는 영양 치료제가 점점 더 많아졌다. 박사는 "갑상선 기능이 떨어져 있는데 아마도 이 원충류 기생충 때문일 것입니다."라고 덧붙였다.

나는 이미 심한 피로감과 같은 블라스토시스티스 호모니스 감염과 관련된 전형적인 증상 일부를 보였다. 나는 그것이 자궁경부암이나 바쁜 생활 습관 때문에 피곤한 것으로 생각했는데, 진짜 원인은 기생충이었다. 그 외 흔한 증상은 더부룩함, 설사, 오심, 복통, 두드러기, 불규칙한 배변 양상 같은 것들이다.[58]

기생충은 더는 해외여행자들만의 문제가 아니다. 이민자와 도시거주자가 점점 늘어나면서 식품위생이 나빠지고 손 위생이 불결하게 되었고, 무관해 보이지만 고양이나 개를 통해서도 기생충이 전염될 수 있다. 솜털로 뒤덮인 고양이과에서 발견되는 톡소플라스마증은 전립선암과 밀접한 연관성이 있다. 인간은 우월해서 기생충에 대한 면역을 가지고 있을 것이라는 막연한 오해로 인해, 구충제는 애완동물만 먹는 것으로 생각하는 것 같다. 하지만 간단한 위생에 관심을 두지 않음으로써 우리는 세균, 원충, 마이코플라즈마, 바이러스, 기생충과 같은 작은 생물체뿐만 아니라 석회화를 만드는 나노입자의 공격 아래 놓일 수 있다.

이자벨라 웬츠(Izabella Wentz)는 『하시모토 프로토콜』(Hashi moto's Protocol)이라는 베스트셀러의 저자이자 하시모토 갑상선염을 앓은 약사로 블라스토시스티스 호모니스에 감염된 경험이 있다. 웬츠는 갑상선염을 일으키는 원인 중의 하나가 이것이라고 생각했고, 근치시킬 때까지는 갑상선염의 증상이 완벽하게 호전되지 않았다고 말했다.[59]

웬츠는 자신의 고객의 35%가 블라스토시스티스 호모니스 검사에서 양성이 나왔으며 이는 하시모토 갑상선염과 관련이 있는 가장 흔한 감염이라고 했다. 그러나 대부분의 의사들은 블라스토시스티스 호모니스를 공생하는 생물로만 생각하고, 그것이 병을 일으킨다는 새로운 증거가 나와도 치료할 필요가 있다고는 생각하지 않는다.[60]

웬츠는 블라스토시스티스 호모니스에 대하여 광범위하게 조사했으며 "이것이 여러 가지 음식 민감성(food sensitivity, 음식 알레르기)의 원인이 된다. … 진짜 음식 알레르기는 음식을 제한하면 절로 좋아지지만, 이 기생충에 감염된 사람은 여러 가지 음식에 알레르기가 생기게 되며, 그 음식을 먹지 않으면 또 다른 음식에 대하여 알레르기가 생긴다."라고 쓰고 있다.

나 역시 밀과 계란, 토마토, 감귤류에 대한 알레르기가 있는 것을 알게 되었다. 나는 염증을 유발하는 음식을 먹지 않는 것이 암 치료 프로그램에서 매우 중요하며, 지금은 모든 암 환자는 기생충에 대하여 정기적으로 검사와 치료를 받아야 한다고 믿고 있다.

건강한 장을 회복하고 기생충을 퇴치하는 것은 쉬운 일은 아니었다. 원인을 치료하는 것이 힘들지만 핵심이었다. 장이 제대로 기능하지 않으면 내 갑상선과 면역계는 결코 적절하게 작용할 수 없을 것이다. 이것들을 제대로 회복시키지 않는 한 절대 완전히 회복할 수 없을 것이다.

정통의학에서 기생충 감염을 심각한 것으로 여긴다고 잠시라도 생각했다면, 항생제와 먹는 영양 치료제를 병행하여 단기간에 치료를 했을 것이다.[61] 그러나 나는 그렇게 치료하면 장내 세균 불균형이 심해질 것이라고 걱정했다. 사실 나중에 알고 보니 그것은 일시적인 불균형을 초래하는 것이었고, 프리바이오틱스(유산균의 먹이, 유익한 장내미생물의 생장을 유도하는 물질)과 유산균을 사용하여 쉽게 바로잡을 수 있는 것이었다.

아래는 수 개월 동안 복용하면서 효과를 본 것들의 목록이다.

- 약쑥(wormwood), 검은 호두나무(black walnut), 정향(cloves), 올리브잎, 마늘, 자몽 추출물, 우바 우루시(uva ursi)를 포함하는 항 기생충 영양 치료제
- 위산을 증가시키기 위한 비테인(betain hydrochloride)
- 단백질을 소화하는 브로멜라인(파인애플에 함유), 파파인(파파야씨앗에 함유) 같은 단백질분해효소(식간 복용)
- 아보카도 + 다진 생마늘
- 아연
- **베르베린**[오레곤포도(Mahonia aquifolium)]
- 생선기름
- 신선한 아마씨 가루

단백질분해효소는 기생충의 몸을 구성하는 단백질 껍질을 녹여 기생충이 치료에 저항하지 못하도록 해준다고 알려져 있다.[62] 이 효소는 먹은 음식을 분해하는 데 이용되지 않도록 식간에 복용해야 한다. 아마씨는 대장 벽에 구멍을 파고 들어가서 청소를 해주며 그 안의 기생충을 장벽으로부터 물리적으로 제거해 주는 효과가 있다. 차전자피도 이런 목적으로 사용된다. 이것은 밀, 유제품, 흰쌀, 옥수수, 탄산음료, 홍차, 커피, 술, 당지수가 높은 과일 등이 포함되어 있지 않은 식사와 함께 먹었다.

T3와 T4 검사를 통하여 갑상선기능 저하증이 발견되어 3개월 동안 자연식을 하면서 제대로 치료하고 해독을 하기로 했다. 단백질 및 오메가3 보충을 위하여 주 2~3회 청어와 정어리를 섭취하고 해초도 먹었다. 해초는 요오드가 풍부하여 갑상선호르몬 생성을 증가시킨다. 그러나 요오드가 부족하면 갑상선 이상을 초래하는 경우는 드물다. 근본 원인은 항

상 장이기 때문이다. 깔레부 박사는 소량의 천연 건조 갑상선호르몬인 아머(Amour) 정을 반 알씩 복용하도록 처방해 주었다.

사실 이런 식단은 다른 사람들의 눈에는 그렇게 좋아 보이지도 유망해 보이지도 않았다. 2000년 당시에는 정보도 레시피도 찾기 힘들었고, 동기부여도 부족했다. 나는 미소된장국과 미역을 좋아하지 않았다. 하지만 인내심을 가지고 계속했다.

종종 실수하면 스스로에게 화가 났다. 나는 정말 살고 싶어 하는 것이 맞나? 나는 왜 충분히 노력하며 자신을 잘 돌보지 않나? 이런 분노는 다음번에는 더 잘하게 해주는 자극이 되었다. 나는 식이조절을 잘못했을 때 스스로를 용서하고 다시 시작하는 법을 배웠다. 계속 치팅을 한다면 문제가 더 악화할 뿐이다. 나는 어느 정도까지 허용될 수 있는지 알 수는 없었지만, 나의 작은 실수나 일탈이 심각한 결과를 초래하지 않기를 바랐다. 또한, 얼마나 오래 식이요법을 해야 하는지에 대한 정보도 없었다. 만약 혈당 측정계로 혈당을 추적 검사할 수 있었다면 실제적인 데이터를 바로 확인할 수 있어서 피드백과 동기부여가 잘 될 수 있었을 것이라는 아쉬움이 남는다.

정제 탄수화물의 양은 강박적으로 줄였지만, 섬유질이 많아 당을 천천히 올리는 고구마, 영양 보충제, 그리고 야채 주스와 녹차와 올리브오일로 만든 맛없는 '원시 수프'는 제한하지 않고 먹었다. 하지만 생활의 일정 부분을 스스로 조절할 수 있다는 것은 무척 기분이 좋았다. 나는 의사와 질병 앞에서 스스로 무기력함을 느끼기 너무 쉬운 상황이었기에 내가 통제할 수 있는 무언가가 있어야 했다.

깔레부 박사는 나의 엽산 수치가 매우 낮다고 했다. 엽산과 B12는 간의 해독, 세포재생, 에너지 생성 등을 포함하여 몸의 모든 중요한 작용에 기여하는 메틸화 회로(methylation circle)에 필수적인 물질이다. 또한, 암의 성장을 자극하는 과다한 에스트라디올(estradiol)을 해독, 배출하는 역할을 한다.

사실 나에게 필수 비타민이 부족한 것은 당연한 일이었다. 엽산을 고갈시켜 DNA 복제를 막는 항암제인 MTX를 투여받고 있었기 때문이다. 하지만 나중에 엽산을 보충해야 한다는 말도 듣지 못했고 몇몇 의사들은 장기간의 엽산 결핍을 유지하는 것이 유리한 전략이라는 말도 했다. 그러나 엽산 결핍은 암을 유발하며 자궁경부암과는 밀접한 관련이 있다.[63]

비타민B는 스트레스 호르몬인 코티솔(cortisol)이 증가한 경우 부족해지는데, 물론 아주 엄청난 스트레스를 받는 암 환자들에게도 부족하게 된다. 또한, 술을 마시면 엽산이 낮아진다. 한 연구는 엽산 보충제를 복용하면서 술을 마시는 경우는 술을 마시지 않는 사람과 유방암에 걸릴 확률이 비슷했다.[64]

깔레부 박사의 도움으로 나는 수개월 동안 비타민B12를 대량으로 설하 투여(입안 점막을 통해 흡수되도록 하는 것)하면서 하루 5g의 엽산도 설하로 투여했다. 엽산과 비타민B12는 장내 세균에 의하여 만들어지기 때문에 보충하는 것이 좋긴 했지만, 근본 원인도 다루어야 했다. 장내의 락토바실러스(유산균)가 이런 비타민을 만들어 내는데, 장기적으로는 단순히 보충한다고 해서 이 문제가 해결되는 것은 아니었다. 발효음식이 락토바실러스 숫자를 늘리는 데 도움이 되는 것을 알게 되었지만, 암 환자들이 흔히 하는 실수는 발효음식에만 주된 초점을 맞추면서 실상

암과 싸우는 데 더 중요하고 보충이 필요한 비피도박테리아에는 소홀하게 되는 점이다.

내 자궁경부암이 호르몬 때문에 생긴 것이 아니라고 해도 호르몬 보충 요법은 강한 에스트로겐인 에스트라디올(estradiol)을 사용하기 때문에 건강에 좋을 리가 없다는 생각이 들었다. 좀 더 약한 에스트리올(estriol)로 바꾸고 싶었다. 주치의를 설득하여 에스트라디올보다는 몇 배 약하지만, 하루 2mg만으로 충분히 증상이 호전되는 오베스틴정(Ovestin)으로 바꾸는 데 수년이 걸렸다. 나중에 이 약은 효과가 없어서가 아니라 더 강한 에스트라디올이 조제 비용이 훨씬 더 저렴하여 결국에는 도태되고 말았다.[65] 이리하여 생물학적으로 인간의 호르몬과 좀 더 동일한 제품을 찾기가 힘들어졌다.[66]

나는 또한 유방암을 예방하기 위하여 천연 프로게스테론(progesterone) 크림을 사용했는데 느낄 만한 효과는 없었다. 나는 6년 동안 "환자분은 자궁이 없으니 프로게스테론이 필요하지 않습니다"라고 주장하는 주치의를 설득해서, 결국 사우스런던 병원의 부인과 전문의가 처방해 주던 암을 일으킬 수 있는 합성 프로제스틴(progestin)이 아닌 미세화된 천연 경구 형태의 프로게스테론을 처방받게 되었다.

합성과 천연형태가 얼마나 큰 차이를 보이는지 전혀 알지 못했는데, 어마어마한 차이가 있었다. 자욱한 안개를 뚫고 나온 것만 같았다. 그동안 얼마나 답답한 세상에서 살아왔는지![67] 또한 그때부터 깊은 잠을 자기 시작했다. 전에는 멜라토닌을 복용했어도 늘 자주 깨어났고 그러면 다시 잠들기가 힘들었다. 그런데 처음으로 멜라토닌과 프로게스테론을 함께 사용한 그날 밤, 놀랍게도 한 번도 깨지 않고 푹 잘 수 있었다.

음식을 먹을 때 가장 이득을 보려면 생체 이용률이 최고 높은 형태로 섭취하는 것이 좋다고 생각한다. 브로콜리를 먹을 때는 4분간 데치는 것이 좋다. 시금치는 날로도 먹고 요리해서 먹기도 했다. 과일은 최소한으로 먹으려 했고 주로 사과나 베리 종류를 먹었다. 항암치료 후 첫 3개월 동안 식단의 기본은 아침에 베리 종류와 미소된장국, 뜨거운 죽을, 점심으로는 현미, 생선, 샐러드, 브로콜리, 다른 십자화과 채소를 먹는 것이었다. 내가 좀 더 재미있게 요리에 시간을 할애할 수 있었으면 좋았으련만 너무 지쳐서 음식 준비는 생각하기만 해도 너무 힘들었다.

사실 음식을 사는 일만으로도 힘들었다. 당시에는 지금처럼 다양한 식품을 구하기가 매우 어려울 때였다. 앤드류는 내가 식사를 따로 준비해서 먹어도 된다고 했으나 불평하지 않고 나의 맛없는 저녁 식사를 함께 해 주었다. 앤드류가 소스나 향 없이 단조롭고 맛이 없는 음식을 주기적으로 같이 먹어 주었기에 큰 연대감을 느낄 수 있었다. 요즘처럼 건강식을 만들어 본 적 없는 사람의 수고를 덜어 줄 수 있는 수많은 요리책과 레시피들이 그때도 있었다면 그렇게 힘겨운 인내의 시간을 보내지 않았어도 되었을 것이다. 그래서 나는 이것을 어떤 챌린지처럼 받아들이기로 했다. 나는 적군에 대항할 만큼 자격을 갖추고 있는지 테스트를 한다고 생각하며 계속 도전해 나갔다.

외식은 거의 불가능해졌다. 안전하게 먹을 수 있는 것을 찾기 어려워서가 아니고 (요즘은 음식이 많이 다양해졌다) 당시에는 식당 안에서 흡연을 금지하지 않았기 때문이다. 담배 연기 자욱한 식당 안에 들어가면 몇 분 안에 목이 아파지면서 스트레스를 받고 불안해졌다. 친구를 만나러 펍에 갈 때도 담배 연기 때문에 힘들었다.[68] 이런 이유로 주중에는 은

둔자처럼 숨어 지냈고 주말에는 런던의 탁한 공기가 아닌 깨끗한 바닷바람을 쐬러 밖으로 나섰다.

주스는 매일 만들었다. 지금 돌이켜 생각해 보니 비트와 당근을 너무 많이 넣었던 것 같다. 피부가 까맣게 타서 사람들은 종종 나에게 외국에 다녀왔냐고 묻곤 했다. 나는 주로 셀러리, 사과, 비트, 당근으로 주스를 만들었다. 유기농 당근과 비트는 완벽하게 깨끗이 씻지 않았다. 적절하게 관리되는 유기농 농법 그리고 믿을 만한 농가(Riverford deliever: 영국의 로칼푸드)에서 생산된 것이라면 토양 미생물이 면역체계를 긍정적으로 자극한다는 것을 읽었던 적이 있기 때문이다.

한번은 내가 샐러드 만드는 것을 바라보던 친구가 “참 강박적이구나. 건강식품 탐욕증이야.”라고 말했다.

“뭐라고?” 나는 물었다. 나에게는 섭식장애가 없는데?

“이런 강박증에 대하여 읽은 적 있어. 건강한 음식을 먹으려는 끊임없는 욕구가 있는 증상 말이야.”

“글쎄, 나는 이런 걸 먹고 싶어서가 아니라 이렇게 먹어야만 하기 때문이야!”

그 친구가 내 식단이 일시적인 유행이나 정신적 강박감이 아님을 이해해 주지 못해 화가 났다. 나를 그런 강박증이 있는 이상한 사람으로 취급한 것보다도, 건강하게 먹는 것을 섭식장애라고 생각할 수 있다는 사실이 놀라웠다.

친구가 눈살을 찌푸렸다. 분명 친구는 고혈당 지수 음식과 암과의 연관성을 이해하지 못하고 있었다. 친구는 내 입장이 아니었고, 내가 수 없이 읽은 연구 논문을 읽은 것도 아니다. 그래, 사람들이 내가 너무 지나치고 강박적으로 음식을 선택한다고 생각하더라도 그것은 그들의 문제일 뿐이다. 나는 내가 옳다고 생각되는 것을 할 것이다. 사실 나는 탄수화물을 완전하게 끊지도 못했고 너무 강박적이지도 않았지만 말이다.

다음번 깔레부 박사를 방문했을 때, 박사는 나에게 생선과 견과류, 콩류를 통해 단백질을 주로 섭취하는 부분 채식주의자처럼 단백질을 섭취하도록 조언했다.

"백혈구를 만들기 위해서는 아미노산이 필요한 것을 아시죠? 그리고 검사결과 아르기닌(arginine) 수치가 너무 낮아요. 아르기닌은 질소를 해독하고 백혈구 특히 자연살해세포(natural killer cell)를 만들어 내는 데 중요합니다."

"생선에는 아르기닌이 없나요?"

"아르기닌은 사슴고기나 토끼같이 수렵육에 풍부합니다. 이런 고기는 사육된 동물보다 지방 성분이 우수하고 오메가3도 풍부하지요."

그래서 기생충을 몰아내는 시기 마지막에 아르기닌이 풍부한 풀 먹인 고기와 아르기닌 보충제를 복용했다. 최근의 연구는 아르기닌은 암과 싸우는 T임파구를 올려 준다고 보고하고 있다. 또한, 아르기닌은 면역치료 약물의 효과도 증가시켜 준다. 하지만 특정 암은 성장에 아르기닌을 이용하기도 하며 이 아미노산을 제하는 것이 암을 굶기는 데 유용할 수 있다.[69]

한편, 담당 종양학 전문의는 그동안 내 병세가 호전되는 것에 매우 기뻐했다. 그분은 내가 복용하는 영양 치료제를 조사하듯이 물었으나 대답하지 않는 편이 좋다고 생각되었다. 일단 너무나 많은 종류였다! 게다가 비타민C 정맥주사에 대하여 말하면 논쟁거리가 될 것이 뻔했다. 그리고 그분이 자외선 혈액 조사법, 요오드 및 섬유질이 풍부한 음식, 기생충을 몰아내는 음식과 저혈당 지수 음식의 진가를 이해할 수 있을지 의문이었다. 그분이 동의하지 않을 내용을 꺼내어 굳이 우리 둘 사이에 문제를 만들 이유가 없었다. 하지만 요즘은 전문의와 발전적인 논의를 할 수 있게 도와줄 연구결과들이 인터넷에 넘쳐나니 이런 것을 읽어보길 권한다.

종양학 전문의는 나를 수지상세포 백신 연구 시험에 등록시켰다. 당시 그 시험에서 나는 미약하고 부분적인 반응을 보였기에 그 백신이 도움이 되었는지 아닌지 지금도 확실히 알 수 없었지만, 여러 방법을 조합한 것이 도움이 되었다고 확신한다. 자외선 혈액 조사법은 자연적인 백신 역할을 해주었고, 비타민C 정맥주사는 병원체와 싸우고 면역계를 다시 깨우는 데 기막히게 좋은 방법이었다. 면역을 좋아지게 하는 식단, 허브, 영양 치료제, 유산균, MGN3(biobran), 잎새 버섯, 베르베린으로 장 건강을 회복하고 있었기에, 이런 점이 당시 내 몸이 수지상세포 백신에 반응하는 데에도 직접 작용했다고 생각했다.

의사들은 의학적 관점에서 당시까지 내가 생존해 있는 것은 순전히 그 수지상세포 백신의 덕분이라고 생각했다. 그들은 이 사실에 매우 흥분하고 있었다. 나는 내가 좋아진 것은 비타민C 정맥주사와 장 건강을 회복한 것이 훨씬 더 큰 요인이라고 생각했지만, 그들 사이에 끼어들기 싫었다. 또한, 의사들은 백신으로 장기적인 효과를 기대하지 말라고 했다. 그 백신은 암을 일으킨 원인 중 유두종 바이러스 부분에 대해서만 효과가 있다. 하지만 내가 볼 때는 유두종 바이러스가 암을 계속 퍼뜨리는 것이 아니었다. 실제로 그 임상시험을 했던 환자 14명 중에서 나 혼자만 몇 개월 이상 생존했다.[70] 다른 환자들이 사망했다는 소식을 알게 되어

슬펐다. 매일 아침에 깨어날 수 있고, 얼굴에 비쳐 오는 햇빛을 느끼고, 의학적인 내용을 공부했던 것이 정말 행운임을 새삼 깨달을 수 있었다. 이런 것이 없이는 나는 아마도 이미 죽은 목숨이었을 것이다.

나는 불리함을 극복해 내고 있었다. 다행스럽게도, 내 안에 폭탄이 도사리고 있음을 깨닫지 못한 채, 나는 계속 긍정적이고 낙관적으로 지냈다.

10

혈액암과 디피리다몰

Walking on Eggshells

"당신, 계속 이러는 거 자살행위나 다름없어요!" 앤드류가 사무실로 힘겹게 올라가는 나를 보며 앤드류가 소리쳤다. "밤 10시야, 잠을 자야지요! 당신은 스트레스가 쌓이면 안 된단 말이에요!"

"이메일 하나만 보내면 돼요. 얼마 안 걸려. 금방 갈게요."

앤드류는 내가 사업을 시작하자 내가 정신이 나갔다고 생각했다. 사실 앤드류가 옳았다. 내 몸을 돌보는 일만 해도 온종일 근무 한 거나 다름없는 일이었는데, 거기다 사업까지 한다는 건 미친 짓이나 다름이 없었다. 하지만 정작 나는 그런 현실을 보지 못하고 있었다. 암에 집중된 생각을 돌리기 위해 몰두할 무언가가 너무나 필요했다. 그리고 내가 이 세상을 사는 동안 내가 만든 좋은 화장품을 만들고 싶은 꿈이 있었다.

폐에서 전이암이 발견되기 전에 이미 『배쓰로빅』(Bathrobics)과 『임산부를 위한 배쓰로빅』(Bathrobics for pregnancy)이라는 책 2권을 출판했다. 이 책들은 WHSmith를 통해 각각 만 부와 오천 부나 팔렸다. 그리고 이제 나는 각 목욕 단계에 필요한 화장품들을 같이 만들고 싶었다.

나는 Boots, The Body Shop과 Virgin Vie의 본사들에 방문해서 이런 상품 아이디어를 상의했다. 이 회사들은 모두 관심을 보였지만 상품화를 해보자는 말을 하지는 않았다. 큰 회사들의 문제점은 너무 많은 회의와 이사회가 있어 신속하고 빠른 결정이 불가능하다는 것이다. 이전에 방수가 되는 책을 출판할 때도 동일한 일을 겪었다. 그 책은 폴리프로필렌으로 만들었고 고무 빨판이 달려 있어서 욕실에 매달아 두고 책장을 넘길 수 있도록 독특하게 디자인된 책으로, 결국에는 출판사를 찾길 포기하고 내가 스스로 출판해야 했다.

아무려면 어때. 나는 책도 아무런 경험 없이 출판한 적 있는데 화장품 또한 만들 수 있다고 확신했다! 어쨌거나 내가 상의했던 회사 중 내가 구상한 것에 꼭 맞는 제품을 생산할 수 없었으니 말이다. 제조사 및 약사를 찾고, 계약서를 작성하고, 포장용지를 구매해야 했으며, 디자인도 하면서 백화점과 약국에 제품을 판매해야 했다. 얼마나 힘들었는지! 완전히 진이 빠졌다.

나는 암을 겪으면서 유해 환경에 대한 경각심이 커졌다. 그러면서 내가 첫 번째로 구상한 제품들은 미용 시장에 차마 출시할 수 없었다. 첫 제품들에는 모두 파라벤과 유사에스트로겐 보존제가 들어있었고 일부에는 황과 트리에탄올아민이 포함되어 있었기 때문이다. 양심의 가책을 느껴 절대 그 제품들을 판매할 수가 없었다. 나는 독성이 없는 최고의 품질의 제품을 만들어 스스로도 100% 만족할 수 있는 그런 제품을 만들고 싶었다. 그래서 많은 돈을 들여 깨끗한 천연소재를 사용하여 전 제품을 다시 만들었다. 내가 만든 화장품들은 방수가 되는 책과 함께 세트로 묶어서 판매하는 것과 같은 마케팅을 하지 않았다. 이 화장품들은 완전히 독립된 최고급의 제품이었다.

병원 진료를 받고 비타민C 정맥주사를 맞는 사이사이에 John

Lewis, Debenhams, House of Fraser 등의 회사 바이어들과 만났으며, 이들은 모두 많은 물량을 주문했다. 사업은 곧 성공 가도를 달릴 것이었다. 하지만 몇 년 동안의 정신없이 바쁜 생활 때문에 누적된 피로가 급기야 나를 덮쳐 왔다. 나의 혈액 검사 수치는 다시 정상 범위의 한계까지 상승하여 걱정되었다.

처음 몇 년 동안은 식이요법과 운동 그리고 영양 치료제 복용을 철저히 지켰다. 감기에도 걸리지 않고 잘 지내면서 누구보다 건강하다고 느꼈다. 거의 모든 사람이 감기나 독감에 걸렸을 때도 나는 그 어떤 바이러스도 내 몸에서는 살 수 없다고 장담하곤 했다.

하지만 사실 모든 것이 잘 되어 가는 건 아님을 알고 있었다. 스스로에게 '나는 잘 하고 있어'라고 말했지만, 사실은 계속해서 고갈되고 있었다. 끊임없이 무기력함을 느끼며 몸도 맘도 축 처졌다. 침대에서 일어나 계단을 한 층 오르는 것만으로도 숨이 찼다. 하지만 제품 생산과 동시에 판매와 광고, 주문을 해내야 했기 때문에 피곤을 느낄 여유가 없었다. 너무나 많은 일을 하고 있었고 실패할 것이라는 생각조차 하지 않았다.

하지만 피곤함이 점점 심해졌다. 밤에는 엄청난 양의 땀을 흘리며 잠에서 깨곤 했다. 약간 젖은 정도가 아니라 온몸에 땀이 흥건했다. 화학요법 치료의 부작용일까? 호르몬이 부족해서일까? 피곤과 식은땀이 정상일까? 나는 직감적으로 검사를 해봐야겠다는 것을 느꼈다.

닥터 킹슬리와 깔레부 박사에게 진찰을 받았다. 2명이면 충분하지만 3명이면 더 좋겠다 싶어 닥터 케년에게도 진찰받았다.

닥터 케년이 했던 검사 중의 하나가 생혈액 검사(live blood analysis)로, 현미경으로 직접 혈액을 보는 검사이다. 돌팔이 의사를 비판하는 사이트 퀵워치(Quackwatch)에서는 이 검사를 비판하고 조롱하는 글들이 있지만(Qwackwatch와 같은 사이트는 대체의학을 죽이기 위해 다양한 음모가 난무하는 곳이다-역자주) 이 검사는 헬스트레이너나 헬스장 등에서 혈액 검사로 사용하는 것이기도 하며 제대로 해석되기만 하면 대단히 흥미로운 검사가 된다. 우리 몸의 내부 상태를 실시간으로 직접 볼 수 있기 때문이다.

생혈액검사는 아주 간단한 검사이다. 손가락을 찔러 몇 방울의 피를 현미경 슬라이드에 놓고 보기만 하면 된다. 백혈구나 적혈구, 곰팡이 균류 등을 쉽게 관찰할 수 있다.

닥터 케년과 나는 침묵 속에서 한동안 앉아 있었다. 우리는 슬라이드를 1분 정도 살펴보았고, 이내 그분은 현미경을 옆으로 치우고는 이렇게 말했다. (아래 그림은 우리가 본 현미경 사진이다.)

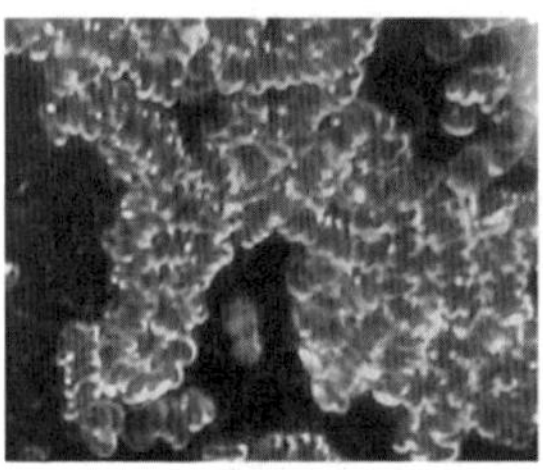

Live blood analysis

"흠, 연전형성(rouleaux formation, 적혈구가 염주알처럼 붙어서 쌓인 현상)이 아주 심합니다."라고 말했다.

"정상적인 상태인가요?"

"자 봅시다. 어느 정도의 룰로(rouleaux, 적혈구가 서로 붙는 현상)는 암 환자에게서 흔하게 일어납니다. 암은 비정상적인 응고 인자와 사이토카인과 같은 염증성 물질을 분비하는데, 그에 따라 혈액에서는 끈적끈적한 섬유소원(fibrinogen)이 증가하게 되는 것이죠. 환자분은 혈전이 생기지 않도록 세심하게 주의해야 합니다."

"하지만, 모든 혈액에 걸쳐 룰로가 많이 보이네요? 저는 더 이상 암 환자가 아닌데… 지금 보이는 룰로들이 단지 화학요법 치료의 부작용일까요? 혹시 다른 환자와 비교해서 더 나쁜 상태일까요?"

"좀 더 지켜보아야 알 수 있을 듯합니다."

내가 그렇게 피로했던 것도 당연한 일이었다! 나의 적혈구는 서로 다 달라붙어서 '룰로'를 일으키고 있었고, 염증반응으로 인해 끈적끈적하게 된 섬유소원으로 덮여 있었다. 이런 상태에서 어떻게 적혈구가 산소를 허파와 말단 조직까지 운반하는 기능을 하겠는가? 사실 암으로 진단된 후 혈전과 심장마비가 흔하게 발생하는 것이 놀랄 만한 일도 아니었다. 그동안 왜 그렇게 숨이 가쁘고 극도로 피곤했는지 이해할 수 있었다. 나는 내가 빈혈은 아닌지 궁금했다.

그동안 이런저런 증상은 분명히 나빠지고 있었지만, 나는 계속해서 복용하고 있던 영양 치료제와 생활습관 덕분에 점점 더 건강해지고 암으로부터 멀어지고 있다고 확신하고 있었던 터였다. 하지만 사실 나는 현실을 부정하고 있었다.

몇 주 후 다시 한번 생혈액검사를 했는데 실망스럽게도 상태는 더욱 나빠져 있었다. '룰로(rouleaux)'는 그동안 내가 공부한 바에 의하면 심각한 상태를 암시하는 증상으로, 거기엔 암도 포함되었다.

내 몸속 어디에선가 또 다른 전이가 있을까 봐 걱정이 되었지만 SCC(편평상피세포암, squamous cell carcinoma)검사 수치는 여전히 정상이었다. 일단 안심이 되었다. 그렇다면 과연 무슨 일이 일어난 것일까? 염증과 저산소증은 암을 촉진시킨다고 알려져 있다. 다른 문제가 발생하게 된 것일까?

나는 고삐를 더 바짝 당겨야 했다. 하지만 그렇게 건강했고, 지나치다는 말을 들을 정도로 건강식을 먹었는데… 물론 중간중간 아스피린을 포함하여 영양 치료제들을 빼먹은 적이 있긴 했다. 어쨌거나 내가 어떻게 했든지 간에 충분한 것이 아니었구나 생각하며 너무나 낙심 하였다.

기분이 가라앉은 채로 집에 돌아왔다. 앤드류에게는 이번 결과에 대해 아무 말도 하지 않았다. 내가 얼마나 걱정이 되는지 그에게 알리고 싶지 않았다. 나는 그저 모든 결과가 좋다고 말했다. 동시에 피로의 원인을 알게 된 것이 어느 정도는 안심이 되었다. 만약 내가 NHS(국민의료보험, national health service)에만 의지했더라면 혈액 질환이 생길 수 있는 위험에 대해 절대 알지 못했을 것이다.

나는 일단 아스피린부터 복용했다. 1999년에 암 수술을 하면서 전이의 씨앗을 뿌린 것 같다는 의심이 들었다. 수술을 하지 말라는 나의 직관에 더 의지했어야 했는데… 아니면 지금까지 아스피린을 매일 복용했다면 이 모든 상황들을 피해 갈 수 있었을까?

한 달 동안 아스피린과 더 많은 생선 기름(오메가-3 지방산), 나토키나아제(nattokinase), 피크노제놀(pycnogenol), 단백분해효소(proteolytic enzymes) 등을 복용했더니 연전(rouleaux)는 조금씩 깨지기 시작했다. 이 모든 보충제들은 항혈전효과가 있으며, 아스피린도 혈소판이 응집되어 붙는 것을 막아 준 것이다. 섬유소원의 끈적거림도, 염증도 개선되었지만 케년 박사의 얼굴에는 근심이 어려 있었다. 박사는 나에게 잘 때 계속 식은땀을 흘리는 것은 좀 나아졌는지 물었다.

"아뇨, 여전히 심합니다. 화학요법 부작용이 이제야 나타나는 걸까요?"

그분은 현미경을 보다가 잠시 멈춘 후에 말했다. "특이한 모양의 적혈구가 보입니다."

박사는 내가 받았던 화학요법과 방사선치료의 용량에 대해서 다시 물었다. 나는 불안해지기 시작했다.

박사는 나에게 슬라이드를 보여 주며 말했다. "자세히 살펴보면 수많은 적혈구 세포막이 변형되었거나 깨진 것을 볼 수 있습니다. 다른 검사를 해봐야겠어요."

나는 너무도 놀라고 당황했다. "혹시 제가 백혈병에 걸린 것일까요?" 화학요법과 방사선치료를 받은 환자들은 골수가 손상되어 백혈병 발생 위험이 증가한다는 사실이 떠올랐다.

"지금 상황에서는 뭐라고 확실히 말할 수가 없어요. 혈액종양 전문의의 진단을 받아 볼 필요가 있습니다. 일단 검사 결과를 한번 살펴보죠."

골수는 적혈구와 백혈구가 만들어지는 곳이다. 백혈구는 수명이 짧아서 회전율이 빠르고 화학요법 치료와 방사선치료에 아주 취약하다. 이들 치료에 의해서 염색체가 손상을 받으면서 백혈구의 숫자가 감소하며, 최악의 경우에는 비정상적인 적혈구도 생성된다. 내 적혈구는 양면이 오목하게 생긴 정상적인 적혈구가 아니라 특이한 스피큘 (spicules, 삐죽삐죽한 모양)형태를 보이며 슬라이드에 붙어 있었다. 나는 백혈병은 나이가 어린 사람들에게서 발병한다고 알고 있었기에 39살의 내게는 일어나지 않을 거라고 생각했었다.

이전의 치료로 인한 부작용으로 발생하는 백혈병의 경우 진행속도가 빠르고 치명적이며, 보통은 수 주 내에 사망하게 된다. 나는 과연 40세 생일 때까지 살 수 있을까?

한숨이 저절로 나왔다. 내 골반 뼈의 골수는 이전의 화학요법 치료와 방사선치료로 인해 심하게 충격을 받았었다. 1994년에 종양학 전문의는 나에게 두 치료 모두 아주 많은 용량을 사용했던 것이다. 게다가 1999년에는 그보다 더 많은 용량의 화학요법 치료를 받았었다. 3개월 후에야 그분을 설득하여 화학요법의 용량을 내릴 수 있었다. 그리고 당시에는 몇 개월밖에 더 살지 못하리라던 모두의 예상을 깨고 나는 살아남았다.

그러나 이번에는 강력한 태풍이었다. 나는 이미 두 번째 암 진단으로부터 4년, 첫 번째 진단으로부터는 9년을 지나고 있었다. 백혈병이 치료의 부작용으로 발생하기 딱 적당한 시기다. 하늘이 노래지는 것 같았다. 해답을 찾기엔 시간이 부족했다. 나는 일단은 모두에게 이 사실을 비밀로 하기로 했다. 지금 상황에서 정확한 정보 없이 앤드류를 걱정시키는 것은 우리 둘 다 두려움에 빠지게 만들 뿐이었다. 마침 앤드류는 직장 일로 출장 중이었고 업무를 방해하고 싶지 않았다. 앤드류가 할 수 있는 일 또한 거의 없었다. 나는 집으로 돌아오자마자 바로 조사를 시작했다.

자료를 찾아본 결과 룰로는 골수종과 급성 골수성 백혈병에서 나타난다고 했다. 화학요법 치료와 방사선치료 후에 발생한 '골수형성이상증후군'(비정상 모양의 적혈구)은 급성 골수성 백혈병으로 빨리 진행되며, 이 같은 혈액암은 다른 혈액암보다 예후가 좋지 않으며 더 빨리 악화된다. 이런 경우는 전체 백혈병에서 약 10% 이내였다. 젠장. 나는 할 수 있는 것은 모조리 다 했다고 생각했는데. 정말 열심히 노력했는데, 나는 원래 생겼던 암 때문이 아니라 독한 치료 때문에 죽게 되는 것일까? 아니면 사업을 하면서 너무 스트레스를 많이 받아서 이렇게 된 건가? 그게 거의 확실한 것 같았다.

골수형성이상이나 급성 골수성 백혈병은 어떻게 치료할까? 그저 더 많은 화학요법이었다. 만성 골수성 백혈병에는 강한 형태의 비타민A인 레티노이드(retinoid)가 치료에 사용된다. 다른 방법으로는 골수 이식이 있지만 나처럼 이전에 암이 발병했던 환자에게는 해당되지 않았다.[72]

어쩌면 상황이 그렇게까지 나쁜 건 아닌지도 모른다. 나는 두려워하지 말고 결과가 나올 때까지 그저 지금 이 순간 순간을 살자고 스스로를 다독였다.

2주 후에 결과가 나왔을 때 이번에는 앤드류와 함께 가기로 했다. 닥터 케년이 검사 결과지를 내밀었다.

Neurotech Number:- 05/03/3936

Patient:- Ms. Jane McLelland	H/S Date of Birth:– xx– xx– xx
	Date of Sample:– 23– 05– 03
Tumor Marker 2 Pyruvate Kinase	
Result:	397 units/ml of plasma
Normal range:-	〈15 units/ml of plasma
Matrix Metallo Proteinase -2	
Result:-	1,550 copies/ml of plasma
Normal range:-	〉1 ~ 〈1,000 units/ml of plasma
Interferon Gamma Gene Expression	
Result:-	858 copies/ml of plasma
Normal range:-	3,000~10,000 copies/ml of plasma

2003년 5월 혈액검사 결과

닥터 케년에게 "이게 무슨 뜻이예요?"라고 물으면서 나는 정상 범위가 있는지 살펴보았지만, 결과 수치들은 모두 정상 범위를 한껏 넘어서 있었다. 특히 종양표지자인 TM2PK가 위험한 수치인 것이 보였다. 나는 이게 무엇을 의미하는지 이미 알고 있었다.

닥터 케년은 다른 결과지를 건네주면서 말했다. "이것들은 다른 혈액 검사 결과입니다." 그의 얼굴에는 수심이 어려 있었다.

"P53 단백질이 없습니다. 다른 검사 결과와 피로감, 야간 식은땀 등의 증상까지 고려하면, 종양학 전문의와 상담이 필요해 보입니다. 아마도 그 의사는 또다시 화학요법 치료를 제안할 것입니다."

또 화학요법을 한다고! 절대 그럴 수 없어. 나는 정말로 그것만은 피하고 싶었다.

나는 P53 유전자는 암억제 유전자라는 것을 알고 있었다. 젠장! 이 유전자가 없다는 것은 브레이크가 풀려 암세포가 나의 혈액과 골수에서 난동을 부리고 있다는 것을 의미했다. 나는 이 결과를 다시 보면서 차분함을 유지하려고 애를 썼다. 공포감이 엄습했지만 앤드류가 걱정하는 것을 원하지 않았다.

"그리고 환자분은 이상 면역반응을 보이고 있습니다." 그가 말했다. "알레르기나 체성 면역반응을 나타내는 인터루킨 5(IL5, Interleukin 5)가 매우 높게 나타났습니다. 인터루킨 12(IL12)와 종양괴사인자(TNF, tumor necrosis factor)베타가 억제되어 있습니다. 이 둘은 자연 살해세포(NK cell)를 조절하는 역할을 합니다. 다르게 말하자면, 알레르기반응이 항진되면 NK세포는 억압되게 됩니다."

정상인의 IL5가 3,000에서 4,000 사이인 반면 나의 경우는 26,000이었다.[73] 닥터 케년에게는 내가 곧 충돌할 예정인 차를 타고 슬로우모션으로 사고를 향해 가고 있는 것처럼 보였을까? 등골이 서늘했다. 살기 위해 모든 노력을 다했음에도, 나는 결국은 정말 죽게 되는 것일까?

"몇 주 동안 좀 더 많은 비타민C 정맥주사를 투여해 봐야겠습니다."

"내일부터 바로 시작할 수 있을까요?"라고 묻자 그는 몇 가지 준비 작업이 필요하다고 말했다. 다행히 나는 건강에 대해서는 미리 준비하는 편이었고 곧바로 나를 도와줄 수 있는 팀이 있었다. 이런 부분은 '일반표준치료'에서는 놓치고 있는 치료이기도 하다. 통계로도 확인했듯이, 기존 주류의학의 치료는 통탄할 만큼 부적절한 경우가 많다.

병원을 나서서 주차장에서 앤드류와 포옹을 했다. 나는 이번 문제는 비타민C 정맥주사로 해결이 가능한 간단하고 일시적인 문제라고 그를 안심시켰다. 편평세포암 수치(SCC marker)도 정상상태임을 이야기했다. 나는 이번 검사 결과가 또 다른 암을 암시하는 것이나 마찬가지라는 말은 도저히 할 수가 없었다. 앤드류는 고개를 끄덕이며 다 잘 될 것이라고 믿는 것 같았다.

집에 도착해서 담당 종양학 전문의에게 전화를 했다. 나에게 P53 단백질에 대한 항체가 없다고 말했지만, 그분의 반응은 너무나도 충격적이었다. 그분은 엄청나게 화를 내며 이렇게 말했다. "적당한 상담도 없이 검사를 진행했단 말인가요? 당장 검사 결과를 보내 주세요! 누가 그런 검사를 했죠?" 나는 이런 반응에 너무 어이가 없던 나머지 골수형성이상에 대해서는 한마디 말도 하지 않았다. 그 주치의는 내 자궁경부암의 재발만 걱정했을 뿐, 혈액암에는 큰 신경을 쓰지 않았다. 자궁경부암 관련 종양표지자는 다 정상이었다. 만약 그분이 내가 혈액암에 걸릴 위험에 놓인 것을 알았다면 분명 화학요법 치료를 원했을 것이다. 나는 혈액암에 대해서는 말하지 않는 것이 낫겠다고 결론을 내렸다. 나는 살얼음판을 걷는 것처럼 의사들 사이에서 눈치를 보고 있었다. 하지만 나는 그분이 요구한 대로 P53 결과지를 보냈고, 그분은 면역학자에게 자료 분석을 요청했다.

그 종양학 전문의가 생혈액 검사 결과를 무시할 것 같아서 이에 대해서는 전혀 언급하지 않았다. 하지만 결국 망설이다가 TM2PK에 대해 물어보니 그분은 그에 대해서는 들어 본 적도 없었다.[74] 비정상적인 암 대사는 검사나 치료로서 그 중요성이 아직 인정되지 않고 있었기 때문이었다. 주류의학 치료는 유전자에 완전히 초점이 맞춰져 있다. 그래야 값비싸고 특허가 있는 약물을 개발하고 활용할 수 있기 때문이다. 비정상적인 해당작용(glycolysis)이나 포도당의 분해를 치료하는 약물은 분명히 존재하지 않는 것 같았다. 그런 개념은 암 치료와 무관한 것으로 생각되었던 것이다.

나는 여전히 그 종양학 전문의를 무척이나 존경했지만, 주류의학의 치료는 실패했으며, 그들은 비정상적인 암의 대사를 치료하는 것을 부정적으로 본다는 사실 또한 알고 있었다. 또 다른 화학요법 치료를 시행한다면, 나는 더 이상 주류의학의 치료 방법을 따라갈 의사가 없었다. 종양학 전문의의 도움 없이도 이 상태를 해결해 나갈 방법을 나 스스로 찾아내야 했다.

그날 밤 뜬눈으로 지새우며 머릿속은 수많은 생각으로 분주했다. "저는 이 모든 것으로 당신을 죽일 수 있어요." 종양학 전문의가 발병 초기에 화학요법과 방사선치료를 최대용량으로 해주면서 농담처럼 하던 말이었다. 부정적인 말들은 왜인지 내 머릿속에 깊숙이 박혀 사라지지 않고 있었다. 분명 나는 할 수 있는 모든 것들을 다 하며 SCC 수치를 낮게 유지하고 있었다. 더 이상 무얼 할 수 있을까?

마치 명치를 세게 가격당한 것 같았다. 나는 길이 험난한 것을 알고서 달려가고 있었지만, 이번엔 마치 갑자기 누군가 길옆에서 나를 밀친 것 같았다. 나는 그동안 자궁경부암이 재발할 것에 대비해서 철저하게 준비를 해왔다. 하지만 이런 것을 예상한 건 아니었다! 혈액암은 전혀 새로운 방법으로 접근해야 했다. 혈액암은 식이요법이나 영양 치료제에는 반응하지 않을 것이다. 최선의 노력을 다했음에도 불구하고 이 혈액암은 몰래 내 속에 숨어 있었다. 슬프고 무거운 마음으로, 나는 다시 원점으로 돌아왔음을 실감했다. 모든 것이 무너지는 듯했다.

울고 싶었지만 절망감으로 웅크려 있을 수만은 없었다. 그러면 다음 노력도 수포가 될 것이기 때문이다. 내가 받은 치료 때문에 골수이형성증과 급성 골수성 백혈병이 생기고 또다시 화학요법을 받아야 한다니! 화학요법 치료는 독해서 면역계를 소진할 뿐 아니라, 정맥 혈전증의 위험을 증가시키거나 혈전을 만들어 병을 더 악화시키기도 한다.[75] 누가 뭐래도 나는 다시는 화학요법 치료를 받지 않을 작정이었다.

많은 암 환자들이 혈소판이나 혈장의 섬유소원에 대한 암의 작용 때문에 심장병이나 뇌졸중, 심부정맥 혈전증, 폐색전증 등의 위험이 증가하게 된다. 이는 정맥 혈전증의 위험은 4~7배까지도 증가시킨다. 이것은 잘 알려지지 않은 부작용이며, 암 환자들의 주된 사망원인 중 하나임에도 불구하고 그 위험성이 과소평가되어 있다. 암 환자의 약 25%가 심혈관계 질환으로 사망하지만, 암과 직접적인 연관성이 없다고 믿기에 통계에도 잡히지 않는다. 하지만 저용량 아스피린만 추가로 처방되어도 많은 이들의 생명을 구할 수 있을 것이다. 최소한 많은 환자가 생명을 좀 더 연장할 수 있을 것이다.

내가 해답을 찾는 동안 사업은 잠시 중단해야 했다. 내가 시간만 충분히 들인다면 분명 해답을 찾을 수 있을 것이다. 나는 절박했고, 두려웠다. 하지만 두려워한다고 해서 상황이 나아지는 것은 아니었다. 내가 무엇을 놓쳤던 것일까? 집중, 집중, 집중하자 제인!

나는 오래전부터 여러 가지 저널을 구독하고 있었는데 그중 「Townsend Letter for Doctor and Patients」라는 곳에서 디피리다몰(dipyridamole)이라는 심혈관계약에 관한 기사를 읽었던 적이 있다. 이번에 연구논문들을 뒤지다가 또다시 디피리다몰에 대한 내용을 읽게 되었다. 웨인 마틴(Wayne Martin)이라는 사람이 편지 형식으로 쓴 작은 칼럼이었다. 그는 디피리다몰을 심혈관계 질환에 사용되는 항혈소판 약으로 소개하며 이 약물이 어떻게 항암제의 효과를 나타내는지는 무시되고 있다고 적고 있었다. 글을 읽어 가다 보니 디피리다몰은 혈액에 직접적인 효과가 있는 항암제임이 분명해 보였다. 나는 흥분을 감출 수 없었다. 디피리다몰이 나를 구해 줄 수 있을까? 왠지 모르게 확신이 들었다.

너무나 가치 있는 정보가 들어 있기에 여기에 웨인 마틴의 글을 옮겨 놓는다.

디피리다몰의 항암효과

이 글은 디피리다몰의 항암효과에 대한 설명입니다. 디피리다몰은 뇌졸중이나 관상동맥 혈전증을 앓은 적이 있는 환자에게 보편적으로 사용되는 약물로 인체에 무해하며 잠재적으로 항암효과가 큰 약물입니다.

"먼저 1985년 3월 23일 발행 란셋 693페이지에 실린 로도스(E.H. Rhodes)와 동료들의 보고서를 살펴보자. 이들은 잉글랜드 서레이(Surrey)에 있는 헬리어 킹스턴 병원(Helier and Kingston Hospital)에 근무하고 있었다. 이들은 클라크 레벨(Clark level)로 나눈 III기와 IV기의 흑색종 환자들에게 11년 동안 하루에 300mg의 디피리다몰을 투약했다. 30명의 환자가 지속적으로 디피리다몰을 투여받았으며, 이 중 26명이 IV기, 4명이 III기였다. 5년이 되는 시점에서 IV기 환자의 생존율은 74%이었고, 전체 30명의 5년 생존율은 77%이었으며, III기 환자는 아무도 죽지 않았다. 참고자료에 따르면 흑색종 IV기 환자의 5년 생존율은 32%로 예상되었고, 흑색종으로 사망하는 경우는 100% 원격 전이에 의한 것이었다. 많은 형태의 고형암은 혈관 네트워크를 이용하여 전이를 한다. 암세포가 혈액을 타고 돌아다니다가 전이를 시작할 때는 혈관내피세포에 달라붙는데, 참고문헌에 의하면 디피리다몰은 암세포가 혈관내피세포에 달라붙는 것을 방해하면서 전이를 막는다고 한다."

"디피리다몰은 아스피린처럼 혈소판 응집을 막으면서 심근경색이나 뇌졸중을 일으키는 혈전을 예방한다. 1987년 란셋 12월호(1,371~1,374페이지)에는 유럽 뇌졸중 예방연구(European Stroke Prevention Study)라는 보고서가 실렸다. 이 연구는 일과성 허혈발작(TIA, Temporary Ischemic Attack)과 가벼운 뇌졸중을 겪은 환자에게 아스피린을 투여한 결과 얻는 이익이 별로 없었다고 보고했다. 이 연구에서 아스피린과 함께 디피리다몰 300mg을 함께 투여했는데 그 결과는 놀라웠다. 2년 동안 뇌졸중으로 인한 사망은 50%, 심근경색으로 인한 사망은 38%, 암으로 인한 사망은 25%가 감소했다."

"시험에 참여한 환자의 숫자는 적은 편이지만, 다음 사례에서도 디피리다몰의 항암효과를 분명히 알 수 있다.

나는 8년 전에 은퇴한 닥터 베티 로드(Betty Rodes)와 오랫동안 서신을 주고받았다. 베티는 피부과 전문의로 흑색종을 치료하기 위해 디피리다몰을 이용했다. 베티는 자신이 디피리다몰로 흑색종을 치료하는 데 성공한 산 증인이었는데도 아무도 뒤이어 디피리다몰을 사용하지 않는다는 사실에 실망하고 있었다. 베티는 디피리다몰이 다른 종류의 고형암에도 효과가 있을 것이라고 생각했다.

위에서 언급한 디피리다몰의 항암효과는 전이를 예방하기 때문일 수도 있지만, 바르셀로나 대학의 에바 베스티다(Eva Bestida)와 동료들은 1985년 Cancer Research 9월호 4,048~4,062 페이지에서 디피리다몰의 암세포 성장 억제 효과를 보고했다. 디피리다몰은 암세포의 성장에 필요한 물질인 아데노신(adenosine), 티미딘(thymidine), 유리딘(uridine)의 80% 이상을 억제하여 효과를 나타냈다. 이러한 점은 디피리다몰이 전이 예방 효과도 있지만, 그보다 직접적인 항암효과를 낸다는 사실을 암시하는 것으로 볼 수 있다.

1958년에 아일랜드 더블린에 있는 트리니티대학의 오메라(O'Meara) 교수는 Irish Journal of Medical Science, vol. 394, 474~479 페이지에 「응고와 암」(Coagulation and Cancer)이란 제목의 논문을 발표했다. 나는 1965년에 그를 짧게 만날 수 있었다. 당시에 그는 원발암과 전이암 둘 다 응고인자를 만들어 내며, 그 후 암세포들은 섬유소(fibrin, 피브린)로 코팅된다고 했다. 그는 암세포를 죽이는 우리의 면역세포가 암세포를 직접 접촉하게 되면 더 많은 암세포를 죽일 수 있을 것으로 생각했다. 그는 암세포를 둘러싼 피브린 코트는 면역세포가 암세포를 죽일 수 없게 하는 보호막으로 작용한다고 생각했다.

마이클(L. Michael)은 오메라 교수의 연구원이었던 것으로 보이는데, 그는 란셋 지 1964년 10월 17일판 832~855 페이지에 항응고

치료를 받은 환자들을 대상으로 연구한 「암 발생률과 사망률」(Cancer Incidence and Mortality)라는 제목의 논문을 발표했다. 당시에는 심근경색이나 뇌혈전으로 인한 뇌졸중을 앓는 환자는 모두 여러 해 동안 와파린으로 치료를 받았다. 와파린은 섬유소혈전을 예방한다는 것이 기본 개념이었다. 마이클은 1,500명이 넘는 환자를 대상으로 연구를 시행했고, 암으로 인한 사망이 8명으로 예상되었지만, 심한 폐암 환자 1명만이 사망했다.

와파린은 혈액응고 중에서 섬유소(피브린)와 관련된 부분을 억제하는 것으로 생각된다. 혈소판 혈전을 막는 것으로 알려진 디피리다몰도 섬유소 혈전을 막는 것으로 생각되지만, 와파린처럼 비타민 K를 고갈시키지는 않는다.

암세포는 응고인자를 내보내어 암 환자들이 혈전으로 사망하게 될 위험을 증가시키는 것 같다. 암 환자들은 심장마비나 뇌졸중으로 사망할 가능성이 크다.

오메라 교수가 논문을 발표했던 1958년 당시에는 심근경색이나 혈전으로 인한 뇌졸중의 발병에 혈소판의 역할이 거의 알려지지 않았다. 1945년부터 심근경색이나 혈전성 뇌졸중에 대한 표준치료는 와파린이나 이와 유사한 약물을 이용한 항응고치료였다. 1970년에 가서야 이런 치료를 더 이상 임상에서 이용하지 않게 되었다. 항응고치료가 생존율을 증가시키지 않는다고 결정되었기 때문이다. 그때가 되어서야 혈소판 혈전이 먼저 생기지 않고서는 결코 섬유소 혈전이 생기지 않는다는 것을 알게 되었다. 아라키돈산 단계(arachidonic acid cascade)와 혈소판 응집물질인 트롬복산 A2(Thromboxane A2) 안에 이런 요소가 있다는 발견은 1982년도 노벨 의학상의 근간이 되었다. 그 후 섬유소 혈전이 없이 혈소판 혈전만으로 혈관을 막아서 심근경색이나 뇌졸중을 일으키기에 충분하다는 사실이 후속연구로 발표되었다.

이런 이해를 바탕으로 전 의료계에서는 와파린 대신 혈소판 응집을 감소시키는 아스피린을 심근경색과 뇌졸중의 치료를 위한 약물로 사용하게 되었다.

이후에 심근경색을 예방하기 위해 아스피린을 사용한 시험이 영국에서 3개, 미국에서 2개가 진행되었다. 이중 미국에서 진행한 연구 1개(Physician Health Study, 의사 건강연구)만이 이득이 있다는 결과가 나왔다. 이 연구에서는 버퍼린(Bufferin)이 심근경색 예방에 효과가 있음을 보여 주긴 하였다. 버퍼린에는 아스피린과 마그네슘이 포함되어 있다.

디피리다몰 300mg이 아스피린보다 더 효과적으로 심근경색이나 뇌졸중을 예방한다는 근거는 많이 있다. 더구나 디피리다몰은 아스피린이 나타내는 부작용을 거의 가지고 있지 않다.

1999년 3월, 혈소판 응집의 해로운 점에 대해 새로운 사실이 밝혀졌다. 이번에는 암에 관련된 것이었다. 독일 레겐스부르그(Regensburg) 대학의 니스반트(B. Nieswandt) 교수팀은 1999년 Cancer Research 3월호 1,295~3,000 페이지에서 혈소판응집과 암에 대한 내용을 보고했다. 그들은 쥐를 이용하여 세 가지 종류의 암세포로 실험을 하여, 암세포가 혈소판 응집을 촉진시키고, 혈소판이 응집되면 암을 죽이는 살상세포인 NK 세포의 활성이 떨어지게 되는 것을 증명했다.

디피리다몰은 무해한 약물이며 치료비용으로 하루에 1달러도 들지 않는다. 규모가 작은 연구이긴 하지만 디피리다몰이 흑색종에 효과적인 것도 증명한 바 있다. 여러 가지 이유를 종합해 볼 때, 디피리다몰은 다른 많은 종류의 암에도 효과가 있을 것으로 생각된다.

모든 암 환자가 심근경색이나 뇌졸중의 위험에 놓인 것은 이미 모두가 인정하는 사실이다. 그러므로 더욱 많은 의사들이 디피리다몰을 이용하여 암 환자를 치료하게 되기를, 그래서 현저한 항암효과를 경험하게 되기를 희망한다.

웨인 마틴
25 Orchard Drive
Fairhope, Alabama 36532 USA
334-928-3975
Fax 334-928-0150

나는 또다시 내가 "나를 마셔요"라고 쓰인 음료수를 바라보는 이상한 나라의 앨리스처가 된 것처럼 느껴졌다. 이 약물이 바로 내게 필요한 생명줄일지도 모른다.

위 글에 의하면 디피리다몰의 효능은 다음과 같다.

- 섬유소를 분해하여 혈전형성을 막는다.
- 혈소판 응집을 막는다.
- 전이의 시작을 막는다.
- 아스피린 및 마그네슘과 시너지 효과를 일으킨다.
- 면역계가 손상되거나 비활성화되지 않도록 한다.
- 혈액에서 순환하고 있는 암세포에 NK세포가 접근하도록 해준다.
- 새로운 세포 생성에 필요한 뉴클레오시드(아데노신, 티아민 등)와 단백질을 억압하여 '암세포를 굶긴다.'

이것은 디피리다몰이냐 아니면 화학요법을 더 할 것이냐의 문제였다. 처방만 받을 수 있다면 나는 기필코 이것을 복용하리라 생각했다. 아주 쉬운 결정이었다. 그런데 이러한 항암효과가 있음에도 불구하고 왜 아무도 디피리다몰을 사용하지 않았던 것일까? 특허가 만료되고 가격이 낮다는 이유만으로 무시되고 잊혀지거나 폐기된 건가? 나는 거대 제약회사가 어떻게 사업을 하는지 충분히 알고 있었기 때문에, 바로 그것이 이유임을을 알 수 있었다.

웨인 마틴은 또 다른 편지에서, 제약회사인 베링거 인겔하임 영업사원들이 디피리다몰의 항암효과에 대해서 말하곤 했지만, 특허 기간이 만료되자 더 이상 디피리다몰에 대해 언급하지 않았다고 쓰고 있다. 그런데 일라이 릴리 제약회사가 류마티스 관절염 같은 증식성 질환에 대해 디피리다몰의 특허를 획득하자, 베링거 인겔하임은 1998년 자신들의 특허를 복원했다. 이 모든 것은 의심스럽기 짝이 없는 행위다. 의약품 특허는 이와 같이 갱신될 수 있는 것이 아니었다. 일단 특허 기간이 끝나면 다른 회사들이 값싼 복제품을 생산할 수 있도록 되어 있었다. 왜 그들은 이렇게 값이 싼 약품을 그토록 보호하려고 했을까?

웨인 마틴은 어떤 사람이었을까? 지식이 풍부한 종양학 전문의? 아니면 대체의학 의사? 둘 다 아니었다. 그가 이 편지를 썼을 때는 91세였다. 그분을 만나서 내 생명을 구해 주어 고맙다고 인사하고 악수하고 싶었지만, 안타깝게도 그러기 전인 2006년에 그는 세상을 떠났다. 웨인 마틴은 개방적이고 탐구적이며 과학적인 사고를 하는 사람이었다. 또한, 그는 Townsend Letter에 글을 많이 쓰는 기고자였다.

마틴이 의학에 처음으로 관심을 두게 된 것은 15세 때인 1926년이었다. 그의 어머니는 40세의 젊은 나이에 불치병인 악성빈혈에 걸려 죽음을 앞두고 있었다. 그런데 젊은 침례교 목사가 매일 심방을 왔고, 돌아가시게 되면 종부성사를 해주기로 했다. 그런데 하루는 그가 오더니 모든 게 잘 될 거라고 말하면서 침례교보에 인용된 하버드 대학의 연구결과를 보여 주었다. 바로 46세의 말기 악성빈혈 환자가 매일 1파운드의 간(언급은 없지만 소의 간으로 생각됨-역자주)을 먹은 후 완치되었다는 내용이었다. 어린 웨인 마틴은 어머니에게 매일 하루에 3번 간을 가져다드렸고, 3주 후 어머니는 완치되었다. 하지만 그의 주치의는 간을 섭취하여 나았다는 말에 코웃음을 쳤다. 마틴은 이렇게 적었다. "어리석게도 의사들은 침례교 신문으로부터는 의학을 배우려 하지 않는다."

1938년까지 해마다 만 명가량의 환자가 악성빈혈로 목숨을 잃었다. 12년 후에 제약회사들은 간 추출물을 직접 주사하는 고통스러운 치료법을 도입했으나 일부에서만 효과가 있었다. 이 방법은 비타민 B12가 발견되는 1948년까지 지속되었다. 비타민 B12를 투여하면 악성빈혈은 완치된다. 비타민 B12가 풍부한 간을 하루에 1파운드 먹었던 것이 실제로 효과를 냈을 것이다.

마틴은 일찍부터 미국의 의사들은 자신들이 판매할 수 있는 것에만 관심 있고 제약회사의 지시가 있을 때만 치료 방식을 바꾼다는 사실을 깨달았다. 명백한 진실이 눈앞에 있는데도 불구하고 의사들은 그 진실된 연구를 무시하도록 독려받는다. 거대 제약회사에서 많은 돈을 들여 시행한 무작위대조시험(RCT, randomised clinical trials)만이 그들이 '수용할 수 있는' 데이터였다. RCT로부터 기인한 증거는 절대적인 표준이었고 기준에 미치지 못하는 것은 소송의 위험을 안게 되었다.

마틴은 10대 시절 오토바이 사고로 인해 다리 한쪽을 잃었다. 이후 그는 전공을 생화학에서 금속공학으로 바꾸었다. 그는 알루미늄 합금에 대한 많은 특허를 소유한 발명가였지만 의학 지식에 관한 열망을 놓지 않았고 지속적으로 의학 문헌을 열심히 읽었다. 그의 주된 관심사는 심장병과 암의 치료법을 찾는 것이었다. 그는 내가 지난 수년 동안 하던 것과 거의 비슷하게, 먼저 각각의 사실을 이해한 다음 모든 연구 자료들을 통합하여서 자신의 이론을 도출하곤 했다.

마틴은 심장병과 콜레스테롤에 관한 많은 연구를 살펴보고, 1970년대에 HDL 콜레스테롤은 사실 많은 사람이 믿는 것과는 달리 해롭지 않고 이로우며 예방적 기능이 있다는 사실을 처음으로 발견한 사람이었다. 이것은 말콤 맥캔드릭(Malcolm McKendrick)과 킬머 맥컬리(Kilmer McCully) 박사가 심혈관계 질환에 대한 생화학적 마크로 콜레스테롤을 이용하는 제약산업을 맹비난했던 때보다 10년이나 빠른 것이었다. 마틴은 혈장 피브리노겐(plasma fibrinogen)이 가장 큰 위험 요소이기에, 혈중 콜레스테롤 수치보다 혈소판 응집이 심장질환의 훨씬 더 중요한 지표라고 주장했다. 암과 심장병 분야에서 혈소판의 역할은 계속 무시되어

왔지만, 이 미세한 혈소판이라는 구조는 대부분의 의사들이 말하는 것보다 우리 몸에서 훨씬 더 중요한 역할을 한다.

마틴은 항응고제로는 심장병을 충분히 예방하지 못한다고 생각했다. 디피리다몰의 혈소판에 대한 효과 때문에, 그는 심장병의 치료 및 예방에 대해서 디피리다몰을 사용할 것을 열렬히 주장했다.

1970년대 무렵에는 암 치료와 관련하여 전통의학과 대체의학이라는 두 가지 개념이 대립하고 있었다. 마틴은 거대 제약회사들이 자신들의 목적을 이루고자 데이터를 오용하고 의료계의 혁신을 억압하는 것에 크게 실망하여, 1977년 『의료계의 영웅들과 이단자들』(Medical Heroes and Heretics)이라는 책을 썼다. 이 책은 이제는 출판되지 않지만 나는 도서관에서 폐기되었던 오래된 복사본을 한 권 구할 수 있었는데, 그 책은 나의 가장 소중한 소장품 중 하나가 되었다.

이 책은 의료계의 영웅들의 역사에 대해 잘 설명하고 있다. 마틴은 비정상적인 행태를 보이는 암 대사에 주목했던 거슨(Max Gerson), 비어드(John Beard), 켈리(William Kelly), 콜리(William Coley), 크렙스(Ernst Krebs Jr), 와버그(Otto Warburg) 등에 관해 기술하고 있다. 이런 이름들은 암을 치료하고자 보완·대체의학을 연구하는 사람들에게는 친숙할 것이다. 마틴은 의학에서의 새로운 발견들이 기득권으로부터 거부를 당할 수밖에 없었던 고통에 대해 말한다. 나는 의사는 손을 씻어야 된다고 주장했던 홈스(Oliver Wendell Holmes), 세균과 질병과의 관계를 역설했던 파스퇴르(Louis Pasteur), 소아마비의 미스터리를 풀었던 소크(Jonas Salk)에 대해 배울 수 있었다. 마틴은 1세기에 걸쳐서 외면과 조롱 및 비난을 받았던 많은 과학자들에 관해 이야기하며, 이들의 삶이 비참하였으나 나중에는 모두 옳다고 인정받았다고 기록한다. 이들은 처음에는 이단자로 취급당했지만, 결국엔 영광스런 영웅이 되었다. 그리고, 그 1977년 이후로도 별로 변한 것이 없어 보인다.

오늘날에도 의학적 발견은 똑같은 방식의 고난을 겪곤 한다. 와버그의 암 대사에 관한 이론이 주목을 받기까지는 90년이나 걸렸다. 의과대학의 독단적인 교육으로 인해 계속 잘못된 사실들이 지속되고 있지만, 인터넷과 소셜 미디어의 덕분에 이렇게 확연히 잘못된 사실을 깨닫는 환자들도 점차 증가하고 있다.

마틴은 의료계에 존재하는 그룹을 다음과 같은 4가지로 구분했다.

1. 인류에게 영속적인 유익을 주고자 사고의 혁명을 추구하는, 진실되고 정직하고 능력 있는 탐구자
2. 정직하고 진실되기는 하지만 거짓된 개념에 속은 이들, 그리고 잘못 배우는 바람에 가치가 없거나 해로운 치료를 옹호하는 이들
3. 오로지 자기 이익만 추구하여 인류에 해를 끼치는, 정직하지 못하고 무능력하며 기만적인 이들
4. 수익이 목적인 거대기업을 위해 일하기 때문에 기업이 자신들의 연구자료를 왜곡하거나 보류하더라도 이의를 제기할 수가 없는 탐구자들

내가 경험했던 일들과 제약산업의 행태를 미루어 볼 때 마틴은 암 치료 분야의 진보가 어디에서부터 잘못되었고 실패했는지 정확하게 지적하였다. 결국 그들은 건강보다는 수익이 먼저였다. 제약회사의 수익에는 건강한 사람은 전혀 도움이 되지 않지만, 환자들은 수익이 될 만한 온갖 가능성을 제공하는 것이다.

더 조사해 보았더니 디피리다몰은 자체의 항바이러스 효과 때문에 1980년대부터 AIDS환자를 위한 치료제로 AZT와 함께 사용되고 있었다. 그렇다면 어쩌면 디피리다몰은 HPV, Epstein Barr, CMV 등 암과 연관이 있다고 알려진 다양한 바이러스 치료에도 도움이 되지 않을까? 2014년 피츠버그 대학(University of Pittsburgh)에서는 HIV 면역 활성화를 위해 항레트로바이러스 약물과 함께 디피리다몰을 포함시키는 임상실험 모집을 시작했다.

디피리다몰은 마치 선원들을 유혹하는 사이렌(여자의 모습을 하고 아름다운 노랫소리로 선원들을 유혹하여 위험에 빠뜨렸다는 그리스 신화 속 존재-편집자주)처럼 나에게 손짓했다. 누가 나에게 디피리다몰을 처방해 줄 수 있을까? 깔레부 박사에게 요청해 보기로 했다. 나는 Townsend Letter의 복사본을 들고서 급히 깔레부 박사에게 진료 예약을 했다. 그는 전문가인 만큼 분명 디피리다몰에 대해 알고 있을 것이다.

그는 수염을 만지며 깊이 생각에 잠기더니 입을 열었다.

"저도 1980년대에 디피리다몰에 대해 읽었습니다. 암에 대한 치료로서 디피리다몰을 사용한 연구가 그 이후로 더 있었는지 궁금했었죠. 역사의 뒤안길로 사라져 버린 줄로만 알았지요. 디피리다몰은 아스피린과 함께 사용되지 않으면 심장 관련 질병에는 효과적이지 못했던 것 같습니다. 아스피린과 함께 사용해야 두 가지 약물의 효과가 훨씬 더 잘 나타난다는 것을 알게 되었죠."

당시 전체 의료계가 디피리다몰의 잠재력과 효능을 무시했던 것처럼 보였다. 심장병과 뇌졸중에서조차도 병이 진행된 다음 말기에야 디피리다몰이 사용되었다. 지금 널리 사용되고 있는 스타틴 대신에 디피리다몰을 아스피린, 마그네슘과 함께 예방약으로 사용하면 좋지 않을까? 혹은 스타틴과 함께 사용할 수도 있지 않나? 나중에 나온 연구들은 실제로 이렇게 하는 것이 시너지 효과를 내어, 뇌졸중 이후 뇌혈류 순환을 50%까지 개선하기 때문에 현재의 치료 지침을 크게 개선해 줄 수 있음을 보여주었다.[76]

"제가 알아야 하는 부작용이 있을까요?"

"글쎄요. 혈압이 약간 떨어질 수 있습니다. 물론 세심하게 지켜봐야 합니다. 그리고 처음 복용할 때는 두통이 약간 있을 수 있습니다."

깔레부 박사는 혈압을 재고 몇 가지 기본적인 검사를 한 후 곧바로 처방전을 써 주었다. 나는 헐레벌떡 가까운 약국으로 달려가 디피리다몰을 샀다! 이후로는 디피리다몰과 아스피린을 마그네슘과 함께 복용했다.

나는 이 디피리다몰이 나에게 조금 더 생존할 시간을 벌어 주기를 간절히 바랐다. 더 이상은 화학요법이라는 위험을 감내할 수 없었다. 만약의 경우 이 세상과 작별할 수도 있는 것이다. 논문에서는 하루에 300mg을 복용했다고 했지만, 나는 조심스럽게 일주일 동안은 하루 한 번 100mg을 복용하고, 그 다음부터는 하루에 2번 복용했다.

내가 지금 잘 하고 있는지 불안했지만, 사실 이렇게 한다고 해서 잃을 것이 무엇이겠는가?

11

강력한 무기
An Arsenal of Big Guns

디피리다몰의 발견은 지옥에서 천사를 찾은 것과도 같았지만, 임박한 백혈병이라는 재앙을 막기에 충분할지 확신이 서지는 않았다. 여전히 내 상태가 걱정되었던 나는 '좀 더 강력한 무기'를 애타게 찾고 있었다. 아스피린/디피리다몰 복합약을 추가하면 좋을까? 내가 또 의학 문헌에서 내가 놓친 게 있을까? 의학 전문가들의 관심을 받지 못했거나 무시당했거나 아니면 잊혀진 무언가가 있지는 않을까?

나는 예전에 읽다가 제쳐두었던 논문들을 다시 펴고, 혹시 내가 놓친 것이 있는지 꼼꼼히 다시 살펴보기 시작했다. 그러다가 2001년 미국암연구협회저널(American Association of Cancer Research Journal)에서 로바스타틴에 관한 논문을 낸 것을 보게 되었다. 온타리오 토론토 대학에서의 연구에서, 기존의 항암치료로 실패한 25명의 두경부암 또는 자궁경부암 환자에게 이 단순한 스타틴 약을 투여하여 그중 5명이 안정 병변(stable disease) 상태가 되었다는 것이다. 그런데 이 로바스타틴이 백혈병에도 효과가 있을까?

나는 자궁경부암의 재발도 막고 싶었기 때문에 자연스럽게 이 약물에 대해 조사를 시작했다. 생명줄을 겨우 붙잡고 있었던 나에게는 완치가 안 되더라도 유지라도 해줄 수 있는 것은 무엇이라도 반가운 소식이었다.

로바스타틴이 다른 암에도 효과가 있는지, 그리고 스타틴 중에 이것이 가장 효과가 좋은지가 궁금했다. 토론토의 그 연구팀이 수행한 연구 몇 편을 더 찾아보았다. 그 팀은 레티노이드 치료에 반응하는 암종에 로바스타틴이 효과가 있는지 연구해 온 린다 펜(Linda Z. Penn)이 이끄는 팀이었다.[77] 레티노이드는 비타민A 유사체로 깔레부 박사는 이미 나에게 A-Mulsin Hochkonzentrat라는 이름의 유화된 비타민A를 복용토록 했었다.

관련 연구들에 의하면 로바스타틴은 더 효과적이고 독성은 덜했다. 스타틴은 급성골수성백혈병(만세!)과 신경모세포종에서 현저한 세포자멸사를 일으켰고, 다양한 소아암에서도 효과적이었으며, 두경부 종양과 자궁경부암에서도 효과가 있었다. 바로 이거야. 또 한 번 온몸에 전율이 흐르는 듯 흥분되었다.[78]

그런데 그때 또 다른 사실도 발견하게 되었다. 내가 정기 구독하던 잡지 중 「월간 라이프 익스텐션 매거진」(Life Extension Magazine)이라는, 나처럼 건강에 목마른 사람들을 위한 굉장한 잡지가 있었다. 거기서 편집자가 환자들을 위해 만들어 놓은 한 '서신'을 읽게 되었다. 환자들이 담당 의사에게 전달할 수 있게끔 만든 편지 형식의 정보 글들로, 스타틴(특별히 로바스타틴 권장)과 비스테로이드 항염증약(NSAID, non-steroidal anti-inflammatory drug)을 복합해서 처방하는 것을 제안하는 내용이었다. NSAID를 단독으로 사용하는 것보다 이렇게 조합하면 '카스파제 케스케이드'(caspase cascade, 카스파제 연속반응)를 촉진함으로써 세포자멸사가 더 잘 일어난다는 사실이 증명되어 있었다.

이부프로펜, 인도메타신, 셀레콕시브와 같은 NSAID(아스피린은 제외)가 세포자멸사를 일으킨다는 것은 내게는 엄청난 소식이었다. 아니, 어떻게 이걸 놓쳤을 수가 있지? 1999년 당시 열심히 조사하던 때, 나는 COX-2 억제제는 단지 종양의 성장을 멈추게 하는 것이라고만 생각했다. 어쩌면 당시 내가 집중적으로 연구했던 아스피린은 세포자멸사를 일으킬 만큼 강력한 COX-2 억제제는 아닐 수도 있겠다 싶었다. 암세포를 죽음의 소용돌이에 몰아넣으려면 좀 더 강력한 NSAID가 필요했다.

라이프 익스텐션 매거진에서는 로바스타틴과 함께 더 안전하고 위장관 부작용이 적은 COX-2 억제제인 에토돌락(etodolac)을 사용할 것을 권장하고 있다. 에토돌락은 관절염에 흔히 처방되는 약이다. 그 후속연구로 「월스트리트저널」[79]에 실린 한 보고서에 의하면, COX가 암이 작동하게 하는 연료이기 때문에 COX-2 억제제가 많은 암을 예방하고 치료하는 데 효과적임이 입증되고 있었다.

그러나 정말 흥미로운 사실은 소화기학(Gastroenterology) 저널[80]에서 나왔던 것으로, 스타틴과 NSAID를 함께 복용했을 때 스타틴이 NSAID [여기에서는 설린닥(sulindac)]의 암세포 살상 효과를 5배나 증진한다는 것이었다! 정상적인 세포자멸사를 촉진하는 데 있어서 NSAID와 스타틴이 엄청난 상승작용을 일으킴이 분명했다.[81]

스타틴과 에토돌락의 조합은 너무나 매력적으로 보였다. 이런 자료를 놓쳤었다니! 이 두 가지를 디피리다몰과 함께 복용해도 괜찮은지 궁금했다. 나쁜 상호작용을 하게 될까, 아니면 서로 좋은 시너지효과를 낼까? 혹시 더 나아가 항암 효과를 증폭시킬 수도 있을까?

어떤 의사가 이 스타틴과 에토돌락의 조합을 처방해 줄 수 있을까?

깔레부 박사는 약을 더 처방하는 것을 좋아하지 않을 것 같았다. 그래서 담당 종양학 전문의에게 부탁해 보기로 했다. 그분은 진보적이고 마음이 열려 있는 사람이었다. 사실 그분에게 많은 것을 숨겨 왔기 때문에 죄책감도 들었었다. 디피리다몰에 대해서도 감히 말하지 못하고 있었는데, 이 때문에 에토돌락과 스타틴을 처방해 주지 않을지도 모를 일이었다. 그러나 죽음이 코앞에 있는 나의 내 생사가 달린 일이었다. 나의 결정이고 나의 선택이어야만 했다. 골수이형성증(myelodysplasia)을 걱정하다가는 혼란과 지체만 가중할 것이다. 나는 더는 화학요법을 원하지 않았다. 그리고 만약 도움이 되는 다른 약이 있다면 암이 더 진행될 때까지 기다릴 이유가 없었다. 당장 복용하고 싶었다.

나는 엄청나게 떨리는 마음으로 논문들과 라이프 익스텐션지를 들고 다음번 진료에 갔다. p53 단백질 검사 문제로 이분과 통화했을 때의 반응으로 비추어 볼 때 나는 다소 논쟁이 있을 것으로 생각했다. 사실 그분이 거부할 것이라 예상했다. 그러나 담당의는 예상 밖으로 상당히 수용적인 태도를 보였다. 알고 보니 그분도 스타틴 사용에 관해 연구 중이었다. 뜻밖의 행운이었다!

"당신이 내 연구의 지름길을 제공해 주는 것인지도 모르겠네요!"

담당의는 내 진단과 병기 등을 고려하여 그 두 가지 약물을 '오프라벨'(약물의 허가된 적응증이 아닌 경우에 사용하는 것)로 처방하기로 했다. 그러나 그분은 여전히 나의 p53 상태나 그로 인한 부족을 걱정했다. 또한, 에토돌락 때문에 위장관 문제가 발생할 수 있고, 드문 부작용이지만 로바스타틴으로 인한 근위약도 조심할 것을 주의시켰다. 나는 반드시 주의하겠다고 약속했다.

진료실에서 나온 후 너무 기쁜 나머지 큰소리를 지르며 앤드류를 끌어안고서 다 잘 되어 가고 있다고 말했다. 분명 효과가 있으리라는 확신이 들었다. 앤드류도 이게 무슨 일이든 간에 옳은 방향으로 가고 있다는 사실에 기뻐하며 씩 웃었다. 그는 이제는 나의 내면의 셜록 홈스가 훌륭한 의사라는 사실을 신뢰하고 있었다.

그 약들을 얻게 되면 깔레부 박사와 함께 이들의 상호작용에 대해 체크해 볼 생각이었다. 스타틴은 암에게 메발론산과 콜레스테롤을 주지 않고 굶긴다. 에토돌락은 암세포의 성장을 돕는 염증성 COX 과정을 억제하고, 스타틴과 함께 조합하면 암세포를 죽음의 소용돌이(세포자멸사)에 빠뜨릴 것이다. 디피리다몰은 암에서 아데노신, 티미딘, 우리딘(DNA를 합성하는 데 필요한 핵산)을 고갈시킨다. 또한, 식이요법과 보충제들을 통해서 암의 연료인 포도당과 기타 지방을 고갈시킬 것이다.

나의 자궁경부암과 백혈병 모두 Ras 유전자가 일으킨 것이었다. 이것은 많은 연구로부터 내가 추론한 사실이다. 이 Ras 유전자는 콜레스테롤을 생산하는 메발론산 경로를 제어한다. 다시 말하면, 자궁경부암과 백혈병 모두 비슷한 방식으로 연료를 얻기 때문에 어쩌면 같은 줄기세포에서 기원했을지도 모른다.

그런데 콜레스테롤을 억제하면 내 몸의 정상 세포들에도 나쁜 영향을 주는 것은 아닐까? 하지만 많은 사람이 스타틴을 장기간 복용하고 있었고, 화학요법 치료와 비교하면 스타틴의 부작용은 매우 적은 것 같았다. 게다가 내가 스타틴을 복용하는 이유는 심장질환 때문이 아닌 암 때문이었다. 화학요법 치료는 종양을 줄여 줄 수는 있지만, 생존율은 겨우 2.7%밖에 높여 주지 않는다. 미미한 수치다. 반면 스타틴은 백혈병과 진행성 자궁경부암을 안정 상태로 만드는 것으로 보였다. 이것은 분명 '강력한 무기'였다. 나는 이 모든 약을 함께 복용하면 그 효과가 과연 어떠할지 궁금했다.

나는 3개월 동안 아스피린을 더 강한 NSAID로 교체하고, 그 후에 위장이 괜찮다면 다시 아스피린으로 되돌아가기로 했다. 나는 이미 두 달 전부터 디피리다몰/아스피린을 함께 복용하고 있었는데, 일단 한 달 동안은 이것을 중단하고 에토돌락/스타틴 조합을 시도해 보기로 했다. 스타틴과 NSAID는 백혈병에 더 중요한 약물로 보였고, 디피리다몰이 그 효과를 증진할지 아닐지 알 수가 없었지만, 정기적으로 종양표지자 검사를 해보면서 무엇이 맞는지 알아낼 생각이었다.

나는 더는 잃을 것도 없었다. 오직 새로운 것을 시도함으로써 얻을 것만 있었다. 오랫동안 지녀온 '마법의 탄환' 이론은 이제 더 이상 의미가 없었다. 모든 것을 치료하는 만병통치약 같은 것은 앞으로도 없을 것이다. 이것이 명백한 사실이었다.

나에게 정말 필요한 것은 모든 방향에서 암을 공격하면서 시너지효과를 일으킬 수 있는 약물 조합임이 확실했다. 화학요법 치료와 같이 한 방향에서 매우 독한 한 방을 날리는 것보다는, 여러 방면에서 많은 탄환으로 암을 공격하는 게릴라 전법이 내게 더 적합해 보였다. 화학요법 치료와 같은 단방향 공격은 암이 대사경로를 바꾸게 만들거나 항암제에 내성이 생기게 할 뿐이다.

로바스타틴은 아스페르길루스 테레우스(Aspergillus tereus)라고 하는 진균에서 추출한 것으로, 최초로 시판된 스타틴 제제이다. 그 이후로

봇물 터지듯 콜레스테롤을 낮추는 신약들이 등장하며 그것이 필요하든 아니든 간에 새로운 약물 시장이 형성되었다. 그때에는 스타틴이 실제로 어떻게 작용하는 것인지 누구도 확신하지 못했고, 단지 그런 효과가 있다는 것만 알 수 있을 뿐이었다.[82]

하지만 나는 괘념치 않았다. 무작위 임상시험이 없다는 사실도 그리 신경 쓰지 않았다. 나는 그저 시도해 볼 만한 약들이 있고 그것이 효과가 있을 가능성이 크다는 사실만 생각하였다. 나에겐 단 15주도 안 남았을 수 있는 마당에, 그 약들에 대한 임상시험 결과가 나오기까지 15년을 기다릴 마음은 전혀 없었다.

디피리다몰과 아스피린을 두 달 복용한 것으로도 내 SCC 수치가 떨어졌다. 부작용도, 두통도 없었다. 나는 에토돌락/로바스타틴 조합으로 바꾸어 한 달 동안 복용했고, 깔레부 박사와 안전성을 점검한 후 박사의 권유를 받아 디피리다몰을 추가했다. 이미 여러 연구에서 NSAID와 스타틴이 엄청난 시너지효과 및 몇 배의 효능을 보여 준다는 사실을 보고하고 있었다. 디피리다몰 역시 시너지효과를 일으켜 더욱 효능을 보이지 않겠는가?

나는 각 약물이 어떤 다른 방식으로 암을 굶길 수 있는지에 대해 파악했다. 일단 주요한 대사 경로가 차단되어 암세포가 약해지면, 스타틴과 에토돌락의 조합이 암세포에 결정적인 치명타를 날려 자멸사에 이르게 만들 것이다. 적어도 이것이 나의 희망 사항이었다.

그러나 정말 그렇게 될까? 곧 알게 될 것이었다.

12

디피리다몰과 스타틴 그리고 NSAID

Lab Rat

이 같은 오프라벨 약과 영양보충제를 조합해서 복용하는 것은 정말 믿음으로 내딛는 큰 한 걸음이었다. 내가 아는 한 암을 치료하기 위해 이런 조합의 약을 복용한 사람은 아무도 없었다. 많은 이들이 무작위 임상시험이 거의 없기에 이런 시도는 너무 위험하다고 보았다. 그러나 나는 수많은 자료를 조사한 후, 암을 굶기는 식단과 함께 이 약들을 복용한다면 적어도 강력한 항암 효과가 있을 것이라는 확신이 들었다. 모든 용기를 그러모아서, 나는 그 모든 약들을 복용하기 시작했다.

이것은 마치 나를 대상으로 하는 임상시험과도 같아서 겁이 났다. 안개가 자욱하게 낀 대서양을 레이더도 차트도 없이 오직 작은 나침반만 보고 항해하는 기분이었다. 나는 과연 침몰하지 않고 이 바다를 건널 수 있을까? 영국 해협의 복잡한 해상 항로를 항해하다 보면 짙은 안개를 종종 만나곤 했다. GPS와 레이더, 최신 장비들로 무장하고 있었어도 그것은 매번 두려운 경험이었다. 약을 먹는 것이든 항해를 하는 것이든 가장 최악의 시나리오는 상상조차 하기 싫었다.

나는 이 같은 약물 칵테일 요법이 관해를 유도할지, 만약 관해가 된다면 얼마나 유지할 수 있을지 전혀 알 수 없었다. 그저 내가 원했던 것은 조금이라도 더 살 시간을 버는 것이었다.

디피리다몰(dipyridamole)만으로도 편평상피세포암(SCC)의 종양표지자 검사결과는 이미 호전되고 있었다. 그러나 칵테일 요법이 TM2PK 혈액 검사 결과에 어떤 영향을 줬는지는, 7개월 후 재검을 하러 닥터 케년을 방문할 때까지는 전혀 짐작할 수 없었다.

닥터 케년은 함박웃음을 지으며 내게 결과지를 건네주었다.

Neurotech Number:- 12/03/5473

Patient:- Ms. Jane Mclelland H/S Date of Birth:- xx- xx- xx

Date of Sample:- 02- 12- 03

Tumor Maker2 Pyruvate Kinase

Result:- 21.5 units/ml of plasma

Reference range:- 〈15 units/ml of plasma

2003년 12월 검사결과

우와! TM2PK 표지자가 397에서 21.5로 떨어져 있었다! 우후! 나는 너무 기쁜 나머지 춤을 출 뻔했다!

동시에 나는 너무나 놀랐다. 정말 믿어지지 않았다. 이런 소소한 조합으로 내가 생각했던 바가 정말 실현된 것인가? 과연 내가 화학요법으로 인해 발병한, 그래서 치료가 불가능한 것으로 알려진 백혈병의 진행을 중단시킨 것인가? 물론 TM2PK는 15 미만을 정상수준으로 보지만, 21.5만으로도 내게는 충분한 수치였다. 나는 암을 굶겨서 정복할 수 있는 마법 같은 대사치료 조합을 발견하게 된 것인가?

비록 확실한 미래를 장담할 수 없는 진행성 암이 아직 남아 있긴 했지만, 그날 밤 앤드류와 나는 조용히 이 일을 축하했다. 사실 나는 오랫동안 이 모든 약을 다 복용하는 것에 대해서도 걱정스러운 마음이 있었다. 이 약들은 화학요법에 비하면 상대적으로 독성이 적다는 것은 알고 있었지만, 장기간 투여했을 때는 어떤 작용을 할지 알 수 없었기 때문이다. 나는 무엇이든 가능하다면 자연스러운 경로로 가는 것을 선호했다.

앞으로도 이 약들을 계속 먹어야 할까? 화학요법을 마치고 나서 암이 재발했듯이 이 약들의 복용을 중단하고 나면 암이 다시 무서운 기세로 재발하는 것은 아닐까? 전례가 없었기에 도무지 알 수 없는 일이었다. 나는 그저 내가 계속 복용해 보면서 기준을 만들어 가고 있었다.

나는 디피리다몰은 조금 더 복용해 보기로 했지만 5개월쯤 후에 스타틴은 복용을 중단했다. 위점막 손상이 걱정되어 강력한 NSAID제제인 에토돌락(etodolac)은 3개월만 복용하고 중단했다. 나는 위점막 손상을 감당할 자신이 없었다.

모든 NSAID제제는 심각한 부작용을 일으킬 수 있으므로 조심스럽게 접근해야 한다. 장 손상뿐 아니라, 잘 알려져 있지 않지만 장기간 복용 시에는 심근경색과 뇌경색의 위험도 증가시킨다. 특히 심혈관 질환이 이미 있다면 더 위험하다.[83] 선택적으로 작용하는 COX-2억제제로 장에 미치는 영향이 적어 출시되었을 때 큰 환영을 받았던 셀레콕시브(celecoxib)도 심혈관 질환의 위험을 심각하게 올린다는 사실이 알려지자 시장에서 거의 퇴출되었다.[84]

그러나 디피리다몰은 그 반대로 작용하므로, NSAID제제가 유발할 수 있는 모든 부작용이 나타나지 않는다. 디피리다몰은 혈관을 이완시켜 혈압을 낮추고 혈소판이 응집되지 않도록 하는 등 NSAID의 부작용들을 상쇄시켜 준다. 그래서 나는 NSAID와 디피리다몰을 같이 투여하는 것이 이상적인 조합이라고 보았다. 당시 내가 몰랐던 사실은, 스타틴은 디피리다몰과 상승작용을 일으켜 심혈관 위험도를 좀 더 감소시켰다는 것이다. 스타틴이 방출한 내피성 아산화질소(endothelial nitirc oxide)를 통해 디피리다몰은 일종의 효과가 약한 비아그라(PDE inhibitor)처럼 작용해서 혈관을 이완시키고 혈류를 개선한다.

2011년과 2014년 온타리오 암 연구소(Ontario Institute for Cancer Research)의 린다 펜(Linda Penn)과 알렉산드라 판다이라(Aleksandra Pandyra)는 스타틴에 관한 연구결과를 추가로 발표했다. 이들은 백혈병, 골수종, 유방암 치료에서 디피리다몰/스타틴 조합이 다양한 세포 라인에서 세포자멸을 일으켜 치료 효과를 보인다고 했다. 그 약들이 시너지 효과를 일으킬 것이라는 나의 예상이 옳았다.

알렉산드라 판다이라(Aleksandra Pandyra)

온타리오 암 연구소

MVA(mevalonate) 경로의 속도제한 효소(rate-limiting enzyme)인 3-hydroxy-3-methylglutaryl coenzyme A reductase(HMGCR)를 억제하는 스타틴은 고지혈증을 치료하는 데 수년간 사용했다. 최근 연구에서 스타틴이 정상 세포에는 독성을 보이지 않지만 광범위한 종양들에 대해 항암 효과를 보인다는 것이 증명되었다. 다발성 골수종(MM, multiple myeloma)은 대부분 치료가 불가능하며, 급성 골수성 백혈병(AML, acute myelogenous leukemia)

의 경우 불량한 세포 유전질환이 있다면 50% 미만의 환자만이 장기 생존이 가능하다. 따라서 이런 혈액암들을 치료하기 위해 당장 새로운 치료 전략이 필요하다. 이런 혈액암들은 스타틴이 유도하는 세포자멸에 잘 반응한다. 우리는 화학물 도서관 선별(chemical library screen)을 이용하여 스타틴의 항암 효과를 가능하게 하는 물질이 무엇인지 확인한다면, 아마도 새로운 분자 경로(molecular pathway)와/또는, 다발성 골수종(MM)과 급성 골수성 백혈병(AML)에서 종양세포의 사멸을 극대화하기 위해 MVA 경로와 조합하여 사용할 수 있는 타깃(표적)을 발견할 수 있다고 가정한다.

파일럿 100-화합물 도서관(A pilot 100-compound library)은 다양한 영역의 질환에 임상적으로 사용되고 있는 비인가 약리적 활성 약물들로 구성되어 있으며 다발성 골수종(MM)의 KMS11 세포라인에서 선별됐다. 디피리다몰(dipyridamole)은 아토르바스타틴(atorvastatin)의 항암 효과를 증폭시킬 수 있는 항혈소판제제로 병원에서 흔히 처방되는 약물이다. 디피리다몰과 스타틴의 조합은 시너지효과가 있고, 원발성 급성 골수성 백혈병 환자의 검체에서뿐 아니라 다양한 급성 골수성 백혈병과 다발성 골수종의 세포라인에서 세포자멸을 유도할 수 있다. 디피리다몰은 광범위하게 작용하는 제제로 분자 수준 및 전체 생리학적 수준에서 수많은 효과를 유도하는 것으로 알려져 있다. 작용기전에 대해 더 많은 연구가 진행되고 있고 생체 내 약효에 대한 평가도 현재 진행 중이다. 스타틴과 디피리다몰 모두 인체 사용에는 허가를 밟는 단계에 있으며, 쉽게 구할 수 있어서 환자 치료에 직접적인 영향을 줄 수 있는 잠재력이 있다.[85]

이후 몇 달 동안 경과는 좋았다. 에토돌락-스타틴-디피리다몰 조합을 복용한 후 혈액 검사상 종양표지자 수치는 정상으로 유지되고 있었으나 면역계는 회복되지 않았다. 나는 예전과 달리 감기와 독감에 취약해졌고 한 번 걸리면 몇 주씩 앓아누웠다.

"그래도 환자분의 면역계는 적어도 작동은 하고 있어요." 깔레부 박사가 말했다. "병이 진행되면 보통 면역계 작동 스위치가 꺼집니다. 그렇게 되면 세균과 바이러스에 반응조차 못 하게 되지요."

이전에 내가 그렇게 감기에도 독감에도 걸리지 않았던 것이 이런 이유 때문이었던가? 내가 건강해서가 아니라 또 다른 병에 걸려 있어서 반응하지 못했던 것인가? 그렇다면 면역을 증강하는 보충제들이 전혀 도움이 안 되었던 걸까? 나는 작은 물총으로 화재를 진압하려고 하고 있었던 걸까?

13

지푸라기 잡는 심정

Gifts and Dragons

친구들은 나의 병세나 내가 계속 염려하고 있다는 것을 전혀 알지 못했다. 앤드류도 또 한 번의 위기가 얼마나 코앞에 있는지 알지 못했다. 나는 문제를 크게 만들고 싶지 않았다. 계속 나 혼자서 모든 것을 콘트롤해 볼 참이었다.

오프라벨 약물을 이용하여 칵테일 치료를 하는 동안 아프거나 스트레스를 받지 않았다. 메슥거리지도 않고 전혀 아무렇지 않았다. 육체적으로는 편안하고 쉬웠기 때문에 다른 암 환자들도 비슷하게 치료할 수 있을 것이라는 생각이 들었다. 나는 암을 물리치고 있거나, 적어도 일부는 확실히 이긴 것이 틀림없다는 확신이 들었다. 해답은 분명하게 보였다. 암을 굶기는 것이 옳은 방법이었다. 내 칵테일 치료는 아주 효과적이었다. 이 방법이 다른 병기의 다른 암에도 효과가 있을지가 남은 의문이었다.

뒤늦게야 그동안 내가 받아온 스트레스들을 돌이켜보니 골수이형성증이 안 생길래야 안 생길 수가 없었다. 나는 새로운 사업을 운영하며 화장품들을 출시하길 너무나 간절히 바라고 애썼지만, 그 일은 내 건강을 심각하게 해쳤다.

내가 만들려 했던 화장품과 목욕 용품들은 마치 내 자식처럼 인생의

빈 곳을 채워 주었고, 암이 아닌 다른 곳으로 관심을 돌리게 해주었다. 나는 사업이 잘되어서 곳곳에 제품을 판매하게 된 것이 너무나 자랑스러웠다. 출시하기도 전에 약 12만 파운드(2022년 기준 한화 약 1억 9천 원) 정도의 첫 주문이 들어왔다. 꽤 괜찮은 출발이었다. 하지만 투자금을 모금하고 상품을 제작하고 가게로 배송하는 일들보다도 브랜드를 만드는 일이 더욱 어려웠다. 여자로서 혼자 사업을 시작하는 일에도 많은 어려움이 있었다. 은행에서는 한 푼도 빌려주려고 하지 않았다.

선택의 여지가 없었기에 결국 미드랜드에 있는 한 제작업체에 일을 맡기게 되었다. 마침내 주문이 들어오면서 크리스마스 무렵 첫 제품이 나올 예정이었다. 드디어 제품이 출시되었고, 진열장에 전시된 상품들을 보며 내 자식을 보는 것처럼 기뻤다.

그러나 재앙이 찾아 왔다. 제조업자가 제품을 엉망으로 만들었다. 그 업체의 수준에서는 파라벤을 뺀 제품을 생산하는 것이 어려웠다. 나중에 알고 보니 그 업체는 한 번도 그렇게 생산해 본 적이 없었다. 결과적으로 화장품은 제대로 보존되지 못했고, 실망스럽게도 모든 제품에서 제조과정의 오류로 인한 같은 문제가 발견되었다. 모든 재고를 폐기해야만 했다. 너무나 속이 상했다.

2001년 가을은 저축해 둔 잔고가 썰물처럼 빠져나가는 것을 울면서 지켜보아야만 하는 시기였다. 너무나 곤혹스러웠다. 그동안의 모든 노력이 수포가 되었다. 나는 빈털터리로 새로운 제조공장을 찾아서 처음부터 다시 시작해야 했다. 하지만 마침내 어떻게든 자금을 모아서 새로운 공장과 다시 생산을 시작했다. 나는 인생의 어떤 분야에서도 실패를 받아들이는 사람은 아니었다. 내 삶에 중도 포기란 있을 수 없었다.

그리고 이듬해인 2002년 9월 나는 드디어 진심으로 자랑스러워할 만한 뷰티 스파 용품들을 출시할 수 있었다. 무척 고급스러운 향기가 나는, 천연 재료를 사용하여 해수 요법(바닷물을 미용 및 치료에 이용하는 요법)을 할 수 있는 화장품과 목욕용품이었다. 상품은 판매되자마자 큰 인기를 얻었고, 나는 너무나도 행복했다.

또한, 이 상품은 '올해의 받고 싶은 선물' 후보에 올랐을 뿐 아니라 놀랍게도 시상식에 초대를 받았다. 나는 내 상품이 1위라는 발표를 듣는 순간 거의 실신할 뻔했다. 내가 지금 런던의 사보이호텔에서 그 유명한 코미디언 루비 왁스에게 상을 받고 있다니! 너무나 자랑스러운 순간이었다.

하지만 불안정한 출발 후에 사업을 잘 유지해 나가는 일은 점점 더 어려워지고 있었다. 직원을 고용할 여유가 없었기에 엄청나게 많은 서류 작업에 시달렸으며 제품을 만들고 판매하고 홍보하는 모든 업무를 감당하느라 거의 열 사람 분의 일을 했다. 나는 걷지도 못하는 주제에 달려가

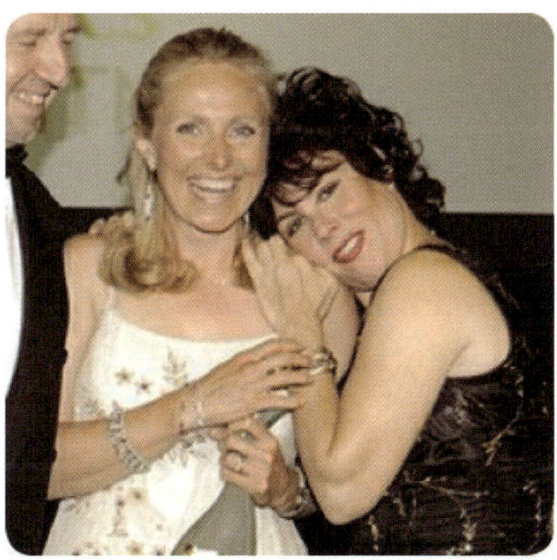

Winning UK Gift of the Year Award

려 했던 것 같다.

나는 동업자와 여분의 투자자금이 절실하게 필요했다. 앤드류는 자기 일이 바빠서 나를 도와줄 여력이 없었다. 내가 안정된 수익을 낼 때까지는 앤드류도 자기 일에 집중하며 돈을 벌어야 했다.

나는 판매와 마케팅을 하고 주문을 받는 일에 집중해야 하는 와중에 투자처를 찾느라 시간의 대부분을 허비하게 되었다. 재정적으로 풍족하지 않은 사람들은 다들 어떻게 사업을 시작하는지 너무나 신기했다. 나는 사업을 접고 다른 일을 다시 시작해 보라는 충고를 들었다. 그러나 그건 너무 패배주의자 같다는 생각이 들었다. 게다가 사업을 그만둔다 해도 지금과 똑같이 돈이 없을 것이었다.

2004년 6월 어느 날 아침, 회계 장부 담당자가 와서 이브닝 스탠다드 신문을 건네주었다. 그는 작은 광고를 가리켰다.

"이것 한번 읽어 보세요. BBC에 투자금이 필요한 사업 아이디어를 위한 새로운 프로그램이 생겼어요."

흠, 한번 시도해 보는 것도 나쁘지 않을 것 같았다.

그래서 나는 "드래곤스 덴"(Dragon's Den)[86]이라는 그 프로그램 출연자로 지원하게 되었다. 내 사업 계획서와 5년 동안 현금흐름에 대한 내역을 제출했고, 1주일 후 면접을 보러 오라는 전화를 받았다. 아이고, 나는 대체 어떤 곳에 발을 들여놓은 걸까? 나는 도살장에 끌려가는 양과 같이 방송국으로 향하고 있었다.

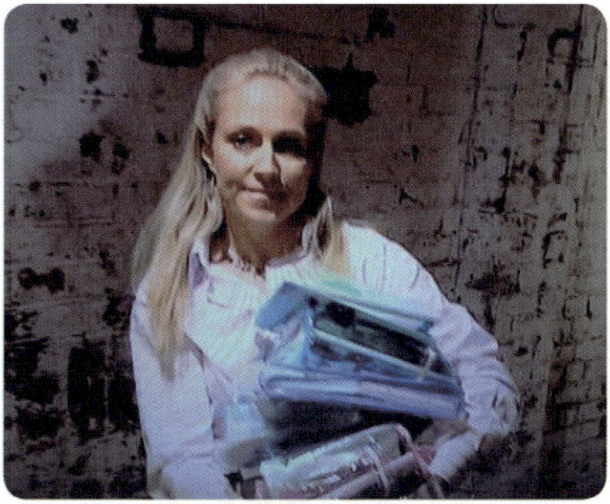

Entering 'The Den'

드래곤 측에 암에 대하여는 한 마디도 이야기하지 않았다. 계약서에 쓰여 있는 프로그램에 지원할 수 있는 자격 중 하나는 건강한 사람이어야 한다는 것이었다. "최근 3년 안에 주요한 수술을 받은 적이 있었나요?" "아니요." 거의 5년 전 일이었다. "심장마비나 심장질환이 있습니까?" "아니요." 그들은 물론 "최근 5년 안에 말기 암 진단을 받은 적이 있습니까?"라고 묻지 않았다. 그래서 나는 암에 대해서는 굳이 말을 꺼내지 않기로 했다.

이 프로그램의 소위 "드래곤"들이 나를 어떻게 대할지 미리 알았더라면, 즉 불필요하게 냉담하고 잔인한 말들을 퍼부을지 알았더라면 절대로 지원하지 않았을 것이다. 이 프로그램의 후속작을 보니 이들은 처음에는 참가자들에게 특별히 더 못되게 굴었다. 특히 여자 드래곤 레이첼 엘노프(Rachel Elanugh)가 더욱 그러했다. 레이철에게서는 여성들 간의 동질감은 전혀 찾아볼 수 없었다!

"드래곤스 덴"은 완전히 새로운 프로그램이었다. 나는 BBC2는 전통과 역사를 자랑하며, 유용한 정보를 제공하고 교육적인 프로그램으로 알려진 채널이라고 생각하고 촬영에 임했다. 그들은 남을 괴롭히는 그런 내용으로 시청자의 눈길을 끌려는 짓은 하지 않을 것으로 생각했다. 그 프로그램은 적절한 사업 방식에 관해 토론을 하는 비즈니스 포럼 같은 것이리라 생각했다.

그것은 나의 착각이었다. 이 프로그램은 사업 수치를 파헤치는 것이 전부였다. 나는 이런 프로그램이 얼마나 눈길을 잡아끄는 광고를 하든 간에 이런 쇼에는 출연하지 않기를 권한다.

1기 참가자였던 나는 이 프로그램이 얼마나 괴로운 경험을 하게 될지 전혀 알지 못하고 있었다. '성공한' 사업가들인 '다섯 명의 드래곤'에게 나를 소개해야 한다는 이야기 말고는 프로그램에 대해 거의 들은 바가 없었다.

불안과 기대가 교차하는 마음으로 BBC 촬영장에 타고 도착했다. 우리를 소처럼 취급하는 스태프의 태도로 걱정스러운 마음이 커졌다. 그들은 서 있기도 비좁은 방에 모든 참가자를 몰아넣었다. 나는 소파 끝에 겨우 앉아서 호출될 때까지 한 시간 동안 기다렸다.

그리고 나는 이 프로그램은 조작이 난무하고, PD가 편애하는 출연자에게 유리하다는 것을 곧 깨달았다. 나는 신속하게 결정을 내려야 했다. 그래도 도전해 봐야 할까? 나는 내 제품에 대해 확실한 자신감이 있었다. 내 제품은 화장품 업계에서 찾아볼 수 없는 경쟁력이 있는 상품이었다. 하지만 나는 그만두어야 하지 않나 심각하게 고민했다.

그럼에도 결국 한 번 해보기로 했다. 꼭 투자금을 타내지 못하더라도 내 제품이 대중들에게 더욱 노출될 기회가 될 수 있을 것 같았고, 사업 파트너를 구하게 될 수도 있었다.

아래는 당시 드래곤스 덴에서 내 제품 몇 가지를 소개하고 있는 사진이다.

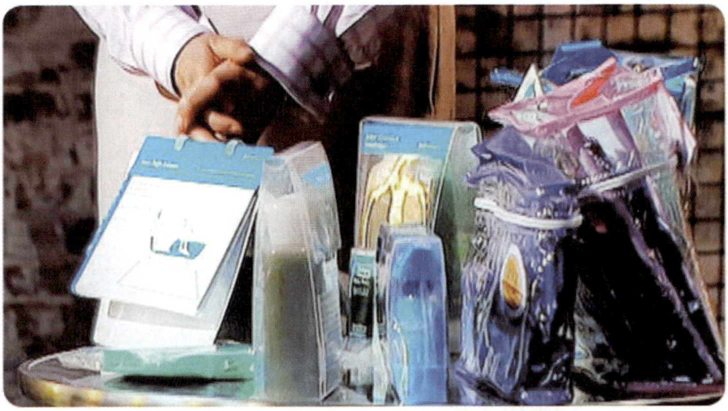

In The Den with some of my products

3분 동안의 제품홍보는 완벽했지만, 방송에서는 편집되었다. 나는 내 앞에 있는 무표정한 이 사람들이 결코 나에게 투자할 일은 없다는 사실을 재빨리 알아차렸다. 그들 자신이 수고해야 하는 일에는 전혀 관심이 없는 것이었다. 나는 굳이 내 암 투병에 대해 언급하지 않았다. 내 제품은 X Factor 같은 쇼에서 하듯이 감성팔이를 하지 않아도 충분히 잘 팔릴 만큼 매력이 있었기 때문이었다. 이런 기분 나쁜 이들과 나의 고투에 대해 전혀 나누고 싶지 않았다.

촬영하며 긴장감은 더욱 고조되었다. 나는 더는 그들이 투자해 줄 돈이 탐나지 않았다. 그들은 너무나 거만했을 뿐 아니라 나의 사업에 조그만 도움이라도 줄 의도가 조금도 없음이 명백했다. 또한, 그들이 화장품에 대하여 아는 것은 쥐꼬리만큼도 없다는 것이 분명해 보였다.

그런 사람들에게 파라벤, 에스트로겐 유사체, 다른 독성화학물질을 제거한 제품이 바로 미래 시장이 필요로 하는 것이라고 이야기하는 것은 쇠귀에 경 읽기나 마찬가지였다. 2003년 이후 에스트로겐으로부터 기인한 암 발생률이 사람들의 예상치를 뛰어넘고 있다. 난소암, 유방암, 비소세포폐암은 모두 에스트로겐과 관련 있다. 비소세포폐암의 비율은 지난 15년 동안 12%에서 40%로 많이 증가했는데, 이는 우리 환경 가운데 플라스틱과 에스트로겐 유사체가 늘어난 것과 관계가 있을 가능성이 크다.

이런 질환은 주로 30~40대의 젊은 여성에서 나타난다. 대부분의 사람은 담배가 아니라 에스트로겐이 비소세포암을 발생시킨다는 사실을 모른다. 화장품과 목욕용품에 사용되는 파라벤에는 에스트로겐이 함유되어 있으며, 바쁜 현대인들이 일상적으로 플라스틱 용기에 담은 음식을 전자레인지에 돌리는 모습은 나에겐 사실 너무나 끔찍한 행동이다.

역시 BBC는 촬영한 사건 중 한 측면만을 방송에 내보냈다. 첫 시즌이 끝나갈 무렵 나는 무엇보다도 깊은 좌절감으로 인해 거의 눈물을 흘리기 직전까지 갔다. 나는 방송국에게 완전히 당했다는 분노로 치를 떨면서 그곳에서 빠져나왔지만, 사실 나는 다른 많은 사람에 비해 그나마 가볍게 당한 편이었다. 두 시간 반 동안 촬영해도 편집자는 아주 많은 장면을 잘라냈다. 내 촬영본 또한 온전히 그들의 처분에 맡기는 수밖에 없었다. 이것이 이 프로그램의 첫 번째 시리즈였기에 그들은 "드래곤" 역할의 사업가들은 강력하고 카리스마 있게, 참가자들은 순하고 어리숙하게 보이도록 편집해야 했다. 그래야만 더욱 흥미진진해져서 시청률이 잘 나오기 때문이다.

어쩌면 나는 더 좋아지려고 하다가 좀 작은 어려움에 부닥쳤던 것 같다. 나는 짧은 시간 동안 가능한 많은 일을 하고 싶어서 정해진 시간 안에 수많은 일을 빽빽하게 끼워 넣곤 했다. 마음속 깊숙한 곳에서는 난 이제 분명 죽을 것이라고 믿고 있었다. 건강 문제, 자금 문제, 사업 문제로 인한 극심한 스트레스에 시달리던 중에 "드래곤스 덴"으로 인해 받은 타격은 정말 나를 죽기 직전까지 몰고 갔다. 암이 너무 강해 싸울 엄두가 나지 않고 암을 이기기란 불가능하다고 느끼는 사람은 용기를 가지기 바란다. 나는 이렇게 미친 듯이 정신없이 살았음에도 불구하고 살아남았다. 너무 많은 것을 떠맡는 미친 짓을 했지만, 그때는 그것을 미처 자각하지 못했다.

어쨌거나 이런 나의 경험은 칵테일 치료가 얼마나 효과가 좋은지를 보여 주는 사례라고 할 수 있다. 또한, 긴장, 스트레스, 압박감 등의 모든 악조건 속에서도 건강을 지켜내려고 하는 인체의 회복 능력이 얼마나 강한지도 보여 준다. 희망은 언제나, 항상 존재한다.

암이 바로 내 뒤에서 나를 지켜보며 언제든지 나를 덮치려고 하는 것을 알면서 제정신으로 살아가기란 쉽지 않은 일이었다. 그럼에도 나는 굴하지 않고 계속 갈 길을 갔다. 내가 그렇게 완고하고 끈덕지게 패배를 받아들이길 거부했던 것을 보니 나는 스트레스가 나에게 얼마나 심각한 폐해를 가져왔는지 여전히 자각하지 못했던 것 같다. 하지만 나는 아직 포기할 마음이 없었다.

14

다시 위험해지고
Danger Returns

이런 모든 일 이후로 내가 완전히 탈진되었던 것은 놀랄 일이 아니었다. 나는 암이 내게 얼마나 심한 손상을 가했는지 충분히 깨닫지 못하고 살았다. 내가 환자였다는 사실을 거의 부정하다시피 하면서 나는 모든 것을 극복할 수 있다고 믿은 채, 병이 걸리기 이전처럼 많은 일을 해나갔다. 나는 복용하는 약물과 영양 치료제들을 숨기고 다니면서, 사람들이 보지 않는 곳에서 몰래 알약들을 삼키면서 주변에 내가 아무렇지 않다는 것을 보이려고 노력했다.

누군가가 내 암 투병 사실에 대해 알게 되면 나는 아무 탈 없는 듯 보이려고, 즉 암은 내게서 '나'를 빼앗아 갈 수 없다는 것을 보이려고 애썼다. 그간 암으로 인해 겪은 일들이 내 인생에서 가장 충격적이고 힘든 일이 아니었던 것인 양 행동했다. 지금 돌이켜보면 나는 뒤늦게 찾아온 PTSD(외상후 스트레스 장애)를 앓았던 것 같다. 나는 한 번에 하나씩 소화하는 것이 아니라, 그냥 계속해서 더 많은 일을 떠안았다. 그리고 사업은 나에게 결정적인 한 방을 다시 날렸다.

그리고 사업과 관련된 문제는 나에게 결정타를 날렸다. 나는 스트레스와 암과의 관계를 잘 알고 있었으며, 결국 목숨이 무엇보다 중요한 문제라는 것을 인정했다. 속이 쓰렸지만 사업을 접기로 했다.

회사는 내 자식이나 다름없었다. 나는 이 사랑스러운 제품들을 만들기 위해 밤낮으로 일했는데… 그러나 일단은 모든 것들을 보류해 두기로 했다. 나는 언제든 다시 건강이 좋아지고 마음의 평정을 되찾으면 다시 시작할 수 있다고 스스로를 다독였다.

미래에 다시 사업을 재시작할 수 있도록 제조 방법과 상표, 저작권 등을 잘 보유해 두는 것이 최선이었다. 그리고 무거운 마음으로 바이어들에게 사업을 접게 되었노라고 알렸다.

40번째 생일이 다가오고 있었고 나에겐 휴식이 필요했다. 종양표지자 검사는 여전히 정상 범위 내에 있었다. 그리고 잠시 속도를 늦추고 휴식을 취해야 할 때였다.

나는 규칙적으로 요트 항해를 계속했는데 내 생일이 아일랜드에서 개최되는 국제요트경주대회인 코크위크(Cork Week) 기간에 있었다. 이때는 실력 있는 요트클럽들이 모여드는 때였고 더구나 대회가 끝난 뒤는 더 즐거운 시간이 기다리고 있었다. 이제 머리를 휘날리며 바다 위를 즐거이 질주해야 할 때였다!

나는 어느덧 진심으로 암을 정복할 수 있다고 믿게 되었다. 암은 나를 결코 이기지 못할 것이었다. 하지만 여전히 식단은 엄격하게 관리했다. 식단에 대해서만은 느슨해질 수 없었다. 하지만 다른 약물들은 거의 복용하지 않았다. 아스피린도 가끔만 복용했다. 에토돌락(etodolac, 소염진통제)으로 인한 부작용이 염려되었기 때문이다. 당시에 나는 아스피린을 지속해서 복용하는 것이 얼마나 중요한지 완전히 인지하지 못하고 있었다.

그해 여름 무렵 나는 매우 느슨해져 있었다. 조금만 지나면 암에서 벗어난 지 5년이 되는 날이었다. 내 생일과 함께 이것도 축하하고 싶었다. 생일 전날에 코르크에 있는 샴페인 바를 여러 차례 들러서 머피(Murphy, 기네스와 비슷한 블랙 스타우트 맥주, 철분이 많은 것으로 암 환자에게 재앙과 같은 것이다)와 샴페인을 섞은 블랙벨벳 칵테일을 여러 잔 마셨다. 정말 고삐 풀린 망아지처럼 즐겼다.

이것은 분명 실수였다. 집에 돌아와 보니 오른쪽 다리가 림프부종으로 부어 있었고, 몇 주 후에는 기침을 하는데 피가 나왔다. 밤중에 식은 땀을 흘리는 현상도 돌아왔다. 또다시 백혈병이 생긴 건가? 나는 너무나 두려웠다.

충격적이게도 종양표지자인 SCC 수치도 200을 넘어섰다. 폐 전이를 진단받았을 때보다 더 높았다. 분명한 위험 신호였고, 지체할 시간이 없었다. 나는 몇 년 전 쟁여 놓았던 여러 가지 약물들을 즉시 복용하기 시작했다. 디피리다몰 및 스타틴(Statin, 콜레스테롤 저하제)과 함께 비타민C 정맥주사를 더 많이 맞기 시작했다. 에토돌락은 위장 반응을 조심스레 지켜보면서 가끔 복용했다.

암은 분명히 돌아온 듯했다. 나는 과거에 조사했던 자료들을 다시 검토했고, 1999년 약초학 저널(Journal of Herbal Medicine)에서 논문 한 편을 발견했다. 나는 강력한 베르베린을 함유한 뿔남천(Mahonia aquifolium)을 복용해야 한다는 것을 깨달았다. 이것은 잊혀진 보물이었다. 주저하지 않고 암을 굶기는 약물 칵테일에 이것을 포함했다.

다행스럽게도 두 달 뒤 종양표지자 수치는 정상이 되었다. CT 촬영을 해보니 아무것도 발견할 수 없었다. 설사 뭔가가 있었더라도 눈에 보이는 것은 없었다. 어쩌면 내가 과잉반응을 했던 것일지도 모른다. 아니면 정말 감사하게도 또 다른 재앙을 미연에 방지한 것일 수도 있다. 나도 알 수 없는 일이지만, 이제 다시는 이렇게 무모하게 손 놓고 있어선 안 되겠다고 다짐했다. 암은 당뇨병이나 HIV처럼 오랫동안 관리해야 하는 질병이기 때문이다.

언젠가는 암이 완전히 사라질 수 있을까? 아니면 남은 생애 동안 암이 내 몸속에 조용히 도사리고 있긴 해도 문제를 일으키지 않고 같이 살아갈 수 있을까? 어쩌면 나는 약물을 더 자주, 규칙적으로 복용해야 하는지도 모른다. 살 수만 있다면야 알약 몇 알 더 먹는 것은 문제가 아니었다. 충분히 할 수 있는 일이었다.

어떤 문제가 일어나더라도 나는 그 상황들을 헤쳐 나왔다. 약물 칵테일 요법이 효과가 있음을 증명할 수 있었고, 자궁경부암과 백혈병에 효과가 있다는 사실은 나를 통해 증명되었다. 어쩌면 베르베린을 더함으로써 나타난 시너지효과가 더 큰 도움이 되었는지도 모른다. 나는 자궁경부암은 백혈병보다 포도당과 지방을 더 많이 사용하는 것인지 궁금해졌다.[87] (백혈병은 글루타민을 더 많이 사용한다[88])

나의 가벼운 일탈은 치명적이지 않았다. 감사하게도 나는 다시 내 건강의 주도권을 잡게 되었다. 이번 사건은 나에게 교훈을 주었다. 두 번 다시는 그와 같은 실수를 반복하지 않을 것이다. 스타틴을 계속 복용하기로 하고, 오랜 기간 복용해도 된다고 동의한 종양학 전문의에게 스타틴을 처방받았다.

사업을 그만둔 후 삶이 공허하다고 느껴졌다. 나는 진정으로 아기를 갖는 일을 알아보고 싶었다. 당시 나는 암이 다시 나타난다 해도 싸울 수 있는 자신감이 있었다. 더 이상 암이 두렵지 않았다. 다른 사람들이 엄마

없는 아이를 남겨놓고 죽을 수도 있는데 무모하다고 생각할 것이 뻔했지만 신경 쓰지 않았다. 내가 삶을 살아오면서 익힌 지식을 망라해 볼 때 누군가를 이 세상에 태어나게 하는 일이 꼭 이기적이라고는 생각되지 않았다.

앤드류와 오래 상의한 후 어려움이 있더라도 난자 공여자와 대리모를 구하여 아기를 얻는 방법이 우리 부부에게도 대리모에게도 가장 마음이 편하고 문제가 없을 것이라는 결론을 얻었다. 우리는 주변에 난자 공여자와 대리모를 찾고 있다고 알렸고 너무나 고맙게도 내 친구 중의 한 명이 난자를 제공하겠다고 했다. 친구의 자비로운 마음에 나는 너무나 감동했다. 우리는 오랜 대화를 여러 번 나누었고, 친구는 난자를 제공하는 일을 진정으로 기뻐했다. 친구가 호르몬주사를 맞고 이 과정을 기꺼이 함께하려고 해준 것이 우리에게는 너무나 귀한 선물이었다.

또 옛날 학교 동창 중에서 대리모도 구할 수 있었다. 하지만 난자 공여자와 대리모의 생리를 일치시키는 것은 쉽지 않은 일이었다! 우리는 큰 기대를 하고, 할리 스트리트에 있는 유명한 불임클리닉에서 과정을 시작했다.

내 친구도, 대리모도 아이를 출산한 경험이 있었는데 왜 그렇게 착상이 어려웠는지 모르겠다. 난자 제공자는 35세가 되지 않아서 공여자로서 아주 좋은 나이이기까지 했다.

하지만 첫 번째 시도에서 실망스럽게도 난자의 숫자가 너무 적었고, 결국 8개의 배아밖에 생성하지 못했으며 그중 2개만 상태가 좋았다. 그날 현미경을 통해 그 배아들을 보며, 이 작은 세포들이 앞으로 우리의 삶을 완전히 바꾸어 놓을 아이로 자란다는 사실이 얼마나 놀라운가 생각했던 것이 기억난다.

우리는 2개의 배아를 이식했고 너무나 기다리기 힘든 몇 주를 보냈다. 배아 2개 모두 이식이 실패했다는 소식을 들었던 그 충격을 결코 잊지 못할 것이다. 두 여성 다 아이를 가진 적이 있는데 대체 이해할 수가 없었다. 인공수정이란 것은 왜 이렇게 어려운 것일까? 클리닉에서 무언가 잘못한 것은 아닐까? 나중에 알게 된 바로는 다른 클리닉에서는 어두운 상태에서 이식하는 게 표준이라는데 그렇게 했어야 하는 건가?

나는 지금까지 많은 역경을 헤쳐 왔다. 나는 이것은 우리가 부모가 되기 위해 거쳐야 하는 작은 걸림돌에 지나지 않는다고 스스로를 위로했다. 그래, 단지 첫 번째 시도일 뿐인데 뭐!

대리모는 무척이나 실망했고 많이 상심한 것처럼 보였다. 나는 이런 반응은 예상하지 못했다. 대리모에게 실패는 자주 일어나고 특히 첫 번째 시도에서는 더욱 그렇다고 말하며 안심시키려 했지만, 그녀는 더 이상 시도하기에는 정신적으로 너무 힘들어했다. 계속 부탁하는 것은 대리모에게 너무 큰 부담을 지우는 일이었다. 그럴 의도는 없지만 내가 너무 실망하고 낙심한 모습을 내비쳤던 것 때문이었을까? 모두에게 정말 힘든 시간이었다. 대리모가 그만두겠다고 한 것이 속상했지만 이해할 수 있었다.

내 친구는 고맙게도 다시 난자를 제공해 주겠다고 했다. 하지만 대리모를 다시 찾아야만 했다. 다행히 COTS 에이전시로부터 정말 좋은 대리모를 소개받았다. 그분은 스코틀랜드 국경 근처에 살고 있었고 우리는 런던에 있었지만, 거리는 문제가 되지 않았다. 여러 달 동안 몇 번씩 방문하며 모든 준비를 마치고 드디어 다시 시도할 날을 초조하게 기다리고 있는데, 대리모가 남편과의 사이에 임신했다는 소식을 전해 왔다. 우리는 또다시 정말 실망했다.

그녀는 두 번의 대리모 경험이 있었으며 이번이 일곱 번째 임신이라고 했다. 얼마의 기다림 후에 COTS는 또 다른 대리모를 알려 주었다. 레베카라는 사랑스러운 여성으로, 런던에 살고 있어 우리와 무척 가까웠다. 완벽했다.

다시 한번 더 우리는 같은 방법으로 배아 이식을 했다. 이번에는 성공하기를 기도하며 기다렸다. 레베카가 내가 너무 필사적인 것을 보면 부담을 느낄까 봐 레베카가 잘 지내는지 매일 전화를 걸지 않으려고 애를 썼다. 하지만 왠지 이번에는 성공할 것 같다는 확신이 있었다. 그러던 어느 날 아침, 전화벨이 울렸다. 나는 떨리는 마음으로 전화를 받았다.

"생리를 시작했어요. 확실히 하기 위해 임신테스트를 해보았지만, 임신은 되지 않았어요. 너무너무 안타깝게도, 이식이 성공하지 않은 것 같아요." 레베카가 조용히 말했다.

얼마 후 레베카는 남자친구가 생겼는데 대리모를 하는 것을 원하지 않는다고 말했다. 나는 멍해졌지만 이내 침착하게 고마웠다고, 언제 꼭 한번 다시 만나서 차라도 한잔하자고 인사했다. 하지만 이제 무엇을 해야 할지 알 수가 없었다.

몇 달 후에 스코틀랜드 국경에 살던 부인으로부터 다시 연락이 왔다. 그녀는 일곱 번째 아이를 낳았다! 그렇게까지 임신이 잘 되는 사람인데 대체 왜 실패했던 것일까? 의사는 반대했지만, 부인은 몇 달 휴식을 취한 후 기꺼이 대리모가 되겠노라고 했다. 나는 끝까지 희망을 포기하지 않을 것이다! 그 부인이 준비될 때까지 기다린 후, 남아 있던 두 개의 배아를 해동하여 이식했다.

나는 옷가게 탈의실 안에서 부인의 전화를 받았던 것을 기억하고 있다. 나는 전화를 받으며 깊은숨을 내쉬었다. 혹시 이제 우리는 엄마, 아빠가 될 수 있는 것일까?

하지만 그렇게 되지 않았다.

난자를 제공했던 친구는 우리를 위해 두 번이나 희생하며 불필요한 호르몬주사들을 맞았다. 나는 더는 한 번 더 해달라고 부탁을 할 수 없었다. 그래서는 안 되는 것이었다. 친구의 집으로 가서 긴 대화를 나누었다. 그리고 이제 클리닉이 관여하지 않는, 자신의 난자를 제공하는 대리모를 찾을 것이라고 말했다.

우리 둘 다 아쉬움의 눈물을 흘렸고 서로를 껴안았다. 우리는 깊은 자매애를 느꼈다. 나는 친구의 긍휼한 마음을 절대 잊지 못할 것이다. 나는 아이를 얻기 위한 이 여정에 나와 함께해준 모든 여성에게 깊이 감동하였다. 이들이 천사가 아니면 누가 천사이겠는가?

하지만 앤드류와 나는 원점으로 돌아왔다. 우리에겐 남은 배아도 없었고 병원에서 인공수정을 시도해 볼 돈도 없었다. 하지만 비참한 상황이긴 할지라도, 나는 특별한 누군가가 나타나서 우리를 도와줄 것이라는 믿음을 계속 붙들고 있었다. 언젠가 조그만 나의 아기를 안고서 눈을 맞추며, 모자간의 사랑과 정을 느끼게 될 것이다. 하나님, 부디 이렇게 되게 해주세요.

15

다양한 암대사

Devising My 'Metro Map'

나의 면역시스템은 화학요법 항암제로 인해 초토화된 나머지 몇 년이 지난 후에도 여전히 충분히 회복되지 못한 것 같았다. 2002년에 면역력을 높이고 혈당을 낮춰 주는 베르베린을 김네마(gymnema)로 바꾸었다. 내가 베르베린을 선택했던 수많은 이유를 잊어버렸다. 사실 베르베린은 항생제로서도 매우 효과적이어서 군대에서는 항탄저균 제제로 연구되고 있다.

2004년에 종양표지자가 다시 높아졌을 때 베르베린을 다시 추가했다. 그러나 여전히 그에 관한 다른 연구들이 없었기 때문에, 내게 필요했던 만큼 규칙적으로 복용하지는 못했다. 그 대신 면역력을 증진할 수 있는 다른 방법들을 찾아 나섰다.

2007년 영국에서 유행한 조류독감으로 인해 사람들이 집단적인 공포와 히스테리에 빠졌던 무렵 나는 시메티딘(cimetidine)이 면역 증강제이자 강력한 항암약물이라는 사실을 발견했다. 나는 내가 조류독감과 같은 치명적인 바이러스나 세균에 감염된다면 남들만큼 잘 싸워낼 자신이 없었다. 그간 이런저런 감염에 걸릴 때마다 몇 주 동안 녹초가 되곤 했다. 암은 물리쳤을지언정 나는 제대로 잘살고 있다기보다 겨우 생존해

나가고 있었다.

면역시스템을 처음부터 다시 구축해야 하는 것일까? 어쩌면 감기나 독감에 어떻게 대응할지부터 다시 배워야 할지도 모른다. 면역시스템을 서서히 복구시키면서 병원균을 인식하고 대응하는 방법을 배우는 것이 좋은 방법일 듯했다. 그러나 이 방법은 별로 효과가 없었다. 또다시 감기에 걸리곤 했고 저번만큼 호되게 고생하곤 했다. 내 면역력은 다시 회복되어 가고 있지 않았다.

나는 Th2 면역반응, 즉 항원에 대한 체액성 반응이 지속해서 상승하여 있음을 발견했다(닥터 케년이 나의 IL5 검사를 했다). 바로 이 상태로 인해 감염에 대한 Th1 반응이 억제되었다. 하나가 오르면 다른 것은 떨어진다. 항히스타민제 약물을 복용하자 Th2 반응이 약화하여 Th1 반응이 회복됨으로써 이 문제가 해결되었다. 연구에 의하면 시메티딘도 이러한 역할을 할 수 있는 것으로 드러났다.[89] 시메티딘은 오래전 출시된 약으로, 1980년대에는 위궤양 치료제로 자유롭게 처방되었으나 영국에서는 더 일반의약품으로 구할 수 없었다.

독일이나 미국 등 다른 나라에서는 시메티딘을 구할 수 있었다. 지금 생각하면 미국에 있는 친구를 통해서 그 약을 구하는 것이 더 나았을 것 같지만, 당시 나는 캐나다에 있는 온라인 약국을 이용했다. 시메티딘은 제산제라서 장기간 사용하면 소화 기능에 이상이 올 수 있어서 3개월 동안만 복용했다. 적절한 소화 기능은 위액(음식을 먹은 후 위에서 분비하는 소화액)의 산성을 유지하기 위해 중요한 조건이다. 내 몸의 밸런스를 회복하기 위해서는 동시에 해내야 하는 일들이 참 많았다! 그러나 시메티딘은 효과를 보였다. 끊임없이 세균의 공격에 시달리던 내 몸이 갑자기 예전의 상태로 돌아가게 되었다. 만세! 그리고 베르베린을 다시 추가하면서 더욱 활기를 느끼게 되었다.

2007년에는 또한 다른 암 환자들을 위한 약들을 조사하다가 당뇨병 치료제로 흔히 사용되는 메트포민(metformin)이 암에서 포도당을 굶길 수 있다고 결론을 내리게 되었다. 그리고 메트포민은 IGF-1과 mTOR(세포 분화를 위한 핵심 효소)를 차단하고, 장내 유익한 세균을 증가시켜 면역력을 증진하며, 산화적 인산화 경로의 한 단계인 헥소키나아제2를 억제하는 동시에 젖산이 포도당으로 바뀌는 것을 막으며, 인슐린 감수성을 증가시키는 등[90], 다른 항암 효과들도 있음을 발견했다. 내가 볼 때 메트포민은 '강력한 무기'임이 분명했다. 이것은 암을 굶기는 다양한 식이요법에도 도움이 될 것이다. 그러나 당뇨병에서처럼 식후에 약을 먹는 것보다, 혈당이 정상인 암 환자들의 경우는 식전에, 즉 포도당이 오르기 전에 복용하는 것이 더 낫지 않을까 싶었다.[91] 운동을 언제 하느냐처럼(인슐린과 혈당을 감소시키려면 식후 15분에 운동하는 것이 최선이라 결론지었다) 복용도 타이밍이 결정적으로 중요하다. 메트포민의 효과의 상당 부분은 장에서 일어난다. 즉 베르베린과 비슷한 방식으로, 너무 많이 섭취한 포화지방과 단순당에 의해 나쁘게 변한 장내 미생물생태계(microbiome)을 조절해 준다. 메트포민과 베르베린은 모두 장내에 짧은사슬지방산을 증가시켜 염증을 줄여 주고 장내 방어벽을 유지해 준다.[92]

나는 매일 베르베린과 메트포민을 번갈아서 복용했고 때에 따라서는 함께 복용하기도 했다. 어쩌면 매일 혈당을 측정하지 않으면서 이렇게 해서는 안 되는 것이었겠지만 결과적으로 나쁜 영향은 없었다. 나는 당뇨 환자가 아니었고 메트포민은 '정상 혈당'으로 유지해 주는 약이다. 즉 복용한다 해도 나를 저혈당으로 빠뜨리지 않는다. 메트포민은 많은 의사가 생각하는 것보다 안전하다. 메트포민과 같은 계통의 약으로 더 위험한 펜포민(phenformin)이라는 약이 있었는데 그래서 메트포민이 펜포민처럼 위험하다고 생각되었던 것 같다.

지금까지도 나는 4기 암 생존자로서 불가능한 상황에서도 관해를 이룰 수 있는 특별한 방법을 아는 사람이라고 소문이 나 있다. 점점 많은 지인들, 그리고 지인들의 지인들이 나에게 도와달라는 요청을 하고 있다. 나는 정말 '암'이라는 자체를 잊어버리고 싶었지만 동시에 내가 다른 사람들을 도울 수 있는 가치 있는 정보들을 많이 가지고 있다는 것도 알았기에, 마지못해 몇몇 사례를 맡아 보았다. 신장암, 방광암, 췌장암, 대장·직장암, 유방암 등이었다.

나는 환자와 어느 정도의 거리를 유지하려고 애를 썼다. 환자나 병을 조사하고 연구하는 것이 도리어 내게는 망각하고 싶은 나쁜 경험을 다시 일깨워 주었기 때문이다. 그래서 환자와 최소한으로 만나고 대부분 이메일을 통해서 연락을 주고받았다.

나는 자연요법이나 대체요법과 함께 그 환자들에게 도움이 될 만한 많은 오프라벨 약물들을 찾아보았다. 프로프라놀롤(propranolol)은 베타차단제로서 VEGF(혈관내피성장인자)를 낮추는 데 도움이 될 것이다. VEGF는 암에 영양을 공급하는 신생혈관의 성장을 자극하는 성장인자이다. 프로프라놀롤 또한 기질 금속 단백분해효소 2(matrix metallo-proteinase 2)와 9(MMP-2, MMP-9)을 차단하여 종양 주위의 조직 비계가 붕괴되는 것을 막아 암이 전이되지 못하게 한다. 그런데 이것은 디피리다몰과 상호작용할 수도 있다. 둘 다 혈압을 낮추는 약물이기 때문이다. 그러나 디피리다몰이 또한 MMP-9와 Wnt 시그널링을 차단한다는 것을 발견했다. Wnt 시그널링은 암에서 흔히 변경되어 있다. 설린닥(sulindac)은 대장·직장암에 매우 유용해 보이는 NSAID인데 구하기가 매우 어려웠다.

나는 환자들에게 자신의 암 차트(Spot of Bother Charts)를 만들 것을 권유했다. 그러나 몇 년이 지나면서 거리 두기가 잘되지 않았고 또한 보충제의 리스트가 너무 많아져 혼란스러워졌다. 무엇이 '강력한 무기'이고, 어느 것이 가장 효과적인 약물이며 효과적인 보충제인가? 그러한 이유는 무엇인가? 환자들은 계속 죽어갔고, 이들 중 누구도 담당 종양학 전문의에게서 이러한 오프라벨 약물들을 처방받지 못했다. 그럼에도 몇몇 성공사례들이 있었다. 두 명의 4기 환자는 내가 글을 쓰고 있는 지금까지, 말기 진단을 받은 후에도 14년 동안 자연요법만으로 매우 활기차게 살고 있다.

그런데 이러한 성공사례들은 내가 직접 만났던 사람들이었다. 직접 만나야만 그들은 저탄수화물 식이의 중요성, 그리고 통합적인 접근 및 규칙적인 보충제 복용의 필요성을 충분히 이해할 수 있었다. 이렇게 특별히 더 신경을 써 주지 않으면 사람들은 식이요법에서 이탈하여 다시 종양학 전문의에게로 돌아간다는 것을 깨달았다. 4기 암에는 실패할 수밖에 없는 접근법 말이다.

다양하게 공부하고 배울수록, 모든 환자가 다음 세 가지 '다량영양소'를 끊을 필요가 있다는 것을 알게 되었다. 바로 나쁜 지방, 단순 탄수화물(단순당, 특히 포도당) 그리고 단백질(예를 들면 글루타민)이 그것이다.

나는 전화로 장황하게 설명도 하고 펍메드(Pubmed)와 메드라인

(Medline)에서 찾은 논문을 보내 주기도 했지만, 대부분은 시간 낭비였다는 느낌이 들었다. 환자들은 대개 자신의 식이를 변경하는 것이 얼마나 중요한지, 그리고 처참할 정도로 빈약한 '표준치료'라는 무기고에 스스로 다른 무기들을 더 채워야 한다는 사실을 제대로 이해하지 못했다. 약물을 조합하는 것이 열쇠였다. 제인 플랜트 교수의 저서 『그들의 손안에 있는 당신의 삶』(Your Life in their Hands)에서 이야기하는 육류와 유제품을 중단하여 IGF-1을 떨어뜨리는 것도 좋은 방법이지만, 그들은 거기에서 더 나아가지 못한 것 같았다. 나는 설탕과 당류에는 아주 가차 없었다. 꿀도 안 되고, 바나나도 안 되고, 포도도 술도 모두 금지였다. 정말로 암을 굶겨야 했다. 어중간한 타협은 절대 수용할 수 없었다.

제인 플랜트는 여전히 피자나 꿀은 괜찮다고 말했지만, 이것들은 내게 절대 금지 목록에 해당했다. '당부하 지수'와 식후 인슐린 급상승을 줄이는 것이 중요했다. IGF-1을 차단하는 것은 단지 한 가지 측면에서의 해답일 뿐, 이와 더불어 포도당과 인슐린을 낮추고 포화지방과 단백질을 줄이는 것이 분명 더 좋은 방법이다.

다른 환자들의 행동을 관찰하였더니 대부분 여전히 흰 감자와 백미, 바나나, 빵, 꿀, 포도와 과일 주스를 먹고 있었다. 그들을 도와줄 약물들 없이는, 그리고 암이 어떻게 영양을 섭취하는지에 대한 이해 없이는 그들은 절대로 잘해나갈 수 있을 것 같지 않았다.

결연한 마음으로 좀 더 적극적인 역할을 하기로 했다. 나는 환자들이 자기 암 차트를 만드는 일을 돕고, 그들과 얼굴을 맞대고 앉아 차트를 보며 무엇을 바꿔야 하는지, 어떤 의사를 만나야 하는지 등등을 토론했다. 나는 환자들이 옳은 방향으로 나아가게 하는 '촉진자'가 되어 그들이 자신에게 필요한 약물과 의사, 보충제를 찾을 수 있도록 도와주었다.

내가 효과를 보았던 방법을 간단하게 설명하자면, 먼저 내가 복용하는 각각의 약물이 '다량영양소'를 어떻게 고갈시키는지 한눈에 보이게 써넣은 기본적인 삼각형 다이어그램을 만들었다. 내 이론은, 최대 효과를 끌어내기 위해서는 삼각형의 세 모서리, 즉 지방, 단백질, 단순 탄수화물을 "함께" 고갈시켜야 한다는 것이었다. 암이 더 저항성을 띠게 되면 포도당에서 글루타민으로 연료를 전환한다. 우리가 하나의 루트를 차단한다면 암은 다른 루트를 선택할 것이다. 사실 암은 수많은 다양한 연료 공급라인으로 전환할 수 있다. 암은 포도당과 글루타민뿐만 아니라 지방산, 아세트산, 수산화부티레이트(케톤), 젖산 등도 이용할 수 있다.[93] 그 암이 어떤 연료를 주로 사용하는지를 확인하는 것이 중요하지만 당시에 이와 관련된 연구를 찾기는 매우 어려웠다. 모든 초점이 유전자 변이에만 맞춰져 있었기 때문에 대사는 중요하게 생각하지 않았다.

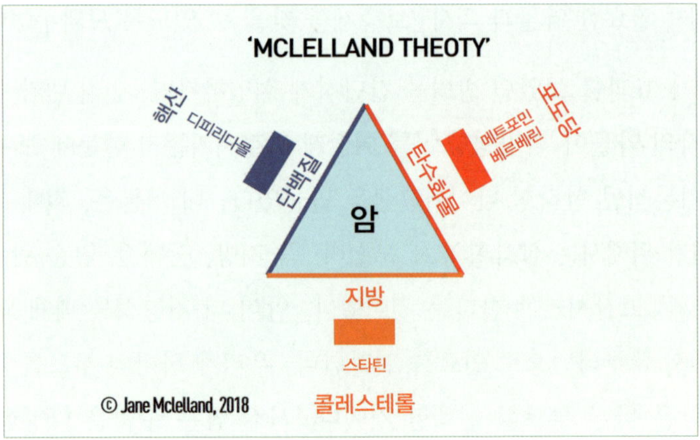

그림 15.1 세 가지 모든 다량영양소를 고갈시키는 나의 삼각형 이론

암을 굶기기 위한 이 '삼각형 이론'은 매우 단순한 다이어그램이지만 10년 전 빈약한 지식을 바탕으로 한 나의 이론을 이해하기 쉽게 시각적으로 설명해 준다.

- 디피리다몰(Dipyridamole)은 암에서 핵산(nucleotide)과 기타 단백질을 고갈시켰다.
- 메트포민(Metformin)과 베르베린(berberine)은 포도당을 고갈시켰다.
- 로바스타틴(Lovastatin)은 지방(콜레스테롤)을 고갈시켰다.

일단 이렇게 암을 굶겨 놓은 후 비타민C 정맥주사, 오존, 에토돌락(NSAID)과 로바스타틴의 조합과 같이 세포자멸사(apoptosis)를 촉진하는 킬러들을 투입했다. 사실 내가 암을 굶기기 위해 했던 모든 일은 위 그림에 나타난 것들보다 훨씬 더 상세했고, 최근에서야 내가 한 조합이 얼마나 좋은 것이었는지 그 진가를 확인할 수 있었다. 이 단순한 삼각형

다이어그램은 내가 차단하고자 했던 지방, 포도당, 글루타민 경로를 포함한 기본적인 템플렛이었지만 점점 연료 공급라인에 대한 지식이 증가하면서 이 삼각형은 결국 모든 유형의 암에 맞추어 적용할 수 있는, 암을 굶기는 조합의 포괄적 메트로 맵(Metro Map, 책 뒷부분에서 소개됨)으로 진화했다.

나는 이제 막 암으로 진단을 받은 환자들에게는, 암이라는 이 복잡한 질병을 치료하기 위해서는 현재의 매우 부적절한 표준적 치료에만 의존하기보다 동시에 여러 치료를 병행하는 것이 중요함을 강조했다. 예를 들어 화학요법과 함께 메트포민을 조금 추가하는 정도로는 충분하지 않다. 다른 약들도 마찬가지로 그 자체만으로는 안 된다. 암에서 발생하는 많은 비정상적 대사 경로들을 그냥 무시해서도 안 된다. 그러나 불행하게도 종양학 전문의들이 하는 방식이 바로 이것으로, 암 줄기세포의 중요성과 그것이 어떻게 대사과정을 스스로 변화시키는지 인지하지 못하고 한 번에 한 가지 약물만 사용하고, (그 암이 변이되어) 그 약물이 듣지 않으면 그저 다른 약으로 교체한다. 이것이야말로 암이 약물에 저항성을 띠게 되는 진짜 이유라는 것이 내가 수많은 조사와 연구를 통해 내린 결론이다. 암은 끊임없이 새로운 방식으로 연료 공급 루트를 바꾼다. 새로운 '유전자 치료약'을 찾으려는 끊임없는 노력은 제약산업에만 도움이 될 뿐 환자에게는 전혀 도움이 되지 않는다. 유전자 치료 약들은 일시적으로 암을 억누르는 효과는 있지만 결국에는 다 효과가 없음을 보여 주고 있다. 나는 환자들에게 당신들은 임상시험에만 의존하고 있을 수는 없다고 말해야 했다. 현실에서는 약물들을 조합하는 것이 제일 나은 방법이었다. 그리고 특히 내가 찾아보라고 또는 요청하라고 그들에게 제안한 약들은 수년에 걸친 안전성 테스트에서 독성이 없거나 미미했다. 치료는 절대적으로 통합적인 방식이어야 한다. 내 이론은 암을 굶기는 동시에, 주요한 연료 루트들 여러 개를 동시에 차단해야 한다는 것이다. 암에는 한 방울이라도 자비를 베풀어선 안 된다.

그러나 안타깝게도 나의 이런 노력에도 불구하고 환자들은 똑같은 실수를 반복하고 또 반복했다. 대부분의 환자는 낫기 위해 얼마나 큰 노력이 필요한지 깨닫지 못했다. 어떤 사람들은 그렇게 식단을 바꾸고 많은 양의 보충제와 약물(실제로 많긴 하다!)을 복용하느니 차라리 죽는 게 낫겠다고 했다. 환자들은 본래 많은 약을 복용하는 일을 꺼리긴 한다. 그리고 어떤 환자들은 자기 주치의의 기분을 상하게 하는 것을 너무 주저하기도 했다. 사실 종양학 전문의들 대부분은 보완요법이라면 무엇이든지 단호하게 반대하며, 식이요법을 쓸모없는 것으로 깎아내린다. 환자들은 차라리 온순하게 주치의에게 들은 대로 행동하길 택했다. 자신의 모든 믿음을 그들의 '흰 가운'과 '시스템'에 맡겨 버렸기 때문이다.

그런 환자들에게는 나의 에너지를 낭비한 셈이었다. 나는 스스로 질병을 감당할 의지와 준비가 되어 있는 사람들, 그리고 현재 의료시스템이 실패하고 있음을 인지하고, 자신에게 필요한 다음 단계를 찾아서 나아가려는 사람들에게만 도움을 줄 수 있었다. 질병이 진행될수록 환자들이 해야 할 일이 더 많아졌다. 나는 단지 제안하고 지지해 주기만 할 수 있을 뿐이었다.

16

성공과 실패
Two Slow Car Crashes

2012년 어느 날 친구 루이스에게서 전화가 걸려 왔다.

"두바이에 사는 레이첼이 방금 전화를 했어." 루이스의 목소리는 떨리고 있었다. "레이첼이 삼중음성 유방암(triple negative breast cancer)에 걸렸고, 전이도 된 상태래. 혹시 레이첼을 도와줄 수 있니?"

레이첼은 건지섬에 있을 때 루이스와 함께 알고 지내던 친구였다. 아직 다섯 살도 안 된 어린아이가 둘 있는 레이첼은 남편과 함께 두바이로 이주하여 살고 있었다. 나는 충격을 받았다. 삼중음성 유방암은 모든 유방암 중 예후가 가장 나쁜 암으로 호르몬 치료나 헤셉틴(herceptin) 치료에 반응을 하지 않는다. 보통 삼중음성 유방암은 수술, 방사선치료 및 화학요법을 모두 병합하는 힘든 치료가 필요하기에 환자를 녹초로 만든다. 만약 첫 번째 치료에서 암을 제거하지 못한다면 이 암은 빠르게 진행되고, 재발하면 몇 달이 안 되어 사망한다.

나는 그 주 후반에 레이첼에게 직접 연락을 했다. 레이첼은 울고 있었다. "의사는 대놓고 모든 사람은 결국 죽게 되어 있다며, 암이 마치 자연스러운 일인 것처럼 말했어." 레이첼은 흐느끼며 말했다. "나는 아직 마흔밖에 안 되었어. 우리 아이들은 너무 어리다구. 암은 자연스러운 일이 아니야. 난 죽고 싶지 않아. 나는 아이들이 커서 가정을 꾸리는 모습을 보고 싶어. 이건 너무 불공평해."

의사가 아무런 감정 없이 그녀에게 한 말을 전해 듣고 소름이 돋았다. 암 환자들에게 그들이 죽게 될 거라고 말하는 비뚤어진 마음의 의사들이 얼마나 될지 궁금했던 것은 이번이 처음은 아니었다. 의사들에게는 너무나 큰 권력이 부여되어 있다. 그 권력을 가지고 그들이 행사하는 것은 도끼로 찍어 가르듯이 완화적 수준의 모자란 치료를 하거나, 아니면 고용량의 화학요법과 면역 치료약물로 과잉치료를 하거나, 둘 중 하나다.

레이첼은 몇 달 전 양쪽 폐 중간에 있는 종격동에서 이차성 암을 발견했는데, 이제야 암의 예후를 듣게 된 것이었다. 많은 종양학 전문의들은 환자와 보호자들을 보호한다고 생각하며 일찍부터 병에 대해 알려 주지 않는다. 그들이 왜 진실을 알리는 일을 주저하는지 이해할 수 있다. 그러나 일찍 알려 주지 않는 것은 의사가 의도한 것은 아닐지라도 환자들에게 한편으론 잔인한 일이 된다. 만약 임종이 임박할 때까지 환자들이 진실을 모르고 있다면 그들은 암이란 병을 받아들이고 이런저런 계획을 세우거나 다른 치료 방법을 찾아볼 시간이 턱없이 부족해진다. 그들이 마지막 단계에서야 부족한 시간 안에 필사적으로 대체치료를 찾는 모습을 볼 때면 가슴이 미어진다. 나는 이런 모습을 계속해서 보아 왔다.

종양학 전문의들은 차가 저속으로 운전하고 있는데도 그 차의 충돌과 뒤따르는 재앙은 피하지도 멈추지도 못한다고 생각한다. 그래서 그들이 하는 일이란 충격을 완화하는 치료 방법 중 한 가지를 보호자가 선택하도록 중개하는 일밖에 없다. 이것이 그들이 생각하는 자신의 역할이다. 그래서 환자들이 느끼기에 감정이 없어 보이는 종양학 전문의들이 많은 것이 아닐까.

많은 경우 암환자는 병원으로부터 T3N2M1처럼 아리송한 코드가 적힌 한 장의 종이를 받아들고, 암이 나을 거라는 희망을 품은 채 구글에 그 코드를 검색해 본다. 의학지식이 없는 환자들은 그렇게 검색해 보고 나서 자신의 병기는 3기에 해당한다고 생각하기가 쉽다. 그러나 M1은 전이를 의미하는 것으로 사실 환자는 4기에 해당한다. 환자가 거짓된 안도감을 느끼는 동안 시간은 흘러가고, 현실을 직시하게 되었을 무렵에는 효과 있는 다른 치료들을 받아 볼 기회가 훨씬 줄어들어 있는 가혹한 상황에 놓였음을 깨닫게 된다.

“내 생각에는 네가 다른 의사의 소견도 구할 겸 영국으로 돌아와야 할 것 같아.” 나는 레이첼에게 말했다.

그리하여 레이첼은 런던 최고의 종양학 전문의 중 하나인 저스틴 스테빙 박사에게 진료를 예약했다. 레이첼이 영국에 도착하자, 루이스와 레이첼과 나는 우리집 식탁에 둘러앉아 내가 찾아 놓은 자료들을 쭉 훑어보았다. 나는 레이첼을 위한 암 차트를 작성했다. 차트 안에는 메트포민(metformin), 로바스타틴(lovastatin), 그리고 에토돌락(etodolac)을 포함시켰고 그 이유를 설명해 주었다.

레이첼에게 스테빙 교수를 만나러 갈 때 이 차트를 가져가도록 제안했지만, 레이첼은 좀 주저하는 것 같았다. 레이첼은 암이라는 진단에 너무 압도당하여 무엇을 해야 할지 잘 알지 못하고 있었다.

그래서 레이첼은 그 대신에 의사에게 메트포민과 로바스타틴을 처방받을 수 있는지, 그리고 레이첼의 암이 염증성인지, 염증성이라면 비스테로이드성 소염진통제(NSAID)를 처방받을 수 있는지 등의 질문 목록을 가지고 루이스와 함께 의사를 만나러 갔다. 나는 염증이 어떻게 암을 키우는지 열심히 설명했다.

그 당시에는 나는 삼중음성 유방암 치료에 디피리다몰을 포함하는 것이 좋다는 연구자료를 충분히 찾을 수 없었다.[94] 그저 스테빙 교수가 말기 유방암 환자인 레이첼에게 내가 제안한 나머지 세 약물이 처방할 가치가 있다고 생각해 주기만을 바랄 뿐이었다. 환자가 자신의 생명을 살리는 데 도움이 될 치료를 찾도록 허용해 주는 것은 정말 이치에 맞는 생각 아닌가? 이것이 인간적인 일 아닌가?

하지만 진료를 보는 동안 레이첼은 오프라벨 약물(off label drugs, 허가된 용도 외의 다른 약효를 목적으로 사용하는 약물-역자주)에 대해 질문하는 것을 잊어버렸다. 루이스는 레이첼이 눈물을 보이지 않으려고 스카프로 얼굴을 가린 채 스테빙 교수와 얘기를 나누었다고 알려 주었다. 나는 레이첼에게 다음 진료에는 내가 동행하겠다고 했고 레이첼도 동의했다.

한 달 후 나는 루이스, 레이첼과 함께 스테빙 교수의 진료실을 방문했다. 우리 세 명이 진격하듯 진료실로 들어서는 모습은 꽤 이상해 보였을 것이다. 간단하게 소개를 한 후 나는 레이첼이 결정을 내려야 하는 사항들을 함께 돕겠다고 말했다. 레이첼의 허락하에 나는 스테빙 교수의 책상 위에 A3용지에 그린 암 차트를 펼쳤다. 교수는 놀라서 눈이 휘둥그레졌다. 그분은 이런 것은 한 번도 본 적이 없었던 것이 분명했다. 이 뻔뻔하고 대담한 여자는 누구야?

레이첼을 위해 내가 작성한 암 차트에는 수많은 다양한 치료법들이 있었다. 비타민C 정맥주사 요법, 정위 방사선치료(stereotactic radiotherapy), 초음파 및 광에너지 치료(sono and photodynamic therapy), 고강도 초음파 암 치료키(high intensity focused ultrasound)에서부터 좀 더 정통의학적인 치료인 PARP 억제제(스테빙 교수는 이미 이것을 연구하고 있었다)까지 포함하고 있는 차트였다. 레이첼에게 필요한 영양 치료제, 식이, 해독치료까지 있었고, 당연히 메트포민과 로바스타틴, 에토돌락 같은 NSAID도 있었다.

스테빙 교수의 놀라워하는 표정을 무시하고 나는 계속해서 메트포민과 스타틴의 이점들에 관해 설명해 나갔다. 그리고 이 약들을 처방한 적은 있는지? 레이첼의 암은 COX-2를 발현하고 있는지? NSAID 약물을 사용하는 것에 대해서는 어떻게 생각하는지? 물어보았다.

스테빙 교수와 우리는 보완 치료에 대해 장시간 논의했다. 그는 비타민C 정맥주사 치료에 대해 확신은 없지만, 시도는 해볼 수 있다고 했고, 광에서지 치료에도 동의했다. 그러나 교수는 심사숙고한 후, 대놓고 무시하는 태도는 아니었지만, 그 약들은 처방하지는 못하겠다고 말했다.

"그 약들은 암의 표준치료로 인정받지 못해요. 나는 무작위 임상시험 결과 없이는 처방하고 싶지 않습니다."

그래, 이런 결과가 나올 것을 예상했다. 그래서 나는 닥터 케년의 진료도 예약해 놓았다. 아마도 그분은 이 약 중 일부라도 처방해 줄 거라 기대해 보았다.

레이첼의 종격동의 종양은 이제는 더욱 크기가 커진 상태였다. 스테빙 교수도 나도 입 밖으로 그런 말을 꺼내지는 않았지만, 우리 둘 다 표준치료만으로는 암을 오랫동안 콘트롤할 수 없으며 아마도 몇 달 정도 생명을 연장하는 것만 가능하다는 사실을 알고 있었다.

한 시간 후 닥터 케년은 몇 가지 검사를 했다. 레이첼의 암 병기를 고려할 때 간의 상태도 좋았고, 항암 화학요법도 받지 않은 상태였다. 만약 레이첼이 광에너지 치료를 받는다면 모든 것이 잘 진행될 것 같았다. 그러나 레이첼은 생각이 달랐다. 내가 설명한 메트포민의 효능에는 동의했으나 전통적인 표준치료를 받고 싶어 했다. 그래서 나의 요청에 따라 닥터 케넌은 메트포민을 처방해 줬다.

나는 레이첼과 함께 스테빙 교수를 여러 차례 만나 레이첼의 치료에 대해 의논했고 레이첼은 결국에는 정위 방사선치료 등을 포함한 그 계획을 따라오기로 했다. 종격동에 아주 큰 종양이 있었음에도 레이첼은 22개월을 더 살았다. 그동안 레이첼은 가족과 어린 자녀들과 함께 소중한 시간을 보냈다.

나는 내가 쏟은 노력에도 불구하고 레이첼의 죽음이 개인적인 실패처럼 느껴졌다. 나는 레이첼을 더 설득해서 레이첼에게 필요하다고 생각되었던 모든 약을 복용시켰더라면 하고 후회했다. 여러 가지 연료 공급라인을 차단할 수 있는 적절한 칵테일 요법을 더 권했어야 했는데. 삼중음성 유방암은 매우 까다롭다. 다른 암들은 사용하지 않지만, 삼중음성 유방암은 사용하는 에너지원은 무엇일까? 이것은 정말 치료하기 가장 힘든 암이다. 나는 꼭 삼중음성 유방암만이 사용하는 에너지원을 찾아내서 레이첼을 기릴 것이다. 만약 그 에너지원이 무엇이고 어떻게 차단해야 할지 알게 된다면 수많은 젊은 여성에게 큰 고통을 준 이 악명 높은 암을 치료하는 데 큰 도움이 될 것이다.

몇 달 후 악성흑색종(malignant melanoma) 진단을 받은 베스라는 여자 환자를 도와 달라는 요청이 들어왔다. 베스와 20대의 두 아들과 함께 우리집 식탁에 둘러앉아 치료 계획을 세웠다. 나는 베스의 암 차트를 작성하면서 암을 굶겨 죽일 수 있는 기본적인 시스템을 보여 주었다. 우리는 베스가 원하는 여러 가지 자연치료와 과거에 사용하던 오래된 약물들을 조사했고, 베스가 선택한 치료 경로에 모두 만족했다. 베스 스스로 결정한 치료 방법이라는 점이 중요했다. 베스는 영국에서 가장 유명한 암 병원인 로열 마르스덴 병원에 진료를 보러 갈 때 나와 동행하고 싶어 했다.

1980년대 세인트 헬리어 병원에서 악성흑색종 환자를 대상으로 닥터 베티 로데스가 연구했던 결과를 볼 때 나는 디피리다몰이 베스에게 도움이 될 것을 알 수 있었다. 나는 란셋으로부터 간신히 논문 원본을 얻어내기까지 했다. 그러나 정통의학의 수호자인 종양학 전문의들이 오프라벨 약물을 처방하는 일은 정말 어려운 일이다. 그래도 우리는 시도해 볼 만한 가치가 있다는 데 의견을 같이했다.

우리는 스타틴과 NSAID도 목록에 추가했다. 이 두 약물이 악성흑색종 치료에 효과가 있다는 훌륭한 논문들을 찾아냈기 때문이다. 그러나 메트포민에 대한 논문들을 많이 찾아낼 수가 없어서 결국 디피리다몰, NSAID, 스타틴만 사용하기로 했다. 그리고 다음 주에 베스를 병원에서 만났다.

우울하고 말이 없는 환자와 보호자들로 가득 찬 로열 마르스덴 병원 대기실에 들어서자 베스가 인사하며 다가왔다. 대기실에는 의자가 없었다. 베스의 두 아들은 그날 병원에 오지 못했고, 베스는 대신에 동행한 오빠와 언니를 소개했다. 그들은 나를 의심 가득한 눈으로 쳐다보았다. 나를 인정하지 않고 있음이 분명했다.

진료실로 들어가자 나는 의사가 구식 사고방식을 가지고 있다는 사실에 낭패감을 느꼈다. 그는 돋보기안경 너머로 우리가 앉는 모습을 지켜보았다.

새로운 치료 계획과 암을 조금 더 제어할 수 있다는 느낌에 고무된 베스는 식사에서 설탕과 당을 없애고 훨씬 상태가 좋아졌음을 빠르게 얘기하기 시작했다. 그러나 불행하게도 이 얘기는 분위기를 악화시켰다. 그 종양학 전문의는 식단과 관련된 것은 결코 이야기하고 싶지 않은 것 같았다.

"내가 식단을 바꾸는 것은 시간 낭비라고 이미 설명했을 텐데요." 의사는 말 안 듣는 아이를 꾸짖는 듯 이야기했다. "식단을 바꾸는 건 지금까지 암 환자 치료에 도움이 되지 않았어요. 당신이 그렇게 하면 이 위험한 시기에 더 몸을 힘들게 만들 뿐이에요. 마음을 편히 하고 원하는 음식을 마음껏 먹는 것이 가장 좋습니다."

아니, 그렇다면 베스는 어쨌거나 죽을 테니까 초콜릿을 마구 먹어도 된다는 말인가? 로열 마르스덴 병원을 '로열 마르스 바'라고 부른다고 해도 전혀 이상하지 않을 것 같았다.

"베스가 광에너지 치료를 받는 것에 대해 어떻게 생각하시는지요?" 내 입에서 이 질문이 튀어나오자마자 바로 후회가 되었다. 나는 평정심을 유지하던 의사가 짜증을 내기 시작하는 것을 볼 수 있었다.

의사는 냉랭한 눈빛으로 나를 쏘아보았다.

"그 어디에도 광에너지 치료가 도움이 된다는 증거는 없습니다." 그가 퉁명스럽게 대답했다. "아마 돈만 낭비하게 될 겁니다."[95]

광에너지 치료가 대화에 제동을 걸 만큼 그에게 까다로운 주제라면, 오프라벨 약물 이야기는 정말로 힘들 것이 뻔했다. 그러나 나는 베스를 위해 무엇이라도 얻어가야만 했다. 표준치료만으로는 베스의 암 치료는 실패할 것이 분명해 보였다.

"좋습니다. 그 얘기는 잠시 밀어두죠." 나는 유머러스하게 말을 건넸다. "그동안 저도 암 치료에 도움이 될 수 있는 몇몇 오프라벨 약물을 조사해 왔어요." 나는 불안해하며 조심스럽게 말을 이어 나갔다. "이 논문은 란셋에 실렸던 것으로 항혈소판 약물인 디피리다몰이 암의 전이를 막는 데 도움이 된다는 것을 보여 주고 있습니다. 여러 4기 암 환자들의 암의 진행을 멈추어 주었어요."

나는 그에게 논문을 건넸다. 그는 논문을 받아 들고는 아무 말 없이 그것을 쳐다보았다. 나는 다음 말을 이어갔다.

"뿐만 아니라 디피리다몰은 항바이러스 작용도 가지고 있었어요. 그리고 이 논문에서는 아마도 악성흑색종에는 바이러스 인자가 포함되어 있을 것이라고 말하고 있습니다."

"이 논문은 근거가 될 수 없습니다! 무작위 임상시험을 하지 않았잖아요! 1985년에 소수의 환자만 대상으로 했고 말이죠!" 그는 코웃음을 치며 논문을 나에게 집어 던지듯 돌려주었다. 베스는 슬쩍 나를 쳐다보면서 '완전히 우리가 예상했던 반응이네요'라는 듯 윙크를 했다.

"맞아요. 오래된 논문이죠. 그러나 그 논문이 말하는 것들이 사실임에도 불구하고 그동안 무시당한 것이면 어떡하지요?"

최신이 아니라는 사실이 어떻게 생명을 살릴 수 있는 효과가 없다는 뜻이 되는가? 그것은 마치 비틀즈가 1970년에 해체되었으니 쓰레기라고 말하는 것과 같다.

"스타틴에 대해서 어떻게 생각하세요?" 다음 논문을 건네면서 물어보았다. 이제 나는 거의 패배한 듯이 느꼈다.

"이 연구는 언제 수행한 겁니까?" 그가 물었다.

"음… 2005년 흑색종 연구(Melanoma Research)에 실렸네요,"

"지금은 2013년도입니다! 만약 이것들이 효과가 있었다면 우리가 이미 사용하고 있지 않겠습니까?"

“그래서 선생님은 이것들이 전혀 도움이 안 될 거로 생각하세요? 이 논문을 한번 읽어 보시면 어떨까요?” 나는 작은 목소리로 물어보았다. 당연히 그렇지 않았다. 그는 베스에게 몸을 돌렸다.

“저는 베스 당신하고만 이야기하고 싶군요.”

휴. 일이 잘되지 않았다. 나는 어느 정도 저항이 있을 것은 예상했지만 나와 베스의 예상보다 훨씬 상황이 좋지 않았다.

의사는 벌떡 일어나더니 문을 열고는 베스의 형제들과 나에게 나가라는 손짓을 했다. 우리는 차례로 나갔으며 그는 다시 한번 나를 노려보았다. 나는 베스가 괜찮은지 보기 위해 몸을 돌렸지만, 의사는 내 앞에서 문을 쾅 닫아 버렸다.

의사가 잔뜩 화가 난 목소리로 베스에게 이야기하고 있는 것을 들을 수 있었다. 나는 베스를 도와주려고 노력해 왔는데 베스가 의사와 나 사이에서 혼선을 겪는 것은 정당치 못하다는 생각이 들었다. 나 또한 그 의사가 내가 제시한 자료들을 전혀 검증하지도 않고 무시해버린 것에 대해 화가 났다. 도대체 환자의 선택은 어디에 있는 걸까?

그러나 뒤이어 내게 일어난 일은 그야말로 충격적이었다. 복도에 들어서자마자 베스의 형제들이 나에게 다가왔고, 남자 형제인 데이브가 나를 벽 쪽으로 몰아세웠다. 그들은 내 얼굴에다 대고 고함을 쳤고, 데이브는 손가락으로 내 가슴을 툭툭 쳤다.

“도대체 당신이 뭐길래 이러는 겁니까? 당신이 의사요? 어떻게 감히 종양학 전문의한테 의견을 낸단 말이오? 당신은 베스의 치료에 끼어들 권리가 전혀 없어요!”

나는 놀란 가슴을 진정시키려고 애쓰며 대답했다 “저는, 저는 단지 베스를 도와주려 했을 뿐이에요." 말을 더듬거렸다.

한 번도 이런 일을 겪은 적이 없었다. 나는 필사적으로 그들을 피하려 했다. 베스의 형제들과는 논의해 볼 여지도 없었고 그들도 내 말에 전혀 귀 기울일 법해 보이지 않았다. 나는 그들에게서 빠져나와 재빨리 출구로 향했다.

"다시는 베스에게 연락할 생각도 하지 말아요!" 내가 출구 쪽으로 빠르게 나아갈 때 베스의 언니가 등 뒤에서 소리를 질렀다.

암의 발병은 가족 전체에게 혼란스럽고 무서운 경험임에 틀림없다. 가족들은 자신들이 베스에게 가장 도움이 된다고 생각하는 바대로 행동했을 뿐이다. 나도 그 사실을 잘 알고 있다. 베스의 형제들은 베스를 과잉보호하려 했을 뿐이라고 스스로 되뇌었지만 그들의 신체적, 언어적 폭력은 내게 아직도 큰 충격으로 다가왔다.

일단 무사히 병원 밖으로 나온 후, 급하게 집으로 가야만 한다는 양해의 문자를 베스에게 보냈다. 아마도 베스는 그녀의 형제들이 나에게 무례하게 행동했다는 것을 알았을 것이다. 그러나 나는 그들이 내게 어떤 짓을 했는지는 말하지 않았다. 만약 베스와 아들들이 알았더라면 크게 당황했을 것이다. 베스에게는 해야 할 일이 산더미처럼 쌓여 있었다.

절망에 빠진 환자들을 돕는 일과 환자를 보호하면서 예민해진 가족들을 다루는 일은 정말 별개의 것이다! 나는 다시는 환자들과 동행하지 않으리라고 굳게 결심했다. 이건 내 건강에도 분명 좋지 않은 일이었다! 그렇지만 환자들은 이 약들을 어떻게 구해야 한단 말인가? 불가능한 일 같이 느껴졌다. 종양학 전문의들은 융통성이라고는 조금도 없는 프로토콜에 갇혀 있다.

그 후 나는 베스를 깔레부 박사에게 보냈다. 그러나 베스는 디피리다몰뿐이나 다른 약들을 처방해 달라고 요청하지 않았다. 아마도 로열 마르스덴 병원의 주치의가 베스를 만류했을 거라는 생각이 들었다. 그 주치의는 왜 그렇게 화를 내며 반대를 하는 것일까? 그리고 베스는 자신의 생명을 구할 수 있는 다른 치료법들이 있는데 왜 시도하지 않았을까? 종양학 전문의의 권위에 질문하는 일이 그들에게 그토록 위협적인 일이었을까? 이것은 환자 중심의 치료가 절대 아니었다!

슬프게도 나는 베스가 여섯 달 후 사망했음을 알게 되었다.

다시 실패의 감정을 느껴야 했다. '베스가 약물 칵테일 요법만이라도 받았더라면 더 오래 살 수 있지 않았을까?' 하는 의문을 가지지 않을 수 없었다. 종양학 전문의들은 언제 깨우칠 것인가? 그들은 자신이 얼마나 고집이 세고 융통성이 없는지 전혀 깨달을 수 없는 것인가? 그들은 아무 이유 없이 모든 제안을 거부하는 듯했다. 왜 이렇게 심하게 오만하게 된 것일까? 도대체 무엇이 종양학 전문의들을 훈련된 살인자로 만들고, 환자들이 스스로 생명을 구하려는 치료를 반대하도록 만든 것일까? '내가 하자는 대로 하지 않을 거라면 떠나라! 당신이 어떻게 죽어갈지는 내가 결정한다.' 종양학은 너무 엉망이었고, 결국 손해를 입는 사람은 환자들이었다.

일단 4기 암으로 진단받게 되면 사용 승인은 받았을지라도 4기 암을 치료하는 데 효과가 없는 약물들 말고는 선택할 치료법이 거의 없다. 미디어와 매체는 신약과 약물시험을 과도하게 홍보하고, 사람들은 그 선전을 지나치게 신뢰한다. 제약산업은 의료진을 속여 왔을 뿐만 아니라, 연약하고 무지한 환자들 또한 최신 의학과 특허받은 약물이 치료의 정답이라고 속여 왔다. 최신 약물일수록 효과가 더 좋으리라 생각하는 것은 어쩌면 당연한 일이다. 그러나 조금이라도 통계를 조사해 본다면 슬프게도 사실은 그렇지 않다는 것을 알게 된다.

NHS(영국국민의료보험) 예산은 너무 부족하다. 그래서 4기 암 환자 대부분은 가격이 가장 저렴하고 효과도 가장 적은 고용량 화학요법을 1차 치료로 받으면서 죽어가게 된다. 환자가 사망하는 것이 엄청난 절약이 되는 것이다! NHS 입장에서는 환자가 죽지 않고 생명을 이어가면서 간호와 치료를 받는 것보다, 가능한 한 빨리 사망하는 것이 훨씬 비용이 절감된다. 고용량 화학요법은 넘어진 사람을 오히려 발로 차는 것과 같이, 장기 생존을 높일 수 있는 면역계를 파괴함으로써 환자들이 회복될 기회를 크게 줄이는 것이다.

이런 불리한 상황에도 불구하고 고용량 화학요법에서 살아남게 되면 NHS에서는 종종 어마어마하게 비싼 최신 면역치료를 받을 수 있게 해준다. 그러나 그때쯤 되면 이미 화학요법으로 약해진 면역계로 인해 면역치료의 효과는 상대적으로 떨어진다. 이것이 영국이 유럽에서 가장 낮은 암 생존율을 보이는 이유다.

NHS의 치료 체계에 따라 4기 암 환자는 표준치료만 받으면서 죽음의 "뱀과 사다리" 게임을 시작한다. 화학요법에서 살아남은 후 다시 암이 재발하면(화학요법만으로는 암 줄기세포를 없앨 수 없으므로) 표적 약물이라는 사다리를 생명줄로 제공받는다. 표적 약물치료를 받을 수 있다면 매우 고마운 일이지만 환자는 이미 이전 치료로 인해 탈진된 상태다. 만약 운이 좋다면 이 신약은 잠깐 효과를 보이겠지만 이 약물 덕분에 늘어나는 수명은 불과 2~3개월 정도에 불과하다. 자, 이제 또 다른 뱀을 밟고 미끄러져 다시 원위치로 돌아온 것이다. 그러나 여전히 운이 좋다면 아마도 새로운 면역 치료제를 함께 투여하면서 생명을 구할 수 있을 것이다. 최신의학이 선사하는 놀라운 기적의 당사자가 되다니 얼마나 감사한 일인가! 다시 희망이 솟아오르겠지만 결국 광고했던 만큼의 효과를 보지 못하고 낙심하게 된다. 이제는 더 이상의 사다리는 없다. 오직 뱀만 있을 뿐이다.

암 치료의 패러다임은 전부 잘못되어 있다.

암은 줄기세포와 빠르게 분열하는 세포, 두 종류의 세포를 가지고 있다. 종양학 전문의들은 빠르게 분열하는 세포를 표적으로 삼는다. 그러나 이들 치료는 암 줄기세포에는 전혀 손을 쓰지 못하고 있다. 암 줄기세포는 모든 종양의 중심부에 자리 잡고 있어 표준치료로는 접근하기가 매우 어렵지만, 사실 암줄기세포가 바로 암이 퍼져나가도록 만드는 것이다. 화학요법, 방사선치료, 그리고 최신의 표적 약물은 단기간은 작용하지만 결국 줄기세포는 다시 자라고 더 강한 저항성을 가지게 된다.

이것은 잔인하고 비정한 중세의 게임과 같다. 하지만 의료진들이 유전자와 빠르게 분열하는 세포뿐만 아니라 암 줄기세포까지 공격하는 약물 칵테일요법을 이용한다면 상황은 쉽게 달라질 수 있다.

환자로서 우리가 인지하고 있어야 할 점들은, 제약회사들이 비열한 게임을 하고 있으며, 생명의 끈을 놓지 않는 환자들의 몸은 실험용 쥐처럼 무자비하게 다뤄진다는 것이다. 종양학 전문의들은 언제쯤 표준치료와 함께 오프라벨 약물을 처방해 줄까? 분명히 조만간 이루어져야 한다. 로열 마르스덴 병원의 의사가 지적했듯이, 지금은 2013년이다. 종양학 전문의들은 언제쯤 깨어날 것인가?

17

우연의 일치
Finding My Tribe

2015년 2월 아침, 차를 마시며(물론 녹차를!) 신문을 읽던 중 기사 하나를 발견했다.[96] 놀랍게도 암에 대하여 오프라벨 약을 사용하는 것에 관한 기사였다. 나는 자세를 고쳐 앉았다!

벤 윌리엄스(Ben Williams)라는 정신과 교수는 20년 전 치료 불가능한 뇌종양 진단을 받은 후 기존 의학에서 하는 수술, 항암치료, 방사선치료를 받았으나, 결국 혼자 연구하며 암 치료 계획에 몇 가지 약을 더하여 스스로를 치료했다. 드디어 오래된 약을 혼합 사용하여 암을 치료한 또 다른 누군가가 등장한 것이다. 만세!!

그는 항암치료를 하는 동안 칼슘 길항제인 베라파밀(베르베린과 동일한 효과를 가진 물질), 여드름 치료에 사용하는 항생제 아큐테인(Accutane, 비타민A 유사체로서 메발론산을 약하게 차단-나는 스타틴을 사용했다)를 사용했는데 이를 얻기 위하여 그는 멕시코 국경 근처까지 가야 했다. 그는 타목시펜도 사용했는데 항에스트로겐 효과를 노린 것이 아니라 IGF-1 저해제 목적으로 사용했다(나는 현재 IGF-1 차단제로 메트포민을 매일 복용하고 있는데 항암, 항노화 효과가 있다).

더 읽어 가면서 나는 의자에서 거의 떨어질 뻔했다. 바로 여기 런던

할리 스트리트에, 내가 복용하는 약물(메타포민, 스타틴, 그 외 두 가지 약물)들과 거의 동일한 약물조합을 연구하는 병원이 생긴 것이다. 하나님 감사합니다. 케어 온콜로지 클리닉(Care Oncology Clinic)이라는 이름의 그 병원은 내가 항상 제안해 왔던 것처럼 기존의 치료에 보조적으로 이러한 약들을 사용하는 것에 관해 연구하고 있었다. 그중 항생제인 독시사이클린과 항구충제인 메벤다졸은 종양학에서 내가 전에는 듣지 못한 약들이었다. 디피리다몰에 관한 이야기는 찾을 수 없었긴 했지만, 그들은 앞으로 치료 프로그램에 NSAIDs를 추가할 것을 고려하고 있었다. 어쩌면 그들의 프로그램에 디피리다몰도 추가할지도 모를 일이다!

더 놀라운 것은 케어 온콜로지 클리닉의 최고 종양학전문의가 다름 아닌 저스틴 스테빙 교수라는 것이었다! 기사에 따르면 그는 할리 가의 이 새로운 병원을 총괄하면서, 내가 전에 그에게 레이첼에게 처방해 달라고 그렇게 간청했던 바로 그 오프라벨 약들을 처방하고 있었다. 무언가 말로 표현할 수 없는 흥분이 북받쳐 올라왔다. 소름이 돋았다. 발과 다리가 찌릿찌릿했고 전율이 등을 타고 올라와 팔로 내려갔다.

인생에서 최고의 순간이 두 번 존재하는데 첫째는 내가 태어나는 순간이고, 둘째는 내가 왜 태어났는지를 깨닫는 순간이라는 말이 있다. 이때가 바로 그 순간이었다.

나는 기사를 다 읽자마자 누군가가 암에 대한 암호를 푼 것이라고 확신했다. 즉 내가 늘 믿어 왔듯이 암을 굶기는 여러 가지 조합을 사용한 것이었다. 이 사람들을 만나 봐야만 했다. 그들이 왜 그 약제들을 선택했으며 그것들이 어떻게 작용하는지도 알고 싶었다.

독시사이클린(doxycycline)은 항생제이고 메벤다졸(mebendazole)

은 소아과에서 요충을 치료하기 위해 흔히 사용되는 구충제이다. 나는 암이 '무작위 유전자 돌연변이'(random genetic mutation)에 의해서 일어난 것이 아니라 여러 미생물이 공동감염됨으로써 유발된 것은 아닌가 하고 항상 궁금해했다. 이러한 약들이 항미생물 효과 이외의 다른 효과를 가지고 있음에는 의심의 여지가 없었다.

혹시 미생물이 미토콘드리아에 영향을 주거나 독시사이클린이 오래 전에는 미생물이었던 미토콘드리아의 대사과정에 작용하기 때문에 효과가 있는 것일까? 만약 바이러스가 암의 원인이라면 박테리아, 효모, 기생충 같은 다른 미생물도 암의 원인이 될 수 있지 않을까? 또한, 암 주위의 미세환경이나 미생물군의 변화가 영향을 미칠 수도 있을지도 모른다.

기사에는 항암 효과의 가능성이 있다고 생각되는 약들을 정리하기 위해 ReDo 캠페인(암 치료를 위해 약의 용도를 수정한다는 뜻)에서 조사하고 있는 여러 약의 목록이 있었다. 그 목록에는 내가 몇 년 전 면역증강과 항암 효과가 있음을 알고 몇 개월간 복용했던 시메티딘도 있었는데, 디피리다몰은 어디에도 없었다. 케어 온콜로지 클리닉은 다른 약을 사용하고 있었다. 하지만 상관없었다. 얼마나 기쁘고, 흥분되었는지 모른다!

나는 일어나서 미친 듯이 부엌 주위를 돌며 춤을 추다가 울음을 터트렸다. 감정이 북받쳐 올라왔다. 나는 이것이 모든 것을 변화시키리라는 것을 알 수 있었다. 드디어 암 치료에 큰 진전이 있을 것 같아 너무나 기뻤다. 그동안 내 말을 무시했던 많은 종양학 전문의들이 떠올랐다. 이들의 시도는 내가 옳았다는 것을 증명해 줄 것이었다! 나는 내게 도움을 청했던 많은 환자에게 소개할 수 있는 곳이 생겨서 너무 흥분되었다. 이런 병원이 생겼다는 것은 이젠 더 이상 나 혼자서 의사들과 싸우고, 문 앞에서 문이 쾅 닫히고, 비웃음과 조롱을 당하고, 무시받고, 위협적인 행동을 당하지 않아도 된다는 것을 의미했다. 그동안 내가 암에 관해서 생각하고 얘기했던 그 모든 것들, 비웃음거리로 전락했던 것들까지도 올바른 방법이라는 증거가 나타난 것이었다.

저명한 암 과학자들마저도 암으로 죽었는데, 어떻게 하찮은 물리치료사인 내가 4기 암을 극복하고 살아남을 수 있었을까? 의사들의 견해로 보면 나의 암이 스스로 관해가 일어난 사건은 의학적으로는 일회성으로 일어난 비정상적인 사건이었다. 그러나 이제 나는 우군을 얻었다. 그것도 지구 저편이 아닌 바로 여기 런던에서 말이다. 이제는 동지들과 힘을 합하여 견고하게 확립된 원칙들에 대항해 싸울 것이다. 정말 믿기지 않는 일었다.

하지만 이것은 동시에, 내가 그토록 주저해온 나의 암 투병기를 결국 펴내야 한다는 것을 의미했다. 책을 쓰게 되면 수많은 고통스러운 기억들을 휘저어 놓을 것이었다. 그러나 내가 돕지 않는다면 이 병원은 힘든 싸움을 하게 될 것이다. 나는 Cancer Act 1939라는 법률이 암에 대한 광고를 금지하고 있음을 알고 있었다. 그러므로 그 병원은 그들의 치료의 근거가 될 환자가 필요할 것이다. 나는 내가 바로 그 첫 번째 환자가 되기로 결심했다.

나는 암이 또다시 내 인생에서 중요한 부분을 차지하지 않길 원했다. 무엇보다도 간절히, 예전의 고생과 아픔을 잊어버리고, 사람들도 나의 투병 사실을 알아차리지 못하기를 바랐다. 하지만 내 투병기가 알려져야만 함을 알고 있었다. 환자들은 내가 그들과 동일한 처지였으며, 그들의 아픔과 슬픔과 절망을 동일하게 체험했음을 알아야 했다. 그리고 그들에게 여전히 희망이 있으며 시도할 수 있는 치료법이 너무나 많이 존재함을 꼭 알려 주고 싶었다. 그러나 그러려면 내 암과 질병들, 나의 인간관계들, 나의 모든 고투에 관한 개인적인 내용까지 상세하게 적지 않으면 안 되었다. 젠장, 나는 발가벗김을 당하게 될 것이었다.

그러나 이번에는 나 자신이 더 나은 치료를 받고자 투쟁하는 것이 아니라, 이 끔찍한 암이라는 병으로 고통받는 모든 어머니, 아버지, 아들과 딸을 위하여 싸우는 것이었다. 이들은 현재의 부적절한 표준치료에 몹시 낙심하고 있다. 암 환자들은 분명 더 나은 치료를 받아야 마땅했다. 하지만 그들은 스스로를 위해 싸우거나, 단지 자신들이 얼마나 부당한 취급을 닫는지 깨닫기에는 너무 힘들고 아픈 상태였다. 나는 올바른 약물 칵테일 치료가 효과가 있다는 확신이 있었다. 그리고 암을 치료하는 데 필요한 약물은 세상에 다 존재하고 있었다.

먼저 누가 클리닉을 시작했으며, 클리닉의 목표는 무엇인지 알아보기로 했다. 재정적인 지원은 누가 해주고 있는 걸까? 이들이 사용하는 약물들은 다 특허가 만료된 저렴한 약들이기에, 이윤을 추구하는 거대 제약기업이 배후에 있진 않을 것이었다. 나는 궁금하면서도 무척 기대되었다. 이 병원은 분명 의료계를 뒤흔들어 놓을 것이다. 또 한 가지 분명한 것은, 거대 제약회사들은 이 병원이 주장하는 바를 달가워하지 않을 것이라는 사실이었다.

내가 기대하는 대로 이 병원이 성공하게 된다면 거대 제약회사들의 뿌리까지 뒤흔들게 될 것이었다. 나는 이 병원이 그런 거대 산업들의 저항 및 공격에 대응하려면 무엇이 필요한지 알고 있었다. 나는 바로 친구 루이스에게 전화해서 점심 약속을 잡았다. 루이스는 기사를 보며 "정말 놀라운 일이야"라고 감탄했다. "스테빙 교수가 완전히 방향전환을 했구나! 불과 몇 년 전까지만 해도 레이첼에게 처방을 안 해주던 바로 그 약들을 처방하고 있어."

"뭐 사실은 레이첼이 당뇨 환자가 아니었기 때문에 그분은 메트포민을 처방하기는 어려웠을 거야. 마찬가지로 스타틴도 정상적으로 암 치료에 쓰이는 약물은 아니었고. 스테빙 교수도 쉽게 처방하긴 어려웠을 수밖에 없지. 종양학 전문의들은 엄격한 프로토콜에 손발이 묶여 있으니 이런 약을 처방하기는 쉽지 않은 일일 거야. 관련 연구가 더 많아졌는데도 불구하고, 내가 그 약들을 구했던 17년 전보다 요즘이 어찌 보면 여러모로 더 어려운 것 같아."

종업원이 내게 녹차 한 잔을 건네주었다. 나는 이 기쁜 일을 축하하는 의미로 오늘 하루쯤은 기꺼이 홍차를 주문할 수도 있었지만 말이다(책의 앞부분에서 확인할 수 있듯이, 일상적으로 홍차를 마시는 영국인들과 달리 저자는 암 치료에 효과가 좋은 녹차만을 마시고 있다-편집자주). "의사들이 NICE(국립보건 임상연구원)가 정해 놓은 좁은 선택사항 밖으로 모험하기란 쉽지 않은 일일 거야. 환자와 보호자들이 등을 돌릴 수도, 심지어 고소를 당할 수도 있는 위험을 왜 감수하겠어? 요즘 사람들은 밥 먹듯이 소송을 하잖아."

"맞아, 그렇지만 의사는 환자가 죽어가고 있다는 사실도 알고 있잖아. 무언가가 효과가 있을 가능성이 있다면 당연히 시도를 해봐야 하는 게 아닐까?"

"그래, 루이스 네 말이 맞아. 레드 테이프(관료적 형식주의 혹은 문서주의)정말 미친 짓이야."

"아니, 너 지금 또 티백으로 민망한 짓 하려고 하는 거지?"

루이스는 내가 녹차 티백에서 몇 방울을 짜내어 얼굴에 바르는 것을 보고 이렇게 말했다.

"이게 뭐 어때서? 이렇게 하면 더 젊어지고 예뻐지는걸?"

루이스가 웃으며 말했다. "그래, 네가 나이보다 더 젊어 보이는 건 인정한다 얘."

나는 여러 가지 화장품을 개발하던 때 보습제와 항노화 성분에 관하여 많은 연구를 했고, 그러한 성분이 건강기능식품들과 많은 부분 겹친다는 것을 알았다. 녹차는 내적이든 외적이든 일관되게 일등 성분이었다. 사람들이 뭐라고 해도 나는 신경 쓰지 않았다. 40세를 넘어서니 좋은 점 하나는 사람들이 나를 어떻게 생각하는지에 대해 그다지 신경을 쓰지 않게 되었다는 것이다.

"네가 레이첼의 암 차트를 펼치니까 스테빙 교수가 너더러 일단 자리에 앉으라고 말했던 게 특별히 기억에 남아." 메뉴판을 보던 루이스가 다시 얼굴을 내밀며 말했다. "네가 그분에게 너무 겁을 주었던 것 같아."

나는 웃음을 터뜨렸다. "제인이 얼마나 무서운 여자인데!"

어쩌면 나는 정말로 무서운 사람이었을지 모른다. 대부분의 암환자와 가족들은 너무 겁에 질린 나머지 종양학 전문의가 제시하는 어떤 것이라도 하려고 한다. 만약 의사가 창문에서 뛰어내리는 게 도움이 된다고 말하면 실제로 뛰어내리려고 할 것이다. 이러한 분위기가 종양학 전문의로 하여금 자신이 어떤 힘을 가졌다는 생각과 함께 교만과 우월감을 심어 줄 수 있다. 하지만 스테빙 교수는 그렇지는 않았다. 그분은 환자들에게 자기 전화번호를 알려 주고 밤낮으로 환자들을 돕고자 노력했다. 그는 환자들의 영웅이었다. 그런데 나처럼 도전적이고 결의에 찬 사람이 성큼성큼 진찰실에 쳐들어온 것은 그분으로서도 처음 겪는 일이었을 것이다.

물론 당시 나는 논쟁을 하기 원하는 사람처럼 보이려는 의도는 없었다. 나는 단지 레이첼의 처방목록에 몇 가지 오프라벨 약물을 첨가하여 표준치료의 효과를 증진하려 했을 뿐이었다.[97]

나는 루이스와 함께 이야기하며 내가 해야 할 일이 무엇인지 확신할 수 있었다. "오늘은 스테빙 교수에게 편지를 쓸 거야. 이 클리닉은 주류에 대항하고 있으므로 곧 공격을 받게 될 거야. 거대 제약회사들과 수많은 종양학전문의들이 가만있지 않을걸. 스테빙 교수는 정말 목을 내놓고 있는 거나 마찬가지야. 사실 사람들에게 이야기하지 않았지만, 레이첼을 치료할 때 내가 그에게 이메일을 많이 보냈고, 이런 약들 뿐만 아니라 다른 여러 가지 논의도 많이 했었어. 어쩌면 내가 스테빙 교수를 설득하는 데 성공한 게 아닐까?"

루이스가 웃으며 대답했다. "아마도 그랬을 거야! 너는 분명 집요한 사람이니까! 스테빙 교수한테 꼭 편지를 써 봐. 나도 계속 응원하고 도울게!"

그날 저녁 나는 이메일 한 통을 보냈다.

스테빙 교수님께

교수님, 수년 전 레이첼에게 메트포민과 로바스타틴, 에토돌락의 처방을 요구했던 저를 분명 기억하시겠지요? 그때는 정말 죄송했습니다. 그때는 좌절감과… 정말 좌절감 이상의 기분을 느끼고 있었습니다. 저는 교수님이 암을 지엽적인 신체 기관의 문제가 아닌 전신적인 문제로 보시고 치료하는 것을 알고 너무나 기뻤습니다. 최근 들어 작은 특정 물질을 표적으로 삼아 치료하는 것을 너무 강조한 나머지 큰 그림을 보지 못하는 것 같습니다. 저는 제가 1999년 스스로 암을 극복하기 위하여 저렴한 약들을 사용하고, 식단을 교정하고 해독 치료도 했던 것과 같은 치료를 제공하는 암 병원이 생겨서 기쁨을 감출 수 없습니다. 교수님이 잊으셨을 수도, 어쩌면 제가 말씀드리지 못했을 수도 있는데요, 저는 자궁경부암 환자였고 16년 전 폐 전이도 있었습니다. 저는 통합의학 의사 두 분에게 부탁하여 디피리다몰(페르산틴), 후에는 메트포민을 처방받았습니다. 지금도 메트포민은 복용하고 있고, 그 후에 잠시 동안 캐나다 온라인 약국을 통해 직접 구매하여 시메티딘을 복용한 것을 부끄럽지만 고백합니다. 지금은 은퇴한 담당 종양학 전문의가 로바스타틴과 에토돌락 조합을 저에게 처방할 충분한 임상 근거가 있다고 판단하고 그것을 처방해 주어, 3개월 동안 고용량으로 복용했습니다. 사실 그분은 그 당시 스타틴을 공부하고 있었기에 제 조사 결과를 보고 매우 기뻐하셨습니다! 저는 교수님께서 세계백신회의(World Vaccine Congress)의 의장이신 것도 알게 되었는데요, 혹시 The Scientist 저널에서 유산균과 백신에 관한 아래 논문을 보신 적이 있는지 궁금합니다.

http://www.the-scientist.com/?articles.view%2FarticleNo%2F40973%2Ftitle%2FBacteria-Boost-Viral-Vaccine-Response%2F

이 논문은 오래된 것이고 독감과 관련된 것이지만, 제가 확신하기로는 장과 면역체계는 서로 불가피하게 연결되어 있으며 최고의 효과를 얻기 위하여 예방접종 몇 주 전 좋은 프로바이오틱스를 복용하는 것이 좋다고 생각합니다. 비타민C 정맥주사도 암 백신에 대해서 면역시스템을 잘 준비시켜 주는 것이 분명해 보입니다. 혹시 2-메톡시에스트라디올(2-methoxyestradiol)을 조사해 보신 적이 있으신지요? 그리고 교수님께서는 분명 비타민D에 대한 다음과 같은 놀라운 연구에 대하여 잘 알고 계실 것 같은데요, 설린닥/로바스타틴을 대장암에 사용하고, 젬시타빈/커큐민(gemcitabin/curcumin), 저용량 날트렉손, 알파리포산 등등을 췌장암에 사용하는 등… 계속해서 말씀을 드릴 수 있지만 여기서 줄이겠습니다.

교수님을 찾아가 만나 뵙고, 필요하신 일이 있다면 무엇이든 자원하여 봉사하고 싶습니다. 제가 할 일이 있을까요? 어쨌든 케어 온콜로지 클리닉이 생기고 환자들을 치료하는 것을 보며 너무나 기쁩니다! 제가 아는 환자분들에게 이 병원을 소개해 드리려고 합니다. 저는 암 투병기를 집필하고 있는데요, 그와 동시에 케어 온콜로지 클리닉에서 필요로 하는 일, 무언가 의미 있는 일을 꼭 하고 싶습니다.

제인 맥클랜드 드림

나는 전송을 눌렀다. 스테빙 교수님과 병원이 어떻게 반응할지 무척 궁금했다.

18

세상과의 전쟁(을 준비하기)

Mobilising the Troops

어떤 면을 살펴보더라도, 케어 온콜로지 클리닉은 무언가 매우 기념비적이고 대단한 업적을 이루고자 노력하고 있는 것이 분명해 보였다. 그리고 내가 도와야 하는 부분도 있었다. 만약 이 클리닉의 방법이 성공적이라는 사실이 입증만 된다면, 거대 제약회사뿐만이 아니라 CRUK (Cancer Research UK)같은 주요 암 자선단체도 위협을 받게 될 것이다. 암 자선단체가 운영되는 원리는 치료할 수 없는 암과 그와 관련된 새로운 특허, 그리고 이를 위한 임상시험을 지속해서 공급하는 제약 산업과 관계를 유지하는 것을 통해서다. CRUK의 임무는 완치를 이루는 치료법을 공급하는 것이 아니라, '(수많은 고가의 약을 투약하면서) 더 많은 환자를 죽지 않도록 하는 방향'으로 많은 환자를 임상시험에 참여시키는 것이다.

제약회사에서 만들어 내는 새로운 약은 출시된 후 30년간 수익 창출을 보장받는다. 그들은 단번에 치료가 되는 것보다 몇 년에 걸쳐 반복적으로 처방되게끔 하는 약물을 개발한다. 오래전에 개발된 특허가 소멸된 약물은 그들에게는 상업적인 가치가 거의 없다.

그런데 과연 누가 용감하게도 이 같은 상황에 도전하는 케어 온콜로지 클리닉을 후원하고 있는 것일까? 나는 조금 조사를 해본 후 이 클리닉은 Seek이라는 회사가 소유하고 있음을 알 수 있었다. Seek은 개인 소유의 생명공학회사로 현명한 과학자들을 몇몇 보유하고 있었으며, 메트포민 및 이부프로펜과 같은 오래된 약을 다시 재조명하여, 훨씬 적은 부작용을 나타내며 필요한 분야에 유용하게 사용되도록 하고 있었다.

그들은 클리닉을 통해 많은 돈을 벌려고 하는 것이 아니라, 약물 조합을 연구해서 대사치료를 시행하고, 의사들을 교육하여 그 치료법을 실제로 효과적으로 사용하게 하고 있었다. 그들은 환자들이 유독한 약물에 중독되지 않고, 이 땅에서의 마지막 몇 달의 삶이 비참해지지 않고 더 질 좋은 삶을 살면서 회복할 수 있다면 할 수 있도록 애쓰고 있다.

메일을 보낸 바로 다음 날, 케어 온콜로지 클리닉에 근무하는 그레고리 스톨로프프로부터 회신을 받았다. 그들도 나의 메일을 받고 나와 똑같이 흥분했던 것 같았다. 클리닉의 그레고리와 로빈 바니스터 박사는 가능한 한 빨리 만나서 아이디어를 함께 공유하자고 말했다. 이 얼마나 놀라운 일인가! 나는 오랫동안 어떻게 하면 종양학 전문의가 오래된 약들을 처방해 줄 수 있을지 혼자서 힘들게 방법을 찾아 왔다. 혼자서 작은 전쟁을 싸우며 때로는 성공했지만 실패하기도 많이 했다. 나의 의견을 듣겠다고? 나의 아이디어를 공유하자고? 대부분의 의과대학 교수는 내가 주장하는 방법에 대해 들어보지도 못했을 것이다. 하물며 종양학 전문의에게는 더욱 불가능한 일 같았다.

그레고리와 로빈을 만났을 때 나는 그들의 열정과 헌신에 깊은 감동을 하였다. 너무나 동질감을 느낀 나머지 눈물이 날 것 같았다. 우리는 전혀 다른 과정을 거쳤지만 같은 지점에 도착해 있었고, 이제 같은 방향으로 함께 나아갈 것이었다! 이들의 칵테일 치료는 의과대학 교수들에 의해 무시되고 있었지만, 이들의 접근방법에는 논란의 여지가 전혀 보이지 않았다. 내 방법과 거의 완전히 일치했다. 바로 약물들을 조합해서 서로 다른 대사 경로들을 한 번에 공격하는 것이었다. 암에 스트레스를 주고, 암을 굶기고, 암을 약화시켜 사멸을 촉진하는 것이다.

그레고리는 큰 제약회사의 합병 부서에서 일한 경험이 있었는데, 그때 오래전에 개발된 약들이 어떻게 선반으로 밀려나 먼지를 뒤집어쓰고 있는지 직접 목격했다. 그레고리는 금융 분야로 오기 전 전 의학도 공부했기에 더 넓은 식견을 가지고 있었고 의학계에 만연한 심각한 문제들에 대해서도 잘 알고 있었다. 그는 자기 아이디어를 실현할 제약회사를 만들었지만, 이 분야에서는 항상 아웃사이더였다. 그의 문제에 대한 참신하고 새로운 접근방식은 의료계에 진실로 필요한 것이었지만, 사람보다는 지속적인 이윤과 확실한 이익을 추구하는 거대기업이 움직이는 현실에서 환영을 받지 못했다. 그는 이런 시대의 흐름과는 맞지 않았다.

그들과의 만남은 나에게는 정말로 감격스러운 일이었다. 아마도 그들은 내가 나 자신뿐 아니라 가족과 친구들을 위해서 기울여왔던 무수한 노력과 시간을 마침내 인정받은 것이 나에게 얼마나 큰 의미일지 모를 것이다. 그들은 내가 맞닥뜨려야 했던 장애물들, 거부와 경멸에도 불구하고 계속해서 나아가야 했던 경험들을 다 알 수는 없을 것이다. 암으로 세상을 떠난 친구들에게 내가 오프라벨 약물을 좀 더 강하게 권했더라면 그들을 살릴 수도 있었을 텐데 하고 얼마나 후회했었는지도 모를 것이다. 오프라벨 약물은 적절한 시기에 적절한 조합 및 적절한 용량으로 사용되기만 한다면 많은 사람의 생명을 구할 수 있는 엄청난 잠재성을 가지고 있다. 언제나 치료하기엔 너무 늦어버린 환자들이 존재한다. 만약 이전의 치료 때문에 너무나 심한 장기 손상을 입거나 혹은 암 자체가 지나친 타격을 입혔다면 무슨 수를 쓰더라도 이미 늦은 것이다. 그러므로 이런 말기 단계의 암 환자들에게까지도 장기간의 관해(remission)를 목표로 하는 것이 이들의 목표였고, 나는 그들이 이 일을 해낼 수 있다는 확신이 들었다.

암은 완치되었다고 말하기 어려운 질병이다. 나 또한 지난 몇 년 동안 암이 '발병'한 적이 없긴 하지만 내가 완치되었다고는 말할 수는 없다. 내가 질병을 잘 조절하고 있다고는 자신 있게 말할 수 있지만, '완치되었다'라는 것은 또 다른 문제이다. 물론 질병이 없는 상태로 오래 지낼수록 더 완치에 가깝다고 확신할 수는 있지만 말이다.

내가 화학요법 치료를 너무 과도하게 받았던 것 같다고 말하자 그들은 완전히 동의했다. "뭐라고요?" 나는 내가 제대로 들었는지 살을 꼬집어 보아야 했다. 그들은 정말로 환자들이 되도록 적은 용량의 화학요법을 받고 일상으로 되돌아갈 수 있도록 종양학 전문의의 동의를 얻고자 계획하고 있었다.

그들과 헤어지고 나오면서 나는 아주 열정적이고 힘찬 추진력을 느낄 수 있었다. 주류의학 의사들이 오프라벨 약물치료를 받아들이지 않을지라도, 나는 어떤 대가를 지불하고서라도 이 일을 계속해 나갈 것이다. 환자들이 그동안 겪은 고통만으로 충분하다.

그런데 어떻게 세상에 이것을 알려야 할까? 내가 오래전 출시된 약들 한 움큼으로 암을 치료했고, 이 방법과 유사한 칵테일 치료법을 제공해 주는 클리닉이 있다고 몇몇 페이스북 그룹에 말했을 때 반응은 내가 기대했던 만큼 열정적이지 않았다. 환자들은 아무리 부작용이 적다고 해도 약물을 사용한다는 것에 확신을 갖지 못했다. 환자 대부분은 무언가를 복용해야 한다면 자연적인 물질을 복용하길 원했다. 환자들에게는 교육이 필요했다. 이제 내가 모든 사람 앞에서, 나는 말기 암 환자였으며 항암 효과가 있는 오프라벨 약물들로 암을 치료했음을 공개적으로 밝힐 때가 온 것이었다.

케어 온콜로지 클리닉을 공개적으로 홍보하는 것은 법적으로 금지된 일이었다. 1939년에 시행된 암에 관한 법률은 암 치료 홍보를 금지하는 한물간 법률이다. 이 법률이 사기꾼들이 설치는 치료사기를 막아 주는 면도 있지만, 환자들이 효과 있는 치료법에 접근하지 못하도록 만들기도 한다. 결국, 거대 제약회사만 유리하게 되는 것이다. 그래서 나는 누군가 물어볼 때만 클리닉 이름을 가르쳐 주면서 극도로 조심해야 했다.

이 클리닉은 환자들이 많이 필요했다. 여러 가지 오프라벨 약물을 조합하는 치료의 효과를 보여 줄 통계자료 없이는 클리닉은 문을 닫을 위험에 처할 것이기 때문이다. 이 글을 쓰는 지금도 마찬가지다. 이들은 향후 몇 년 동안 연구를 위하여 약 5,000명의 환자가 모집되기를 희망하고 있다. 그래서 나의 사명이자 역할은 대중에게 이런 치료를 알리는 것이 되었다. 암에 관한 법률을 어기지 않도록 신경 쓰면서 대중에게 이 치료법을 대중에게 알리는 일은 생각보다 훨씬 어려웠다. 친구들과 의사들로부터도 예상치 못했던 저항에 부딪히기도 했다.

몇 주 전에 한 친구와 저녁을 먹으면서 친구의 아버지가 암이 많이 진행된 상태라는 말을 듣고 이 클리닉에 관해 이야기를 했다. 나는 내가 그랬듯이 친구도 열광적인 반응을 보이리라 기대하면서 "아버지가 꼭 그 클리닉에 가 보셔야 돼!"라고 말했다. 나는 클리닉에서 하는 치료와 암을 굶기는 전략에 관해 설명했다. 하지만 나는 친구의 반응에 깜짝 놀랄 수밖에 없었다.

“나는 그런 걸 믿지 않아. 만약 그게 그렇게 좋다면 왜 아버지 담당 의사 선생님이 그 치료를 하지 않겠어?” 친구는 나를 완전히 불신하는 투로 말했다.

이것이 당연한 반응이라는 것을 짐작했어야 했다. 이런 반응은 다분히 본능적이고 흔하게 마주할 수 있는 것이다. 비전문가인 일반인들은 병원에 열심히 다녔지만, 효과가 없음을 경험하고 나서야 의료시스템이 잘못되었음을 깨닫게 된다. 심지어 대부분의 사람은 그러고 나서도 사랑하는 사람의 생명을 구하기 위해 의료시스템에서는 할 수 있는 모든 것을 다했다고 굳게 믿고 있다. 그러나 정말 그런 것일까?

환자의 친인척들이 선한 의도로 주류의학의 길이 아닌 다른 제안들을 거부하는 것은 흔한 일이기에 이런 상황을 쉽게 예상할 수 있다. 이런 친인척들은 의도치 않게 환자의 생존에 가장 큰 장벽이 될 수 있다. 그들의 눈에는 주류의학이 아닌 치료는 너무 위험하게 보인다. 그들은 심지어 보완적인 치료를 하면 환자들의 사망이 앞당겨질 거로 생각한다. 그러나 새로운 면역 치료제나 백신이 아무리 매혹적으로 보일지라도 우리는 한 가지 방법에만 성패를 걸어선 안 된다. 대사치료 약물을 추가함으로써 적들의 힘을 빼고 항암 약물의 내성을 멈추게 할 수도 있기 때문이다. 항암 무기고에 다른 무기들을 추가함으로써 기존 약물의 항암 능력을 증강할 수 있다. 복합치료는 암이라는 이 엄청난 질병에 대한 해답이다. 암은 결코 난공불락이 아니다.

아직 잘 알려지지 않은 약물에 대한 두려움과 주류 시스템에 대한 절대적인 신뢰로 인해 제약산업이 주도하는 종양학이 유지되고 있다. 모든 사람이 힘을 합해 암과 싸워도 모자랄 판에 대안적인 치료를 택하겠다고 하면 심각한 논쟁과 우울증, 가족 해체까지 불러올 수 있다. 환자들은 종종 여러 가지 갈림길에 서게 되며, 그저 이전까지 해왔던 길을 감으로써 평화를 지키는 것이 더 쉽게 느껴질 수도 있다.

심지어 나의 주치의도 오프라벨 약물을 조합해서 사용하는 아이디어에 반대했다. 케어 온콜로지 클리닉에 자원해서 실험대상자로 참여한다고 말하자 그는 "그런 클리닉만은 피하셔야 할 텐데요."라고 말했다. 내가 인디펜던트 지에 실린 닥터 바니스터에 대한 기사를 오려서 그 병원에 가져가 게시판에 게재해 달라고 부탁했던 적이 있었다. 케어 온콜로지 클리닉에서 바니스터 부인의 암을 약물 칵테일 요법으로 치료한 내용에 대한 것이었다. 접수 담당자에게 먼저 보여 줬더니 특히 나의 경험을 비추어 볼 때 너무나 놀랍다는 반응을 보였다. 그분은 "당연히 기사를 게시해도 되죠."라고 말했다. 하지만 게시판에 그것을 붙이기 전에 주치의의 의중을 먼저 들어 봐야겠다는 생각이 들었다.

그는 기사 내용을 한번 훽 훑어보더니 이렇게 말했다. "뭐 내용은 좋아요. 하지만 과학적이지가 않아요. 증거가 어딨죠?"

뭐라고? 나는 내 귀를 의심했다. 그 기사에는 분명 수많은 과학적 내용이 있었을 뿐 아니라, 바로 그의 앞에 앉아 있는, 말기 암 진단을 받았지만 지금도 살아서 숨을 쉬고 있는 내가 산 증인이 아닌가! 그는 내가 4기 암 환자였다는 사실을 완전히 잊어버린 것이 있는 것 같았다. 나는 그분에게 말했다.

"BMJ 같은 리뷰 저널에 언젠가는 이런 결과들이 실릴 겁니다. 선생님도 아시다시피 저는 지금 스타틴과 에토돌락 그리고 몇 가지 약물을 복용하고 있어요. 종양학 전문의가 스타틴을 계속 먹도록 해서 선생님은 제게 스타틴 처방도 해주셨잖아요. 그리고 이 약물들 덕분에 제가 좋아지는 것도 보셨고요. 그동안 제 종양 수치가 크게 떨어지지 않았나요?"

"그게 그렇게 좋은 거면 물에 타서 드시면 되겠네요." 전형적인 의사들의 반응이었다. 그렇다, 이런 생각들은 수년 전, 즉 스타틴이 기적의 약물이라는 대대적인 광고와 함께 처음 시판되었을 때에도 제기되었었다. 최초의 스타틴이자 내가 먹었던 로바스타틴은 최근의 스타틴에 비해 강도가 약하고 부작용이 적었다. 이후로 약물의 강도가 세지면서 부작용도 심한 스타틴이 출시되었다. 심장질환 치료를 위해 과연 콜레스테롤을 떨어뜨리는 게 필요한가에 관해서는 반대 결과를 보이는 연구들이 증가하고 있고(즉, 콜레스테롤은 심장질환의 원인이 아니라는 연구), 한편 그런 와중에 스타틴의 다른 효과, 이를테면 항염효과 등에 관한 것들은 숨겨지고 있다. 디피리다몰은 심장질환 치료에 일상적으로 처방된 첫 약물이다. 스타틴이 출시되었을 때 대부분의 의사는 디피리다몰 처방을 멈추었다. 아무도 이 두 가지 약물을 함께 처방할 생각을 하지 못했지만, 디피리다몰과 스타틴은 서로의 효과를 높여 주는 시너지효과를 나타낸다.[98] 암 치료의 측면에서 스타틴의 효과는 분명하다. 거의 모든 암에 대한 심바스타틴, 아토르바스타틴 그리고 로바스타틴(이들은 지방 친화성 스타틴이다)의 연구가 증가하고 있으며 스타틴의 확실한 효과를 입증하고 있다.

나는 주치의에게 "선생님에게는 모든 사람에게 증명해 보일 수 있는 좋은 메트포민 복용 사례가 있잖아요."라고 응수했다. "현대인들은 탄수화물을 너무 많이 먹고 있어요. 하지만 사람은 이렇게 많은 탄수화물을 섭취하도록 설계되지 않았어요. 서구의 식단은 대사에 있어서는 재앙이나 마찬가지예요. 메트포민을 규칙적으로 복용하게 되면 많은 건강 문제의 발생을 막을 수 있어요. 그러면 선생님의 업무량은 훨씬 줄어들게 될 겁니다!"

나는 만약 그 의사가 과학적인 것을 원하면 과학으로 맞받아치려고 했다. 나는 메트포민과 mTOR 경로, 스타틴, Glut 수용체 그리고 메발론산(mevalonate) 경로 등에 관해 말했다. 그러나 그분은 제대로 듣지 않는 것을 알 수 있었다. 그는 그 신문기사를 대충 훑어보면서 내 말에 귀를 기울이는 척하다가 미소를 띠며 말했다. “하지만, 문제가 있어요!”

그가 무엇을 지적하려 했을까? 그가 말했다. “그들은 단지 그런 치료로 돈벌이를 하려는 겁니다!”

“뭐라고요?” 클리닉에서 진료 의뢰 4번과 약값을 합쳐도 1년간 든 비용은 1250유로에 불과했다. 매월 100유로 정도인데 이것도 약값을 포함한 비용이었다. 아니, 지금 이 나라에서 암 치료에 드는 총비용이 1년에 대략 10만 유로 정도로 추정되는데, 도대체 어떻게 할리 스트리트의 한 클리닉에서 드는 비용이 많이 든다고 말할 수 있을까? 그 클리닉은 어떻게 직원들 월급과 비용들을 충당한다고 생각하는 걸까? 땅을 파면 돈이 나오나? 그리고 정확하게 짚고 넘어가야 할 것이 있는데, 여기 아니면 환자들이 어디서 오프라벨 약들을 구할 수 있단 말인가? NHS(영국국민의료보험) 하에서는 그 약물들을 구할 수가 없는데 말이다.

그가 말했다. “좋아요. 행운을 빕니다. 하지만 저는 별 효과는 없을 거라는 데 겁니다.” ‘하, 그래요?’ 나는 속으로 생각했다. “얼마에 내기하시겠어요? 백만?”

우리는 1파운드를 걸었지만, 나는 이 부질없는 돈을 꼭 받아낼 것이다. 그는 병원 게시판에 신문기사를 게재하는 것도 허락하지 않았다. 진료실을 나서서 접수 담당자에게 주치의의 반응을 말하자 그분은 기사 내용을 다시 읽더니 물었다. “제가 복사를 한 장 해서 가져가도 될까요?” 나는 “물론이죠. 가져가세요.”라고 답했다.

내 주치의가 한 말도 물론 일리 있는 부분이 있다. 모든 암 환자들은, 심지어 건강한 사람도 종양학 분야의 진료를 받으면 잠재적으로 좋지 않은 심리적인 영향을 받게 된다. 나도 상실감, 슬픔, 심리적 트라우마 등으로 인해 육체적 및 정서적 상처를 입었다. 그러나 시간이 흐르며 나는 많은 친구들의 암 투병을 도와주고자 애쓰는 가운데 오히려 나의 개인적인 감정은 위로할 수 있는 힘과 용기를 얻었다. 나는 암 환자들이 예상되는 여명보다 더 오래 생존할 수 있도록 계속 돕고 있다.

대부분의 암 치료 클리닉은 나로 하여금 절로 몸을 움츠리게 만드는 아주 우울한 장소다. 사람들은 여전히 피자, 감자튀김, 아이스크림, 머핀과 콜라로 배를 채우고 있는데 암에 대해서는 의례적으로 자르고(수술), 태우고(방사선치료), 독을 주입(화학요법제 투여)하고 있는 것을 나는 견딜 수가 없다. 하지만 케어 온콜로지 클리닉에서 나는 더는 한물간 의료시스템과 싸울 필요가 없었다. 만약 어떤 암 환자가 나에게 도움을 요청하면 나는 암 차트와 메트로 맵(Metro Map, 책의 후반부에서 설명됨)을 이용하여 암이 주로 사용하는 대사(포도당, 글루타민, 지방, 케톤 등을 이용하는 대사)의 주된 동력과 여러 가지 치료 방법을 그린 그림을 건네준다. 그리고 케어 온콜로지 클리닉에 가서 처방을 받으라고 알려 준다. 그리고 마음 편히 앉아서 안도의 한숨을 내쉴 것이다! 더는 편협하고 오만한 종양학 전문의를 만나지 않아도 되기 때문이다.

비교적 짧은 몇 달 동안 나는 일간지인 선데이 타임즈에 기사 2개를 발표하는 일에 협력했고 주요 암 대사학회에서 강의도 했다. 국회의원 아담 아프리예를 여러 번 만났고[99] 전 부총리를 만나서 특허가 끝난 약물에 관한 법률이 수정되고 통과하는 일에도 힘을 보탰다. 비록 느리지만, 마침내 나는 내가 목적했던 무언가를 이루어 가고 있음을 느낄 수 있었다.

스테빙 교수와 함께 나는 종양학 분야에서는 드문 파트너 관계를 이룰 수 있었다. 대부분의 의학 분야에서, 예를 들면 신경과에서 의사는 물리치료사, 작업치료사 그리고 더 많은 간호사가 참여하는 종합적인 팀을 만들어 함께 일한다. 하지만 종양학 분야에서 통합의료팀의 구성은 한심할 정도로 부적절하다. 나는 종양학 전문의, 외과 의사, 방사선과 의사, 종양학 간호사 외에도 보완·대체의학 의사, 기능의학 의사, 영양사, 라이프스타일 코치, 치과 의사와 물리치료사 등으로 구성된 통합의료팀이 있어야 한다고 생각한다. 단지 종양학 전문의, 외과 의사, 방사선과 의사와 간호사만으로는 부족하다.

스테빙 교수와 나는 협력하여 통합적인 전략을 짜냈고, 레이첼이 치료를 선택할 수 있도록 함께 테스크포스로 일하며 가이드했다. 이에 따라 레이첼은 메트포민을 복용하고 광에너지 치료를 했으며, 비타민C 정맥주사, 방사선요법(사이버나이프)와 함께 전통적인 치료를 받았고, 다양한 영양 치료제를 섭취했으며 식단을 조절했다. 이 같은 치료에 대해 조롱과 경멸보다는 감사와 격려를 받았던 것은 신선한 경험이었다. 두말할 것 없이 레이첼은 우리의 도움으로 이제껏 어떤 누구도 가능하다고 생각하지 못하였던 만큼 오랜 기간 생존했다.

스테빙 교수는 진심으로 환자를 생각하는 분이다. 그런 스테빙 교수가 케어 온콜로지 클리닉과 한 팀을 이루었다는 것은 사실 놀랄 만한 일이 아니다. 스테빙 교수의 동료 중 한 사람은 그에 대해 다음과 같이 말했다. "스테빙 교수는 암과의 전쟁에서 창의적이며 지칠 줄 모르는 주인공과도 같다. 그는 항상 열린 마음으로 새로운 아이디어를 받아들이며, 적을 무찌를 수 있는 강인한 체력과 지적인 용기까지 갖춘 사람이다. 그는 또한 필요하다면 기꺼이 위험을 무릅쓰는 사람이다. 그는 우리에게 없어서는 안 될 존재이다. 우리는 그와 같은 사람이 더 많이 필요하다."

정말로 그렇다. 그분과 같은 사람이 세상에 더 필요하다.

나에게 케어 온콜로지 클리닉이 더욱 훌륭하게 느껴졌던 부분은, 그곳에서는 오프라벨 약물(이것만 해도 너무나 대단하다)뿐 아니라 환자들이 섭취하던 영양 치료제와 다른 치료 방법에 대한 정보도 수집하고 분석한다는 점이다. 또한, 환자들은 진료를 받는 동안 비타민C 정맥주사, 고압산소치료, 비타민D, 레이어트릴(Laetrile), 대마오일, 오프라벨 약물 등에 관해 소개를 받는데, 클리닉이 어떤 것도 강요하지 않았던 점이 가장 좋았다. 어떤 거짓말이나 속임수도 없었다. 이곳에서 취합될 데이터들을 통해, 각각의 암에 가장 좋은 치료 방법에 대한 진실이 곧 널리 알려지게 될 것이다.

주류의학적 치료와 영양학적 치료를 적절히 받는 동시에 이러한 저렴한 약물로 칵테일 치료를 받음으로써 절약되는 비용은 실로 어마어마해서 나는 가늠조차 하기 어렵다. 이것만으로도 국가의료보험 재정에 얼마나 큰 도움이 되겠는가? 대부분의 암 환자들이 암을 치료하는 데 드는 비용은 1주일에 5000유로 정도지만, 메트포민은 하루에 5펜스밖에 들지 않는다. 심지어 메트포민은 노화와 관련된 질병에도 효과를 보이는 놀라운 약물이다. 대사증후군, 당뇨, 암, 심장병과 알츠하이머 치매 등의 발병 위험이 크고 비만이 증가하는 국가에서는 메트포민이 건강 문제를 변화시킬 잠재력이 있다고 생각한다.

나의 희망은 언젠가는 암 치료를 위해 오프라벨 약물을 처방하는 일이 표준이 되고, 강력한 효능을 지닌 자연 물질이 현대의학 안에서 자리를 잡는 것이다. 진실로 의료 분야에 커다란 변화가 와야만 하는 시점이다. 이는 너무나 시급한 일이다. 하지만 변화를 위한 추진력은 환자한테서 나와야만 한다. 의사들은 자신들의 프로토콜에 너무 얽매여 있고, 두려움에 지배당하고 있으며, NHS 관료 체계의 권력에 종속되어 있다. 이런 의사들이 틀을 깨고 나오게 하기 위해서는 대중들로부터 형성되는 여론과 환자들의 압력이 필요하다.

누군가가 나를 활동가라고 부른 적이 있다. 내가? 우와, 정말 그런 것인가? 그 누가 내가 이렇게 불릴 것이라고 예상했겠는가. 나는 요즘 일종의 사명감을 느낀다. 나는 '이 일'을 하는 것이 나의 운명이라고 생각된다. '이 일'이 무엇인지 정확하게 정의할 수는 없지만, 확실한 것은 가능한 많은 사람에게 칵테일 치료법을 알리고 그 필요성을 세상에 전하는 것이 그 일에 포함된다는 점이다. 나는 이제 더는 아무것도 하지 않고 살아갈 수 없게 되어 버렸다. 하지만 그 사명을 완수하게 된다면 그다음에는 무슨 일을 해야 할까?

어쩌면 나는 타락한 거대 제약회사와 맞서 싸우는 선봉에 서야 할지도 모르겠다. 아니면 그들이 나에게 그러했듯이 무시와 경멸로써 그들을 대하는 것이 나을지도 모르겠다. 어쩌면 가장 좋은 방법은 그들의 터무니없는 이익을 없애 버림으로써, 그들이 조용히 사라지도록 내버려 두는 것일지도 모른다. 그들이 쓰러져 갈 때 강력한 한 방을 날려 버리고 싶은 마음이 자꾸 들겠지만 말이다. 아니면 우리 환자들이 힘을 모아 거대 제약회사들이 필요 없는 고통을 당하게 한 것에 대한 집단 소송을 시작할 수도 있을 것이다. 일례로 베링거 인겔하임 사는 디피리다몰의 항암 효과를 알고 있으면서도 디피리다몰을 시장에서 퇴출했다.

아니면 사실 가장 좋은 방법은 이렇게 값싼 오프라벨 약물들을 계속해서 전 세계에 알림으로써 많은 환자가 사용할 수 있도록 하는 것일지도 모른다. 내 페이스북 그룹은 많은 환자를 희망과 지혜, 용기 그리고 연대감으로 무장시키고 있다. 이를 통해 마치 천안문광장에서 돌진하는 탱크에 맞섰던 남자처럼 종양학 전문의에게 맞설 용기를 갖는 환자가 더욱 늘어나게 된다면, 점진적으로 의사들의 태도는 변화하게 되리라 믿는다. 우리는 반드시 무언가를 해야 한다. 국민의 건강과 보건의료 재정을 위해 이런 일이 일어나는 것이 정말 필요하다.

현재로서 나에게 중요한 일은, 환자들이 오늘날 겪고 있는 비참하고 부적절한 치료를 당하지 않도록 돕는 것이다. 많은 환자가 쓸데없이 고통당하고 죽어가고 있으며 가족들의 마음은 찢어지고 있다. 의료계의 변화 속도는 너무나 느리다. 하지만 이 모든 것은 저렴한 약물들과 영양 치료제의 도입으로 변할 수 있다. 그러면 야만적이고 시대에 뒤떨어진 암 치료는 점차 입지를 잃을 것이다. 소셜미디어의 힘이 너무나 강력해졌기에 앞으로는 거대 제약회사도 자기들 마음대로 할 수 없게 될 것이다. 무언가를 일단 배우면 더는 그것을 모르던 때로 돌아갈 수 없다. 내 페이스북 그룹에 참여하는 이들은 매일 더 늘어나고 있다.

나는 매일 최신 연구결과를 업데이트하면서 환자들을 교육하고 그들에게 힘을 북돋아 주기 위해 큰 노력을 하고 있다. 하지만 약간 어색하고 애매함을 느끼기도 한다. 나는 주류의학과 보완·대체의학의 중간 어디쯤인가에 서 있으며 이들은 여전히 서로를 인정하지 않고 있다. 이 두 가지 접근방법 가운데는 여전히 메울 수 없는 틈이 존재하며, 때로는 그 틈이 너무 벌어진 나머지 전쟁이 벌어지기도 한다. 대체의학 쪽의 외침이 너무나 커진 나머지 어떤 환자들은 주류의학적인 치료를 더는 신뢰하지 않는다. 화학요법 항암치료를 받으면 호전될 수 있는 환자들조차도 화학요법을 받기 두려워하고 있다. 환자들은 애매한 위치에서 혼란스러워하며 어찌할 바를 모르고 있다. 주류의학 의사는 보완·대체의학을 언급하기만 해도 적대적으로 돌변하고, 다른 편에서는 약물이라면 한 알도 입에 넣으려 하지 않으면서 자연 물질만 열렬히 옹호하기도 한다. 그들은 "모든 약에는 부작용이 따라오기 마련이다"라며 반박한다.

나는 그 중간에 서 있으므로 내 머리 위로 날아다니는 말들의 전쟁을 다 들을 수 있다. 오래된 약들에 주목해야 한다는 목소리들은 이들이 내는 소음 속에 파묻혀 버린다. 주류의학 의사들이 "돌팔이!"라고 소리치면 통합의학 의사들은 "독살범!"이라고 받아친다. 이처럼 양 진영 모두에 단단히 자리 잡은 독선적이고 편협한 생각들을 나는 어떻게 해야 바꿀 수 있을까?

나는 주류의학이든 통합의학이든 간에 의사가 아닌 환자들이 해결책을 가지고 있다고 결론 내렸다. 양쪽 다 여전히 완전한 치료법을 제공하지 못하고 있으며 갈수록 많은 환자가 온라인을 통해서 그 중간에 있는 내의 치료법을 살펴보고 이 혁명에 동참하고 있다. 오프라벨 약물 칵테일 치료법은 윤리적, 사회적, 재정적으로 전 세계에 영향을 미치고 있으며, 환자들을 중심으로 한 혁명과 봉기가 일어나고 있다. 우리 환자들은 스스로가 생각하는 것보다 더 강력한 힘을 가지고 있다. 우리는 이 힘을 사용하기 위해 반드시 공부하고 배워야 한다. 처음에는 나 혼자만의 작은 외침이었지만 점차로 많은 환자가 이 일에 함께하고 있다. 대부분의 환자는 논쟁에는 별 관심이 없다. 환자들이 원하는 것은 단지 병세가 호전되는 것뿐이다.

그레고리 스톨로프(Gregory Stoloff), 로빈 바니스터(Robin Bannister) 및 그분의 팀원인 의사들, 과학자들과 연구자들이 오래전 출시된 저렴한 약물들에 자신의 명성을 걸고 있으며, 나도 마찬가지다. 그들은 용감한 개척자이며 누구보다도 경이로운 사람들이다.

19

부모가 되다
Parenthood at Last

2015년 3월, 나는 최신유행 패션으로 휘감은 힙한 방송인들이 넘쳐나는 런던의 카나비 스트리트 인근의 한 스튜디오 안에 앉아 있었다. 스튜디오 안에는 재능 있는 자녀들을 오디션에 데리고 온 십여 명의 부모들이 나와 함께 오디션이 끝나기를 기다리고 있었다. 나는 이들 중 불임 때문에 혹은 이혼이나 별거를 하고 있어서 의붓자식을 키우고 있는 사람은 얼마나 될지 궁금해졌다. 오늘날 가족이란 매우 복잡한 개념이 되었으니 말이다.

앤드류와 나는 온갖 악조건들에도 불구하고 마침내 부모가 될 수 있었다. 10년 동안 가슴 아픈 실패를 겪은 후 결국 우리는 멋진 두 남자아이의 자랑스러운 부모가 되었다. 이제는 대부분의 사람들이 대리모를 기이하거나 특이하게 생각하지 않았다. 우리는 대리모 출산을 했다는 이야기는 많은 사람에게 얘기하지 않았다. 제이미의 반 학부모 중에는 두 명만 그 사실을 알고 있었다.

그때 제이미가 환하게 빛나는 얼굴로 오디션 룸에서 나왔다.

"어떻게, 잘했니?" 내가 물었다. 아이와 함께 오디션에 들어갈 수 없었기 때문에 이 사람들이 아이에게 어떤 연기를 주문했는지 전혀 알 수가 없었다.

“어젯밤에 KCF 빅세트를 먹었는데, 내가 먹어 본 것 중의 최고였다고 말해 줬어요!”

다른 엄마들은 제이미가 KFC를 KCF라고 부르는 것을 듣고 웃었지만, 나는 속으로 한숨이 나왔다. 어제 어쩔 수 없이 제이미에게 치킨 세트를 사준 것은 오늘 있을 KFC 오디션을 준비해야만 했기 때문이었다. 사실 지금까지 너무나 어렵게 패스트푸드라고는 한 조각도 먹이지 않으면서 아이를 키워 왔기에, 제이미의 반응이 궁금하긴 했다. KFC는 2006년 경화유(hydrogenated fat)를 사용한 일로 재판을 받은 적이 있다. 그리고 지금껏 그토록 아이에게 건강한 음식을 먹어야 한다고 애써 교육해 왔지만, 이 아이는 호르몬과 항생제로 가득한 없는 닭고기와 화학조미료를 단 한 번 맛보고는 완전히 낚인 것이다. 젠장!

문득 제이미의 미래 모습이 내 눈앞에 떠오른다. 쓰레기통에는 기름에 찌든 음식 포장지들, 싱크대엔 더러운 접시들이 쌓여 있는, 실직한 배우들과 공동생활을 하는 단칸셋방에서 제이미가 어슬렁거리는 모습이다.

“그래 잘했어! 이제 연락이 오나 기다려 보자꾸나? 얘야.” 아이를 데리고 건물을 나서면서 이렇게 말했다. 하지만 만약 정말 연락이 온다면 나는 원칙상 거절할 것이고 그러면 아이의 에이전트는 당혹스러워할 것이다. 하지만 제이미는 오늘 단지 오디션이라는 것이 무엇인지 연습해 볼 겸 온 것이다. 사실 나는 제이미가 연기나 연예계 관련 일은 하지 않았으면 했다. 나는 제이미가 회사 이름을 혼동한 것 때문에 뽑히지 않기를 기도했다. 요즘 같은 시대에 여덟 살이나 먹은 아이가 KFC라는 브랜드를 모르다니, 그들도 황당했을 것이다.

제이미는 작년부터 연기를 시작했다. 이 이야기만 들으면 사람들은 내가 극성스러운 엄마라고 생각할지 모르지만, 전혀 그렇지 않다. 정말 솔직히, 이 아이에게 타고난 소질이 있었고 연기를 할 운명인 것이 명확해 보였기에 자신감을 북돋아 주는 게 아이에게 더 좋으리라 생각했다. 제이미는 금요일 밤에는 동생 샘을 조수 삼아서 마술쇼를 벌이거나, 둘이서 드라마틱한 댄스를 보여 주거나, 재미있는 연극 놀이를 하며 보내곤 했다. 제이미는 이미 TV 광고와 단편 영화에 몇 번 출연했고, BBC 드라마 "콜 더 미드와이프"(Call The Midwife)에서 대사가 있는 배역으로 출연할 예정이었다. 또 장편영화 출연도 예정되어 있었다.

제이미는 많은 사람 앞에서도 전혀 무대 공포증 없이 어떤 말이든 잘한다. 이 작은 아이가 대사도 곧잘 외우고, "액션!" 소리가 들리기 전까지는 누가 돌보지 않아도 혼자 놀며 잘 기다리는 걸 보면 너무나 신기하고 놀랍다. 일단 촬영이 시작되면 심지어 동부 런던내기 말씨가 필요할 때도 아주 자신 있게 대사를 전달한다. 남서부 런던 토박이 말씨를 쓰는 아이에겐 분명 쉽지 않은 일인데 말이다.

나로 말하자면 항상 사람들 앞에 서면 실수를 할까 두려워했고 수줍음을 탔다. 나이를 먹은 요즈음은 어느 정도는 될 대로 되라는 식이 되긴 했지만 말이다. 사실 말기 암을 극복한 사람이라면 그 어떤 일도 할 수 있다는 자신감이 생길 것이다. 그러나 나는 점점 자주 하게 되는 일인, 대중 앞에서 암 투병 경험에 대해 말해야 하는 때는 여전히 매우 긴장하곤 한다. 많은 사람 앞에서 투병 이야기를 하는 것이 "드래곤스 덴"(Dragon's Den) 프로그램에서의 참담했던 경험처럼 끔찍하지는 않지만 말이다. 어쩌면 드래곤스 덴은 지금처럼 사람들 앞에 서야 할 일을 위한 좋은 훈련이었는지도 모른다. 때로는 적대적인 반응을 보이는 자리에서 강의를 해야 할 날이 올지 어떻게 알겠는가? 아무리 안전한 약이라 하더라도 많은 사람은 약을 먹어야 한다는 사실을 몹시 싫어하니 말이다.

오디션 장소를 나서면서 시간을 확인했다. 둘째 샘을 재울 시간에 맞춰 집에 도착해야 한다. 샘은 제이미를 데려온 후 3년 반 만에 같은 대리모를 통해 낳은 너무나 축복스러운 아이이다. 샘은 운동을 매우 잘하며 연기에는 별로 관심이 없다. 나도 한 가족 안에 두 명의 배우를 감당할 생각은 없다. 형제간 경쟁이란 치열하기 마련이니까!

우리는 집으로 돌아오는 버스를 탔고, 제이미는 버스에서 숙제와 씨름한다. 우리는 늦은 시간이 아니면 결코 지하철을 타지 않는다. 내가 만원 지하철의 가득한 사람들과 암내를 견디기 힘들어하기 때문이다. 여느 때와 마찬가지로 제이미는 숙제에 거의 흥미가 없다. 지금처럼 단둘이 있을 때, 특히 14번 버스가 첼시 웨스트민스터 병원을 지날 때면 제이미는 자신의 출생에 관해 물어보곤 한다. 그 병원에서 제이미는 환희의 물결처럼 우리의 삶으로 들어왔다.

제이미의 질문은 "아기는 어떻게 생기나요?" 같은 것에서 점점 더 깊어지고 있지만, 나는 항상 재미있는 옛날이야기처럼 들려주곤 했다.

"타바사가 나를 낳았을 때 엄마는 나를 바로 집으로 데려왔어요?" 내 앞에 서 있는 남자가 책을 읽는 척하지만, 고개는 내 쪽으로 살짝 돌리고 있는 것이 보인다. 나는 제이미에게 우리가 어떻게 제이미를 만들었는지, 그리고 제이미를 '낳은 엄마' 타바사가 얼마나 멋진 사람인지 얘기해 준다.

맞은편에 앉은 아주 예쁜 금발의 소녀가 제이미의 눈에 들어오자 제이미는 그 아이를 향해 씩 웃는다. "아유 이런 바람둥이 같은 녀석!" 다행히도 제이미는 이제는 자기를 보고 웃는 사람들한테 혀를 내밀어 메롱 하지는 않을 만큼 자랐다. 제이미가 두 살 때는 객차 안을 온통 돌아다니면서 승객들을 한 명씩 가리키며 이렇게 말하는 것이었다. "아저씨는 고추 있어. 아줌마는 고추 없어. 아저씨는 고추 있어. …" 나는 제이미를 말리며 얼굴이 화끈거려 혼이 났었다. 당황스럽기도 했지만, 무척 재미난 경험이었다. 이 아이의 사전에는 수줍음이라는 단어는 존재하지 않았다.

"아가를 가지면 아파요?" 제이미가 묻는다. 분명 최근에 TV에서 뭔가를 본 모양이다. 그때는 "콜 더 미드와이프"에서 제이미의 배역을 위해 준비하는 중이었던지라 제이미의 TV 시청에 관대했던 터였다. 나는 그 질문에 대한 답으로 어떻게 각각의 여성마다 다양한 출산 경험을 하는지 이야기해 주었다. 나는 TENS 머신(저주파 치료기)로 진통을 완화할 수도 있다고 설명해 준다. 내 앞에 서 있는 손에 책을 든 남자는 계속 귀를 기울이고 있는지 한참 동안 페이지를 넘기질 않는다.

제이미를 낳을 때도, 샘을 낳을 때도, 나는 늘 대리모 출산에 열려 있었다. 제이미는 자기가 태어날 때의 이야기를 듣는 것을 좋아한다. 갑자기 병원으로 가느라 거의 차 뒷좌석에서 출산할 뻔했던 이야기, 켄트에서 병원까지 달려가느라 빨간불도 무시하고 운전했던 이야기, 그리고 제이미를 처음 안았을 때 얼마나 지극한 행복감을 느꼈는지 등등의 이야기 말이다. 앤드류와 나는 그 순간을 얼마나 오랫동안 기다려왔는지 모른다. 내 팔에 아기를 안고서, 신기하게도 나와 똑같이 밝고 푸른 두 눈을 바라보며 "안녕 제이미"라고 말했었다. 제이미는 알고 있다는 듯 쪼글쪼글하고 조그마한 얼굴로 찡긋 눈을 깜빡이며 대답해 주었다. 마치 "아, 나는 지금 병원에 있고 당신이 나의 엄마인가 보군요. 엄마 안녕?"이라고 말하듯이 말이다. 만약 그때 이 아기가 드라마를 무척 좋아하게 될 거라는 사실을 알았더라면, 얘가 사실은 안녕이라고 말하는 것이 아니라 "짜잔~"이라고 말했던 것을 알아차릴 수 있었을 테지만 말이다. 제이미를 처음 만났던 그 순간을 나는 결코 잊을 수 없다.

당시에 간호사들은 안타깝게도 우리의 대리모 출산을 잘 이해하지 못했지만, 제이미에게 그런 상세한 얘기는 해주지는 않았다. 나는 병원에서 하는 산전 교육에 몇 번 참석했는데 내 배가 부르지 않았으니 의심의 눈초리를 받을 수밖에 없었다. 뒤늦게 타바사와 함께 참석했더라면 좋았을 것이라고 후회했지만 사실 타바사도 꽤 먼 곳에 살고 있어서 이것도 쉬운 일은 아니었다.

우리가 타바사를 데리고 병원에 도착했을 때 타바사의 산도가 10cm나 열려 있었고 진통이 빨라졌기 때문에 나는 상당히 당황했다. 미리 병원에 전화해서 이 분만은 대리모와 협의된 건이며 우리가 지금 가고 있는 중이라고 말했다. 나중에 알고 보니 이 병원에서는 대리모 출산을 해본 적이 단 한 번밖에 없었고 그것도 게이 커플 사례였다. 그래서 병원에서는 게이 조산사를 소개하였다. 그는 환한 미소로 우리를 맞이하러 나왔다가 우리가 이성 커플인 걸 확인하고는 태도가 급변했다. 분명 못마땅해하는 눈치였다. 게이 커플의 대리모 출산은 완전 납득할 만하고, 한 여성이 다른 여성에게 대신해서 임신을 요청하는 것은 안 된다는 말인가? 그는 너무 대놓고 기분이 나쁘다는 태도를 보였기에 우리는 다른 조산사를 요청했다. 나는 그 사람이 온 직원에게 우리가 얼마나 끔찍한 사람들인지 이야기를 꾸며낸 것이 아닌가 생각한다.

타바사는 분만실로 옮겨졌고, 병원 측에서는 일반 분만실은 우리가 모두 들어가기에 너무 작으니 앤드류는 밖에서 기다리라고 했다. 남편은 당황스러워했다. 그들이 "너무 번잡할 거예요"라고 말했지만, 우리 중 누구도 아들의 탄생을 놓치고 싶지 않았다. 타바사와 나는 앤드류가 함께 있어야 한다고 분명하게 얘기했고, 그래서 우리는 지시를 따르지 않고 모두 분만실로 들어갔다. 그리고 공간은 매우 여유로웠다.

제이미는 좀처럼 나오려 하지 않았다. 그러나 산부인과 의사가 조금 더 독려한 후 마침내 제이미가 태어났다! 나의 세상은 그 순간 완전히 바뀌었다. 우리 아기. 우리 아들. 나의 제이미. 나는 즉시 사랑에 빠지고 말았다.

타바사도 "이제 다 끝났구나" 하고 안심하는 미소를 띠고 있었다. 출산 막바지 단계는 무척 힘들어서 타바사가 고생을 많이 했다.

"아기가 너무 예뻐요." 나는 타바사에게 제이미를 보여 주며 말했다. "저희가 당신에게 어떻게 다 감사할 수가 있을까요?" 나는 행복감에 충만했다.

"이제 이 아이는 오로지 당신들의 아이예요!" 타바사가 활짝 웃으며 말했다. "조금 쉬운 일은 내가 완수했으니 이제 당신 차례예요!"

"당신은 정말 천사가 틀림없어요." 나는 타바사에게 키스하고 제이미를 앤드류에게 넘겨주었다. 앤드류가 멋진 아빠가 된 순간이었다. 앤드류도 역시 기쁨에 휩싸여 있었다.

반면 의료진에게서는 행복감이나 성취감이 전혀 보이지 않았다. 나는 그들의 이런 반응을 전혀 예측하지 못했다. 그들은 이런 상황에서 어떻게 해야 할지 모르는 듯했다. 아니, 내가 지금 아기를 훔치고 있는 것도 아닌데 왜 이렇게 냉담한 거지? 아기가 태어났는데 기뻐해야 하는 것 아닌가? 타바사가 불쌍하다고 생각하는 건가? 하지만 결국 내가 받은 것은 냉랭한 침묵과 차갑게 쏘아보는 시선들이었다. 나는 그냥 다 무시하기로 했다. 귀여운 우리 아기만 있다면 천국이나 다름없었다.

하지만 그 적대적인 분위기는 거기서 끝난 것이 아니었다. 실망스럽게도 병동으로 돌아가서도 판단하고 비판하는 듯한 시선으로 둘러싸였다. 의료진과 직원들은 나를 노려보든지 아니면 내가 투명인간인 것처럼 행동했다. 나는 무시당하고 거절당했으며 뒷담화거리가 되었다. 그들은 너무나 무례했다. 내가 무얼 하든 비난하는 목소리가 들려왔다. 나는 분만 시에 나오는 여성호르몬도 없으니 무엇을 어떻게 해야 할지 알지 못할 것으로 생각하는 것을 알 수 있었다. 호르몬이 육아하는 데 필요한 모든 것을 가르쳐 주는 사전이라도 되는가? 황당했다.

타바사는 신생아실 간호사였기에 타바사 역시 그들의 태도에 적잖이 충격을 받았다. 간호사들은 타바사와 나에게 다가와서는, 아이 보살피기나 모유 수유, 기저귀 갈기, 목욕시키는 법 등은 나 대신 타바사에게만 가르쳐 주었다. 나라는 존재는 완전히 무시되었다. 타바사는 자신이 엄마가 아니니 제발 나에게 얘기하라고 정중하게 말했지만 애초에 왜 이런 일이 벌어져야 하는지 이해할 수가 없었다.

그들은 아마도 내가 제이미가 태어나자마자 바로 씻기는 대신 웃옷을 벗고 제이미와 살을 맞대며 시간을 보내길 원했던 것도 좋게 보지 않은 것 같았다. 저 여자가 어찌 감히?!

내가 아기를 안고 있는 모습을 바라보던 한 조산사가 퉁명스러운 말투로 이렇게 말했다. "아이가 너무 춥잖아요. 옷을 입혀 줘야죠." 말도 안 되는 소리였다. 병동은 그날 너무 더워서 어떤 엄마는 실신할 정도였고 모든 사람이 덥다고 난리였다. 결국, 아이에게 얇은 옷을 입히자 다른 조산사가 와서는 "아이고 아기가 너무 덥겠어요." 하는 것이었다. 휴…

제이미가 좀 늦게 태어났기 때문에 폐 기능 체크를 위해 병원에서 하룻밤 지켜보아야 한다고 했다. 그러자 간호사가 나에게 무뚝뚝한 말투로 이렇게 말했다. "당신은 이제 집으로 가야 하니까 아기와 산모는 여기 두고 가세요."

뭐라고?! 타바사가 아이와 정을 붙이도록 하고 나는 집으로 가라고? 어떻게 그런 생각을 할 수가 있지? 타바사도 나처럼 무척 당혹스러워했다.

"아기를 놔두고 나만 집에 가라고요? 그럴 수 없어요. 난 여기 있을 거예요." 내가 말했다. "아이에 관해서 뭐든지 결정해야 할 일이 있으면 내가 여기에서 결정할 겁니다."

이것도 잘 통하지 않았다. 그 직원은 내가 병동에 남도록 허락하지 않았다. 내가 세어 봤을 때 병동에는 적어도 침대 8개가 비어 있었고 빈 병실도 5개나 더 있었지만, 그들은 나에게 줄 침대는 없다는 것이다. 대체 얼마나 많은 침대가 필요하기에? 나는 개인 병실로 내려가 알아봤지만 내가 이용할 수 있는 것은 없었다. 나는 다시 병동으로 돌아가서 내가 머물 수 있게 해달라고 간청했다. 타바사는 자기가 집으로 가겠으니 나더러 그 침대를 쓰라고 말했으나 이것도 받아들여지지 않았다. "병원 규정상 안 됩니다." 그럴듯한 이유도 없어 보였는데 말이다.

나는 계속 주장했지만, 그들은 내가 제이미와 함께 있는 게 얼마나 중요한 일인지 이해하지 못했다. 나는 지금 타바사를 제이미와 함께 두는 것은 타바사에게도 부당한 일이며, 지금이 아이와 나 사이의 유대관계를 형성하는 결정적인 시기라고 설명해 주었다. 황당하게도 그들은 병원의 병상 관리자를 호출하여 나와 이야기하도록 했다. 그 몸집이 크고 고압적인 관리자는 퉁명스럽게도 나에게 줄 수 있는 방은 없으니 집으로 가야 한다고 말했다.

병원에 더 입원하는 임산부들도 전혀 보이지 않았기에 나는 그날 저녁 7시에 간호사들이 교대하고 병상 관리자가 퇴근할 때까지 기다렸다. 나는 그냥 뻔뻔스럽게 병실로 들어가서 제이미를 안고 아무 말도 하지 않고 있었다. 나는 집으로 가지 않을 것이다. 그들이 경찰을 부를지라도 말이다.

다행히 누구도 나에게 뭐라 하지 않아서, 나는 나의 아름다운 아기를 팔에 안고 침대에 앉아 있었다. "제이미야 안녕?" 나를 쳐다보는 작고 푸른 눈에다 다시 한번 인사를 건넸다. "엄마 안녕!" 쪼글쪼글하고 귀여운 얼굴이 말했다. 아, 이렇게 기쁠 수가! 세상 최고의 기분이었다. 이 병원의 직원들이 어쩌건 간에, 나의 온 세상은 바로 여기 내 품 안에 있는 아기였다. 누구도 지금 나의 생애 최고의 순간을 망칠 수 없었다!

나중에 제이미가 내 무릎에서 잠든 후 나이가 지긋한 간호사 한 명이 다가와 그들이 왜 그렇게 못되게 굴었는지 설명해 주었다. 직원들은 모두 내가 타바사에게서 강제로 아이를 포기하게 하고 있다고 생각했다는 것이다. 그들은 타바사가 아이를 포기하면 낙심하여 미쳐 버릴지도 모른다고 추측했다. 사실 타바사는 자신이 해낸 일을 너무나도 기뻐했으며, 우리 부부를 대신해서 고생하여 건강한 남아를 출산한 것을 매우 행복해했다.

"직원실에서 사람들이 하는 얘기를 들었어요. 그들은 단지 이해를 못 하는 것뿐이에요. 아무도 지금껏 대리모 출산을 본 적이 없었어요. 저는 정말 멋진 일이라고 생각해요. 그러니 저 사람들 말은 신경 쓰지 마세요. 저 사람들 때문에 상심하실 필요 없어요."

나도 그러고 싶었지만, 그들은 정말로 완벽하고 놀라운 순간에 이미

오점을 남겨 버렸다. 나는 겨우 하룻밤일 뿐이라고 스스로를 위안했다. 내 앞엔 평생 제이미와 즐겁게 보낼 날들이 남아 있지 않은가!

그날 밤 나는 한숨도 자지 않고 고요하고 평화롭게 내 품에 안겨 있는 귀여운 아가를 보며 매 순간을 만끽했다. 온전히 나를 의지하고 있는 요 작고 귀여운 존재에게 온통 경외감을 느끼며 지새웠다. 내가 바로 이 아기의 엄마라니!

다음 날 아침, 병상 관리자가 성이 나서 방으로 뛰어 들어왔다. 그녀는 내게 온갖 화를 쏟아내었으나 나는 조금도 신경 쓰이지 않았다. 그녀는 원하는 대로 내뱉어야 하는 스타일이었다. 나는 그저 한 귀로 듣고 한 귀로 흘려보냈다.

"아이와 엄마를 분리해 놓는 것이 이 병원의 규칙인가요?" 내가 말했다. "당신들이 내게 했던 비열한 처사에 대해서 병원 관리자에게 다 써 보낼 거예요. 그리고 어차피 지금 침대를 비울 겁니다. 우리 역시 1초라도 더 여기 머물고 싶지 않아요."

앤드류에게 전화해서 아기용 시트를 장착한 차를 대기시켜 달라고 부탁했다. 나는 속히 집으로 가고 싶었다. 우리는 짐을 싸서 무거운 분위기를 뒤로하고 병원을 빠져나왔다. 병원을 나서며 우리는 직원들의 못된 태도와 분노하던 병상 관리를 떠올리며 폭소를 터뜨렸다. 어떤 일에서도 긍정적인 면을 보는 것이 필요하다. 나는 드디어 우리 아기와 함께 집에 도착하고는 너무나 행복했다. 귀여운 우리 아기! 사랑스러운 우리 아들!

3년 후 천사 같은 타바사가 또다시 샘을 출산할 때 우리는 똑같은 경험을 다시 하고 싶지 않았다. 그래서 이번에는 킹스턴 병원을 선택했다. 우리는 이미 많은 걸 배웠기에 직원들에게 코칭이 필요하다는 것을 알고 있었고, 만약 출산 중에 어떤 문제라도 생겼을 때 '해야 할 일' 목록과 우리의 간략한 요구사항들을 미리 전달했다. 우리는 샘이 병원에 입원해야 할 필요가 있고 타바사가 집으로 가고 싶어 한다면 내가 대신하여 병원에 있겠다는 의사를 분명히 밝혔다.

샘의 출생 때는 저번과 그렇게 다를 수가 없었다. 샘이 태어나자 조산사들은 무시의 시선 대신 기쁨과 행복의 환영 인사를 해주었다.

샘의 출산은 훨씬 수월했다. 심지어는 의료진이 내가 아이를 받을 수 있는 굉장한 경험을 허락해 주었다. 이번에도 멋지고 귀여운 아들이었다. 이렇게 우리 가족은 완성되었다! 내가 그렇게 갈망하면서도 불가능할 거로 생각했던 그 가족이었다. 나는 너무나 큰 축복을 받았다는 생각이 들었다! 내 마음은 두 아들을 향한 사랑으로 가득 찼다.

가족을 만들기 위한 우리 부부의 여정은 무척 길고 힘들고 고통스러웠으며 돈도 많이 들었다. 난자 공여자를 찾는 것을 포기한 후 우리는 다시 COTS에 연락해서 대리모의 난자로 자가 수정하는 '직접' 대리모를 구할 수 있는지 문의했다. 몇 달 후 타바사를 소개받았을 때 나는 타바사가 바로 우리를 위한 대리모라는 사실을 알 수 있었다. 타바사는 마음이 따뜻하고 열려 있으며 정당한 목적을 위해 대리모 일을 하는 사람이었다. 타바사는 조산사였고 자신도 아이를 낳아 본 적 있었으며, 암으로 친구를 잃은 경험도 있었다. 그래서 우리 부부를 위해 기꺼이 대리모를 하고 싶다는 의사를 분명히 밝혔다. 타바사를 알아 가면 갈수록 우리는 놀라운 자매애를 형성하게 되었다. 타바사는 정말 놀라울 정도로 이타적이고 멋진 사람이다.

그 후로 나는 매주 타바사의 집으로 유기농 식품들을 보내 주었고,

멀티비타민, 엽산, 유산균, 마사지, 발반사요법 등도 제공했다. 나는 그녀가 자신이 특별한 존재라고 느끼길 바랐다. 하지만 그 후로도 계속 시도하는 가운데 세 번의 임신 실패를 거쳤고, 2년 후에야 마침내 건강한 임신을 이뤄낼 수 있었다. 매번 실패할 때마다 나는 타바사가 이제 그만두겠다고 하거나 충분히 할 만큼 했다고 말할 거라고 예상했으나, 타바사는 단호하게 다시 시도하겠다고 말했다. 나처럼 타바사는 포기를 모르는 사람이었다. 나는 타바사를 정말 사랑한다.

제이미와 집에 돌아오자, 침대에서 졸고 있던 샘이 현관문 소리를 듣고는 계단을 뛰어 내려와 형을 끌어안았다. 샘은 제이미를 정말 좋아한다. 이 아이들의 형제애가 너무나 돈독한 나머지 나를 첫 번째로 안아 주지 않는다는 남모를 질투심도 약간 느낄 지경이다.

나는 침대에서 샘을 안고 자장가를 불러 주며 등을 마사지해 주었다. 제이미는 다섯 살이 되자 나에게 이제는 자장가를 불러 주지 않아도 된다고 말했다. 하긴 항상 같은 자장가에다 노래 실력도 한심할 정도였으니 솔직히 내가 서운해할 것도 못 되었다. 제이미는 슬픈 표정으로, 자기는 더 이상 아기가 아니니까 자장가는 그만 불러 달라고 정중히 부탁했다. 나는 샘도 그런 말을 할까 봐 걱정하고 있다. 이 아이들이 점점 성장하며 독립적으로 되어 갈수록 엄마의 역할이 점점 줄어들 것 같다.

매일 아이들에게 굿나잇 키스를 해주면서 나는 마음속으로 늘 타바사에게 감사기도를 한다. 타바사가 없었다면 지금과 같은 정신 없지만, 행복한 삶은 없었을 것이다. 타바사는 우리의 세상을 측량할 수 없을 정도로 바꿔 놓았다. 아이들이 공원이나 집에서 놀 때, 또는 요트 위에서 시간을 보낼 때 얼굴에서 보이는 그 환희, 언제든지 받을 수 있는 포옹,

이 모든 것들이 나를 행복에 넘치게 해준다. 우리 아이들은 누구보다도 넓고 따뜻한 마음과 아름다운 사랑의 성품을 지니고 있다. 제이미와 샘은 진정으로 특별한 존재들이다. 이들은 보통의 노력으로는 우리에게 올 수 없었다. 제이미와 샘은 우리 부부에게 무엇보다도 가장 멋진 선물이다.

20

미래의 치료
The Future?

"지금 우리는 과학의 한계를 넘어서고 있다. 이제 우리의 한계는 이미 알고 있던 정보와 치료들을 얼마나 잘 활용할 수 있는지에 따라 결정된다. 너무도 많은 경우 우리는 암에 의해서가 아니라, 암과의 전쟁에 돈을 쏟아붓고 있는 국가의 관료주의, 검토위원회, FDA, 그리고 환자 편에 서지도 못하면서 용기를 내어 모험을 해보지도 못하는 의사들에 의해 비극적인 생명의 끝을 맞이하게 된다."

닥터 빈센트 드비타, 전 NCI(National Cancer Institute)회장
The Cancer Journal 주 편집자
그리고 암의 종말(The Death of Cancer) 저자

암을 일으키는 원인 중 유전(genetics)이 차지하는 비중은 일부에 불과하다는 사실이 점점 확실해지고 있다. 프랜시스 크릭, 로사린드 프랭클린과 함께 DNA 개척자였던 에반 제임스 왓슨조차 암 정복으로 가는 속도가 너무 느린 것에 큰 좌절을 느끼고 있다. 왓슨은 인간의 유전자 코드를 밝혀내는 암 유전자 지도 프로젝트(Cancer Genome Atlas project)를 처음 시작했을 때는 희망으로 가득 차 있었지만, DNA 배열을 밝혀내는 것만으로는 만인이 원하는 답을 알아낼 수 없다는 사실을 깨닫고

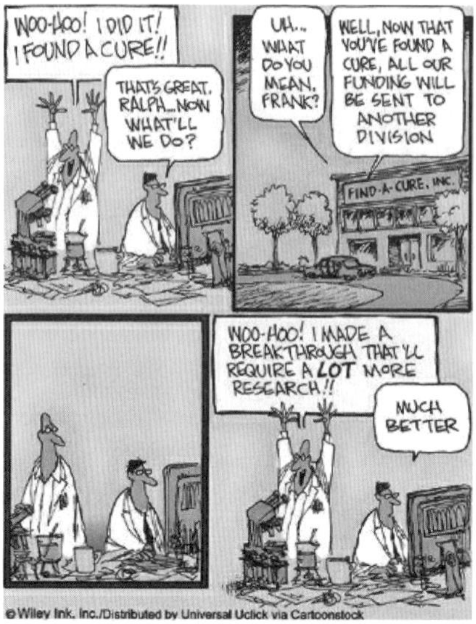
WOO-HOO! I DID IT! I FOUND A CURE!!
THAT'S GREAT, RALPH...NOW WHAT'LL WE DO?
UH... WHAT DO YOU MEAN, FRANK?
WELL, NOW THAT YOU'VE FOUND A CURE, ALL OUR FUNDING WILL BE SENT TO ANOTHER DIVISION
FIND-A-CURE, INC.
WOO-HOO! I MADE A BREAKTHROUGH THAT'LL REQUIRE A LOT MORE RESEARCH!!
MUCH BETTER

좌절감을 느낀 것이다. 그러나 최근 세포가 어떤 일을 하게 될지 알려 주는 전사암호(transcription code)인 Stat3가 대부분의 암에서 미토콘드리아 호흡(mitochondrial respiration, 세포가 에너지를 얻는 방식)의 핵심 조절자로서 결정적인 역할을 하는 것이 밝혀지면서 왓슨은 다시금 희망을 품게 되었다. 이는 암의 발생(oncogenesis)이 유전자 이론(genetic theory)이나 체성이론(somatic theory)보다는 대사 이론(metabolic theory)에 의해서 일어난다는 더 강력한 증거이기도 하다.

전사인자인 Stat3는 염증(inflammation)에 의해 가장 먼저 변화가 생기는 것으로 밝혀졌다. 이 변화로 돌연변이가 생기면서 암세포는 더 많은 영양소를 흡수하게 되어 점점 더 빠르게 증식한다. 당뇨약인 메트포민이 비장성적인 대사경로를 차단한다는 증거들이 새롭게 밝혀지고 있으며 제임스 왓슨도 암 예방을 위해 메트포민을 매일 복용하고 있다고 한다. 하지만 그도 모든 암 환자들에게 이처럼 간단한 치료가 느리게 전파되고 있음에 좌절감을 느낀다고 했다. 그는 최근 이렇게 말한 바 있다.

“혁신적인 암 치료라고 하는 것들에 대해 절망감을 느끼게 되는 이유는 예전의 바로 그 사람들이 모여서 위원회를 만들고 조금도 달라지지 않은 예전의 생각으로 헛소리를 지껄이고 있다는 것이다.”

정말로 그렇다.

그럼에도 불구하고 왓슨은 5년 안에 암의 80% 정도는 치료가 가능해질 것이라고 여전히 긍정적인 전망을 하고 있으며, 나 또한 내가 추구하는 혁명적인 치료가 시작된다면 그렇게 될 수 있으리라 생각한다.

나는 거의 모든 4기 암들도, 환자의 장기 손상이 너무 심하지 않다면 적절한 시간 내에 적절한 처방으로 약물들을 병합해 치료함으로써 치료 불가능한 상태를 치료 가능 상태로 바꿀 수 있다고 믿는다. 내게도 일어날 뻔했던 것처럼, 공격적인 화학요법이나 지나치게 강력한 치료들의 부작용으로 환자들이 죽음을 맞이하게 되는 일이 비일비재하다. 나는 암 치료의 부작용으로 백혈병에 걸려 죽을 고비를 겪었다.

독성이 약한 약물과 자연치료를 접목한 포괄적인 치료가 필요하다. 환자들이 암을 치료하는 과정에서 죽지 않고 부드럽고 완만하게 관해(remission)에 도달할 수 있도록 해야 한다.

지금도 환자들은 너무 과도한 화학요법, 방사선치료, 수술을 받고 있으며 이 같은 공격적이고도 잔인한 암 치료로 고통을 받고 있다. 그러나 이미 구할 수 있는 이전에 나와 있는 약물들을 제대로 이용하는 좀 더 나은 접근법을 잘 이용한다면 암은 치료될 수 있을 거라 확신한다.

나는 암을 치료할 수 있는 해답은 사실 계속 존재해 왔다고 생각한다. 그동안 묻혀 있던 많은 치료법, 예전에 발간된 과학 저널들은 지금도 우리가 발견해 주길 기다리고 있다. 이 같은 오래된 정보와 자료들을 퍼즐 맞추듯 잘 조합한다면, 즉 자연치료, 약물치료, 암을 굶기는 치료로 구성된 병합요법을 만들어, 암의 대사과정에 적절하게 작용하는 치료법을 구성할 수 있을 것이다. 내가 암을 완전히 치료하는 방법을 우연히 발견했겠는가?

제인 맥클라렌의 '획기적인 치료'(The 'McLelland Moonshot')

현재 암 치료를 주도하고 있는 부족한 점이 많은 유전자 변이 치료 대신, 유전자, 대사 작용, 그리고 세포신호(cell signalling)를 동시에 활용해야 확실한 해답을 얻을 수 있을 것이다.

다음은 나의 '획기적인 치료' 순서이다.

1. 암을 굶겨라(내 메트로맵 참고)
2. 세포의 잘못된 신호를 중단시켜라(Hedgehog, Wnt, Notch, PPAR gamma, 염증)
3. 암이 퍼지는 것을 막아라(성장인자(growth factors)와 MMPs 차단)
4. 완전히 사멸시켜라(카스파제 케스케이드(caspase cascade)와 산소 공급(oxygenation)으로 좀 더 완만하고 자연스럽게 세포자멸을 유도해라. 저용량화학요법과 방사선치료, 그리고 새로운 페롭토시스라는 접근법도 사용해라)
5. 회복하라! 해독(detox)하고, 손상된 면역계와 미토콘드리아를 회복시켜라

위 순서대로 세포자멸(apoptosis)을 유도하면, 특히 pulsing과 함께 시도한다면, 죽은 암세포들이 내뿜는 독성이 체내에 쌓이지 않고 안전하게 제거될 수 있다.

펜실베니아에 있는 아브람손 암센터의 센터장인 닥터 차이 반 당도 암세포의 멈추지 않는 식탐을 볼 때 암의 에너지원 공급을 중단하는 것이 암 치료의 해답이라고 믿고 있다. 그는 암세포는 중독이라 할 수 있을 정도로 영양소를 필요로 하기 때문에 에너지원 공급이 차단되면 결국 시들어 죽는다고 말한다. 먹잇감의 공급이 끊어지면 암은 더 이상 생존할 수 없다.

그렇다면 저렴하면서도 부작용이 거의 없는 그리고 출시된 지 오래된 약들을 한 움큼 복용하고, 생활습관을 건강하게 바꾸며, 암을 굶기는 식사를 병행한다면 정말 암을 치료하거나 완치시킬 수 있는 것일까? 상상해 보자. 당신이 미래에 1기나 혹은 2기 암이 생겼는데, 암을 치료하기 위해 해야 할 일은 약국에 가서 처방받은 약들을 사고 식사와 생활습관에 관한 조언을 듣는 것이 전부이다. 얼마나 간단하고 간편하겠는가?

물론 진행성 암을 치료하기 위해서는 위 접근법보다는 좀더 많은 치료법이 필요하다. 식단과 생활습관도 더 오래 관리해야 하고 약을 먹는 기간도 더 길어질 것이다. 하지만 오늘날 HIV(에이즈 유발 바이러스)를 제어할 수 있게 된 것처럼, 앞으로는 이런 치료법이 암의 관해를 오래 지속시킬 수 있는 방법이 되지 않을까?

나는 앞으로는 종양학 전문의와 환자들은 암을 치료하기 위해 다른 영역의 건강전문가들과 협업해야 하지 않을까 예상한다. 그러나 이들과 함께 환자들도 전문가가 되어야 한다. 각 환자의 암에 맞는 맞춤 식단과 운동방법을 선택해야 한다. 암은 각자 고유의 대사와 유전자 변이 때문에 발생하기 때문에 특정 치료법 하나만으로는 절대 치료할 수 없다. 예를 들면 MYC gene이 과발현된 암들은 글루타민에 의해서 증식이 촉진되므로, 이런 암 환자들은 식단에서 단백질을 빼고 채식 위주의 식단을 따르는 것이 중요하다. 악성흑색종, 전립선암, Braf-유도암(Braf-driven cancer)의 경우는 지방과 글루타민에 의존하므로 키토제닉 식이요법(ketogenic diet)은 피해야 한다.

나는 의료진의 태도를 바꾸려는 노력은 오래전에 포기했다. 나의 혁명적인 치료에 동참하는 이들은 환자들이었다. 표준치료와 보완·대체의학 치료 둘 다를 포함한 모든 방법을 시도했음에도 불구하고 몸속에 여전히 암이 활개 치고 다니는 환자들이었다. 그들은 나와 함께 오래전에 출시된 약물들을 이용하면서 암을 굶기는 자연치료도 같이 받았다. 천천히 그러나 확실히, 점점 더 많은 환자가 좋은 결과를 보였고, 더욱 놀라운 관해들이 일어났으며, 입소문이 나기 시작했다. 암 치료에 성공한 이들을 보고 점점 더 많은 환자가 다중약물접근(multi-drug approach) 방법을 선택하고 있다. 그러나 이런 결과들을 눈앞에서 목격하고도, 아직도 많은 종양학 전문의들이 대사적 접근(metabolic approach)을 무시하며, 예외적인 처방을 하면 징계를 받을까 두려워한다.

처음 암을 진단받은 환자는 종양세포의 비정상적인 신호, 암세포가 강력하게 필요로 하는 영양소, 스트레스의 영향, 염증을 가라앉혀야 하는 긴급성에 대해 잘 알지 못한다. 보통 암 진단을 받은 후에도 아무것도 없이 집으로 돌아가게 된다. 약물도 처방받지 못하고, 즉각적인 치료도 받지 못한 채, 앞으로 펼쳐질 두려운 미래에 정신을 차리지 못하게 된다.

이렇게 되면 당연히 환자들은 아무런 조치도 못 한 채로 기생충과 같은 암 덩어리가 몸속에서 점점 자라는 것을 멈출 수 없다. 왜 의사들은 아무런 약도 처방하지 않을까? 무언가 복용하는 것이 의미가 없을 만큼 암의 능력이 너무나 크기라도 한 것인가? 사실 진단을 받은 직후가 암이 자라는 것을 통제할 수 있는 가장 좋은 기회다. 항염제와 암을 굶길 수 있는 약처럼 쉽게 구할 수 있는 약을 처방받고, 숙련된 기능의학 전문가와 영양학자에게 빨리 진료를 받을 수 있다면, 암 환자들의 생존확률은 엄청나게 늘어날 것이다.

언젠가 마침내 종양학 치료에 변화가 오면 (아니, 반드시 변화가 와야만 한다) 우리는 그동안 많은 환자가 불필요하게 고통을 받고 죽어갔는지 슬퍼하게 될 것이라 확신한다. 우리는 의료진이 신약의 거짓 약속과

과대광고에 속아서 오랫동안 잔인하고 파괴적인 치료를 해왔다는 사실을 깨닫고 놀라게 될 것이다.

2003년, 새로운 치료법에 대한 가슴 뛰는 가능성을 발견했던 그때 이후로, 나는 재앙에 가까울 정도로 독한 치료의 결과는 결국 암의 완치가 아니라 죽음이라는 것을 너무나 잘 알고 있음에도, 친구들과 사랑하는 사람들이 그 독한 치료를 받는 것을 속수무책으로 지켜볼 수밖에 없었다. 나는 혼자 외롭게 오래된 약들의 칵테일 요법을 옹호하면서, 동시에 결국 실패할 소위 '게임체인저'라고 광고하는 표적치료 신약들에 대해 절망감을 느꼈다. 변이된 유전자를 끝없이 추적하면서 두더지 잡기 식의 약물치료를 하는 것은 이제 효과를 볼 수 없는 구식의 치료법이다. 내가 할 수 있었던 일은 그저 인내하며 내 치료법에 대한 근거를 밝혀 줄 수 있을 만큼 과학이 발전하기를 기다리는 것뿐이었다. 오늘날에는 오래된 대사치료제에 관한 논문들이 점점 많이 발표되고 있다. 이는 그런 약들의 효과에 대해 부정할 수 없는 증거들이다. 물론 의료진들은 '무작위 임상실험'으로 나온 결과가 거의 없다고 여전히 이 약들을 무시하고 있지만 말이다.

내가 이 책에서 소개하고 있는 저렴하면서 독성이 적은 오프라벨 약물들의 칵테일 요법이 놀라운 치료 효과를 보여 주고 있다고는 하지만, 그래도 환자 여러분들은 암을 치료할 때 균형 잡힌 접근을 해야 한다. 면역계, 식단, 장의 건강상태, 생활습관, 스트레스 등을 고려하지 않고 치료를 시작한다면 최고의 결과를 얻을 수 없다. 최적의 통합 치료를 위해서는 암의 성질이 대사적이라는 것을 이해하고, 정통의학과 보완의학을 모두 제시하며 선택하도록 해줄 수 있는 종양학 전문의를 만나는 것이 더욱 좋다. 이것이 분야의 미래를 여는 핵심 열쇠다. 고용량 화학요법은 결국 사라지고, 훨씬 적은 용량의 화학요법과 함께 새로운 약물 칵테일을 투여하는 치료가 구원투수로 등장할 것이다.

본래 만들어진 목적과 다른 분야의 치료를 위해 사용되는 오프라벨 약들에 관한 연구는 아직도 걸음마 단계에 있고 실험적이라는 평가를 받고 있지만, 이 약들이 효과가 있음이 확실하다. 암 환자들이 이 약들에 대한 무작위 임상시험이 끝날 때까지 또다시 10년 아니면 15년을 기다려야 한단 말인가? 의료진들은 그저 배운 대로만 계속하며, 그들이 도와야만 하는 그 환자들을 무시할 것인가?

2015년 10월 영국 의학 저널(British Medical Journal)에 게재되었던 승인받은 면역치료에 대한 후향적 분석 논문에서도 36개의 신약 중 전체 생존율을 유의미하게 높인 것은 5개만으로 보고되었다.[100] 어떻게 그 약들이 임상 1상 실험 후 승인을 받았는지 정말 의심스럽다. 하지만 신약을 개발해서 실제 치료에 사용이 될 때까지 엄청난 비용이 든다는 사실을 생각해 볼 때, 제약회사들은 잘못된 데이터들이라 할지라도 승인받기 위해 필사적이지 않겠는가?

사실 오프라벨 약은 저렴하고 구하기 쉬워 대중과 의사들에게 획기적인 암 치료제로 인정받기가 어려운 것 같다. 이 약들은 사람의 감정을 자극하도록 화려하게 포장되어 있지 않다. 언론에서 차세대 치료의 돌파구라고 떠들거나 조명하지도 않는다. 이런 약을 사용한다고 해서 제약회사로부터 해외 학술 연례회의 참석에 대한 지원도 받지 못한다. 약의 가격이 5펜스 이하라면, 마케팅할 예산조차 잡히지 않을 것이다.

새로운 치료일수록, 더 비싼 약일수록 효과가 더 좋으리라 생각하는 것은 의사와 환자 모두에게 자연스러운 일이다. 그러나 사실은 그렇지 않다. 새로운 것이 항상 좋은 것은 아니다. 연륜과 경험이 젊음과 아름다움을 이길 수 있다. 거대 제약회사가 쓰는 용어를 똑같이 사용한다면 오프라벨 약들이야말로 진정한 게임체인저인 것이다.

오프라벨 약물로 대사치료를 받는 환자들의 체험담들이 쏟아지고 있다.[101] 점점 더 많은 환자가 오래된 약물들 칵테일 요법과 암을 굶기는 치료를 사용하여 병을 안정시키고 놀라운 관해에 도달함에 따라, 느리지만 확실하게 입소문이 나고 있다. 지금까지 나는 많은 환자의 성공을 목격해 왔지만, 여전히 성공해야 할 케이스들이 너무나 많이 남아 있다.[102]

사람들은 아직 대사치료는 너무나 실험적인 시도라고 생각하고 있지만, 성공률을 볼 때는 매우 고무적이다. 케어 온콜로지 클리닉(Care Oncology Clinic)에서는 이 약들의 치료 결과와 효과를 모두가 볼 수 있게 업데이트할 예정이다. 그러나 종양학 전문의들은 그런 결과들을 눈으로 확인하고도 계속 무시하고 있다. 더 나쁜 것은 그들은 계속해서 조롱, 경멸, 저항하고 있으며 이런 전문의들은 필요한 약을 찾아 고군분투하는 환자들만이 아니라 다른 의사들에게도 어려움을 주고 있다. 이 같은 반대에 직면하면서 대사 치료제들의 중요성을 알리는 것은 참 힘든 일이다.

그러니 신약은 보내고 오래된 것을 사용하자!

내 페이스북 그룹에 동참하고 있는 대부분의 환자는 말기 암 진단을 받은 이들이다. 많은 이들이 표준치료로는 더 이상 할 수 있는 것이 없다는 이야기를 들었다. 그래서 득을 보면 봤지 손해될 것은 없다는 생각으로, 용감한 몇몇 환자들이 2015년부터 오래된 약들을 복용하기 시작했다. 암울했던 예후에도 불구하고 그들 중 상당수가 아직도 생존하고 있다. 하나둘씩 다른 이들도 나의 치료법을 따라오기 시작했다. 내 사이트는 입소문이 나면서 가입자 수가 빠르게 증가하고 있고, 나는 가족 같은 우리 회원들이 놀라운 관해에 도달하는 것을 직접 목격하고 있다! 몇 주 밖에 안 남았다는 선고를 받은 불치의 뇌종양 환자들이 자신에게 남아 있는 시간 동안 온전히 가족들과 보내고 싶어 자녀들에게 홈스쿨링을 시키고 재산은 친척들에게 남기고 스스로 장례식을 준비하고 있었다. 그런데 어느 순간 자신들의 생명이 갑자기 회복된 것을 알게 되었다! 뇌종양이, 폐 전이가 사라지고 있다. 와우, 와우, 와우!

소셜미디어에는 자신이 불필요한 고통을 받고 있음에 화가 난 환자들의 봉기와 저항의 물결이 일어나고 있다. 말로만 혁명가가 되어서는 안 된다. 종양학 전문의를 변화시켜야 한다. 아니 사실 그저 케어 온콜로지 클리닉 연구에 참여하기만 하는 것도 좋다. 그로써 이 약들의 가치를 증명할 수 있기 때문이다. 이것이 아마도 우리가 해야 할 일의 전부일지도 모른다. 변화는 천천히 일어날지언정 반드시 일어날 것이다. 만세!

나 또한 삶의 궤도를 정상으로 돌리는 길이 오래 걸리고 힘들었다. 때로는 극복하기 너무 힘든 장애물도 있었다. 너무 압도되는 것 같을 때면 그저 지금 한 걸음을 떼는 데 집중했고 한 번에 한 걸음씩 나아갔다. 무척 느렸지만, 그래도 나는 정상을 향해 조금씩 가까워지고 있었다.

이제 나는 높은 곳에 서서, 여기까지 오는 동안 지나온 힘든 여정을 돌아보고 있다. 이제 구름 사이로 햇빛이 비쳐 온다. 눈 앞에 펼쳐진 풍경이 숨이 막히게 아름답다.

Part Two

대사치료 프로토콜
(The Metabolic Protocol)

21

암의 신호차단

Your Cancer-Starving Cocktail

이번 장에서는 내가 현재로서는 최적의 방법이라고 생각하는 치료법, 즉 독성이 적은 약으로 암을 굶겨 죽이는 방법을 소개한다. 과학이 매우 빠르게 발전하고 있으므로 이 내용은 내 웹사이트와 블로그에 지속해서 업데이트할 예정이다. 물론 독자들 대부분이 여기에 등장하는 용어나 약물, 보충제에 익숙하지 않다는 것을 알고 있다. 이 모든 정보는 한꺼번에 받아들이기에는 양이 많은 편이다. 그렇다고 체념하지 말길 바란다. 암이 작동하는 방법과 주 대사 경로 및 각 종류의 암에 약물과 보충제가 작용하는 원리 등의 이해를 돕기 위해 많은 그림과 함께 온라인 코스를 준비해 놓았다. 나의 웹사이트(www.howtostarvecancer.com)에서 더 자세한 내용을 확인할 수 있다. 또한 1부를 꼼꼼히 잘 읽었다면 지금부터의 2부 내용을 이해하기가 훨씬 수월할 것이다.

'피카딜리 서커스' 비유 (Jane's 'Piccadilly Circus' Analogy)

15년 전, 몇몇 연구자들이 암의 심장부라 할 수 있는 암 줄기세포에 주목했다. 암 줄기세포는 항암약물에 내성이 생기게 하며 암의 전이를 일으키는 주범이다. 하지만 그들은 암 줄기세포의 '대사적 유연성' 즉 줄기

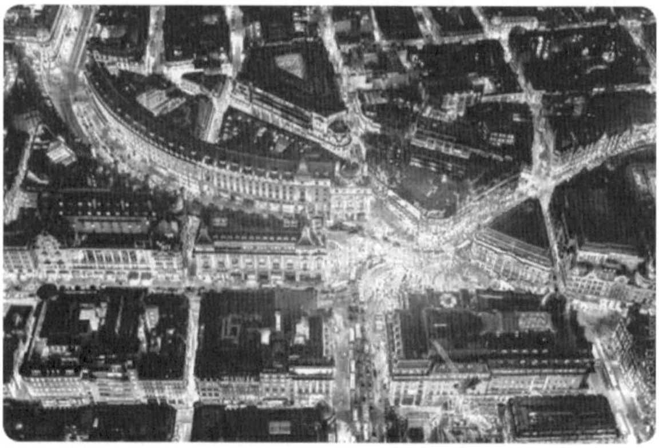

피카딜리 서커스의 야간풍경

세포는 연료 공급라인을 다른 라인으로 바꿀 수 있다는 사실을 몰랐으며, 연료의 지속적인 공급을 위해 다른 루트를 만든다는 사실도 이해하지 못했다. 그러나 우리가 암 줄기세포의 여러 가지 연료 공급라인을 전체적으로 차단하지 못하면 암은 저항과 내성을 띠게 된다. 이것을 단순하게 '유전적 적응'만으로 인한 결과라고 생각하면 안 된다. 바로 이 점에서부터 지난 수십 년간의 치료법이 잘못되어 온 것이다. 이제는 유전자치료 대신, 암 유전자 변이와 함께 가는 암의 비정상적인 대사를 타깃으로 삼아야 한다.

이를 환자들에게 좀 더 쉽게 설명하기 위하여 나는 '피카딜리 서커스'(런던에 있는 원형광장의 이름)의 비유라는 개념을 이용하고 있다.

밤에 하늘에서 피카딜리 서커스를 내려다본 모습이다. 이곳은 수많은 보행자, 버스, 택시, 자동차들로 북적거리는 신나고 생기 넘치는 장소이다. 이렇게 공중에서 내려다보면, 세인트 제임스, 피카딜리, 섀프츠베리 스트리트, 리젠트 스트리트 위로 수많은 사람이 서로 다른 방향으로 이동하고 있는 것을 볼 수 있다.

이는 암세포의 행동과 유사하다. 암세포는 서로 다른 이온 채널 수송을 사용하기 때문에(예: 칼슘채널 수송체) 뚜렷이 구분되는 생전기학적 특성을 지닌 것으로 알려져 있다. 그리고 여러 암에는 공통적인 유전자 변이인 종양억제 유전자(예: p53)가 나타난다. 서로 다른 방향의 교통흐름과 계속해서 변하는 보행자의 경로가 이 같은 유전적 변이라고 할 수 있다. 차량과 사람들은 계속해서 방향/흐름을 바꾸며 수많은 다른 방향으로 이동할 수 있다. 이 같은 방식으로 암은 2,000개에 이르는 유전적 변이를 가질 수 있는데, 이는 유전자를 타깃으로 하는 치료들을 피할 수 있게 해준다.

한편 지면 아래, 즉 암의 심장부에서 일어나고 있는 현상은 보이지 않는다. 지면 아래에는 '메트로'(지하철) 시스템이 있다. 이 메트로 시스템에는 한정된 서너 가지 노선만 존재한다. 이런 노선은 암 줄기세포에 연료를 공급하는 파이프라인과 같다. 만약 피카딜리 서커스로 향하는 지하철 노선 한 개가 차단되면 돌아서 가거나 다른 노선으로 갈아타고 가면 된다. 이처럼 암세포도 한 라인이 차단되면 다른 루트를 사용하거나. 다른 연료를 찾아서 어쨌거나 연료를 공급받는다.

암세포가 끊임없이 변화하는 유전적 변이와는 다르게, 지하에는 루트를 다시 설정할 수 있는 옵션이 몇 가지밖에 되지 않는다. 이 줄기세포가 암의 진정한 아킬레스건이다. 하지만 빨리 분열하는 세포만을 치료하는 주류의학에서는 아직 이 개념을 받아들이고 있지 않다.

의학적 지식이 없는 환자에게 암의 복잡성에 관해 설명하는 것은 매우 어려운 일이다. 많은 환자가 그저 한두 개의 보충제만 추가로 복용하는 간단한 솔루션을 원한다. 나도 치료법이 그렇게 쉬우면 좋겠다. 나의 암 차트와 '암을 굶기는 삼각형' 그림은 유용하긴 하지만, 더 많은 대사 루트들과 더 다양한 칵테일을 사용해야 할 필요성까지 제대로 설명하지는 못한다. 나는 나 자신의 암을 굶기는 방법들을 연구하면서 암을 굶기는 삼각형 그림에 있는 각각의 루트를 차단하면서 비정상적인 대사를 역전시켰다. 나와 똑같은 약물 조합을 사용하면 다른 환자들도 역시 비슷한 효과를 보리라 생각한다. 내가 조합한 약물 칵테일과 케어 온콜로지 클리닉의 칵테일을 함께 사용하면 동시에 더 많은 경로를 차단할 수 있기에 수많은 암에 매우 효과적으로 작용하리라 생각한다. 여러 가지 약을 조합할 때 시너지 효과가 나타나고, 적절한 칵테일을 사용한다면 더 큰 효과를 볼 수 있다.

나는 다른 암들이 사용하는 더 많은 연료 공급라인들이 각각 어떻게 다르게 행동하는지 연구하기로 했다. 삼중음성 유방암과 췌장암, GBM과 같은 공격적인 암들을 굶기기 위해 추가해야 하는 오프라벨 약물을 찾기 위해서이기도 했다.

수백 편의 연구논문을 앞에 두고 머리를 싸매고 공부하고 오랫동안 씨름한 끝에, 나는 하나의 포괄적이고 완전하다고 믿는 약물 칵테일을 고안했다. 이는 암 대사치료 분야의 최고의 연구자들이 발표한 결과를 바탕으로 한 것이다. 토머스 세이프리드(Thomas Seyfried) 교수, 케어 온콜로지 클리닉, 로랑 슈바르츠(Laurent Schwartz) 박사, 그레고리 리긴스(Gregory Riggins) 교수, 마이클 리잔티(Michael Lisanti) 교수, 조지 유(George Yu) 박사, 미카엘 레스키(Michael Retsky) 박사, 판 판치아르카(Dr Pan Pantziarka) 박사, 아흐메드 알세카(Ahmed Alsekka) 박사, 압둘 슬로컴(Abdul Slocum) 박사 등이 그분들이다. 서로 다른 대사 루트를 차단하여 주는 약물의 숫자가 많아질수록 각 약물의 용량은 더 적게 필요하게 된다. 이로써 독한 화학요법 치료제와 면역치료제의 사용량은 크게 줄어들게 되는 것이다.

내가 생각하는 암의 특징

나는 정상 세포가 암세포로 되어 가는 과정을 다음과 같은 5가지로 분류했다. 바로 염증에서 시작하여 빠른 세포 분열로 끝나는 과정이다.

내가 정리한 암의 특징의 단계는 아래와 같다.

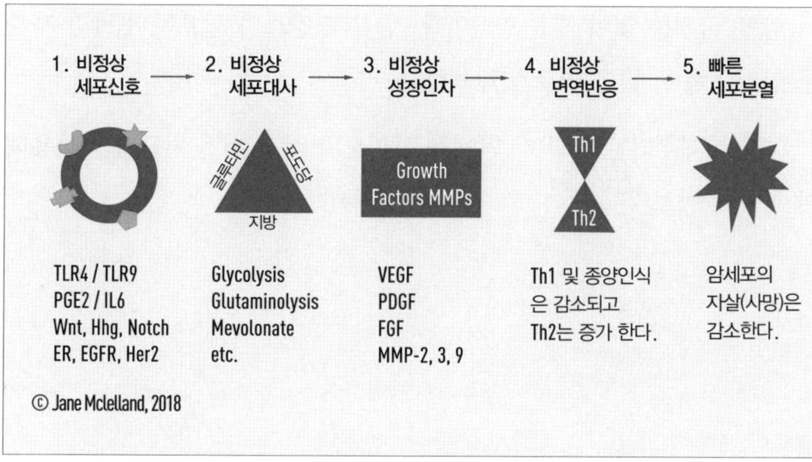

그림 20-1. 암의 5가지 특징

이것은 2000년에 하나한(Hanahan)과 웨인버그(Weinberg)가 분류한 암의 특징 그림보다는 덜 복잡하고 덜 혼란스러운 그림이라고 생각한다. 그들의 그림에 나타난 암의 특징은 '증식 신호의 지속, 성장억제인자 피하기, 세포사멸에 저항, 영원한 복제 가능하게 하기, 신생혈관 만들기, 침입과 전이의 활성화'[87]였다. 이 모든 것은 유전적 불안정과 조직의 염증과 연관되어 있으며, 이들은 2011[88]년이 되어서야 자신들은 에너지대사 프로그래밍이 다시 일어나는 것(Otto Warburg가 1924년에 발견함)과 면역시스템으로부터의 회피를 깜박 잊고 포함하지 않았음을 깨달았다. 어휴, 정말 창피스러운 일이다!

어쨌거나 이 같은 암의 각 단계를 타깃으로 삼아 치료하는 것이 필요하지만, 현재 행해지고 있는 표준치료는 왕성한 세포분열하는 것에만 초점을 맞추는 화학요법과 방사선치료만 하고 있다. 그러나 연구논문들을 살펴보면, 지속적인 관해상태를 이루기 위해서는 암의 대사를 방해하거나 암을 굶기는 것이 핵심 열쇠이다. 암은 영양소가 필요하며 빨리 자라는 암일수록 더 많은 연료가 필요하다.

자, 이제부터는 암의 각 단계를 살펴보고 각각 어떤 치료법을 사용해야 할지 알아보자.

비정상적인 세포 신호

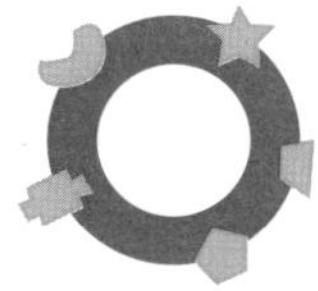

암의 비정상적인 세포 신호 중 일부는 원인이고 일부는 결과이다. 옆의 그림은 신호를 받는 세포막의 수용체를 간단하게 표현한 것이다.

염증성 사이토카인에 장시간 노출되어 염증이 발생하거나(사이토카인 중 하나인 IL6는 내장지방이나 만성 감염 혹은 발암물질에 장시간 노출될 때 분비된다) '톨 유사 수용체'(Toll-like receptor: TLR)의 장기간에 걸친 자극, 성장인자와 인슐린, IGF-1과 같은 호르몬의 자극 등이 암을 일으키는 원인이라는 많은 연구결과들이 나오고 있다. 병원체를 패턴으로 감지하는 수용체인 TLR은 1번부터 9번까지 있는데, 암에서는 대체로 4번과 9번 TLR이 활성화되어 있다.[89] 다음 장에서 다루겠지만 인슐린과 IGF-1의 신호는 비정상적인 대사의 영양소 사용효율을 증가시켜서 암의 성장을 촉진한다. 암은 이 모든 요인들이 합해져서 나타나는 것일 수도 있다. 이런 과정은 앞으로 더 많은 연구를 통하여 밝혀져야 한다.

비정상적인 세포 신호를 치료하는 방법

이것은 각각의 암 마다 다른 방법을 채택해야 한다. 자신에게 적합한 방법을 찾기 위해 환자 스스로가 인터넷을 이용하여 공부하고, 의사에게 당신의 암이 나타내는 신호가 무엇인지 끈덕지게 물어보아야 할 수도 있다.

Hedgehog Signaling	대부분의 암에 존재하는 신호로 효과적인 치료제로는 베르베린, 메트포민이 있으며, 특히 구충제인 메벤다졸이 효과가 있다.[90] 항암제인 삼산화 비소(Arsenic trioxide)는 이 과정을 타깃으로 하는데, 이름은 아주 독하게 들리지만, 삼중음성 유방암에 유용하다.
Wnt/ beta-catenin	Wnt 신호는 항바이러스 효과를 가진 micro RNA인 miR34a에 의해서 조절된다. 따라서 이 신호는 바이러스에 의해서 유도되는 많은 암과 관련이 있을 가능성이 있다.[91] Wnt 신호가 제대로 작동하지 않으면 헤르페스 바이러스를 비롯한 많은 바이러스(CMV, EB, HPV 등)가 침입해서 진행된다. 이들 바이러스는 인간의 면역계를 피하고 잠복 상태를 지속하며 바이러스 증식을 조장하기 위해 이런 경로를 조절하고 수정할 수 있도록 진화됐다. Wnt 신호는 또한 골아세포와 파골세포의 정상적인 활동을 방해하여 암이 뼈 전이를 일으키도록 하는 역할을 한다. 그리고 이 신호는 c-Myc과 cyclin D1 유전자에 영향을 미친다. cyclin D1 유전자는 유방암 환자의 1/3과 다른 많은 암에서 증폭되어 과발현된다. wnt/beta-catenin signaling은 종양 억제제 APC(tumor suppressor APC)의 변이를 통하여 대부분의 직장암에서 활성화되어 있다. Wnt 신호로 유도되는 다른 암으로는 결장암, 난소암, 신장암, 자궁경부암, 간암, 육종 등이 있다.
	치료: 아스피린과 디피리다몰이 이들 비정상 신호를 방해하는 데 도움을 준다. 이 둘 모두 뼈가 재형성되는 데 효과가 있고[92,93] 항바이러스 효과도 나타낸다. 니클로사미드(niclosamide), NSAID, 비타민 D3도 비정상적인 이런 신호를 개선시키는 데 도움이 된다. 이트라코나졸(Itracoanzole)은 줄기세포와 왕성한 세포분열에 초점을 맞춘 항암제와 함께 투여되면 직장암에서 Wnt를 억제한다.[94] 이버멕틴(Ivermectin)은 wnt를 포함하여 암세포의 많은 경로를 차단시키므로 더 안전한 선택일 수 있다. 이버멕틴은 다른 약물과의 상호작용이 거의 없고, 많은 치료를 실패하게 만드는 원인인 다약제내성을 막는 데 도움을 준다.[95] Genistein, kaempferol, baicalein은 beta-catenin의 발현을 감소시켜서 Wnt/beta-catenin signaling을 억제한다.

Notch	나는 Notch 신호와 관련된 검사를 받아 본 적이 없지만, 이 신호는 자궁경부암과 관련이 있는 것으로 알려져 있다. Notch를 조절하기 위해서는 천연 플라보노이드인 루테올린(Luteolin)을 복용해야 한다.[96] 나는 나도 모르게 매일 셀러리가 풍부한 야채 주스를 복용함으로써 루테올린을 섭취했다. 하지만 보충제를 복용하는 것이 더 좋은 억제 효과를 볼 수 있을 것이다. SREBP-2 저해제이기에 적절한 용량을 복용하는 것이 중요하다. 보충제 중 설포라판(sulforaphan)과 케르세틴(quersetin)도 역시 이 Notch라는 비정상 세포 신호를 타깃으로 한다. Notch는 섬유아세포 주위의 변화와 c-MYC 유전자와 관련이 있다. 이 두 가지는 암을 더욱 공격적으로 만들 수 있다. 이 경로는 갑상선암에 영향을 주며(Braf activation을 통해) 요오드가 도움이 될 수 있다.[97] Notch 신호로 인해 촉진되는 다른 암(위암, 두경부암, 자궁경부암, 일부 유방암, 대장암, 백혈병, 신경교종, 수모세포종 등)은 옛날에 사용했던 구충제인 니클로사미드(Niclosamide)가 도움이 될 수 있다. 니클로사미드는 Notch, Oxphos, NF-kB, Wnt/beta-catenin, ROS, mTOR, Stat3 등 많은 신호 과정을 타깃으로 한다는 연구결과가 나오고 있다.[98] 삼산화비소(Arsenic trioxide)는 Notch와 Hedgehog 둘 다 억제한다. 삼산화비소가 자연항암제인 고시폴(Gossypol)과 함께 투여되면 일부 치명적인 교모세포종이 완전히 제거되기도 한다.[99] Wnt signaling은 정상적인 미토콘드리아 호흡(OXPHOS)을 호기적 해당과정과 글루타민 분해과정(glutaminolysis)으로 바뀌도록 촉진시킨다. 이에 대해서는 뒷부분의 메트로 맵에서 더 살펴볼 것이다.
	치료: 루테올린, 설포라판, 케르세틴, 니클로사미드. 이 모든 것은 암세포의 여러 곳을 타깃으로 한다. 하지만 설포라판과 루테올린을 복용하고자 한다면 암 치료 중 사멸기(killing phase)에는 복용을 중지하여야 한다. 이에 대해서는 뒷부분에서 더 설명할 것이다.

Toll-유사 수용체(toll-like receptors: TLRs)

TLR4	Low Dose Naltrexone, NF-kB inhibitors, Berberine(베르베린), CBD
TLR9-	
LDN(저용량 날트렉손)	Many advanced tumours
이미퀴모드(imiquimod) -	BCC, malignant melanoma
BCG -	Bladder, m. melanoma, colon, urothelial, breast, AML
MPL -	NSCLC, breast, ovarian
Poly-L-Lysine -	advanced cancer, esp. melanoma, Glioma (synthetic amino acid)

이것들은 모든 암에 존재한다.

<table>
<tr><td rowspan="2">TLR-4</td><td>암에서 TLR-4가 하는 역할은 최근에 와서야 연구되고 있다. 두경부암, 식도암, 위암, 결장암, 간암, 췌장암, 피부암, 유방암, 난소암, 자궁경부암 등에서 나타난다.</td></tr>
<tr><td>치료: 베르베린[100], 저용량 날트렉손(LDN, Low Dose Naltrexone), 베르베린, CBD</td></tr>
<tr><td rowspan="2">TLR-9</td><td>이것은 바이러스와 관련된 암에서 나타난다.[101]</td></tr>
<tr><td>치료: 저용량 날트렉손(LDN). 런던 세인트 조지 병원의 앵거스 댈글리쉬(Angus Dalgleish) 교수는 TLR-9을 발현하는 일부 진행 암들이 저용량 날트렉손으로 치료 후 사라지는 것을 목격한 후 저용량 날트렉손에 관해 더 많은 연구를 하였으며, 암환자 치료를 위하여 이 약물을 사용하였다. 그것이 종양 형성 박테리아와 바이러스에 효과가 좋았기에 훌륭한 면역 조절 약물로도 활용할 수 있기 때문이었다.[102] 나는 2001년에 저용량 날트렉손에 대해서 알고 있었지만, 최근에 와서야 LDN을 매일밤 복용하고 있다. 저용량 날트렉손을 복용하면서 내 림프부종이 많이 개선되었다.
다른 치료: 항말라리아제인 클로로퀸, imiquimod, BCG, MPL, Poly-L-Lysine(히드록시클로로퀸 혹은 클로로퀸 설페이트)도 TLR-9을 치료할 수 있는 약제이고 이것은 대음세포작용(macropinocytosis)을 막아 주기도 한다.</td></tr>
</table>

Integrins (인테그린)	단백질로서 세포막의 인지질 사이에 있으며 세포 표면에 위치한다. 인테그린은 조직과 기관을 형성하기 위해 건강한 세포를 벨크로(velcro)처럼 꽉 붙들고 있는 역할을 한다. 잘못된 p53 신호가 보내지면 인테그린은 세포 내로 밀려나게 되고 이에 따라 세포 표면의 잘못된 부분으로 신호가 보내지면서 암세포는 달아나서 혈관을 따라 돌아다니게 된다.[103] 치료를 위해 사용할 증거는 부족하지만, 나는 단백질 친화성이 있는 디피리다몰이 약간의 효과가 있을 것으로 추정한다. 디피리다몰은 인테그린이 세포 내로 밀려나는 것을 막으면서 세포의 표면에 있도록 도와주고 '벨크로' 기능을 할 수 있도록 할 수 있을 것으로 보인다.
에스트로겐수용체 ER (estrogen receptor)	이 수용체들은 세포 내부에서 발견된다. 유방암, 난소암, 자궁내막암에서 많이 항진되어 있으며, 위암, 비소세포폐암, 대장암 및 간암에서도 발현되기도 한다. 메트포민[106]이 하듯이 인돌-3-카비놀(I3C 또는 DIM)[104]과 멜라토닌[105]이 에스트로겐 수용체를 차단한다. ER α가 아닌 ER-β 수용체를 자극하면 ERα 및 안드로겐 수용체 기능을 억제하고, 세포 성장을 억제하며, 호르몬 치료[107]에 대한 반응을 개선할 수 있다. 시베리아 대황(Siberian Rhubarb)은 ER-β에 강한 친화력을 가지고 있으며 ER-α에 매우 약한 친화력을 가지고 있다. 이 보충제는 기분뿐만 아니라 안면홍조, 식은땀, 신경과민, 감정기복, 수면장애, 탈진, 관절염, 근육통, 질 건조, 방광염, 성기능 저하 등의 증상을 완화시키는 데 도움을 준다. 오스트레일리아 애들레이드에서 진행한 연구에 따르면 에스트로겐과 프로게스테론 수용체 둘 다 양성인 환자가 에스트로겐 수용체만 양성인 환자보다 더 예후가 좋았다. ER 양성인 환자에게 프로게스테론을 투여하면 암의 성장이 느려졌다.[108] 프로게스테론은 자가포식 억제제(autophagy inhibitor)로 작용하기 때문일 수도 있다. 합성 프로게스틴인 메게스트롤 아세테이트가 악액질 환자에게 투여되는 이유이기도 하다. 흰 양송이버섯은 천연 아로마타제 저해제(aromatase inhibitor)로 유방암과 전립선암의 성장을 느리게 한다. 가능한 매일 먹기 바란다! 타목시펜(Tamoxifen), 파슬로덱스(Faslodex), 아로마타제 저해제와 같은 에스트로겐 치료에 대한 저항은 자주 일어나며, 이러한 저항은 글루타민 경로와 mTOR 경로에 의해 촉진된다. 따라서 에스트로겐에 의해 촉발되어지는 유방암 환자는 이러한 치료들을 추가하는 것이 필수적이라 하겠다.[109]

안드로겐 수용체 (Androgen Receptor)	안드로겐 수용체와 전립선암은 대단히 밀접한 관계가 있다. 이 수용체는 삼중음성 유방암에도 중요한데, 일부 형태에서 이 수용체가 발현하기 때문이다. 안드로겐 차단요법(ADT androgen deprivation therapy)으로 치료받은 암세포는 호박산염(succinate)과 열충격단백직(HSP27)을 통하여 저항하게 되는데 이버멕틴은 이런 경우 경로를 차단할 수 있다.[110] 안드로겐 차단요법이 작용하는 것은, 이것이 암세포가 글루타민을 사용할 수 없게 하는 글루타민 분해효소(신장타입 kidney type)를 차단하기 때문이다. 이것에 저항이 생기면 다른 형태의 글루타민 분해효소(C type)를 사용한다. 내가 볼 때, 미래에는 안드로겐 차단요법을 사용하는 잔인한 방법 대신에 글루타민 분해효소 저해제와 항염증성 약제를 사용하게 될 것이다.[111] 또 다른 접근법으로는 ASCT2 수송체를 이용하여 글루타민을 차단하는 방법이 있다. 다음 장에서 더 많은 글루타민 경로에 대해서 언급할 것이다. 안드로겐 수용체를 직접 억제하는 방법으로는 잔토휴몰(xanthohumol), 크리신(chrysin), 단삼(danshen), 페르믹손(permixon, 쏘팔메토 추출물), 파오 페리이라(pao preira)등을 프로토콜에 포함하는 방법이 있다.
HER2 (human epidermal growth factor receptor2)	전체 유방암 중에서 10~20% 정도를 차지할 뿐 아니라, 위암, 위식도경계부 선암, 침샘암에서도 영향력을 행사할 수 있다. 이 유전자는 비소세포성 폐암, 난소암, 대장암, 췌장암에서도 증폭될 수 있다. 이 유전자 발현이 있는 암에 허셉틴(Herceptin)을 사용하게 되면 좋은 반응을 보이므로, 이 유전자 발현 여부를 검사해 보기를 권한다. 이버멕틴과 아프레피탄트를 칵테일 치료에 포함시키는 것은 좋은 치료법이 될 수 있다. 유용한 보충제로는 사이클로크레아틴(cyclocreatine, 크레아틴creatine과 다르니 사용에 주의를 요한다), 모링가 올레이페라(moringa oleifera) 잎, GLA, 단삼, 레세르핀 등이 있다.

표피성장인자수용체 EGFR (epidermal growth factor receptor)	상피세포암(모든 암의 90% 정도가 해당)의 30% 정도에서 발현이 되며, 특히 폐암, 뇌암, 항문암, 두경부암에서 두드러진다. 내가 가지고 있던 암이 EGFR을 발현했었는지는 모르겠다. 만약 그랬다면 EGCG(녹차), 베르베린, 강황이 길항제이기에 나는 최소한 부분적이라도 이것을 차단했었던 것으로 보인다. 이 자연물질들은 약물들[제피티닙(gefitinib), 엘로티닙(erlotinib), 라파티닙(lapatinib)] 같지 않게 부작용이 없다. 클로로퀸과 하이드록시 클로로퀸(말라리아 치료제로 사용되는 약제)은 HER2와 EGFR치료에 저항을 예방하는 치료의 열쇠가 될 수 있다(macropinocyotis와 autophage 억제 부분을 보기 바란다).[112] 상반되는 방법으로는 자가포식(autophage)을 더 촉진시키는 것인데, 이것은 이버메틴이 작동하는 방식이다. 그러므로 클로로퀸과 이버멕틴은 함께 사용할 경우 각각의 효과를 감소시킬 수 있기 때문에 상반되는 연구를 확인하기 전까지는 이 두 가지는 함께 복용하지 않는 것이 안전할 것이다. 자가포식을 자극하는 메트포민을 자가포식 억제제인 클로로퀸과 함께 복용하는 경우 시너지효과를 일으켜 서로의 기능을 상승시키지만, 세포사멸의 또 다른 형태인 페롭토시스(ferroptosis)를 일으킬 경우에는 예외이다. EGFR은 스타틴에 의해 부분적으로 차단되는 RAS 경로와 메트포민에 의해 부분적으로 차단되는 mTOR 경로로 세포신호를 전달한다. EGFR은 또한 많은 암에서 주된 경로가 되는 MAPK 경로로 신호를 전달하는데, 이 MAPK 경로는 인도메타신에 의해 차단될 수 있다.[113] 항암제 투여시 발생하는 구역질의 치료제인 아프레피탄트는 EGFR, HER2 및 해당과정과 다른 경로들을 차단하는 작용을 보이며 대사치료제로 상당한 잠재성이 있는 약물이다. 자연물치료제로는 레세르핀(reserpine), 멜리틴(melittin, 봉독에서 추출한 아미노산), 브로멜라인(bromelain)이 있다.

Interleukin 1 beta	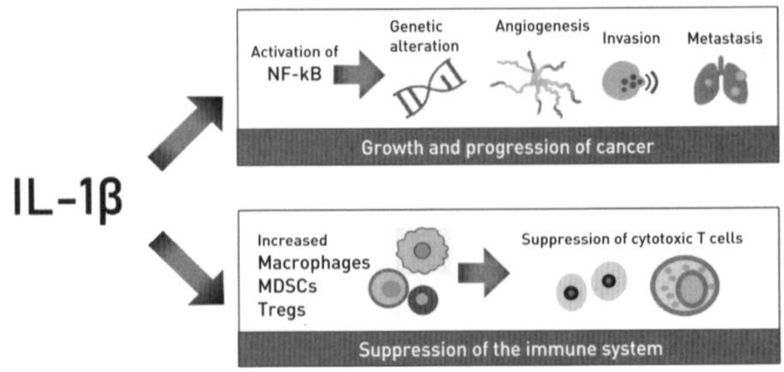 © Jane Mclelland, 2020 이 염증성 사이토카인은 암을 성장시키는 COX라는 효소를 분비한다. 하지만 이것은 NSAID(비스테로이드성 소염제)로 중화시킬 수 있다. Interleukin1 beta는 NF-kB를 통하여 암의 성장과 전이를 촉진시킬 뿐만 아니라 암에 대항하지 않고 오히려 암에 친화적인 '나쁜' 면역세포를 자극하기 때문에 누구나 이 사이토카인을 감소시켜야 한다.
	치료: 아스피린 혹은 더 강한 형태의 NSAID 또는 보스웰리아(Boswellia, 유향). 나는 처음에는 아스피린을 사용하다가 에토돌락으로 교체하여 3개월간 에토돌락을 복용했다. 나는 이 두 가지를 동시에 복용하지는 않았는데, 더 강한 소염제가 아스피린의 항혈소판 작용을 저해할 수 있어서였고, 이 둘을 함께 복용하면 위장출혈의 위험이 크게 증가하게 되어서였다. 요즘도 나는 예방 목적으로 아스피린 75mg을 매일 복용하고 있으며 강한 NSAID는 아주 가끔씩 음식과 함께 복용한다. 나는 염증반응을 줄이기 위한 매일의 복용 목록에 보스웰리아도 추가하였다. 소염진통제(NSAID)에 위장이 예민한 모든 환자는 보스웰리아를 프로토콜에 포함시켜야 된다고 생각한다. IL-6는 JAK-STAT 경로를 자극하는데 이에 대해서는 다음 장에서 언급할 것이다.

PPAR gamma (Peroxisome proliferator activated receptor gamma)	핵에 있는 수용체로서 지방 저장과 포도당 대사의 최종 조절자이다. Wnt signaling이 항진되면 PPAR gamma는 떨어진다. 이런 현상이 많은 암에서 일어난다. PPAR gamma는 염증과 인슐린 또한 조절하는데 그러므로 암을 포함한 대사적 질병에서 이 신호를 조절하는 것이 매우 중요하다. 여러 당뇨약, 특히 글리타존(glitazones)은 PPAR gamma를 타깃으로 작용하여 인슐린 저항성을 줄이고 인슐린 감수성을 증가시켰지만 심각한 부작용을 유발한다. 스타틴[114], 베르베린[115] 그리고 호노키올(Honokiol)이라는 자연물질이 PPAR gamma를 활성화시킨다. 이부프로펜도 이 신호를 부분적으로는 활성화시킬 수 있다. 근본적인 문제는 장내 세균총(특히 비피도박테리아)의 부족, 오메가-3와 비타민 A와 비타민 D 및 오메가-7의 부족인 경우가 많다.

일단 이런 비정상적 세포 신호 중 어떤 것이 당신이 가지고 있는 암에 적용되는지 파악하게 된다면, 어떻게 암을 굶길 수 있는지 알 수 있으니 치료법의 핵심을 손에 넣은 것이나 마찬가지다.

22

메트로 맵(Metro Map)

How to Starve Cancer

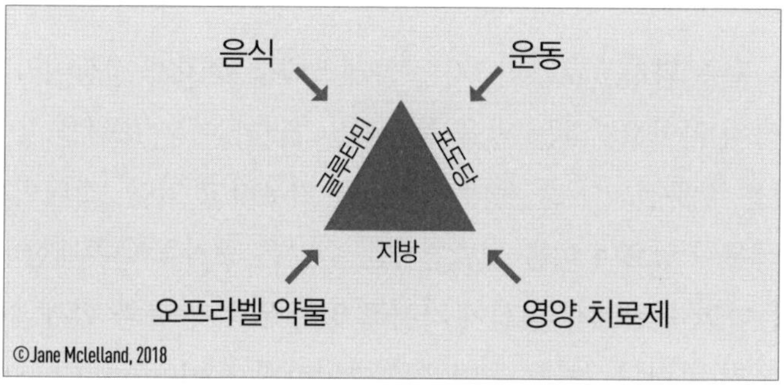

그림 21-1. 암을 굶기는 4가지 큰 축

암세포의 비정상적인 대사에 대한 치료

한 줌의 약과 영양 치료제를 가지고 암세포 내에서 일어나는 비정상적인 대사를 멈출 수 있다는 것은 정말 반가운 소식이다. 하지만 그렇다고 식이조절과 운동에 신경을 쓰지 않아도 된다는 뜻은 절대 아니다. 식이조절과 운동을 하지 않고 암을 치료한다는 것은 가능하지도 않고 현명한 생각도 아니다. 식사를 통하여 암이 사용하는 연료(대부분 포도당)를 차단시키고자 노력하는 사람들이 최고의 암 치료를 하고 있다고 할 수 있다. 나는 암을 굶기는 것이 암을 치료하기 위한 가장 중요한 단계라고 믿는다. 일단 굶게 되면 암은 약해져서 공격에 취약하게 된다. 그 다음 암을 죽이면 된다!

암을 굶기는 이런 치료 방법이 기존에 없었던 새로운 방법이라 해도, 이 방법의 효과를 증명하는 증거들은 아주 빠르게 늘어나고 있다. 물론 간헐적 단식도 암 치료에 도움이 되기는 하지만 나의 치료 방법은 우리 몸을 굶기려는 것이 아니다. 혈당을 떨어뜨리는 메트포민이나 콜레스테롤을 떨어뜨리는 스타틴과 같은 약물을 이용하여 암을 타깃으로 하는 방법이기 때문이다.

나는 종종 환자들로부터 "저는 콜레스테롤 수치가 정상이라 스타틴이 필요하지 않아요."라는 말을 듣는다. 그러나 이는 초점을 놓친 것이다. 그들은 잘못된 이유를 들며 스타틴을 거부하고 있다. 스타틴은 암을 굶기는 작용이 있으며 이를 뒷받침하는 수많은 증거들이 존재한다. 만약 의심이 든다면 구글에서 당신이 가지고 있는 암의 종류와 함께 스타틴을 검색해 보기 바란다. 예를 들어 흑색종이라면 'melanoma + statin + Pubmed'라고 검색하면 수많은 증거들을 볼 수 있을 것이다.

세포의 비정상적인 신호, 예를 들면 장기적으로 인터루킨-6(IL-6)이 나타나고(염증을 의미) TLR 신호가 일어나면 세포 내에 있는 STAT3 경로가 자극받게 된다. STAT3는 microRNA라고 하는 아주 작은 RNA의 활성을 통하여 작동하는데, 이 microRNA는 후생학적인 정보, 즉 환경정보를 세포막에서 세포 내로 보내는 역할을 한다. STAT3는 '전사인자'(Transcription Factor)로, 이것이 세포 내의 유전자에게 정보를 주고 이에 따라 유전자의 발현이 변하게 된다(예: Ras와 AKT 유전자의 과도한 발현) 이 유전자들이 항진되면(이들 유전자는 돌연변이를 일으키지 않고 단지 항진되기만 한다) 아세틸 코에이(Acetyl-CoA)가 과도하게 생성된다. Acetyl-CoA는 새로운 '딸'(daughter) 세포 형성과 유전자 발현을 조절하는 데 핵심적인 역할을 한다. 또한 이것은 지방산, 스테롤, 아미노산과 뉴클레오티드(Nucleotide 핵산의 구성 성분)의 구성요소인데, 이들은 전부 '딸'세포 형성에 필요한 성분들이다. 암세포는 계속해서 성장하기 위해, 그리고 자신만의 특별한 대사를 하기 위해 어떤 연료든 사용하려 한다.

Acetyl-CoA가 과도하게 생성되면 DNA 히스톤의 '아세틸화'가 일어나고 이에 따라 DNA의 극성이 변하게 된다. '아세틸화'는 전위를 양성에서 중성으로 바꾸는 '중성화' 효과가 있다. 따라서 히스톤은 더 이상 반대의 극성을 당기지 못하게 되고 DNA 사슬은 서로 떨어지거나 '느슨하게' 된다. 그리고 이로써 발암물질이나 바이러스가 쉽게 DNA로 들어오게 되거나 다시 활성화된다. 그 결과 유전자 돌연변이가 일어난다. 다르게 말하면, 발암물질은 불에 기름을 붓는 것이다.

메트로 맵으로 들어가기 전에 염증 신호인 인터루킨(interleukins, IL)을 메트로 맵에 연결시키고 있는 경로에 대해서 알아보자.

IL-1은 NF-kB 경로를 자극한다.

IL-6는 Jak과 STAT3 경로를 자극한다.

이들 경로는 매우 중요한데, 소위 '상승 경로'(upstream)로 대사가 변화하기 전에 발생하기 때문이다. TLRs와 IL-1, 그리고 IL-6 저해제가 이런 것의 상승 경로로, 이것이 BCG vaccine과 함께 사용하면 방광암의 70%에서 완해를 이루는 이유이다. BCG vaccine은 TLR9을 타깃으로 하기 때문이다. 위에서 언급된 주요 경로를 모두 차단하는 약물이나 보충제를 추가하면 '하강 경로'(downstream)를 더 쉽게 차단하게 해준다. 이 점을 우선적으로 생각하기 바란다.

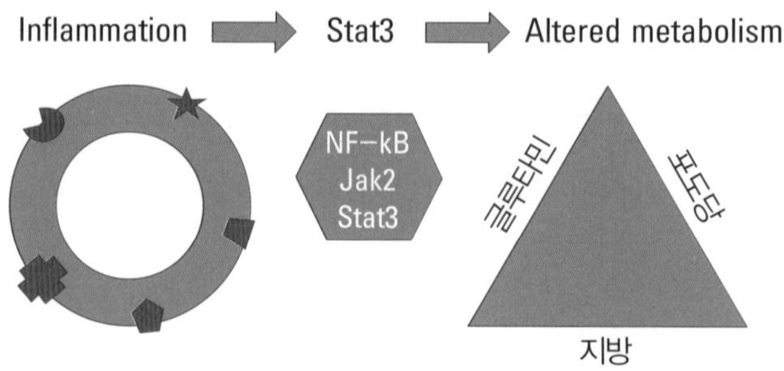

NF-kB는 염증반응과 연관되어 있기에, 이는 암의 진행과 전이에 이르도록 하는 '하강 경로'에 지대한 영향을 미친다. 모든 암 환자에게는 암의 진행과 전이가 정말 중요한 관심사이기에 여기에 주목해야 한다. 강력한 항염증성 약물로는 설파살라진, 셀레콕시브, 설린닥과 내가 선택했던 가장 강력한 약물인 에토돌락 등이 있다. 흥미로운 사실은 타목시펜도 이 리스트에 포함되어 있다는 것이다. 아유르베다 식물인 보스웰리아(Boswellia Serrata)의 성분인 AKBA도 좋은 항염증성 보충제인데, 이것은 대부분의 약물에 있는 위장 부작용이 없어 안전하게 대부분의 프로토콜에 포함시킬 수 있다.[116]

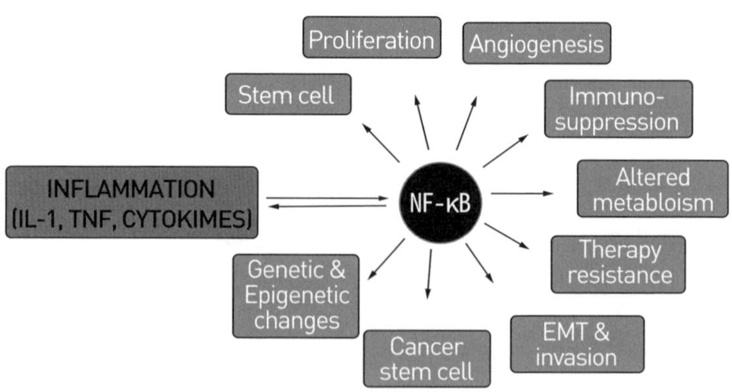

NF-kB는 암에 많은 영향을 미친다.

Jak2는 베르베린(berberin, berbermine)과 엘라그산(ellagic acid)에 의해 억제될 수 있다.

Stat3는 또 다른 중요한 부분인데, 면역계가 제대로 작동하기 위해서 대사적으로 중요한 체크 포인트이다["면역시스템 재가동" 장에서 카이누레닌(kynurenine) 경로를 참고하기 바란다]. 이것은 메트포민, 플루벤다졸(flubendazole)과 니푸록사자이드(nifuroxazide, NIF, 오래전에 사용된 항생제)에 의해 억제된다. Stat3를 억제하는 자연물로는 베르베린(berberine), 바이칼레인(baicalein), 님볼라이드(nimbolide)가 있다.[117]

메트로 맵(The Metro Map)

어떤 대사 경로를 타깃으로 하고 어떤 치료법이 가장 좋을지 찾아내는 데 수많은 시간이 걸렸다. 이제 여러분을 위해 그것을 여기에 그림으로 그려 놓았다. 암의 종류나 기수에 상관없이 암을 굶길 수 있는 약물과 영양 치료제 그리고 치료법을 안내하는 지도가 되어 줄 것이다. 이 메트로 맵은 모든 암세포 안에 존재하는 대사적으로 유연한 암 줄기세포가 영양소를 이용하는 대사 루트를 바꾸면서 다른 영양소를 이용하는 것을 보여 준다. 일부 루트는 다른 루트보다 더 쉽게 막을 수 있음 또한 볼 수 있을 것이다.

앞장의 피카딜리 서커스(Piccadilly Circus)에 있는 지상의 시스템과 지하의 시스템처럼, 암은 완전히 다르게 행동하는 전혀 다른 두 개의 시스템을 가지고 있다. 암세포에는 아주 빠른 속도로 분열하는 암세포와 이와는 전혀 다른 형태인 암 줄기세포가 있다. 이 둘은 서로 분명히 다르기에 서로 완전히 다른 두 가지 치료 방법이 필요하다.

내가 만든 이 메트로 맵은 암세포가 스스로 어떻게 연료를 공급하는

지 이해하도록 해주고, 환자가 자신의 몸에서 무슨 일이 일어나고 있는지를 더 쉽게 상상할 수 있게 도와준다. 나는 루트를 하나씩 하나씩 찾아낼 때마다 여기에 추가했다. 또한, 암이 스스로 대사 방법을 어떻게 바꾸면서 살아가는지도 파악하며 그려 놓았다. 이를 통해 나는 암이라는 질병이 일어나는 복합적인 기전 이상을 파악할 수 있게 되었고 그로써 많은 미스터리를 풀 수 있었다. 나는 더 이상 암이 치료가 불가능한 질병이라고 생각하지 않는다. 암의 치료에 필요한 모든 것은 분열이 빠른 암세포를 죽이면서 동시에 칵테일 치료법으로 암 줄기세포를 공격하는 것으로 생각한다. 각각의 암 종류마다 어떻게 대사 방법을 '특화'했느냐에 따라 약간씩 다른 점이 나타난다. 암은 자라나면서 원발암 부위 주변에서 구할 수 있는 연료를 공급하는 방식에 따라 다르게 적응하며 성장해 나간다.[118] 따라서 암을 굶기고 물리치는 열쇠는 그 암이 어떤 원료를 사용하는지 파악하는 것이다. 환자들은 자신의 암의 '대사표현형'(metabolic phenotype)을 알아야 한다. 이는 펍메드(Pubmed)에 있는 논문의 도움으로 해결하거나 종양학 전문의에게 도움을 받아서 알아낼 수 있을 것이다.

다행스럽게도 암의 메타볼로믹스(metabolomics 대사체학, 각각의 암이 선호하는 대사물질)에 대한 논문이 계속해서 더 많이 발표되고 있고, 이런 대사물질이 계속 발견되어 연구되고 있다. 이렇게 계속 메타볼로믹스를 연구하다 보면 항암제나 표적치료제 혹은 면역치료제를 사용하는 동안 특별한 형태의 암이 대사경로를 정확히 어떻게 바꾸는지에 대해서도 알 수 있게 될 것이다. 항암 화학요법, 면역치료, 표적치료 모두 암세포의 대사경로에 영향을 미치며, 종종 특정 암세포가 특정 대사물질에 중독이 되게 만들기도 한다. 예를 들면 어떤 세포는 글루타민에 중독되고 다른 세포는 세린(serine)에, 또 어떤 세포는 아르기닌(arginine)에 중독되게 된다. 이런 발견을 통해 우리는 암세포가 대사적으로 움직이는 것을 예측하여 암이 사용하는 주된 대사물질을 막을 수 있다. 암과의 싸움은 체스 게임과 유사하다. 우리는 암이 두는 다음 수를 알기만 하면 이기게 된다. 해답이 계속 나오고 있다!

논문을 찾을 때 암의 종류와 각각의 연료 공급라인에 있는 이름을 넣으면(예: HER2 Breast Cancer + Chloroquine or macropinocytosis) 논문들을 찾아 그 암의 대사 형태를 알 수 있다. 논문을 읽는 데 대략 한 시간 반 정도 소요될 것이다(영어 논문이므로 한국 사람은 개인에 따라 다를 것이다-역자주). 예를 들어 HER2 유방암에 클로로퀸(chloroquine)을 추가할 수 있다는 자료를 발견할 수 있는데, 이로써 이런 종류의 암은 대음세포작용(macropinocytosis)이란 루트를 사용하여 세포 외에 있는 단백질과 지방을 이용한다는 것을 추론할 수 있다.[119]

그렇지만 여기에는 두 가지 문제가 있다.

1. 연구자들은 단지 각각의 암에 대한 대사표현형을 파악한 것일 뿐이므로 아직은 모든 정보가 유용한 것은 아니다. 하지만 주로 사용하는 대사 루트나, 포도당, 글루타민, 지방 중 어떤 대사물질을 사용하는지에 대한 정보를 얻을 수 있다.
2. 일단 차단해야 하는 연료루트를 파악한 후에는 필요한 약물을 어떻게 구입하느냐가 관건이 된다.

종양학 전문의나 주치의로부터 약물을 처방받을 수 없는 경우, 암 환자들은 1980년대의 HIV 환자들처럼 거의 틀림없이 '바이어스 클럽'(이에 대해 다룬 영화의 이름이 "달라스 바이어스 클럽"이다)을 시작하게 될 것이다. 이렇게 함으로써 당국의 눈살을 찌푸리게 만든다 해도, 왜 환자들은 자신의 생명을 구하려고 노력해선 안 되는 것인가? 더 이상 할 수 있는 것이 없다는 말을 들었다면, 왜 그들은 온순히 집에 가서 죽어야만 한다는 말인가?

자, 그렇기에 여기에 당신의 암을 굶길 수 있는 방법을 보여 주는 메트로 맵이 있다. 삼각형의 세 변은 각각 포도당(glucose), 글루타민(glutamine), 지방산(fatty acid)을 이용하는 경로를 나타낸다.

한 변에만 존재하지 않고 여러 경로를 타깃으로 할 수 있는 약물들도 있다는 사실을 또한 주목하기 바란다.

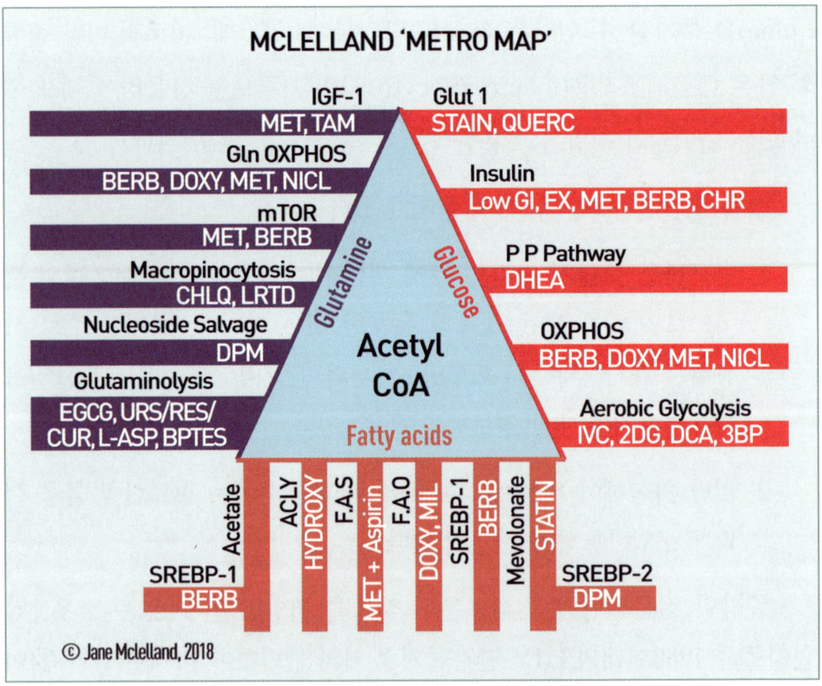

그림 21.2 줄기세포 '메트로 맵'

대사 경로(METABOLIC PATHWAYS)

포도당 경로 (Glucose Pathways)	Glut 1 = 포도당수송체 1(Glucose Transport Receptor 1), 인슐린(Insulin), PP Pathway = 펜토오스 인산 경로(Pentose Phosphate Pathway), OXPHOS = 산화적 인산화(Oxidative Phosphorylation), 호기성 해당과정(Aerobic Glycolysis)
글루타민/아미노산 경로 (Glutamine/Amino Acid Pathways)	IGF-1 = 인슐린유사성장인자-1(Insulin like growth factor-1), Gln OXPHOS = 글루타민산화적 인산화(Glutamine oxidative phosphorylation), mTOR = mammalian target of rapamycin, Macropinocyctosis (Autophagy), Nucleoside Salvage(Autophagy), 글루타민분해경로(glutaminolysis), Acetate Pathway
지방산 경로 (Fatty Acid Pathways)	SREBP-1 = Sterol Regulating End Binding Protein-1, ACLY = ATP Citrate Lyase, SREBP-2 = Sterol Regulating End Binding Protein-2, F.A.S. = Fatty Acid Synthesis, F.A.O. = Fatty Acid Oxidation, 메발론산 경로(mevalonate pathway)
치료 (빨강, 파랑, 노랑 색깔부분)	MET = 메트포민(Metformin), TAM = 타목시펜(Tamoxifen), BERB = 베르베린(Berberine), DOXY = 독시사이클린(Doxycycline), NICL = 니클로사미드(Niclosamide), CHLQ = 클로로퀸(Chloroquine), DPM = 디피리다몰(Dipyridamole), CUR = 커큐민(Curcumin), EGCG = 에피갈로카테킨 갈레이트(Epigallocatechin Gallate), URS = 우르솔산(Ursolic Acid), RES = 레스베라트롤(Resveratrol), L-ASP = 아스파라기나제(Asparaginase), BPTES = 비스-2-(5-페닐아세트아미도-1,2,4,티아디아졸-2-일) 에틸 설파이드[bis-2-(5-phenylacetamido-1,2,4-thiadiazol-2-yl)ethyl sulphide], MIL = 밀드로네이트(Mildronate), IVC = 정맥내 비타민C(intravenous vitamin C), 2DG = 2-디옥시 글루코스(2-Deoxyglucose), DCA = 다이클로로아세테이트(Dichloroacetate), 3BP = 3-브로모피루베이트(3-Bromopyruvate), Low GI = 저혈당 다이어트(Low Glycaemic Diet), CHR = 피콜린산 크롬(chromium picolinate), QUERC = 퀘르세틴(Quercetin)

이런 단어들이 의학 퍼즐처럼 느껴지기도 할 것이다. 하지만 각각의 경로나 루트를 이해하지 못하고 또 이들이 어떻게 작용하는지 몰라도 전혀 문제가 되지 않는다. 슬프게도 아직까지는 종양학 전문의들 역시 이에 대해 잘 모르고 있다. 하지만 여러분이 반드시 알아야 하는 점은, 암을 굶기고 암 줄기세포를 없애기 위해서는 이 대사루트들을 반드시 차단해야 한다는 것이다. 독성이 적은 약물과 영양 치료제를 이용하여 이런 대사루트들을 차단시킬 수 있고, 그 과정에서 이들은 당신을 절대 해치지도, 죽이지도 않는다!

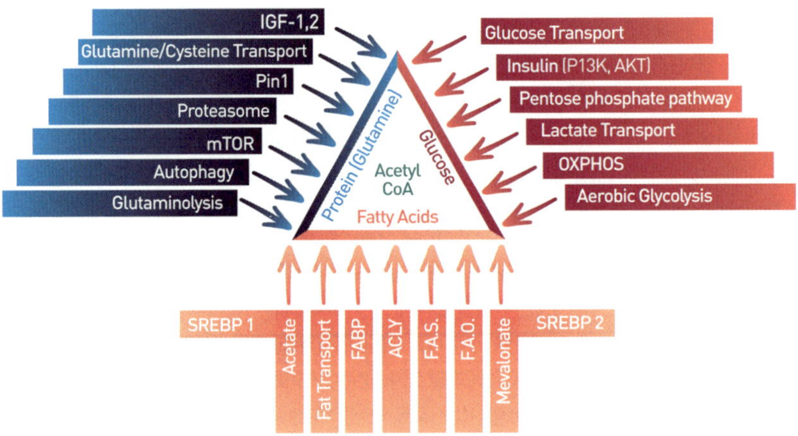

위에 있는 나의 2021년 버전 메트로 맵은 젖산(lactate), 지방, 글루타민 운반체와 xCT antporter와 같은 몇 가지 중요한 영양소를 포함하고 있는데, 이들은 항암제 내성 암과 페롭토시스(ferroptosis) 과정에 정말 중요한 공급라인이다.

위의 두 가지 메트로 맵 모두 암 줄기세포가 스스로에게 연료를 공급하는 주된 루트를 보여 준다. 암의 비정상적인 대사는 호기성 해당과정(Aerobic glycolysis)보다 훨씬 더 복잡하다. 1924년에 오토 와버그

(Otto Warburg)가 발견했던 내용은 부분적으로만 맞는 내용이다. 나는 위 그림에서 경로들을 분리해 놓았지만, 이들 경로는 서로 연결되어 섞이기도 하며, 한 가지 루트가 한 가지 영양소만 배타적으로 차단하는 것은 아니다. 예를 들면 메발론산(Mevalonate)을 차단하면 콜레스테롤의 생성을 막을 뿐만 아니라 단백질의 프레닐화(prenylation)도 차단하게 된다. 그런데도 메트로 맵을 위와 같이 단순하게 표현한 이유는 암 환자의 대사표현형에 알맞은 약물과 영양 치료제를 결정하는 데 유용한 가이드가 되기 때문이다.

내가 써넣어 둔 대부분의 약물과 영양 치료제들은 다기능적 효과(Pleiotrophic effect), 즉 한 가지 약물이 동시에 여러 곳을 타깃으로 작용하는 효과가 있다. 그러므로 이런 약물과 영양 치료제는 생각보다 비싸지 않다는 것을 알게 될 것이다.

최근의 표준치료만으로는 5년 이상 생존하는 암환자는 50~60% 정도뿐이고, 10년 이상 생존하는 수는 이보다 더욱 적다. 이러한 통계 수치는 수십 년 동안 변화 없이 유지되고 있다. 그리고 많은 환자가 현재 사용하고 있는 야만적인 치료 방법으로 장기간 암과의 전쟁을 벌이는 것을 너무 엄청난 일로 생각하고서, 아예 거의 처음부터 저항하지 않고 그저 패배를 받아들이곤 한다.

암에 대한 서적을 보면 '전쟁'이나 '전투' 같은 단어를 사용하는 것은 마치 자살을 의미하는 양 금기시되고 있다. 상담가들은 암환자와 이야기할 때는 이런 단어나 호전적인 문구는 절대로 사용하지 말라고 교육한다. 환자들은 자신에게 닥친 상황의 심각성과 거대함을 파악하려 할 때 그런 단어를 듣고 싶어 하지 않기 때문이다. 그래서인지 요즘에는 많은 책들이 암과 '화해하기', 암으로부터 '배우기'에 초점을 맞추고 있다. 물론 여러분들이 이렇게 하는 것이 도움이 된다고 생각하면 그렇게 하길 바란다. 하지만 그것만으로는 여러분을 호전시켜 줄 수 없다. 그래서 나는 이런 트렌드를 그냥 뛰어넘으려고 한다. 그렇다, 당신은 전쟁을 벌일 필요가 있다. 그러나 이것은 좀 다른 방식의 전쟁이다. 현명하고 지혜롭고 교활해져야 한다. 나는 암을 죽이기 위해 여러분이 그렇게 고생해야 한다고 생각하지 않는다.

역사를 돌아보면, 고대 그리스가 어떻게 수많은 전쟁을 치렀는지로부터 배울 수 있는 점이 많다. 매우 간단하고도 효과적인 기술로서 사상자도 거의 없는 전술이었다. 만약 우리가 비슷한 방식을 도입한다면 우리 몸은 독성 높은 고용량 화학요법을 감당하지 않아도 될 것이고, 그런 끔찍하고 해로운 치료법은 역사의 뒤안길로 사라지게 될 것이다.

암과 '화해'를 하는 것은 그렇게 어렵지 않은 일이다. 하지만 내가 암과 평화를 이룬 적이 있었던가? 내가 암으로부터 교훈을 얻거나 암을 선물이라고 여긴 적이 있었던가? 내가 암을 두려워하지 않는다는 사실이 화해를 의미한다면, 뭐 화해를 했다고도 볼 수 있을 것이다. 나는 암과 함께 살아가는 법을 배웠기 때문이다. 나는 인체, 특히 내 몸에 대하여, 그리고 질병의 다양한 측면에 대하여 많은 것을 배웠다. 그러나 이것이 암과 친구로 지내고 암에게 고마워해야 할까? 아니, 절대로 그럴 수는 없었다. 암은 언제나 나의 대적이었다. 그러나 당신이 자신의 암을 이렇게 바라볼지 아닐지에 대한 선택은 전적으로 당신에게 달려 있다.

암이 정신적 공포를 가하는 면은 잠시 접어두더라도, 당신이 어떻게 생각하길 선택하든 간에 세포 수준에서도 이것은 분명한 전쟁이다. 당신이 암과 '화해'를 한다고 쳐도 당신의 건강한 세포와 암세포 사이에는 단순한 영역 다툼이 아닌, 영양소를 차지하기 위한 격렬한 전쟁이 벌어지고 있으며, 이는 매우 실제적인 권력 쟁탈전이라는 것을 이해하기 바란다. 암은 기생충처럼 당신의 몸에 있는 영양성분과 몸의 면역을 잠식하며 점점 당신의 생명을 위협하면서 성장한다. 이 말이 두렵게 들릴 수도 있다. 그러나 나는 분명 당신의 몸에는 손상을 덜 주면서 암을 물리치는 쉬운 방법이 있다고 믿는다.

나의 치료 방법을 설명하기 위해, 기원전 431년 고대 그리스에서 스파르타가 지배하고 있던 보이오티아(Boeotia)의 테베 남쪽에 있는 플라타이아(Plataea)라는 도시로 돌아가 보자.

플라타이아는 스파르타에 의해 전복되지 않고 어떻게든 살아남은, 방어가 잘된 작은 도시였다. 이 도시는 여전히 아테네와 동맹을 맺고 있는 남부 보이오티아의 마지막 근거지의 하나이기도 했다. 불행하게도 플라타이아의 위치는 매우 공격에 취약한 곳이었다. 그래서 공격을 받을 것을 예상한 플라타이아 사람들은 엄청나게 강력한 방어벽을 건설했다. 공격에 취약한 곳이었지만 플라타이아는 문제가 생기면 동맹국 아테네가 군사를 보내 줄 것을 철석같이 믿고 있었다.

한편, 근처 도시인 테베는 스파르타의 지배를 받고 있었는데, 테베인들은 아테네가 지배하는 이웃 도시에 진절머리를 내고 있었다. 그들은 플라타이아는 굳건하고 높은 방어벽으로 둘러싸여 있으며 수많은 무기와 건장한 군인들이 지키고 있다는 것을 잘 알았기에, 아무도 모르게 교활하게 침략하는 술수를 짜냈다. 이 전략이 성공한다면 적은 병력과 인명피해로 플라타이아를 점령할 수 있을 것이었다.

이들은 플라타이아 시민 중에 자신들의 지정학적 취약성으로 인해 심한 불안감을 느끼는 이들이 있다는 정보를 얻었다. 그들은 테베로부터 조만간 공격받을 수도 있음을 알고 두려워하고 있었으며, 일부는 차라리 항복하고서 전쟁의 위험 없이 사는 게 좋겠다고 생각하기까지 했다. 테베인들은 이런 시민 중 한 사람을 배신자가 되도록 설득해 냈고, 악랄한 계획을 실행에 옮겼다.

어느 날 밤 새벽 3시경, 그 배신자는 플라타이아 시의 성문을 열어 테베군 선발대 300명을 들여보냈다. 이들은 아무런 저항도 받지 않고 곧바로 광장으로 행진해 들어가 순식간에 도시를 점령했다. 이는 아침에 더 많은 공격 병력이 올 때까지 소규모 병력으로 이 도시를 먼저 점령하려는 것이었다. 트로이의 목마처럼 이 작전은 거의 성공한 듯했다.

플라타이아인들은 예상하지 못한 기습에 놀라 항복했다. 하지만 밤중에 잘 살펴보니 테베군의 병력이 적다는 것을 확인할 수 있었고, 그들은 이내 남녀 심지어는 노예들까지 힘을 합쳐 그날 밤 내내 전력을 다해 맞서 싸웠다. 그 결과 일부 테베군은 도망가고 일부는 죽임을 당했으며, 플라타이아인들은 테베군 180명을 포로로 잡고 도시를 다시 회복했다.

아침이 되어 원래 계획에 따라 대규모의 테베군 병력이 도착했으나 그들은 작전이 실패한 것은 알고는 크게 실망했고, 즉각적인 포로 석방을 요구했다. 테베군이 포로가 안전하게 석방되는 조건으로 물러나겠다고 약속하자 플라타이아는 이에 동의했다. 그러나 테베군이 떠나자마자 플라타이아는 약속을 어기고 모든 포로를 처형해 버렸다.

당연하게도 테베인들은 몹시 분노했고, 플라타이아 성 공격에 필요한 모든 무기를 동원하여 전격적인 공격을 감행했다. 플라타이아인들은 이러한 반응을 충분히 예측하고 대비하고 있었기 때문에 테베가 공격해 올 때마다 효과적으로 방어하며 물리쳤다. 그렇게 2년 동안 테베의 공격은 무위로 끝났다.

이렇게 소득 없이 시간이 흘렀음에도 테베는 포기하지 않았다. 동맹군인 스파르타 군에게 도움을 요청했다. 그런데 테베에 도착한 스파르타 군은 다른 전략을 제시했다.

첫째, 플라타이아를 도우러 올지도 모르는 아테네 군대로부터 스파르타 군과 테베를 보호하기 위하여 그들은 주위에 또 다른 방어벽을 건설했다.

둘째, 그들은 플라타이아 성벽 앞에 거대한 흙 언덕을 만들어 성벽 위로 올라가 공격할 계획을 세웠다. 그러나 그들이 언덕을 더 높게 쌓을수록 플라타이아는 자신들의 방어벽 또한 더 높게 쌓으면서, 스파르타 군의 시도를 비웃었다. 이것은 테베인과 스파르타인들을 더욱 분노하게 만들었다.

셋째, 테베와 스파르타는 성벽을 부수는 거대한 나무망치를 가져왔다. 그러나 플라타이아는 큰 기둥을 쇠사슬에 매어 성벽 아래로 흔들어 댐으로써 거대한 나무망치를 무너뜨려 버렸다. 또다시 플라타이아인들은 성벽 위에서 조롱과 야유를 퍼부었다.

좌절을 모르는 테베인들은 분노가 타올랐고, 이번에는 플라타이아를 불태워 버리려고 했다. 그들은 바람의 방향이 유리할 때까지 기다렸다가, 전에 만들어 놓은 언덕 위에서 불붙은 거대한 건초 뭉치를 던졌다. 플라타이아는 물 양동이를 준비하고 불을 진화했다. 그쯤 되니 플라타이아 시의 많은 부분이 파괴되었으나, 그들은 여전히 항복하지 않았다.

플라타이아인들은 적군의 모든 동태에 맞추어 대응하는 것 같았다. 테베와 스파르타는 이제 지칠 대로 지쳤다. 최고의 무기를 모두 사용했지만 소용이 없었다. 그러나 포로들을 살해한 것에 대한 분노는 가라앉지 않았기 때문에 그들은 어떤 수를 써서라도 플라타이아를 물리치려고 작정했다. 테베와 스파르타 역시 포기하려 하지 않았다.

그들은 어차피 효과적으로 사용할 무기가 소진되었기에, 이제는 플라타이아가 굶주려 항복할 때까지 그냥 기다리기로 했다. 가능하면 플라타이아인들을 생포하고자 계획했다. 도시 안으로 음식이 들어가지 못하게 하고 아무도 도시를 빠져나가지 못하게 했다.

이는 엄청난 인내심이 있어야 하는 전략이었지만, 테베군은 플라타이아 성벽 외곽에 진을 치고 2년이 넘게 주둔하면서 도망치려 하는 모든 이들을 붙잡았다.

결국, 기원전 427년, 전쟁이 시작된 지 4년 후, 약해지고 굶주리고 인구도 줄어든 플라타이아는 공정한 재판을 받는다는 조건으로 항복을 결정했다. 스파르타도 동의했다.

그렇다면 스파르타는 약속한 대로 자비를 베풀었을까? 그들이 테베군 인질들을 무자비하게 살육했는데도 정당한 재판을 받을 수 있도록 해주었을까? 절대 그렇지 않았다.

전범 재판에서 5인의 스파르타 재판관들은 플라타이아인들에게 한 가지 질문만 던졌다.

"이번 전쟁에서 스파르타와 그 동맹을 돕기 위해서 한 일이 하나라도 있습니까?"

"아니요"라는 대답을 할 수 없었던 모든 병사는 처형되었고, 여자들도 남자들이 살해당하는 끔찍한 광경을 목격한 후 노예로 팔려 갔다.

한때 그토록 강성하고 함락되지 않을 것만 같은 플라타이아는 결국 완전히 무너지고 말았다.

이 이야기에서 얻을 수 있는 교훈

1. 적을 약화시켜라

적이 힘이 강할 때 공격하는 것은 자원과 노력을 낭비하는 일이다. 전쟁에서 군대와 동맹군을 잃을 가능성이 클 때 모험을 계속하면 수많은 부가적인 손실이 발생하게 된다. 빠르게 적응하여 대응하는 가장 어려운 적, 무적처럼 보이는 상대를 가장 쉽게 물리칠 수 있는 때는 적이 약해져 무방비 상태에 있을 때이다.

2. 적을 굶겨 죽여라

이는 간단하고 효과적인 전술로서 오늘날에도 여전히 이용되는 방법이다. 암세포는 영양소 요구량이 많다. 에너지원으로 주로 당분을 이용하고, 복제를 하기 위해서는 지방과 단백질도 필요로 한다. 집을 한 채 짓는다고 생각해 보자. 단지 연장과 인부가 있다고 집을 지을 수 있는 것은 아니다. 벽돌과 몰타르 등도 필요하다. 이와 비슷하게 암은 생물량(biomass)을 만들기 위하여 단백질과 지방을 필요로 하고 새로운 세포를 만들 에너지를 얻기 위하여 당분을 필요로 한다. 만일 당분만 제한하여 암을 굶기려 하면 암은 그 대신 글루타민과 지방에서 에너지를 얻는다. 그러므로 암의 주요 에너지 공급라인들을 찬단해야 한다.

3. 인내하라

암을 약화시키고 굶긴다 해도 하루아침에 암이 줄어드는 것은 아니며 수개월이 걸릴 수 있다. 그러나 일단 암이 약해지고 난 후 화학요법제, 방사선치료, 고용량 비타민C 정맥주사 그리고 NSAID와 스타틴 같은 약을 사용함으로써 세포자멸을 유도하면 낮은 약물 농도에서도 남아 있는 암세포를 더 효과적으로 제거할 수 있다.

4. 힘을 합쳐라

대부분의 환자들은 매우 엄격한 식이요법 하나만으로 암을 굶기는 방법을 시행하기 매우 어렵고 이는 현실적인 방법도 아니다. 저독성 오프라벨 약물, 극단적이지 않은 개별화된 식사요법, 특별한 영양 치료제와 적절한 운동을 모두 병행하는 접근방법이 서로 시너지를 효과를 낼 수 있다. 일단 암이 굶주리고 취약해져 있는 상태가 되어 있다면, 덜 해로운 방법으로 세포자멸을 유도하면 된다. 즉 카스파제 케스케이드(caspase cascade, 카스파제 연속반응)와 저용량 화학요법제로 세포자멸을 유도하면 더 효과적일 것이다. 하지만 만일 기존 암 치료 프로토콜에 맞추어 암 줄기세포는 무시한 채 빠르게 분열하는 세포만을 표적으로 한다면 암은 더 퍼지고 더 공격성을 가지게 될 것이다.

어디서부터 시작해야 할까?

세포의 모든 대사는 분해작용(catabolic reaction, 예를 들면 해당과정이나 글루타민 분해) 아니면 생성작용(anabolic reaction, 새로운 세포를 만드는 데 필요) 둘 중 하나이다.

와버그 효과(Warburg Effect, glycolysis 해당과정)와 역와버그 효과(Reverse Warburg Effect, OXPHOS 산화적 인산화)

암세포의 가장 흔한 특성 중 하나는 호기성 해당과정(aerobic glycolysis)이 증가하는 것이다. PET 스캔을 통해 관찰해 보면 모든 암세포의 80~90%에서 포도당 흡수가 나타나는데, 이는 치료의 기본적인 타깃이 포도당이 되어야 함을 의미한다. 그러나 일부 암에서는 해당과정이 매우 낮게 관찰된다.[120] 예를 들면 전립선암에서 와버그 효과는 돌연변이를 많이 겪은 후 아주 늦은 병기에서 비로소 나타난다. 대신에 전립선암은 지방생성(lipogenesis, 지방으로부터 에너지를 획득)과 글루타민 분해(glutaminolysis, 글루타민으로부터 에너지를 획득)를 이용한다.

흑색종과 같은 일부 암들은 암 발생 초기부터 세포질에서의 해당과정보다 미토콘드리아에서의 산화적 인산화(OXPHOS, oxidative phosphorylation)가 더 항진된다.[121] 그리고 암이 진행되면서 다른 수많은 암세포에서도 미토콘드리아의 숫자가 늘어나, 활성산소(산화스트레스)에 의한 공격이나 해당과정 억제만으로 암세포를 죽이려 할 때 더 암은 많이 저항하게 된다.[122] 이것이 우리가 암이 필요로 하는 연료를 알아야 하고 이 부분을 치료의 최우선 순위로 해야 하는 이유이다. 암의 연료나 대사루트를 잘못 차단하면 오히려 암이 더 치료에 저항성을 띠게 만들어 악화될 수 있다. 암들은 일반적으로 해당과정을 먼저 이용하고(즉, 포도당을 원료로 사용하고) 암이 좀 더 진행되면서 지방/글루타민 경로로 바뀌게 된다. 난소암과 같이 좀 더 공격적인 암들은 진행 초기부터 이 같이 경로를 바꾸고 좀 더 공격적으로 행동한다. 그러므로 공격적인 암일수록 더 많은 루트를 차단해야 한다.

호기성 해당과정(解糖作用), 즉 와버그 효과란, 미토콘드리아에서 효율적으로 ATP(신체의 에너지 단위)를 만드는 대사과정에서 그보다 효율이 떨어지는 세포질에서 발효로 대사과정을 바꾸는 것을 말한다. 이런 전환은 산소가 있는데도 불구하고 일어난다(이것이 이 대사가 혐기성 과정임에도 불구하고 호기성으로 불리는 이유인데, 여기서 많은 사람이 혼란스러워한다). 이런 특이한 암 대사에 대해서는 잘 밝혀져 있으며 비정상 대사과정 중 가장 잘 파악되고 있다. 이런 이유로 인해 대부분의 암 치료에서 해당과정을 기본적인 치료 타깃으로 삼는다.

해당과정에는 여러 단계가 있으며, 각 단계마다 그 과정을 차단할 수 있는 자연물질과 약물이 있다. 해당과정의 부산물은 지질(지방산 생성)을 만드는 데 사용되는데, 이는 증가된 에너지 요구량 및 성장과 증식에 필요한 거대 분자(뉴클레오티드, 세포막, 효소 등등)의 수요를 충당하기 위함이다. 그러므로 해당과정을 차단할 때 지방 대사 경로도 같이 차단해야 한다. 많은 경우 이런 루트를 차단하는 데 너무 맞춘 나머지 다른 루트가 제외되기도 한다. DCA, 2-deoxyglucose, 3BP와 케톤 식이요법을 함께 사용하여 현저한 관해를 이룰 수 있지만, 다른 루트들 또한 동시에 차단하는 것을 실패한다면 이 방법은 너무 극단적으로 될 수 있다. 암 대사의 자연요법 치료사인 닥터 나샤 윈터스(Nasha Winters)는 많은 환자가 결국 반동 효과(rebound effect)를 겪는 것을 목격했다고 말한다. 이것은 암이 환경에 적응하여 세포 바깥의 영양소를 주워 먹는 방법 및 글루타민 대사를 이용하는 방법을 배우게 되기 때문이다. 그러면 결국에 암은 이전보다 더 공격적으로 되어 돌아오는 것이다. 물론 관해를 이루는 것은 좋은 일이다. 그런데 관해에 계속 머물도록 하는 것은 또 다른 문제이다. 장기적인 관점에서는 해당과정만을 치료 목표로 삼는 것은 내가 볼 때는 좋은 전략이 아니다. 나는 극단적인 방법은 피해야 하며, 좀 더 안전하게 암의 크기를 천천히 줄이면서 대사 활성을 줄여나가는 것이 더 좋은 방법이라 생각한다.

해당과정의 부산물인 젖산은 '역와버그 효과'(Reverse Warburg)에서는 연료로 사용되어, OXPHOS를 항진시킨다. 젖산은 암세포로 인해 생기는 부산물이기도 하지만, 암세포 주위의 결합조직에 있는 섬유아세포(fibroblast)에 의해서도 만들어진다. 암세포는 옆에 있는 섬유아세포에게 미토콘드리아를 공격하도록 지시한다. 그러면 섬유아세포는 포도당 발효와 해당과정을 통해 에너지를 공급받는다. 여기서 포도당 발효로 인해 젖산이 만들어진다. 암 주위 미세환경에서 젖산이 증가하면 젖산은 다시 암세포로 되돌아오고, 이는 피루브산(pyruvate)으로 전환된다. 이 피루브산이 암세포의 미토콘드리아에 있는 크렙스 회로(Krebs Cycle, OXPHOS)로 다시 들어가게 된다. 이것이 '역와버그 효과'이다. 일반적으로 암세포에 있는 미토콘드리아는 전력공급 스위치가 꺼져 있거나 손상되어 있을 거로 생각하지만, 사실 그와 반대로 많은 미토콘드리아는 암세포 내에서 활성이 증가하는 것을 보여 준다. 암이 많이 진행된 상태라면, 반드시 미토콘드리아를 다시 되돌려야만 하는 것은 아니다. 그로써 상황을 더 나빠지게 만들 수 있기 때문이다.

사실 반드시 해야 하는 중요한 일은, 암이 필요로 하는 연료의 근원을 차단하는 것이다. 많은 미토콘드리아가 손상을 받는 동안에도 다른 미토콘드리아는 연료 공급을 유지하기 위하여 숫자를 급격히 늘리면서 초과근무를 하기 때문이다.

그렇다면 어떻게 이렇게 고도로 활성화된 미토콘드리아를 타깃으로 공격할 수 있을까? 나는 항생제인 독시사이클린(Doxycycline)이 이렇게 슈퍼-차지(super-charge)된 암세포에 있는 미토콘드리아를 깨부수는 효과적인 방법임을 알게 되었다.[123] 미토콘드리아는 원래 10억여 년 전 고대에는 단세포 세균이었다. 그런데 산소가 있는 환경에 적응하기 위해 세포 내로 함입되면서 세포와 아주 훌륭한 동반자 관계를 이루며 공생관계를 형성했고 세포 내의 미토콘드리아로 자리 잡았다. 우리 몸의 모든 세포는(적혈구를 제외하고) 이런 내공생관계(endosymbiotic arrangement)로 진화한 산물이라고 할 수 있다. 베르베린도 항생효과가 있어서 암세포의 항진된 산화적 인산화(OXPHOS)를 감소시킬 수 있다. 오래된 구충제인 니콜스아마이드(Nicolsamide)도 마찬가지 효과가 있다.

많은 사람들이 '역와버그'(Reverse Waburg) 개념을 이해하기 힘들어 한다. 해당과정을 이용하는 대사루트가 변화하는 것만으로도 머리가 아프기 때문이다. 암세포는 영양소 환경이 변하면 바뀐 환경에 언제든지 적응할 것이며, 주변에서 찾을 수 있는 영양소라면 거의 대부분 이용할 수 있다. 췌장암 같은 암세포는 먹을 수 있는 영양소가 거의 없는 환경에서도 영리하게 대음세포작용(Macropinocytosis)라는 대사 루트를 만들어 내는데, 이것은 세포막을 헝클어서 세포 바깥의 단백질이나 지방을 자신이 먹기 위한 것이다.[124] 췌장암에 저산소증과 같은 환경적 제약이 가해지면 암의 공격성은 더 증가한다. 육종, 흑색종, 림프종, 중피종, 간암 등도 약간 다르게 행동하여, 아미노산 중 하나인 아르기닌을 연료로 이용한다. 따라서 이들 암의 경우 대사치료가 충분히 효과적이지 않을 때 아르기닌을 제한하는 것이 좋은 전략이 될 수 있다.

이런 대사 경로들은 암을 먹이기 위해 아미노산(단백질, 예를 들면 글루타민, 세린, 아르기닌) 또는 포도당 또는 지방산을 사용하는데, 만약 이 중 한 가지가 폐쇄되면(예를 들면 케톤 식이요법을 통해 포도당을 굶기기) 암 줄기세포는 다른 연료 공급라인으로 바꾼다. 그러므로 여기서 얻을 수 있는 중요한 교훈은, 줄기세포에 연료를 공급하는 많은 루트들 가운데 한두 개만이 아닌 여러 개를 동시에 차단하는 것이다. 이것이 관해를 지속시키고 암이 더 공격적이 되어 돌아오는 것을 피하는 핵심 방법이라고 할 수 있다.

나는 메트로 맵에 대음세포작용(macropinocytosis)와 지방산 산화(Fatty acid oxidation)와 같이 내가 실제로 타깃으로 삼지 았았던 경로도 몇 가지 포함시켰다. 대음세포작용은 췌장암, HER2 유방암, 삼중음성 유방암에서 항진되어 있고 지방산 산화는 Myc가 과도하게 발현된 삼중음성 유방암, PC3 전립선암, 미만성 거대 B 세포 림프종, 버킷림프종, 교모세포종에서 항진되어 있다.[125] 여러분의 암은 나에게 발병했던 암과 다른 대사과정을 사용할 것이기 때문에 내 메트로 맵을 그대로 따라 하는 것은 큰 의미가 없을 것이다. 만약 더 공격적인 암이라면 굶기기 위해 더 많은 무기가 필요할 것이다. 글루타민 억제제를 추가하는 것도 가능할 것이다.

나는 여러 가지 연료 공급원을 동시에 차단함으로써 암을 약화시켰고, 암이 정상적인 과정인 '세포자멸'에 더욱 취약하도록 만들었다. 일단 굶기면, 글루타치온을 감소시키거나(항산화제) 활성산소를 증가시키는 방법으로 암을 쉽게 죽일 수 있게 된다.

나는 이같이 여러 경로를 동시에 차단하는 방법을 영국 맨체스터 솔프드에 있는 마이클 리산티 교수와 공유했다. 리산티 교수는 2007년 항생제인 독시사이클린을 수주에 걸쳐 용량을 증가시켜서 OXPHOS(글루타민, 젖산염 또는 클루코스를 연료로 사용)와 지방 산화를 차단했더니 항생제에 대한 내성이 발생하면서 암 줄기세포의 대사가 OXPHOS에서 해당과정(Glycolytic phenotype)으로 전환이 일어났으며, 이후에 비타민C 정맥주사를 투여하여 해당과정의 6번째 단계를 차단하고 글루타치온을 떨어뜨렸더니 암세포가 죽었다는 논문을 온코타겟(Oncotarget)이라는 저널에 발표했다. 이처럼 두 개의 경로를 함께 공격하는 두 갈래 공격법은 다양한 종류의 암세포도 사멸로 이끌 수 있다는 것을 증명했다.[126] 리산티 교수는 또한 여기에 베르베린을 추가하면 결과가 더 좋아진다는 것을 발견했지만 나에게는 그렇게 놀랄 일이 아니었다.

모든 종류의 암 줄기세포는 대사 경로를 바꾸고 새로운 환경에 적응하는 능력을 공통적으로 가지고 있다.

다른 연료의 공급라인으로 대사과정을 바꾸는 암 대사의 유연성은 이에 대해 인지하고 있다면 발견할 수 있으며, 최신 의학 문헌들을 뒤져봐도 쉽게 알아낼 수 있다(이렇게 하길 바란다!). 암이 약물에 대한 내성을 나타내는 것은 '유전자' 때문이 아니라 이런 대사의 유연성 때문이다. 유전자는 대사가 바뀜으로써 나타난 결과일 뿐이며, 암은 다른 대사 경로를 찾아감으로써 치료를 피해 간다.

아래는 이와 관련하여 내가 찾아보며 알아낸 내용들이다.

- mTOR가 차단되면 암세포는 '자가포식(autophagy, self-eating)이라는 작용을 항진시킨다.[127]
- 세포질에서 해당과정(glycolysis)을 차단시키면 암세포는 미토콘드리아에서 산화적 인산화과정(OXPHOS)을 항진시킨다.[128]
- 스타틴으로 메발론산 경로를 차단시키면 암세포는 SREBP-2를 통하여 콜레스테롤 경로를 항진시킬 수 있다.[129]
- 육종, 림프종, 간세포암, 흑색종, 전립선암, 급성골수아구성백혈병, 췌장암, 일부 교모세포종은 아르기닌을 연료로 사용한다. 아르기닌이 고갈되면 암세포는 글루타민과 다른 아미노산들을 획득하기 위해 '자가포식'과 같은 대체 경로를 이용한다.[130] 아르기닌 고갈과 글루타민 분해효소(glutaminase)가 동시에 억제되면 암세포는 세린을 사용하게 된다.[131]
- 지방산 합성을 차단하면 암세포는 케톤대사와 글루타민분해를 항진시킬 수 있다.[132]
- 지방산 산화를 차단하면 암세포는 호기성 해당과정을 항진시킨다.[133]
- 글루타민분해(glutaminolysis)를 차단하면 암세포는 대음세포작용(macropinocytosis)를 항진시킨다.[134]
- ACLY(ATP citrate lyase)를 차단하면 암 줄기세포는 SREBP1, SREBP2와 아세테이트 경로(acetate pathway)를 항진시킨다.[135]

메트로 맵에서 암이 어떻게 대사 경로를 바꾸는지 살펴보면, 보통 암은 삼각형의 같은 변에 있는 경로로 바꾼다는 것을 볼 수 있다. 즉 지방을 이용하는 루트 하나가 차단되면 암은 동일하게 지방을 이용하는 다른 루트를 사용하게 된다는 것이다. 이는 암 치료에 주요한 시사점을 준다. 오프라벨 약물과 영양 치료제의 포괄적인 칵테일 요법은 필수적이며, 개개의 약물을 한 개씩 사용하는 것보다 함께 사용하는 것이 암이 모든 대사 경로를 다시 만드는 것을 막을 수 있는 가장 좋은 방법이다. 메트포민은 매우 효과 있는 약물이지만 조금만 사용한다면 전혀 효과가 없을 것이다. 당연한 현상이다. 약을 투여하는 타이밍과 용량이 중요하다. 이 분야에서 경험이 있고 암의 대사에 관해 잘 이해하고 있는 의사에게 타이밍과 용량에 대해 조언을 얻는 것이 좋을 것이다. 케어 온콜로지 클리닉은 내가 제안하는 약들을 전부 사용하지는 않지만, 환자들에게서 요청이 올 때 내가 첫 번째로 권하는 병원이다. 그리고 환자 스스로 얼마든지 약물을 추가할 수 있다.

모든 암의 경우 최소한 다음의 경로는 차단되어야 한다고 생각한다.: NF-kB, JAK2, STAT3, Glut1, Aerobic Glycolysis(호기성 해당작용), OXPHOS, Reduced Insulin, IGF-1/2, mTOR, Mevalonate, SREBP-2, Fatty Acid Synthesis(지방산 합성), Glutaminolysis, xCT antiporter. 그리고 젖산, 지방(FABP)과 글루타민 수송체도 차단되어야 한다. 신경교종(glioma) 및 유방암과 같은 일부 암에서는 Pin1도 대단히 중요하다. 반면에 골수종에서는 프로테아좀(proteasome)이 좀 더 중요하다.

포도당(Glucose)을 굶기는 방법

인슐린(Insulin)

PI3k, Akt 경로가 인슐린과 밀접하게 연관되어 있다. 인슐린은 신체에서 가장 위험한 호르몬으로서(에스트로겐이 가장 위험한 호르몬이 아니다!) 저탄수화물 식사, 메트포민, 베르베린, 적절한 운동(식후 15~30분), 크롬, 김네마, 스테비아(stevia), 나린제닌(naringenin), 단삼(danshen), 바이칼린(baicalin) 등으로 감소시킬 수 있다. 혈액 속의 포도당을 근육으로 이동시키기 위해서는 인슐린이 필요하므로, 인슐린 감수성을 개선하는 것이 중요하다. 인슐린은 또한 암세포가 포도당을 이용하는 데 도움을 주기 때문에 혈액 내 인슐린 수치가 너무 높아도 안 된다.

PI3K와 AKT는 암세포가 포도당을 과하게 섭취하는 것과 밀접한 관계가 있다. 님볼라이드(Nimbolide)는 이 과정을 방해하는 데 도움을 준다.[136] 아밀로라이드(amiloride)는 췌장암에 효과적이라는 사실이 밝혀졌고[137], 리토나비르(ritonavir, HIV protease inhibitor)도 난소암을 비롯한 여러 가지 암에서 이들 경로를 차단시킬 수 있다.[138]

포도당수송체 1(GLUT 1, Glucose Transport Receptor 1)

GLUT 수송체로는 1, 2, 3, 4, 5가 있으며, GLUT 1 수용체는 세포 내로 더 많은 포도당을 받아들이기 위해 암세포의 표면을 따라 움직인다(정상세포와 근육세포의 경우는 GLUT 4). 이는 스타틴과 메벤다졸, 실리비닌(silibinin), 퀘르세틴(Quercetin)에 의해 억제될 수 있다.[139]

천연억제제(Natural inhibitors)

- Glut1 – Quercetin, 플로레틴(phloretin), oxymatine, silibinin
- Glut2 – Quercetin, EGCG(간암)
- Glut3 – kaempferol(유방암, 난소암, 대장암, 횡문근육종)
- Glut4 – ritonavir(골수종)
- Glut5 – 아피제닌(apigenin), rubus chingii(유방암, 전립선암, 신장세포암)

특별히 과당을 운반하는 수송체이다. 암세포는 이 수용체를 이용하여 당을 만들기 때문에 과일은 안전하지 않다는 사실을 염두에 두기 바란다.

펜토오스 인산경로(Pentose Phosphate Pathway)

펜토오스 인산 경로의 첫 번째 과정은 G6PD 효소에 의한 분해작용으로 촉진된다. DHEA(호르몬 유발성 암에는 사용하지 않는다), polydatin, physcion(parietin)은 새로운 DNA 합성에 필요한 NADPH를 감소시킨다.[140] 레플루노미드(Leflunomide)는 DHODH(dihydroorotate dehydrogenase)라는 이 경로에 있는 다른 효소를 차단하기 때문에 췌장암 치료에 연구되고 있고, 페롭토시스(ferroptosis)에도 중요하다.

산화적 인산화(Oxidative Phosphorylation, OXPHOS)

정상세포는 이 과정을 통하여 ATP를 만들어 내지만, 암세포에서는 이 기능이 작동하지 못한다. 베르베린, PEITC(물냉이), 메트포민, Lonidamine, 이버멕틴, 니클로사미드 등이 이 과정을 조절할 수 있다. 독시사이클린은 아주 효과적이지만 자체의 항생효과 때문에 많은 사람이 염려하는 것도 사실이다.

가까운 미래에 항생효과를 가지지 않는 새로운 합성물질인 myristoyl amide가 유용하게 될 것이다. 해당작용과 OXPHOS를 함께 차단하는 것은 뛰어난 시너지효과를 가져오는 조합이 될 수 있다.

- 메트포민은 미토콘드리아의 complex I 기능을 억제한다.[141]
- 베르베린은 미토콘드리아가 깨지고 탈분극을 일으키게 하고[142] 미토콘드리아 막의 투과성을 변화시킨다.[143]
- 독시사이클린은 미토콘드리아의 기능을 억제한다.[144]
- 니클로사미드(Niclosamide)는 미토콘드리아의 내부막 전위에 영향을 미쳐서 전자전달계에서 산화적 인산화 과정 중 coupling이 되지 않게 한다(uncoupling of oxidative phosphorylation). 이에 따라 ATP 생성이 억제된다.

지나친 ATP 생성을 막는 것에 대한 막연한 불안감이 있다. 사람들은 이렇게 되면 곧 환자가 죽을 것이라고 염려하지만, 항생제를 복용할 때도 과도한 ATP의 스위치가 꺼지며 이는 예전부터 항상 안전함이 입증되어 왔다.

호기성 해당과정(Aerobic Glycolysis)

포도당의 비정상적인 발효(Warburg 효과)로 이 과정에는 여러 효소들이 관여한다. 이 과정이 암세포가 정상세포와 다른 핵심적인 대사과정의 차이점이기 때문에, 모든 암의 경우 LDH, PKM2, PDK, HK-2와 같은 각각의 효소를 차단하기 위해 약물이나 보충제를 복용하여야 한다.

- **G6PDH:** 비타민 C, 발효 밀배아(fermented wheat germ)[145]
- **LDH(lactate dehydrogenase):** 발효 밀배아, 피세틴(fisetin), 카다모닌(cardamonin), 비타민 D
- **PKM2(Pyruvate Kinase M2):** 옥시마트린(oxymatrine), 피세틴, 쿼세틴(quercetin), 시코닌(shikonin)
- **PDK(Pyruvate Dehydrogenase Kinase):** 멜라토닌, DCA, 2-DG
- **HK-2:** 메트포민, Lonidamine, 크리신(chrysin), 발효밀배아
- **단기간 단식(short term fasting)**[146,147] – 이는 해당과정을 천천히 일어나게 한다. 단기간 단식은 암 환자에게는 '위험스러운' 듯이 보일 수 있지만, 사실 무엇이 더 위험할까? 말기 암일까, 아니면 일주일에 2일 정도 먹지 않는 것일까?

- **2Deoxy-d-Glucose(2-DG)**는 포도당과 구조가 유사한 가짜 포도당으로, 마치 자동차의 기름탱크에 물이 채워진 것처럼 암세포가 정상적인 포도당을 섭취하는 것을 차단시킨다. 토마스 세이프리드(Thomas Seyfried)와 이스탄불에 있는 Chemothermia Clinic에서 2-DG를 사용했다.[148]

- **DCA(Dicholroacetate)**는 PDK(pyruvate dehydrogenase kinase) 억제제로서 미토콘드리아에서 포도당을 산화시키는 효소인 피루브산 탈수소효소(PDH)(Pyruvate dehydrogenase)의 활성을 증가시켜서 세포의 산화활동을 증진시킨다.

  DCA를 고농도로 투여하게 되면 신경병증과 염증이 발생한다. DCA는 피르브산이 아세틸코에이(Acetyl-CoA)로 전환되도록 촉진하고 미토콘드리아의 OXPHOS를 활성화시키기 때문에 특히 미토콘드리아 호흡을 이용하는 말기 암에서는 OXPHOS 억제제와 함께 사용하는 것이 가장 좋다.

- **메트포민**(Metformin)은 미토콘드리아의 Complex I 기능을 떨어뜨리고[149] 헥소키나제 2(Hexokinase 2)를 억제한다.[150]

- **3BP(3 Bromopyruvate)**는 극단적이라고 할 수 있을 정도로 강력한 해당과정 억제제이다. 최근에는 특허와 관련해서 많은 분쟁이 있으며 부작용도 있다. 나는 이보다 덜 공격적인 칵테일 요법도 똑같이 성공적이라고 믿고 있다.

다른 루트의 차단 없이 케톤식이를 포함한 극단적인 해당억제(glycolytic inhibition)를 하면 다른 루트를 통하여 오히려 리바운드 작용이 일어나게 됨으로써 결국 좀 더 공격적인 암으로 변할 수 있음을 명심하기 바란다.

- **젖산 운반체**(Lactate Transport). 젖산은 원래 해당작용의 부산물로 생겨난 쓰레기라고 인식되었으나 최근에는 또 다른 암의 연료로 밝혀지고 있다. 세포 밖으로 나온 젖산은 MCT transporter를 통하여 이웃세포로 들어가고 이후에 OXPHOS로 다시 들어가기 위해 pyruvate로 환원된다. NAC(N-acetyl cysteine, N-아세틸시스테인)이 유방상피내암(Ductal carcinoma in situ, DCIS) 단계에서 젖산을 차단해 줄 수는 있지만, NAC은 대부분의 암에서 치료 저항을 유발할 수 있으므로 피하는 것이 가장 좋다. 더 나은 옵션으로 하리타키(군자나무, Haritaki)가 있으며, 시로신고핀(syrosingopine)도 효과적(메트포민과 함께 사용하면 좋다)인데, 구하기가 어렵다.

지방을 굶기는 방법

지방은 암 분야에서 무시를 받고 있다.[151] 지방 대사과정은 오늘날 암 세포의 중요한 특징으로 알려지게 되었는데, 지질은 에너지 저장고이며, 세포막의 핵심 구성 요소이고, 신호를 전달하는 분자로서 활동하며, 암 세포의 연료 공급원이기 때문이다. 암은 혈액에서 돌아다니는 있는 LDL(나쁜 콜레스테롤)을 더 많이 먹기 위해 암의 표면에서 LDL 수용체를 더 많이 발현시킨다. 스타틴은 혈액 내의 LDL을 감소시켜 암이 이처럼 LDL을 이용하지 못하도록 막는다. 최소한의 독성이나 부작용으로 연료를 차단하는 루트가 많을수록 더 좋다는 것을 명심하라. 이런 방법을 사용하면 화학요법 치료나 표적치료와 같이 진짜로 독성이 많은 약은 덜 필요하게 될 것이다.

모든 암은 새로운 세포막을 만들기 위하여 지방 대사를 항진시킨다. 이 과정은 지방산 합성(FAS와 SREBP-1)과 콜레스테롤 루트(Mevalonate과 SREBP-2)를 통하여 이루어진다. 이 모든 과정을 차단한다면 암은 새로운 세포막을 만들기 어렵게 되고, 당신은 암의 성장을 놀라울 정도로 늦출 수 있는 것이다.

치료방법들

SREBP-1 (sterol regulating end binding protein 1)
지방형성의 주된 조절자이다. – **피브레이트**(fibrate), **잔토휴몰**(Xanthohumol), **블랙쵸크베리**(Black Chokeberry), **나이아신**(niacin), **실리비닌**(silibinin), **베르베린**(Berberine)[152, 153]

SREBP-2 (sterol regulating end binding protein 2)

또 다른 콜레스테롤 경로이다. **디피리디몰**(Dipyridamole)[154], **루테올린**(Luteolin), **델타 토코트리에놀**(Delta Tocotrienol), **베툴린**(betulin, 차가 버섯)

ACLY (ATP citrate lyase)

하이드록시사이트레이트(Hydroxycitrate) 가르시니아 캄보지아(Garcinia Cambo gia)에서 추출한 물질로 매우 효과적으로 ACLY를 차단한다.[155] **커쿠비타신** B (Cuc urbitacin B)[156]

F.A.S(Fatty Acid Synthesis, 지방산 합성)[157]–**메트포민/베르베린 + 아스피린**[158], **씨벅톤 오일**(sea buckthorn oil), **블랙쵸크베리 추출물**

메트포민과 **베르베린**은 포도당의 이용 효율을 떨어뜨린다.

아스피린(acetyl salicylic acid)의 '아세틸' 부분은 아미노산인 세린과 결합한다.

지방산 합성은 많은 암에서 항진되어 있으며, 유방암, 전립선암, 폐암의 전이에 큰 연관이 있다. 부분적으로는 이것이 아스피린이 암의 재발을 낮추는 이유이기도 하다. 아스피린과 함께 메트포민이나 베르베린을 투여하면 환자의 생존률이 크게 증가하는 데, 포도당과 세린(serine)의 흡수를 차단하는 것이 중요하기 때문이다. 아스피린은 강력한 비스테로이드성 소염진통제(NSAID)와는 동시에 사용하지 않도록 한다. 위장장애를 일으킬 위험을 크게 높이기 때문이다. FAS 경로가 과하게 활성화되면 유방암에서 HER1/HER2 티로신 키나제 수용체(tyrosine kinase receptor)가 활성화된다.[159]

메발론산(Mevalonate)

지방친화성 스타틴인 **로바스타틴**(lovastatin), **아토르바스타틴**(atorvastatin), **심바스타틴**(simvastatin)은 세포가 새로운 세포벽을 만들기 위해 콜레스테롤을 합성하는 능력을 떨어뜨린다.

친수성 스타틴은 간을 타깃으로 작용하면서 그 보상작용으로 신체의 다른 부분에서 메발론산의 증가를 자극하기 때문에 암을 더 악화시킬 수도 있다.
심바스타틴은 지방 친화성으로 이점이 있었던 반면[161] 친수성인 프라바스타틴은 폐암을 더 나빠지게 했다.[160] 골다공증 치료 약제인 **비스포스포네이트**(bishposphonate) 또한 메발론산 경로를 차단하는 데 도움을 주므로 모든 유방암 환자와 골수종환자는 진단 당시부터 이 약물을 복용하는 것이 좋다. 이 두 가지 암은 뼈전이 성향이 아주 강한데, 비스포스포네이트를 복용함으로써 일부 예방될 수 있다.[162]

지방산화(Fatty Acid Oxidation)

전립선암[163], MYC로 인해 생긴 삼중음성 유방암[164], 흑색종, 교모세포종 등과 같이 많은 저항성 암에서 항진되어 있다. 지방 산화는 암 줄기세포의 재생에, 그리고 암이 화학요법 치료제에 내성을 가지게 되는 데 중요한 역할을 한다.[165]

- **독시사이클린**(Doxycycline)[166] – 지방산화를 변화시킨다.
- **밀드로네이트**(Mildronate) – 많은 운동선수들이 대사 능력을 항진시키기 위해 몰래 사용하는 약물(테니스 선수인 샤라포바는 이 약물을 사용하여 출전금지를 당했다)이다. 실리콘밸리에서는 인지 능력을 고양시키는 '뇌영양제'로 사용된다. 오래되고 잊혀진 지방산 산화 억제제(fatty acid oxidation, FAO)이다. 2018년 내가 이 책의 초판을 냈을 때 밀드로네이트에 대한 나의 이론을 뒷받침해 줄 만한 연구자료가 없었으나, 그 이후로 삼중음성 유방암과 교모세포종에 이 약물을 사용하는 것에 대한 연구 논문이 두 개 발표되었다.[167,168] 좀 더 독한 지방산 산화 억제제인 etomoxir는 교모세포종에서 ATP 감소, 글루타치온 감소, ROS를 증가시키면서 암세포의 사망을 일으켰다.[169]

지방 운반체(Fat Transporters)

3가지 지방 운반체가 암에 관여한다. 첫 번째인 MCT 운반체는 젖산도 수송한다. **하리타키**(Haritaki)를 복용하면 지방과 젖산 운반을 억제하는 데 도움이 된다. 두 번째는 저밀도지단백 수용체(LDLR)로 이것은 **스타틴** 복용으로 억제된다. 세 번째는 CD36으로서 **단삼**(danshen)이 억제할 수 있다.[170] 이 지방 운반체는 케톤 식이요법에 대한 저항을 유발하고, HER2 암을 억제하는 올레산(Oleic acid)을 운반해 오기도 한다.

올레산은 여러 가지 오일에 포함이 되어 있으며 단일불포화지방산이지만 유방암이나 자궁경부암 등의 다른 암을 진행시킬 수 있다. CD36 수용체에 의해 올레산이 흡수되나 단삼이 흡수를 막을 수 있다. 페롭토시스를 활성화시킬 때 올레산도 억제되어야 한다.[171]

지방산 결합 단백질 (FABP Family)

이것은 세포막에 있는 지방의 합성 및 저장과 지방의 운반과 관계가 있다.

- **FABP3:** 비소세포폐암, 흑색종, 위장관기질종양(GLST) 등 일부의 암에서 이 단백질이 발현되면 암의 진행에 영향을 주며, 유방암 등 다른 암에서는 종양억제제로 작용한다.
- **FABP4:** 난소암, 방광암의 진행에 많은 영향을 준다. 그저 **오메가-3 지방산**[172], **THC**, **CBD**를 복용함으로써 FABP4를 감소시킬 수 있다. FABP3가 종양억제제로서 작용하기 때문에 유방암 환자에게 카나비노이드(cannabinoid)를 사용 시 다양한 결과가 나타나는 것일 수도 있다.[173]
- **FABP5:** 전립선암, 대장암, 자궁경부암, 삼중음성유방암, 포도막흑색종, 담관암 등 많은 암과 연관이 있다. 거세저항성 전립선암에서 FABP5를 억제시키면 종양이 크게 줄어들고 진행을 멈추게 된다. 각호(incarvillea sinensis)의 주성분인 **트룩실산**(Truxillic acid)는 이 경로를 억제한다. 각호는 소염, 진통작용도 우수하여 전통적으로 류머티즘 치료에도 사용되었다.[174]
- **FABP7:** 신장암과 신경교종의 일부와 관련이 있다. **DHA 오메가3**를 고용량으로 투여하면 아라키돈산의 해로운 효과를 막을 수 있다.[175]

글루타민과 다른 아미노산들을 차단하여 암을 굶기기

직접적인 글루타민 억제제를 사용하면 장점막의 괴사나 신경계 문제를 유발할 수 있으므로 글루타민의 억제는 간접적인 방법으로 시도해야 한다. DON이나 아시비산(Acivicin)과 같은 강력한 글루타민 억제 약물은 피해야 한다.

모든 암세포는 성장하기 위해 글루타민이 필요하다. 암세포가 MYC 돌연변이를 가지고 있으면 글루타민에 중독된 것처럼 특별히 글루타민을 더 필요로 한다. 글루타민은 혈액 안에 가장 풍부히 존재하는 아미노산으로 음식 섭취, 데노보 합성(de novo synthesis), 근육의 분해를 통하여 혈액 속에서 유지된다. 글루타민은 DNA, 세포 기관, 지방산, 효소와 글루타치온의 생성에도 이용된다. 2012년 하버드대학에서는 암세포가 다른 아미노산보다 글루타민을 더 많이 소모한다는 사실을 밝혔다. 암세포에게서 글루타민을 굶기면 암 대사가 방해를 받아 암의 증식을 억제하고 암세포 사멸이 촉진된다.

글루타민이 암세포 속으로 들어가면 글루타미나제에 의해 분해되어 글루타메이트(glutamate)로 바뀐다. 글루타메이트는 글루타치온으로 전환되거나 알파 케토글루타르산염(alpha ketoglutarate)으로 분해되는데, 알파 케토글루타르산염은 OXPHOS를 위해 크렙스 회로 속으로 들어간다. 미토콘드리아는 지방산을 합성하기 위해 분해된 글루타민을 재빨리 젖산으로 전환시킨다. 동시에 글루타치온(주된 항산화제)을 만듦으로써 암은 이 과정에서 과잉 생산된 젖산을 중화시킬 수 있다.

IGF-1(Insulin like growth factor-1)

이것을 차단하는 것이 아주 중요하다. 만약 의심이 든다면 라론 증후군(Laron Syndrome)을 공부해 보라. 라론 증후군은 아주 소수의 에콰도르인에서 발생하는 증후군으로 이 질병에 걸린 이들은 유전적 결핍으로 인하여 간에서 IGF-1 호르몬이 결합되지 못하여 작용하지 못함으로써 4피트 이상 자라지 않는다. 대신에 이들은 암, 당뇨, 알츠하이머 치매에 걸리지 않는다. IGF-1을 떨어뜨리는 방법은 아래와 같다.

- **메트포민**(Metformin)[176]
- **단백질과 유제품 섭취 제한**[177]
- **타목시펜**(Tamoxifen)과 **랄록시펜**(Raloxifene), **님볼라이드**(nimbolide), **인돌-3-카비놀**(indol-3-carbinol)
- **인슐린 유사 성장 인자**(IGF-2) 일부 암은 이것을 IGF-1 만큼 중요하게 사용한다. 횡문근육종, 골육종, 대장암, 유방암, 전립선암, 폐암, 방광암, 난소암, 간암, Wilms 종양이 이것을 사용한다.

IGF-2를 억제하기 위해 황금(Scutellaria baicalensis)으로부터 추출된 바이칼린(baicalin)을 사용할 수 있다. 이것의 효과는 강력하지만 페롭토시스를 한다면 중단해야 한다.

mTOR[표유류에서 라파마이신(Rapamycin)의 표적이 되는 신호]

- **메트포민/베르베린** mTOR를 낮추고 대사 조절에 관여하는 주 효소인 AMPK를 증가시킨다.[178] Dihydroartemisin(아르테미신 유도체)과 니클로사미드도 mTOR를 억제한다.[179,180]
- **AMPK**는 모든 세포 안에 존재하는 항노화 효소로, 세포 분열에 앞서 단백질을 모으는 작용을 한다. 세포 분열을 감소시킴으로써 노화의 진행을 막고 암의 성장을 더디게 할 수 있다. 따라서 메트포민과 베르베린 둘 다 항노화 효과를 나타낸다.

- **세린**(Serine). 일부 유방암에서 연료로 이용된다. 포도당과 세린은 지방을 만드는 데도 이용된다. 2016년에 Cantley 연구소는 디설피람(disulfiram)을 발견했다. 디설피람은 1948년에 만성 알코올중독자의 치료를 위해 도입된 약으로 신체가 알코올에 민감하게 반응하게 한다(디설피람 복용 후 아주 적은 양의 알코올을 섭취하면 끔찍한 수준의 숙취를 경험하게 되는 원리이다). 디설피람은 ALDH와 PHGDH(phosphoglycerate dehydrogenase)라는 2개의 효소를 억제하는데, 이는 세린 합성 경로의 첫 번째 단계이자 제한효소에 해당하며, 식이에서 세린과 글리신을 제함으로써 촉진될 수 있다. 구리 글루콘산(copper gluconate)을 식단에 추가하여 디설피람의 효과를 상승시킬 수 있다. 디설피람은 페롭토시스에 도움이 되고 단백분해복합체 억제(proteasome inhibitor)로도 작용한다. 항우울제로 자주 처방되는 설트랄린(Sertraline)도 세린/글리신 생성을 차단한다. 액상 형태의 설트라린은 알코올을 함유하고 있어 금기이다. 어떤 약이든 반드시 첨가물을 확인하기 바란다. 이 경로에 있는 다른 효소인 PSAT-1은 교모세포종(glioblastoma)에서 레고라페닙(regorafenib)에 의해 억제된다. PSAT-1은 비소세포폐암에서도 타깃이 된다. 레고라페닙은 소라페닙(sorafenib)과 구조적으로 유사하며 GPX4 억제제와 함께 투여하면 xCT 역수송제(antiporter)를 차단함으로써 페롭토시스를 도와줄 수 있다.
- **아스피린**(Aspirin)[153], **디설피람**(Disulfiram), **레고라페닙**(Regorafenib), **설트랄린**(Sertraline).

누클레오시드 샐비지[Nucleoside Salvage, Autophage(자가포식)]

디피리다몰(Dipyridamole), **Salvianolic acid**(danshen; 단삼)

암세포는 아무것도 없는 데서 필요한 것을 만들어 내기보다는, 주위의 미세환경에 흩어져 있는 뉴클레오시드(핵산, 스스로 만들기 정말 힘들다), 지방산, 단백질 등을 연료로 이용하려 한다. 화학요법 치료 후에 죽은 암세포들로부터 떨어져 나온 죽은 세포 파편들이 많이 생기는데, 암세포는 이들을 재활용하는 방법을 재빨리 습득하여 좀 더 공격적인 암으로 자라난다. 화학요법 치료는 디피리다몰[185]과 단삼[186]과 함께 시행하면 더 효과적이 될 수 있다. 이런 효과는 디피리다몰과 단삼이 뉴클레오시드(핵산)을 재활용하지 못하도록 작용하기 때문이다.[187]

대음세포작용[Macropinocytosis, Autophage(자가포식)]

클로로퀸(Chloroquine), **로라타딘**(Loratadine), **피르비늄 파모에이트**(pyrvinum pamoate). 자가포식을 억제하는 자연물질로는 **Oleacanthol**(고품질의 올리브오일에서만 존재, 추천상품은 내 웹사이트에 있다), **티모퀴논**(thymoquinone, 블랙커민씨 오일에 존재), **Oxymatrin**(고삼의 성분)이 있다.

이 메커니즘은 암세포가 먹이가 부족하거나 더 많은 원료를 필요로 할 때 작동하여 암세포가 세포 바깥의 영양소를 잡아먹을 수 있도록 한다. 대음세포작용이란 스스로에게 연료를 공급하기 위해 세포막이 헝클어져서 세포 바깥의 수분과 단백질, 지방이 밀려들어오게 하는 것이다. 클로로퀸과 항히스타민제인 로라타딘은 세포 바깥의 단백질이나 지방을 집어삼켜서 분해하는 효소인 리소좀의 pH를 방해하여 작동하게 된다.[188] 암이 말기상태에 이르면 암은 주위의 지방세포로 하여금 지방을 내보내도록 할 수 있는데(이것이 악액질의 원인이 된다), 그러면 암세포 표면의 리소좀(lysosome)이 지방을 집어삼킬 수 있게 된다. 다행스럽게도 암세포의 리소좀은 허약해서 이들을 타깃으로 치료를 할 수 있다. 암의 리소좀은 암의 진행과 전이에 관여하며, 이에 해당하는 암으로는 유방암, 폐암, 뇌암, 두경부암, 난소암, 흑색종, 자궁암, 대장암, 전립선암 등이 있다. 리소좀은 세포에서 가장 산성인 곳인데, 암이 진행할 때 리소좀 내의 효소는 더욱더 산성이 되어 발암성 변화(oncogenic change)를 계속 촉진하게 된다.

비정상적인 암 대사과정의 pH를 변화시키는 것은 암에게 아킬레스건이 될 수 있다. 로라타딘과 클로로퀸은 암세포 리소좀의 기능과 pH를 변화시킴으로써 암의 전이를 효과적으로 방해할 수 있다. 로라타딘은 화학요법과 함께 사용될 때 비소세포폐암과 에스트로겐 양성 유방암의 생존을 증가시킬 수 있다.[189] 동시에 골수성 억제 세포(myeloid suppressor cell)에 작용하여 면역기능을 증가시킬 수도 있다. 하지만 로라타딘은 BBB를 통과하지 못하므로 뇌암의 경우 클로로퀸이나 피르비늄 파모에이트가 더 좋은 선택이 될 수 있다.[190] 하지만 페롭토시스를 촉진하기 위해서는 oxymatrin을 제외한 모든 자가포식 억제제를 중단해야 한다. 대음세포작용은 글루타민과 콜레스테롤이 수요에 비해 불충분할 때 일어나는데, 췌장암[192]과 흑색종[193] 같은 RAS 의존성이 강한 암[191]에서는 초기에 작동한다.

모든 암의 30% 정도에 RAS 유전자의 돌연변이가 존재한다. 코미소(Commisso) 등은 글루타민을 차단하면 대음세포작용이 항진된다고 보고했다. 이와 같이 죽은 세포를 먹는 작용은 RAS를 사용하는 암에서 많이 일어나는데, 암이 진행할수록 이 과정이 더욱 항진된다. 가장 치명적인 암 중 하나인 교모세포종도 이 과정을 이용한다. 토마스 세이프리드 교수 등은 교모세포종을 치료하기 위해 암을 굶기는 조합 중 하나로 클로로퀸을 사용하여 성공적으로 암을 치료한 바 있다.[194] 나는 클로로퀸(좀 더 안정적인 형태는 히드록시클로로퀸)은 많은 암에서 진단을 받을 때부터 치료의 한 부분으로 시작되어야 한다고 생각한다. 또한 클로로퀸으로 대음세포작용을 차단하면 EGFR 저해제[195](예: Erlotinib)나 HER2 저해제[196](Herceptin)의 내성을 극복할 수 있는 것으로 밝혀졌다. 따라서 이런 유전자들을 발현하는 모든 암의 치료에 대음세포작용 차단제를 기본적으로 포함시켜야 한다.

클로로퀸의 단점은 이것이 세포자멸에 중요한 유전자인 Bcl-xl과 caspase 3를 억제한다는 것이다. 따라서 클로로퀸은 주기적으로 사용하는 것이 가장 좋고, 암을 굶기는 것만으로 부족할 경우 '사멸기'(kill phase) 24시간 전에 중단해야 한다(암세포를 굶기는 목적일 때는 클로로퀸을 중단 없이 사용하고, 암을 사멸시키는 치료 즉 화학요법 치료를 시행할 때는 치료 시작 24시간 전부터 클로로퀸을 중단시키면 된다-역자주). 로라타딘도 스타틴과 함께 사용할 경우 근육통을 증가시킬 가능성이 있으므로 주치의와 상의하여 용량을 조절하도록 한다.

클로로퀸과 디피리다몰 또는 파이르비늄(pyrvinium)을 함께 사용하는 것에 대해서는 아직 연구된 바가 없지만, 나는 이들을 함께 사용하면 서로에게 시너지효과가 있으리라 추정한다. 그렇다면 췌장암과 같이 RAS를 이용하는 보다 공격적인 암들에 이 조합이 아주 유용할 수 있다. 이때 디피리다몰은 약물 칵테일요법의 일부로 작용하면서 간으로 전이되는 간 전이를 70~90% 정도 억제할 수 있다.[197] 디피리다몰은 KRAS 종양을 치료하기 위해서 디피리다몰을 mTOR 억제제나 MEK 억제제를 함께 사용할 때에도 서로 시너지효과를 낼 수 있다.[198]

글루타민/아미노산 운반체(Glutamine/Amino Acid transport)

- **xCT 시스테인-글루타메이트 역수송체**(xCT cysteine-glutamate antiporter)

  암을 없애는 데 가장 기대되는 방법의 하나가 이 채널을 통하여 들어오는 시스테인을 차단함으로써 암을 굶기는 것이다. 하지만 이 방법은 새로운 발견이라서 아직 임상 효과가 알려지지는 않다. 이 방법은 암을 굶기는 단계에서 시스테인을 차단하여 암을 굶길 수도 있고, 암을 죽이는 단계(kill phase)에 사용되어 페롭토시스를 유발하여 암을 죽일 수도 있다. 페롭토시스는 이번 2판에서 새로운 장을 추가하여 설명하고 있는데, 나는 이것이, 삼중음성유방암, 췌장암, 교모세포종과 치료에 내성이 있는 전이암의 해결책이 될 수 있으리라 생각된다. xCT를 차단하여 암을 굶기는 시기 동안에는 아래의 약제나 보충제 중 일부를 사용할 수 있지만, 페롭토시스를 시행할 때에는 암을 죽이는 기능을 활성화하기 위해서 특별한 약제나 보충제를 사용해야 할 것이다.

- **설파살라진**(Sulfasalazine), **소라페닙**(Sorafenib), **에라스틴**(Erastin), **파이퍼롱구민**(Piperlongumine), **파르테놀리드**(Parthenolide), **소듐 셀레나이트**(Sodium Selenite)

  설파살라진과 소듐 셀레나이트는 암을 죽이는 단계에서 'pulse therapy'로서 아르테미시닌과 비타민C 정맥주사와 함께하면 최선의 조합이 될 수 있다. 이들은 오랜 기간 사용하면 면역 시스템을 억제할 수 있다.

- **ASCT2 글루타민 운반체**(ASCT2 Glutamine Transporter)

  ASCT2는 세포에서 글루타민을 들여오는 운반체다. 이것을 차단하면 특히 글루타민과 류신을 이용하는 암에서 강한 항암효과를 볼 수 있다. 비소세포폐암, 췌장암, 전립선암, 흑색종, 급성골수성백혈병, 신경아세포종 등이 여기에 해당된다. ASCT2와 LAT1을 차단하면, 암이 저산소 상태에서 환원성 카르복시화(reductive carboxylation)을 통하여 지방산을 만드는 과정(이 현상은 암 대사에서 흔히 일어난다)에 사용되는 글루타민을 억제할 수 있다. ASCT2는 안드로겐 수용체(Androgen Receptor)와 연관되어 있으며, 이를 억제함으로써 전립선암에서 전이를 막아낸 보고가 있다.[199] 커큐민(Curcumin)은 이 과정을 차단하는 데 도움을 주는데, 이것이 커큐민의 주요 항암효과 중 하나인 듯하다.

라디시콜(Radicicol)로 열충격단백질(HSP 90)을 차단하면 운반체가 세포 표면에 달라붙는 것을 막을 수 있다. 델타 토코트리에놀(Delta Tocotrienol)은 비소세포폐암에 효과적이었는데, 어쩌면 이것이 조 티펜스(Joe Tippens)가 그의 칵테일 요법에 델타 토코트리에놀을 포함시켜서 성공한 이유인지도 모른다.[200] 이는 또한 비타민 D가 유방암에 왜 그토록 중요한 역할을 하는지 설명해 주는 이유일지도 모른다.[201]

- **억제제**(Inhibitors)

Radicicol(항생효과), **Delta-tocotrienol, Curcumin, Vitamin D, Gambogic Acid, Celastrol**. **우르솔산**(ursolic acid)과 **레스베라트롤**(resveratrol) 혹은 **우르솔산**과 **커큐민**을 함께 사용하면 암세포가 글루타민을 흡수하는 것을 막을 수 있다.[202]

- **NMDA와 AMPA 수용체**(NMDA and AMPA Recptors)

이들도 글루타민을 들여보낸다.

NMDA 수용체는 신경교종, 전립선암, 유방암, 폐암, 흑색종, 간암, 대장암, 후두암, 갑상선암, 소세포폐암에서 항진되어 있다. **메만틴**(Memantine, 알츠하이머 치료제)[203], **Dizocilpine**, **마그네슘**, **CBD**, **테아닌**(theanine)이 이 수용체를 억제할 수 있다.

AMPA 수용체는 신경교종과 신경아세포종에서 더 두드러진다.

- ALS 치료제로 개발된 약물인 **Telampanel**은 방사선치료와 병용하거나 항암제인 테모졸로마이드(temozolomide)와 함께 투여하면 교모세포종에 과잉된 글루타메이트(glutamate)를 차단하는 데 도움을 준다.[204]

- **Pin1 경로**(Prolyl Isomerase)

Pin1은 많은 종류의 암표지자를 유발시킨다. 많은 암에서 높게 발현되며, 특히 암 줄기세포에서 발현이 뚜렷하다.[205]

리프라우메니(Li Fraumeni) 증후군과 큰 연관이 있다. 교모세포종, 전립선암, 폐암, 난소암, 삼중음성 유방암, 자궁경부암, 흑색종, 급성백혈병 등이 있다.

- **주글론**(Juglone/black walnut 검정 호두)[206], **ATRA**, **arsenic trioxide**(삼중음성 유방암, TNBC)[207]
- **단백분해복합체와 암**(프로테아좀, Proteasome and cancer)

  프로테아좀은 세포의 쓰레기통 혹은 파쇄기라고 할 수 있다. 상처를 입거나 잘못 만들어진 단백질은 유비퀴틴(Ubiquitin)이라는 꼬리표를 달고 프로테아좀으로 보내지고, 아미노산으로 조각조각 난다. 이 과정은 암 억제 유전자가 분해되거나 변형 혹은 삭제되는 경우에 억제될 필요가 있다. 이들 유전자로는 P53, p21, BRCA, APC, VHL, PTEN 등이 있다.

  보르테조밉(bortezomib)은 골수종에 사용되는 전통적인 치료제이다. 프로테오좀 억제제는 대장암, 폐암, 전립선암, 흑색종, 유방암, 중피종, 신장암 등의 치료를 위해 연구되고 있다. 펜톡시필린(pentoxyfylline)은 다리의 간헐적 파행의 치료제로 오랫동안 사용된 약제이다.
- **디설피람**(Disulfiram)[208], **펜톡시필린**(Pentoxyfylline)[209]

글루타민분해 과정(Glutaminolysis)

이 과정은 아주 중요한 경로로, 암이 아미노산인 글루타민을 분해하여 새로운 단백질, 효소, 핵산을 만드는 데 이용한다. 대부분 암은 글루타민에 중독되다시피 글루타민을 필요로 하며, 글루타민 분해에 의존한다. 암은 글루타민을 분해하여 TCA(OXPHOS)의 원료로 사용한다. 글루타민 분해도 해당과정(glycolysis)처럼 여러 단계를 거치는데, 각각의 단계를 타깃으로 하여 차단시킬 수 있다. 타깃이 되는 효소로는 글루탐산탈수소효소(Glutamate dehydrogenase), 글루타미나제(Glutaminase)가 있다. Glutaminase는 2개의 이성체가 있는데 신장 형태 glutaminase(K-GA)와 glutaminaseC(GAC)가 그것이다. 전립선암의 경우 안드로겐 의존형에서 안드로겐 비의존형으로 진행되는 데[210] 이때 glutaminas 연료를 KGA에서 GAC로 바꾼다. 글루타민분해 과정은 전립선암뿐 아니라 삼중음성 유방암, 췌장암, 폐암, 림프종, 교모세포종 등을 포함한 많은 공격적인 암에서 활발하게 일어난다. 이것은 원발암보다 좀 더 공격적인 전이암의 일반적인 특징이기도 하다.

Glutamine Dehydrogenase(글루타민 탈수소효소) Ketoglutarate Dehydraogenase(케토글루타레이트 탈수소효소)
EGCG(green tea, 녹차), 스테비아(stevia)
글루타미나제 저해제(glutaminase inhibitor)
치료하기 어려운 암일수록 더 많은 것을 추가하여야 한다. 특히 공격적인 암일수록 글루타미나제 저해제를 추가하여야 한다.

천연 억제제(Natural inhibitors)

Physapubescin A, Brachyantheraoside A8, 모린(Morin), **에스큘레틴**(Esculetin)

BPTES

이것은 최근에야 임상적으로 효과가 있다는 사실이 밝혀진 약물이다. 흡수를 돕기 위해 나노입자 속으로 약물을 유화시킨 새로운 제제가 개발되었다. 이는 효과가 있음이 증명되었고 간 기능에도 영향을 미치지 않았다. 이 약이 글루타민을 굶기기에 해당과정을 촉진시키며, 그러므로 해당과정(glycolysis) 억제제와 글리코겐(glycogen) 억제제를 함께 사용하면 더욱더 효과적으로 작용할 것이다. 췌장암 환자에게 메트포민과 함께 BPTES를 사용하니 한 가지만 사용했을 때보다 더 효과적임이 드러났다. 더 많은 경로를 차단할수록 더 많은 효과를 보게 된다. BPTES로부터 개발된 다른 글루타미나제 저해제로는 **CB-839**와 **compound968**이 있다. 최근에 몇 몇 클리닉에서 시도하고 있으므로 등록하여 치료해 보는 것도 좋을 것이다.

아스파라기나제(L-asparaginase)

어린이 급성림프구성백혈병(ALL)의 치료약으로서 교과서에는 항대사성 '화학요법 치료제'로 소개되어 있다. 하지만 이것은 잘못된 것이다. 이것은 사실 아미노산인 아스파라긴(asparagine)과 글루타민을 굶기는 대사 효소(metabolic enzyme)이다. 어린이 ALL은 의사들이 완전히 치료할 수 있다고 주장하는 암 중 하나이다. 그러므로 암을 굶기는 치료에 대한 증명이 필요하다면 바로 이것이 답이다! 자연적인 아스파라기나제의 자연요법 억제제로는 **아쉬와간다**(Ashwagandha)와 **캡사이신**(capsaicin)이 있다.

1950년대에 ALL의 완치율은 5%이었지만 L-asparaginase를 포함하는 다양한 화학요법 치료방법을 시도하자 현재는 완치율이 90%에 이른다. 이 약물이 거의 60년이 지난 후에 '재발견'되었다는 사실을 볼 때, 삼중음성 유방암, 췌장암과 같이 글루타민으로 유도되는 다른 암들의 치료제로도 재발견되고 있다는 사실은 놀랄 만한 일이 아니다.

또한, 이 약물은 독성 및 부작용(높은 독성일 경우 유발되는 간염, 췌장염, 응고장애, 신경독성 등)이 적은 버전으로 다시 개발하고 있다. 새로운 버전의 약은 알레르기 반응을 피하고 효소에 의해 분해가 되지 않도록 적혈구 안으로 들어가게 된다.

아스파라긴의 섭취 제한 – 위에서 언급된 공격적인 암을 가진 환자들은 식단에서 아스파라긴을 제하는 것이 좋을 수 있다. 아스파라긴은 아스파라거스, 소고기, 가금류, 감자 등의 음식에 많이 들어 있다. 아스파라거스는 글루타치온도 많이 함유하고 있으므로 피하기 바란다. 이런 음식을 제거하면 전이도 감소되는 것으로 나타났다.[211]

류신(Leucine)은 가지사슬 아미노산(BCAA)으로서 전립선암, 유방암, 췌장암 등과 관련 있으며, 우리의 식이에 단백질이 과도하게 들어올 때 mTOR를 자극함으로 암을 유발한다. 아미노산을 잘 이용하는 암들에게는 간헐적 단식이 중요할 수 있다.

23

전이를 차단하라
How to Stop Dangerous Metastases

암을 굶기는 것은 물론 꼭 필요한 일이지만, 그와 함께 암이 전이되는 것을 예방하는 방법을 추가한다면 가장 좋을 것이다. 원발암으로 인해서가 아니라 암이 뇌, 간, 폐 등으로 전이됨으로써 사망에 이르는 경우가 대부분이기 때문이다. 암 성장인자들을 조절할 수 있도록 칵테일 치료에 더할 수 있는 것들이 몇 가지 있다. 다행히도 약물 칵테일 치료를 하면 성장인자도 이미 함께 조절된다.

성장인자와 MMPs(matrix metalloproteinases)

VEGF, PDGF
TGF-β, bFGF
MMPs

세포 안의 대사가 변하면 이는 암을 둘러싼 환경도 변화를 일으키게 촉진한다. 세포 분열이 빨라지면 해당과정의 부산물인 젖산이 많이 발생하여 주위 조직에 손상을 준다. 그러면 몸은 이들로부터 스스로를 보호하기 위하여 VEGF를 증가시키고, 혈관내피성장인자의 발현을 증가시키며 혈관신생 과정(angiogenesis)을 일으켜서 젖산을 배출하려고 노력한다. 그런데 혈관이 증식하면 암에게 영양 공급이 늘어나면서 암이 더 성장할 수 있다. 또 다른 중요 핵심 성장인자는 혈소판유래증식인자(PDGF: Platelet derived growth factor), 형질전환성장인자-베타(TGF-beta: Transforming Growth Factor beta), 섬유아세포 성장인자(Fibroblast Growth Factor)가 있다.

또한, 암을 둘러싸고 있는 기질조직을 분해하는 단백질 분해효소(MMP, matrix metalloproteinase)라는 효소가 증가하여 퍼질 수 있도록 한다. 멀리 떨어져 있는 기관에 암이 퍼지게 되는 전이는 예전에 알려졌던 것과는 반대로 아주 초기의 암에서도 일어날 수 있다. MMP와 다른 성장인자를 차단하는 것은 암을 굶기는 치료와 함께 필수적인 치료이며, 암 진단을 받자마자 바로 시행되어야 한다.

비정상적인 성장인자(FGF, VGEF, PDGF, MMP2,3,9)를 멈추게 하는 치료

특히 MMP와 같은 성장인자 차단의 중요성을 확실히 설명하기 위해, 나는 "런던의 대형화재" 비유를 들어 환자들에게 설명하곤 한다.

1기 암은 집에 불이 난 것과 유사하다. 4기 암은 런던 대형화재와 같다. 불길이 지나가면서 모든 것을 삼켜 버리고 무엇도 대형화재를 막을 수 없을 것이다. 1666년 여름에 발생한 화재를 진화하기 위해 템스강에서 양동이로 물을 퍼 나르는 것으로는 역부족이었다. 실제로 효과를 본 방법은 폭약을 사용하여 불길이 지나갈 경로에 있는 집들을 파괴함으로

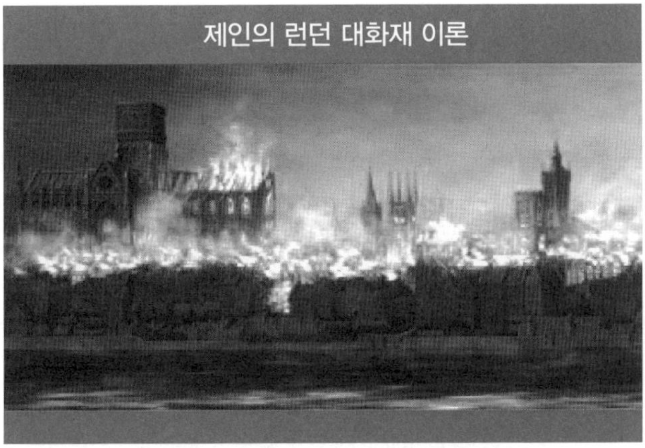

써 방화대를 만드는 것이었다. 그로써 불에 탈 만한 것들을 없앨 수 있었고 불이 이 집에서 저 집으로 옮겨붙는 것을 막을 수 있었다.

우리도 이와 같은 방법으로 '방화대'를 만들어서 암이 퍼져나가는 것을 막아야 한다. 암 전이(2차 암)는 암환자 사망원인의 80% 이상을 차지하고 있다.

성장을 위하여 암은 주위의 조직들[미세환경(microenvironment)]으로 신호를 보낸다. 이런 신호는 3가지의 주요 구조물을 변화시킨다.

결합조직에 있는 섬유아세포

섬유아세포는 자신의 미토콘드리아를 먹어치우고(mitophagy) 해당과정(Warburg 효과)을 이용하여 젖산을 만들어 낸다. 전이된 암은 대사적으로 원발암과는 다르게 행동하는데, 어쩌면 젖산과 케톤을 더 잘 이용하기 때문인지도 모른다.

면역세포(대식세포) (macrophages)	면역세포는 Tumor Associated Macroph age-TAMs로 변환된다.
혈관(혈관신생) (angiogenesis)	저산소증, 즉 산소 부족이 있으면 HIF(Hypoxia-inducible factor)라는 단백질이 생성된다. 이 단백질은 VEGF (vascular endothelial growth factor)를 내보내도록 자극하여 혈관을 생성시킨다.
HIF-1alpha	저산소증 상황에서 야기되며 **크리신**(chrysin), 아세토제닌(acetogenin, **파파야**로부터 생성), **바이칼레인**(baicalein), **아피제닌**(apigenin), **카타폴**(catapol)과 기침약인 **노스카핀**(noscapine)에 의해 억제될 수 있다. 이들은 신생혈관생성(VEGF)과 악성으로 변형되는 것을 막을 수 있다.

섬유아세포로부터 나온 성장인자는 암이 퍼질 수 있도록, MMPs라는 효소가 세포외 기질을 분해하도록 촉진한다. 현재 종양학에서는 MMPs를 완전히 간과하고 있다. 10년 전까지 연구가 활발했지만, 특허를 내는 방법을 찾지 못하자 거대 제약기업에서는 대신에 새로운 혈관을 형성하는 VEGF를 타깃으로 하는 새로운 방법을 시도하기로 결정한 것이다. 아바스틴(Avastin, Bevacizumab)은 VEGF를 멈추게 하는 약으로 2004년 판도를 새로이 바꾸리라는 기대를 안고 출시되었으나 효과를 내지 못했고, 고약한 부작용도 나타났다. 그러나 다른 치료방법과 같이 사용하여 효과를 내고 있다.

나는 나 자신도 모르게 아스피린과 디피리다몰이라는 약으로 VEGF, PDGF, TGF-β를 억제하고 세포외 기질의 변화를 막고 있었다. 나의 칵테일 치료는 모든 성장인자와 MMPs를 타깃으로 기능했다. 이 같은 성장인자에 작용하는 다른 약들은 메벤다졸(mebendazol), 피모지드(pimozide), 프로프라놀롤(propranolol), 펜톡시필린(pentoxifylline), 독시사이클린이다.

MMP-1	피모지드(pimozide), 잔토휴몰(xhanthohumol), 천심련(Andrographis
MMP-2	키틴질(chito-oligosaccharides, chitin), 단삼(Danshen) 메벤다졸(mebendazole)[212,213] 프로프라놀롤(propranolol)[214], 의료용대마(THC)[215], andrographalide, 잔토휴몰(xhanthohumol), 사이코사포닌(saikosaponnin), Maitake-D-Fraction
MMP-3	글루코사민, 캠퍼롤(Kaempferol), 퀘르세틴(Quercetion)[216]
MMP-7	뇌공등(Triptolide), 복령(Poria cocos)
MMP-9	디피리다몰(Dipyridamole)[217], 독시사이클린[218], 프로프라놀롤(propranolol)[219], 펜톡시필린(pentoxifylline), 리토나비르(Ritonavir), 단삼(Danshen), 잔토휴몰(xhanthohumol), Maitake-D-Fraction
MMP-10	크리신(Chrysin)
MMP-11	Andrographalide
MMP-13	단삼(Danshen), 카탈폴(Catapol)
MMP-14	피모지드(pimozide), 커큐민(Curcumin)
VEGF	아스피린[220], 프로프라놀롤(propranolol), 시메티딘(Cimetidine), 이트라코나졸(Itraconazole), 탈리도마이드(Thalidomide), MCP (modified citrus pectin), 아르테미시닌(Artemesinin), 바이칼린(Baicalin), 호노키올(Honpkiol), WFA(withaferin A)
FGF	프로프라놀롤, 레플루노미드(Leflunomide), 스틸벤(Stilbenes), 상어간유(Shark liver Oil)

PDGF	디피리다몰(Dipyridamole)[221], 아스피린, 펜톡시필린(pentoxifylline), Indol-3-Carbinol, 아피제닌(Apigenin), 엘라그산(ELLagic acid), 루테올린(Luteolin), 파이퍼롱구민(Piperlongumine)
TGFβ	디피리다몰(Dipyridamole)[222], 펜톡시필린(pentoxifylline), 헤스페리딘(Hesperidine), Chrptotanshinone(danshen), WFA(withaferin A), 육계(Cinnamomum cassia), 셀라스트롤(Celastrol)

키틴(Chitin)은 새우와 같은 갑각류의 외골격에서 발견되고(나는 갑각류를 좋아했고 껍데기도 일부 먹었다) 내가 매일 먹는 버섯류에도 풍부하게 존재한다. 버섯은 암 예방과 치료에 큰 도움이 되고, 세포외(ectra-cellular) 기질을 온전하게 유지하며 대식세포의 변환을 막아 주는 효과가 있어서 나는 버섯을 애용하고 있다. 또한, 천연 아로마타제 억제제(Natural aromatase inhibitor)도 함유하고 있다. 역시나 평범한 것이 소중한 것이다. 키틴은 크레아틴 키나아제(Creatinnine Kinase)의 문제나 신부전(renal failure)에도 도움이 된다.

전통적인 VEGF 억제제(sutent, avastin)가 실패할 경우 암이 대체 루트로서 FGF(fibroblast growth factor)를 사용하기 때문인 경우가 많다. VEGF와 FGF를 동시에 억제하는 것이 좀 더 나은 전략이 될 것이다.

나는 글루코사민 설페이트가 암의 전이를 예방해 주는 줄 모르고 무릎 때문에 그 약을 복용했었다. 처음 암으로 진단을 받고 나서도 수년 동안 건강하지 않은 식사를 계속했음에도 불구하고 '운 좋게도' 폐전이 병변 한 가지만 왔던 이유 중 하나가 글루코사민 설페이트가 아닐까 한다.

그리고 디피리다몰은 강력한 MMP-9 억제제이다. 그래서 디피리다몰이 암이 다른 신체로 전이되지 않도록 막는 데 그토록 효과적인 것이다. 나는 지금은 MMP-2, MMP-9 억제제인 프로프라놀롤을 가끔 복용한다. 혈압이 떨어질 수 있으니 디피리다몰과 함께 복용해선 된다. 프로프라놀롤은 또한 나에게 레이노증후군(손발가락에 혈액순환이 잘 안되는 것)을 일으킬 수 있기 때문에 날이 추울 때는 이것을 복용하지 않았다. 반면에 디피리다몰과 스타틴의 조합은 레이노증후군을 호전시켜 준다. 독시사이클린은 암을 굶기는 데 유용할 뿐 아니라 강력한 MMP-9 저해제이다. 펜톡시필린(Pentoxyfylline)은 많은 경우 디피리다몰을 대체할 수 있다. 하지만 이 같은 디피리다몰의 많은 항암효과에도 불구하고 베링거 인겔하임 제약회사가 이 약을 천천히 퇴출시키고 있기에 점점 구하기 힘들어지고 있다.

MMP는 각각의 암 마다 다르게 발현될 수 있음을 명심하자. 난소암은 MMP-1,2,7,9,10,13을 이용하고 삼중음성유방암은 MMP-1, 2, 7, 8, 9, 10, 13을 이용한다. 다발성 골수종은 MMP-1, 2, 7, 9, 14를 이용한다. 조금만 정보를 찾아본다면, 당신의 암에는 어떤 성장인자 억제제 조합이 가장 적절한지 알 수 있게 될 것이다.[223]

(24)

면역 시스템 재가동

How to Reboot the Immune System

암은 변이가 일어난 백혈구(대식세포, macrophage)의 비정상적인 활동의 결과물이라 할 수 있다. 우리 몸은 백혈구를 적으로 여기지 않기 때문에 종양 관련 대식세포를 이용하는 암은 통제받지 않고 퍼져나가게 된다.

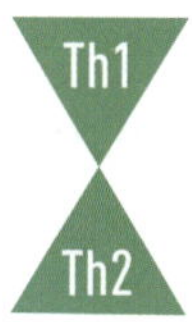

정상적인 대식세포가 산소 부족 상태, 또는 비정상 성장인자인 TGF-β(transforming growth factor-β), 면역억제 염증 사이토카인(immunosuppressive inflammatory cytokines. IL-1, IL-10), PGE2(나쁜 프로스타글란딘), Th2(체액성 면역반응)[224]에 노출되면 종양 관련 대식세포(tumor associated macrophage, TAMs)로 바뀐다. 암은 이런 종양 관련 대식세포들 덕분에 면역계의 감시를 피해 자랄 수 있다. 그리고 기질 금속단백 분해효소(matrix metalloproteinase, MMP)의 도움으로 종양에서 떨어져 나온 대식세포는 혈류를 타고 전신을 돌아다

니면서 새로운 종양을 퍼트린다.

성장인자와 MMPs를 억제하고, 염증이 감소되고, 산소 부족 상태가 개선되면, 정상적인 대식세포가 종양 관련 대식세포(TAMs)로 전환되는 것을 막을 수 있다. 골칫덩어리인 이 종양 관련 대식세포는 내 몸속에서 혈소판과 포화지방으로 만들어진 덩어리 속에 숨어서 혈류를 따라 전신을 돌아다니면서 면역계의 감시를 피해 살아남았던 것이다(이런 이유로 전이성 암 환자는 포화지방을 피해야 한다). 항혈소판제제인 아스피린과 디피리다몰을 같이 사용하면 시너지효과가 발생하여, 혈소판 덩어리를 쪼개서 숨어 있던 비정상 대식세포를 면역계에 노출시킨다. 스타틴은 이 전이성 덩어리들이 섭취하는 지방을 줄여서 덩어리들이 쉽게 제거되도록 한다. 베르베린(berberine)도 중성지방을 낮추는 것으로 알려져 있다.

내가 만든 마법의 칵테일 요법은 암을 무찌르는 데 크게 성공했지만 한 가지 보완해야 할 부분이 있었다. 내 면역계는 Th1[병원체에 직접 반응하는 세포성 면역 반응, 자연살해세포(natural killer cell)가 대표적] 반응이 여전히 낮았고 Th2[체액성 면역반응(humoral immune response)] 반응은 올라가 있었다. 즉 나의 경우 자연살해세포들이 억제되어 있어서 원하는 대로 암을 완전히 없애 버릴 만한 공격을 할 수가 없었다.

2007년이 되어서야 나는 항히스타민 작용이 있는 시메티딘으로 Th1 : Th2의 불균형을 바로잡을 수 있다는 사실을 찾아냈다. 나는 이것이 내가 면역을 향상시키는 데 가장 큰 역할을 했다고 믿고 있다. 하지만 상어간유(알킬글리세롤, alkylglycerols), 중국 버섯[표고버섯(shitake), 잎새버섯(maitake), 구름버섯(turkey tail)], 장내 미생물 교정, 기생충 박멸, 프리바이오틱스와 프로바이오틱스(특히 비피도박테리아, bifidobacteria), 장내 미생물총에 유익한 영향을 주는 베르베린과 메트포민 등도 면역 향상을 이뤄 낸 결정적인 요인들이었다. 이 모든 요인들이 내가 암을 치료하는 과정에서 급격히 떨어진 면역력을 회복기 동안 충분히 끌어올릴 수 있도록 만들어 준 주인공들이었다. 비타민C 정맥주사도 역시 큰 효과를 냈다. 그러나 자외선 혈액 조사(ultraviolet blood irradiation)를 받은 후 맞았던 수지상세포 백신(dendritic vaccine)은 사실 효과가 미미했을 것으로 생각된다. 확실한 여부는 알 방도가 없지만 말이다. 사람들은 수지상세포 백신을 확실한 치료 효과가 약속된 성스러운 술잔처럼 여겼었지만, 이것은 성공적인 암 치료 효과를 보여 주지는 못했다. 당시에는 암 치료에 있어서 비정상적인 세포신호(cell signalling), 성장인자, 비정상적인 대사 작용이라는 원인이 해결되어야 하며, 이 문제들이 먼저 사라져야 백신도 효과를 볼 수 있다는 것도 몰랐기 때문이었다. 이런 방법을 사용하지 않고 성공하기란 너무나 어려운 일이다. 그리고 이런 방법을 사용하였더라도, 먼저 면역력을 끌어올려서 백신을 맞을 수 있는 상태로 만들어야 한다고 확신한다. 나는 내가 수지상세포 백신을 맞기 전에 시메티딘을 먼저 복용했더라면 더 좋은 결과를 얻을 수 있었을지 궁금하다. 아마도 향후에는 종양학계는 좀 더 전체적인 시각을 가지고 백신 접종에 접근해야 할 것이다.

같은 이유로, 나는 면역치료제에 대해서도 회의적이다. 나는 'mabs', 'nibs'라는 어미로 끝나는 신약이나 PDL-1억제 면역치료가 개발되기 한참 전에 4기 암을 극복했다. 면역계의 기능이 저하되어 있는 문제를 먼저 해결하지 않고서 이런 최신 면역 치료제를 사용해 봤자 아무 효과가 없는 일이라고 생각한다.[225] 내가 개발한 칵테일 대사 치료법 약들과 장내 미생물 교정을 통해 면역 치료제의 실패를 극복하고 있는 환자들의 사례는 결코 놀랄 만한 일이 아니다. 암 줄기세포의 대사 변경이야말로 문제이면서 해답인 것이다. 당신의 암을 굶겨라!

당신의 면역계는 포도당, 글루타민, 지방, 트립토판 등의 연료를 두고 암과 경쟁한다. 면역계의 스위치를 끌 수 있는 대사적인 점검 사항들은 아래와 같다.

- Toll like Receptor, IL-1, IL-6, 세균총(microbiome)
- STAT3 (kynurenine pathway), NF-kB, 해당작용, 젖산

카이누레닌 경로(kynurenine pathway)는 트립토판을 분해하며, 암세포에서 고도로 항진되어 있을 수 있다. 트립토판은 필수아미노산으로 단백질 합성에 필수적이며, 멜라토닌과 세로토닌의 합성에도 필요하다.

트립탄트린(trypthantrine, 청대 indigo naturalis의 성분)으로 카이누레닌 경로에 있는 IDO(indoleamine 2,3 Dioxygenase)와 TDO2 효소를 억제하는 방법은 Stat3 억제제(메트포민, nifuroxazide, lithium orotate)를 함께 사용할 때 최고의 효과를 낼 수 있다.

항정신 약물인 피모지드(pimozide)를 저용량으로 사용하거나 시메티딘을 복용하면 골수에서 유래된 억제세포(suppressor cell)를 정상화시키는 데 도움이 되고, 면역억제를 일으키는 대식세포(M2)를 항암작용이 있는 대식세포(M1)로 다시 돌려놓는 데 도움을 줄 수 있다.

미세순환장애 치료로 오랫동안 사용된 펜톡시필린(pentoxifylline)을 복용하면 Treg(조절 T세포, PD-1 억제제 사용 시 자가면역질환을 일으킨다)를 정상화시킬 수 있다. 또한 암과 싸우는 T세포의 전력이 상승한다.

앞으로 면역관문억제제(immune check point inhibitor, 키트루다, 옵디보 등)와 펜톡시필린(트렌탈 서방정 등)을 함께 사용하는 것이 전통적인 면역치료에 채택되게 될 수도 있을 것이다.[227]

면역계를 정상화시키는 데는 아래의 약물들도 필요하다.

Arginase-1 inhibitors	피세타놀(picetannol), Gingerol-6, PDE5 억제제(시알리스, 비아그라)
Cox2 inhibotors	보스웰리아, 커큐민, 아스피린, 진득찰(siegsbeckia glabrescens)
iNOS inhibitors	퀘르세틴(quercetin), 아스피린, 단삼(danshen), siegsbeckia glabrescens

면역계는 복잡해서 암을 도와주기도 하고(TAMs, MDSCs, Tregs), 암과 싸우기도 한다(NK cells, cytotoxic T cells). 이에 대해서는 내 온라인 과정의 동영상에 쉽게 설명되어 있다.

25

암을 죽이는 방법

How to Kill Cancer

여러분은 세포의 이상 신호를 멈추게 했고 암을 굶주리게 만들었다. 또한, 성장인자의 작용을 멈추게 했으며 장 문제(장내 미생물 문제)도 해결했다.

대사 약물이 효과를 나타내려면 7~8개월 정도가 걸리긴 하지만, 이렇게 하면 조기암이나 공격성이 덜한 암들은 사라지게 할 수도 있다. 그러나 이와 달리 내 암이 공격적인 성향이고, 3~4기이며 통제가 안 된다면 어떻게 해야 할까? 그때는 암 줄기세포만 줄일 것이 아니라, 세포자멸을 유도하거나 암세포가 자살하도록 하여 빠르게 분열하는 세포들 또한 줄여나가야 한다.

암세포에는 두 가지 다른 계열의 세포가 있다는 사실을 기억할 것이다. 바로 빠르게 분열하는 세포와 암 줄기세포이다. 암 굶기기 전략은 빠르게 분열하는 세포와 줄기세포 모두 타깃으로 하고 있지만, 전통적인 주류의학에서는 빠르게 분열하는 세포에 관심을 둔다. 그러나 화학요법

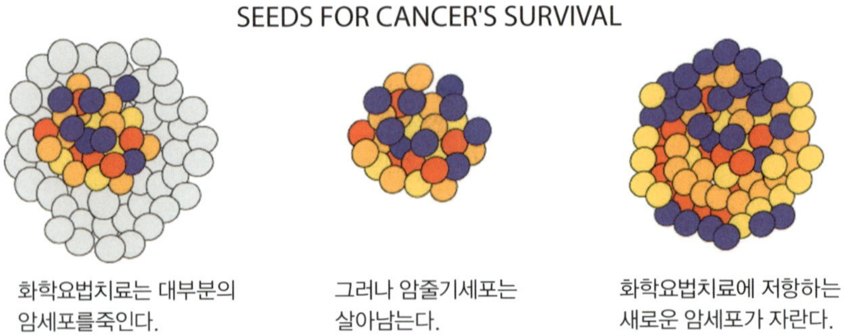

그림 23.2. 줄기세포는 화학요법을 피해 살아남는다.

과 방사선요법으로는 암 줄기세포를 건드릴 수 없다. 우리는 이 두 가지 접근법을 통합하고 병행함으로써 두 배 이상의 결과를 얻을 수 있다.

빠른 분열은 변환에 이르는 단계 중 마지막 단계에 일어난다. 이런 빠르게 분열하는 세포는 줄기세포 자신이 아니라 이들의 자손이다.

그렇다면, 어떤 독성이 약한 약이 이런 세포의 빠른 분열을 멈출 수 있을까?

내가 복용하고 있는 약과 영양 치료제는 동시에 여러 과정을 차단하는 것을 목표로 하는 다면발현성(pleiotropic, 한 개의 약이 동시에 여러 가지 작용을 나타내는 것)이라고 할 수 있다. 한 가지 약이나 영양치료제가 더 많은 표적에게 기능할 수 있다면 더 효과적일 것이다. 구충제인 메벤다졸은 표적이 다수이며, 암 치료에 있어서 가장 인정받고 있는 효능은 빠른 세포 분열을 느리게 만드는 것이다. 이 약은 항암약물 빈크리스틴과 같은 방식으로 작용하지만, 독성이 낮은 환상적인 약물이라 할 수 있다. 따라서 소아에서 사용하기에도 이상적이다. 메벤다졸은 빈크리스틴과 똑같이 암세포 안의 미세관(microtubule) 형성을 방해함으로써 작용한다. 미세관 형성이란 모든 암세포가 겪는 과정으로 세포가 분열하려고 할 때 일어나는 현상이다.[228] 메벤다졸은 또한 세포의 비정상적인 신호전달(소닉 헤지호그)도 줄여 주고, MMP-2 저해제로 작용하며, 또한 저용량 화학요법과 함께 사용할 때 면역력을 떨어뜨리는 종양 관련 대식세포를 파괴하는 데 도움을 준다는 증거도 있다.[229] 메벤다졸은 카스파제(caspase)를 활성화하여 세포자멸도 촉진시킨다. 놀라운 약이 아닐 수 없다! 메벤다졸은 장에서는 흡수가 잘 안 되므로 지방과 함께 섭취하는 것이 좋다. 후추에 들어 있는 피페린(piperine)은 영양제로 구입할 수 있는데 메벤다졸의 혈중 농도를 높이는 데 도움이 된다.

대부분의 항암 화학요법 약물은 산성을 띠며(암의 성장을 촉진한다) 결과적으로 대사를 유연하게 바꾸는 암 줄기세포는 화학요법으로 인해 부서진 세포 부스러기(DNA 조각 등)들을 긁어모아 재활용(자기소화)하는 법을 배우게 된다. 암세포보다 한발 앞서 나가기 위해서는 빨리 분열하고 있는 세포와 암 줄기세포를 동시에 타깃으로 하는 것이 필수적이다. 만일 여러분이 고용량의 화학요법제로 암의 많은 부분을 죽이게 되면 이로써 남아 있는 암의 줄기세포에 많은 영양분을 공급하게 될 수 있다. 그렇다면 통제된 방식으로 두 가지를 함께 줄여나가는 것이 가장 나은 방법이 아닐까? 나는 너무 많은 화학요법 치료로 인하여 환자들이 죽어나가는 경우를 너무 많이 보고 있다.

그림 23.3에서 이러한 이원적 접근의 효과를 볼 수 있다. 이 그래프는 암 줄기세포를 표적으로 하는 메트포민과 빠르게 분열하는 세포를 표적으로 하는 화학요법제인 테모졸로미드(temozolomide)를 각각 단독으로 사용했을 때와 함께 사용했을 때의 암세포 사멸 비율을 비교하여 보여 준다.

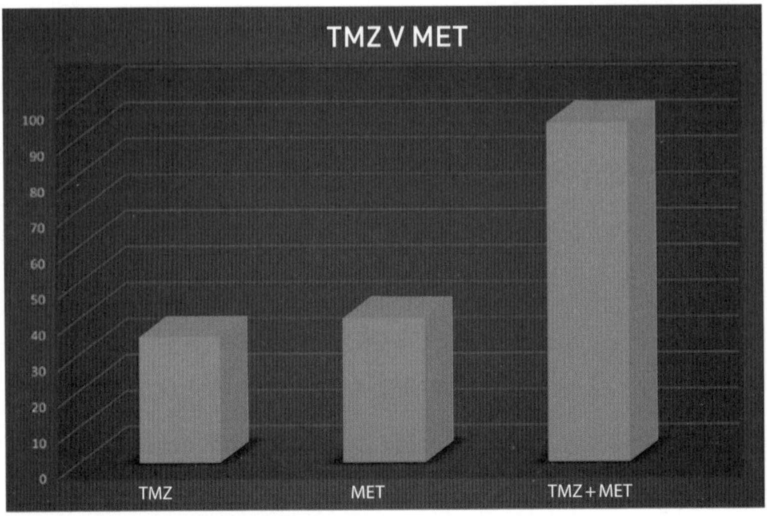

그림 23.3 뇌종양에서 테모졸로미드와 메트포민의 효과 비교(영국 케어 온콜로지 클리닉 자료)

부작용이 거의 없고 특허가 만료되어 저렴한 메트포민의 암 사멸 효과가 40% 정도로 화학요법제인 테모졸로미드의 35%보다 더 효과적이라는 사실에 주목하라. 그리고 두 가지를 함께 사용했을 때 강력한 시너지 효과가 일어나, 각각의 효과를 더한 것보다 더 높은 94%라는 사멸 효과가 있었음을 주목하라.[230] 혈액 뇌 관문을 통과할 수 있고 독성이 적은, 시너지효과를 보일 수 있는 다른 대사 약물을 첨가할 때 일어날 가능성을 상상해 보자. 그 누가 뇌종양이 치료될 수 없다고 이야기하는가?

그림 23.4는 뇌종양에 사용하는 약물로 빠르게 분열하는 세포에 작용하는 카루무스틴(carmustine aka, BCNU)과 베르베린의 효과를 비교한 것이다.

1990년 시행된 이 연구는 시험관과 체내 모두에서(세포배양과 설치

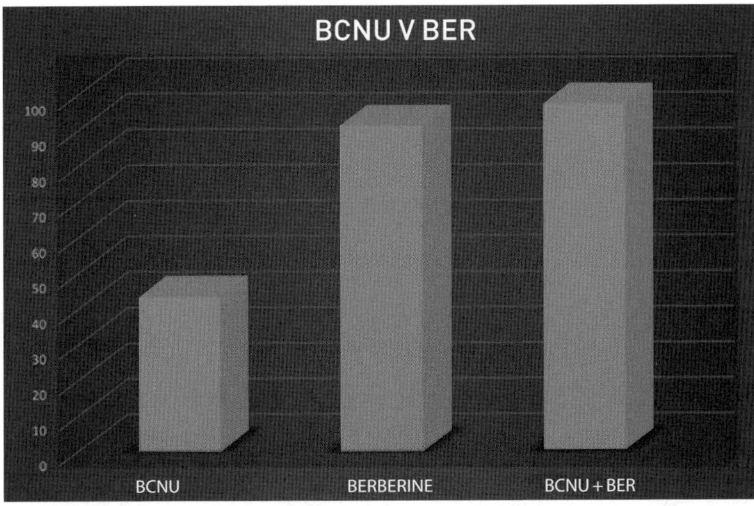

그림 23.4. 뇌종양에 있어 카루무스틴과 베르베린의 효과 비교

류) 베르베린과 BCNU의 치료 효과를 비교했다. 베르베린 단독으로는 신경교종 세포배양에서 91% 정도의 놀라운 암 치료 효과를 보였는데 이는 메트포민 효과의 두 배였다. 91%! 놀라운 결과이다. 이 정도의 효과라면 베르베린은 빠르게 분열하는 세포와 암 줄기세포 모두를 표적으로 하는 것이 확실하다. 아쉽게도 이 그래프가 다른 대사경로를 가지는 모든 암에 똑같이 적용되지는 않는다. 하지만 베르베린과 BCNU를 함께 사용하면 무려 97%의 암 사멸 효과를 보였다는 것은 놀라운 결과이다![231]

메트포민과 베르베린은 서로 다른 암 줄기세포를 표적으로 하기 때문에(예를 들면 메트포민은 IGF-1을 줄여 주지만 베르베린은 이런 효과는 없고 대신 SREBP-1을 줄여 준다) 베르베린과 화학요법에만 의존하는 것은 현명하지 않다. 올바른 칵테일 치료법을 사용하면 저용량의 화학요법 치료를 할 수 있게 되어 혹독하고 끔찍한 화학요법의 부작용을 줄여 줄 것이다. 그 예로 메벤다졸은 사실상 거의 독성이 없기에 화학요법 치료 효과를 증가시켜 줄 수 있는 큰 가능성이 보이고, 소아 뇌종양 치료에도 유용할 것으로 보인다.[232] 고용량 비타민C 정맥주사 또한 주기적으로 사용하면 화학요법제처럼 작용하며 이것 역시 혈액 뇌 관문을 통과할 수 있다.

화학요법 치료와 비스테로이드성 항염증제(NSAIDs)를 함께 사용하기

NSAIDs는 강력한 항암효과를 가지고 있지만, 연구자들은 수년 동안 그 정확한 작용기전에 대해 잘 알지 못했다. 단지 COX2 억제제만 사용하는 것보다 암세포에 더 큰 효과를 나타낸다는 사실 정도만 알려져 있었다. 우리는 NSAIDs를 고용량으로 사용하면 암을 굶기지는 않고 세포자멸을 유도한다는 사실을 발견했다. 아스피린이 아닌 NSAIDs는 세포가 유전물질을 복제하여 새로운 DNA를 만드는 세포분열의 S 단계를 저해한다. 이 S 세포분열 단계는 기존의 화학요법제가 가장 잘 작용하는 단계이지만, 방사선치료에는 가장 큰 저항성을 띠는 단계이다.[233] 그러므로 방사선치료와 고용량 NSAID를 동시에 사용함으로써 이러한 저항성을 띠는 세포들을 민감하게 만드는 것이 상식적이라 하겠으나, 이러한 복합치료를 해도 부작용이 증가하지 않는다는 연구결과가 있음에도 불구하고 현재 임상에서는 시행되지 않고 있다.[234]

아이오와 대학의 이비인후과 부교수인 더글라스 트라스크(Douglas Trask, M.D., Ph.D.)는 사이언스데일리 온라인판에서 이렇게 말했다. "이러한 성분들을 사용할 때 실제 논란의 여지가 있는 상황은 두 가지이다. 하나는 어떤 약물을 장기간 사용하는 암 예방 차원이고, 다른 하나는 그 약물을 집중적으로 짧은 기간에 사용하는 암 치료 차원이다. 발표된 연구들에 의하면 NSAIDs를 장기간, 특히 1년 이상 사용한 경우 심장과 신장에 문제가 생길 수 있다. 물론 단기간의 NSAIDs 복용도 심장과 신장에 영향을 미칠 수는 있지만 이러한 위험성은 암을 더 효과적으로 치료하여 얻을 수 있는 잠재적 이득에 비교하면 사소한 것이다.'

스타틴과 디피리다몰을 동시에 사용하면 심장 부작용을 경감시키고 효과를 증가시켜 준다. 만약 이것들과 비타민C 정맥주사, 베르베린, 메벤다졸, 아스피린 외 NSAID(단기간 또는 펄스 요법으로 사용)를 칵테일 요법으로 하여 화학요법과 함께 사용된다면, 항암제의 최대허용용량을 현저히 줄일 수 있지 않을까? 화학요법이 유용하다는 데에는 의심의 여지가 없다. 그러나 최대허용용량이 너무나 커서, 특히 4기 환자의 경우 항암약물의 독성과 면역억제 효과로 인해 화학요법을 받지 않았을 경우보다 오히려 먼저 죽게 되기도 한다. 나는 저용량 화학요법 치료를 고집했고, 베르베린과 암을 굶주리게 하는 다른 약도 함께 복용하면서 종양표지자를 빠르게 정상으로 떨어뜨릴 수 있었다(물론 이렇게 하려고 종양학 전문의 앞에서 연기력을 발휘해야 했지만 말이다). 저용량의 화학요법제를 신중하게 투여한다면 화학요법은 심지어 면역기능을 **향상**시킬 수도 있다. 그러나 많은 자연치료 및 대체의학치료에서는 이 사실을 부인할 것이다. 4기 암 환자에게는 효과가 없다는 발표 때문에 완전히 무시되는 치료법이긴 하지만, 만약 종양학 전문의가 당신에게 저용량 화학요법제를 투여하려고 한다면 고려해 보는 것이 좋을 것이다.

단기간 주기로 저용량 화학요법 치료(메트로놈 항암치료)를 4~8일 간격으로 시행하면, 견딜 수 있는 최대용량으로 21일마다 시행하는 경우보다 T세포의 항암 면역기능을 올려 주는 것으로 알려져 있다.[235]

화학요법 치료를 넘어 암세포 사멸을 유도하기

아래 그림은 암을 굶기고 물리치는 나의 방법을 간략하게 표현한 것이다.

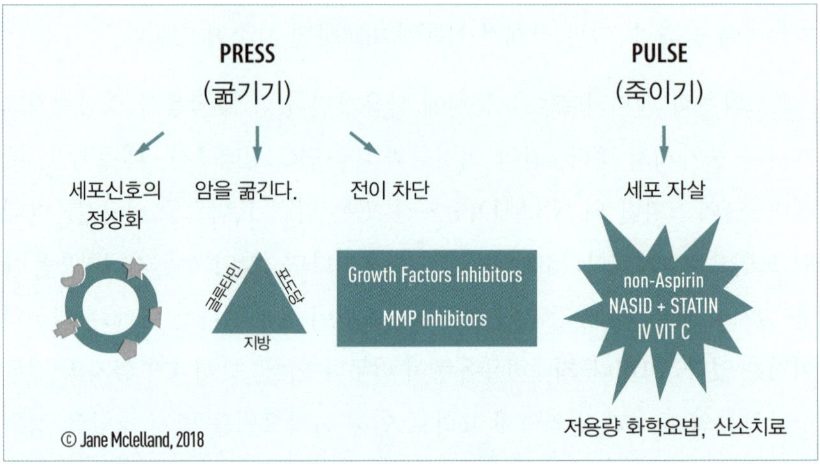

그림 23-5. 빠르게 분열하는 암세포와 줄기세포 모두를 없애기 위한 'Press Pulse' 전략

세포자멸(apoptosis)은 능동적이며 프로그램된 세포의 자멸(죽음)을 일컫는 말로, 수동적 과정인 괴사와는 다른 과정이다. 페롭토시스 역시 프로그램된 세포의 죽음으로 나는 세포자멸보다도 좋은 방법이라고 생각한다. 페롭토시스에 대해서는 다음 3부에서 다룰 것이다.

암에서는 다음 3가지에 의하여 세포자멸 과정이 조절된다.

1. 카스파제(cystein-dependent aspartate-directed protease). 주위 조직에 최소한의 영향을 주면서 세포자멸을 일으키고, 미토콘드리아 안에서 활성화한다.

2. Bcl-2/bax. 세포자멸을 조절하는데, 세포자멸을 촉진시킬 수도

있고 미토콘드리아의 대사기능을 회복시켜 세포자멸을 방지할 수도 있다.

3. Fas(first apoptosis signal receptor). 세포 표면에 있는 죽음 수용체로 세포자멸을 일으킨다. 그로써 카스파제 8을 활성화한다. 메트포민이 이 경로를 이용하여 세포자멸을 일으킨다.[236]

카스파제에 의한 세포사멸

카스파제 활성화는 충분히 이용되고 있지 않은데, 이는 시간이 더 오래 걸리지만, 암세포를 죽이는 데 더 안전한 방법이다. 자연적인 카스파제 연속반응(caspase cascade)는 암세포 미토콘드리아 막에 있는 항산화(산화환원) 상태(글루타치온: 산화제 균형)가 변화되면 활성화된다. 세포자멸 연속단계가 활성화되면 연속적인 신호들과 함께 세포성분의 '조절된 파괴'(controlled demolition)가 나타나는데, 이는 자유기를 분비하여 DNA에 손상을 주는 화학요법 치료제만 사용하는 방법보다 신체가 덜 손상을 입는 방법이다. 메벤다졸은 화학요법제인 빈크리스틴처럼 행동하면서(그러나 메벤다졸보다 안전하다) 세포에서 섬유 다발이 정렬하는 것을 방해하여, 빠르게 분열하는 암세포들은 파괴한다. 이는 또한 Bcl-2와 크로모좀 C(cytochrome C)를 비활성화시킴으로써 카스파제 연속반응을 촉진한다. 이 모든 과정으로 인해 세포자멸사가 촉진된다.[237] 세포가 암으로 변하는 초기에는 암모니아와 젖산이 증가하여 증식을 계속 촉진하지만, 이 시기가 지나면 암이 불멸 상태로 되기 위하여 산화환원 상태를 엄격하게 조절하거나 산화제의 항상성을 유지한다.

암세포는 주요 항산화제인 글루타치온을 자기를 파괴하지 못할 정도의 높은 농도로 유지하며 살아남는다. 이 농도를 줄이면 빠르게 분화하는 세포는 무방비 상태가 된다. 글루타치온이 낮아지고 활성산소가 높아지면 암세포는 불안정해지고 자신을 유지할 수 없어서 세포자멸이 일어나게 된다.

활성산소를 높이는 방법-산소 자유기(oxygen free radicals)

비타민C 정맥주사

비타민C 정맥주사가 암을 악화시킨다고 이야기하는 사람들이 있다. 물론 일부 암에서 처음에 글루타민 공급원을 차단하지 못하면 비타민C가 해당과정을 방해하여 글루타민을 사용하는 암을 더욱 사납게 만들게 할 수 있다는 점에서 이는 맞는 말일 수 있다.[238] 맨체스터 샐퍼드의 마이클 리잔티 교수가 증명한 바에 의하면, 비타민C와 베르베린을 복용하기 전에 독시사이클린으로 글루타민 경로(글루타민을 연료로 사용하는 OXPHOS와 지방산 산화)를 차단하면 몇 배 더 효과적으로 되고, 많은 세포주(cell lines)에게 '치명적인 조합'이 된다. 비타민C 자체만으로도 화학요법제보다 암 줄기세포에는 10배 정도 효과가 있다. 독시사이클린과 함께 사용하면 아마도 100배는 더 효과적일 것이다!

비타민C를 정맥으로 투여하는 것은 그 자체로는 위험할 수 있다. 그러나 RAS와 BRAF 변이가 있는 암은 포도당 수용체(Glut receptors)를 통해 많은 포도당을 흡수할 수 있으므로 비타민C 정맥주사에 매우 민감하다. 2000년에 나는 아스피린, 베르베린, 비타민C 정맥주사를 사용하여 여러 경로를 차단할 수 있었다(여러분들은 이제 나의 메트로 맵을 보면서 이 과정을 이해할 수 있을 것이다). 이때 나의 암 항원 표지자는 최저치인 40까지 떨어졌었다. 글루타민에 기반하는 OXPHOS가 항진되는 것을 막기 위하여 독시사이클린이나 니콜로사마이드를 비타민C 정맥

투여와 함께 사용하는 것이 더 좋을 수 있다고 생각한다. 하지만 페롭토시스가 이보다 더 나은 방법이자, 비타민 C 정맥주사를 더 효과적으로 사용하는 새로운 접근법이 될 것이라고 본다.

비타민C 정맥투여 시 흔하게 하는 실수는 부족한 용량을 투여하는 것이다. 과산화수소가 발생하고 해당과정이 줄어들 정도로 충분한 용량을 투여해야 한다. 많은 보완·대체의학 의사들은 최소 일주일에 3회 정도 투여하고 있다. 단지 주 1회는 충분하지 않다. 그 근거로, 스웨덴에서 전립선암 환자를 대상으로 한 연구에서[239] 비타민C 60g 단독으로 주 1회 투여했을 때 효과가 충분하지 않았고, 암이 더 공격적인 글루타민/지방 중심의 표현형으로 변하게 했다. 전립선암은 해당과정을 가장 적게 이용하기 때문에 효과를 보지 못한 것이 놀라운 일은 아니다. 그렇지만 페롭토시스는 비타민C가 작동하도록 하는 해결책이 될 수 있다.

니클로사미드(niclosamide)로 전 처치를 하면 비타민C 정맥주사에 의한 과산화수소로 암세포 사멸이 더 잘 일어날 수 있다.[240] 이 오래된 구충제는 다른 많은 곳 또한 타깃으로(Stat3, Notch, OXPHOS, NF-kB, Wnt/β-catenin, mTOR) 작용하기 때문에 내가 제일 선호하는 약제 중 하나이다. 특히 글루타민 기반의 좀 더 공격적인 암의 경우라면 꼭 사용해 보기 바란다.

글루타치온을 낮추는 방법

글루타치온은 글루타메이트(이는 글루타민으로부터 만들어진다), 글리신, 시스테인으로부터 만들어진다. 글리신과 글루타메이트는 암세포가 쉽게 구하곤 하므로 우리는 시스테인을 낮추는 속임수를 써야 한다. 시스테인을 낮추기 위하여는 L-시스테인과 NAC보충제, 유청단백질과 아스파라거스를 피해야 한다. 암세포를 '죽이는 단계'(kill phase)[241] 동안에는 사골탕(bone broth)마저도 피하는 것이 좋다. 코엔자임 Q10, 저용량 비타민C 그리고 비타민E 역시 당신이 필요로 하는 자유기를 중화시켜 버릴 것이므로 피해야 한다. 설포라판은 루테올린처럼 카스파제-3의 효과를 줄여 주어 항암효과가 있지만 세포자멸의 속도를 줄여 주는 Bcl-2를 증가시키므로 암을 죽이는 단계에서는 중단해야 한다. 그러나 클로로퀸으로(항암치료 전 12~24시간 전에 중단) 전 처치를 하면 세포가 미토콘드리아 카스파제를 통한 세포자멸에 민감해져 더 쉽게 죽게 된다.[242] 설포라판과 루테올린은 암세포를 카스파제/암세포를 죽이는 단계에 더 민감하게 만들어 준다.

1. **스타틴**(Statins)은 다른 질환(심혈관 질환)에서는 글루타치온을 잘 낮추지 못한다는 평판이 있지만, 내가 2003년에 발견한 바에 의하면/ 암 환자에게는 엄청난 효과를 가져다준다.[243] 스타틴은 NSAIDs(비스테로이드 소염제) 약물의 암 치료 효과를 5배 증가시킨다. 스타틴은 치매, 근육통, 2형 당뇨병의 발생을 증가한다는 주장이 있지만, 이 같은 스타틴 치료의 '위험성'은 요즘 어디에서나 흔히 볼 수 있는 질환이다. 또한, 이런 부작용이 실제로 인체에 영향을 조금이라도 미친다고 가정해도, 이런 부작용이 발생하는 데는 수년이 걸리며, 레스베라트롤, 메트포민, 베르베린, 오메가3, 스쿠알렌(상어간유, 올리브오일), 비타민 D 카스파제를 통한 세포자멸을 원한다면 CoQ10은 암이 글루타치온을 재활용하게 할 수 있으므로 피해야 한다)를 함께 공급하면 멈추거나 감소시킬 수 있다. 요즘 많은 암 환자들이 스타틴의 부작용을 두려워하여 스타

틴 복용을 거부하면서도 고용량의 화학요법은 허용하는 것을 자주 본다. 그러나 스타틴의 독성과 화학요법의 독성은 하늘과 땅 차이이다. 심혈관질환의 치료법과 암의 치료법은 완전히 다른 차원이다. 질환의 본질과 예후를 비교하여 보면 언론에서 유언비어를 퍼뜨리는 수준이다. 그런데도 많은 암 환자들이 스타틴에 대한 비현실적인 두려움을 떨쳐 버리지 못하고 있다.

2. **피버퓨**[Feverfew (parthelonide)][244]. 글루타치온을 낮추는 천연물질로 활성산소를 만들며 카스파제-7, -8, -9를 활성화시킨다.

3. **설파살라진**(Sulfasalazine). 췌장암 같은 몇몇 화학요법제로 치료하기 매우 힘들다. 이런 암은 저항성이 극도로 강하고 대사적으로도 잘 적응하는 어려운 암이다. 이런 경우 설파살라진은 글루타치온을 낮추고 화학요법 치료에 감수성이 높아지도록 도움을 준다는 연구보고가 있었다.[245] 이렇게 되면 암세포의 죽음을 더욱 촉진할 수 있다(책 후반부의 페롭토시스에 대한 내용 또한 참고하기 바란다).

프레스: 펄스 전략(Press: Pulse Strategy)

『암은 대사질환이다』의 저자인 토마스 세이프리드(Thomas Seyfried) 교수는 프레스:펄스(press-pulse)라는 접근방법을 선호했다. 즉 암 주변 환경에서 영양소를 감소시키는 방법인 케톤형성 식이요법, 해당과정 저해제인 2-dexoyglucose (2-DG)와 EGCG를 함께 사용하기, 고압산소치료(HBOT), 대음세포 작용(macropinocytosis) 저해제인 클로로퀸 설페이트를 사용하는 것이다.[246]

그는 교모세포종 환자를 이 칵테일요법으로 치료하는 데 성공했으며, 이로써 '암을 굶기는' 전략이 효과가 있다는 증거를 보여 주었다.[247] 나의 메트로 맵을 보면 이런 조합으로 어떤 대사경로가 차단되는지를 알 수 있다. 그는 동물에게 강력한 글루타민 저해제인 DON을 사용해 보았지만, 독성이 심하여 심각한 장과 뇌 손상의 가능성이 있음을 알게 되었다. 그는 케톤형성 식이요법을 강력하게 지지하는데, 이 방법은 뇌종양에 더 효과적인 것으로 보인다. 내게는 이것이 미스터리로 여겨지는데, 왜냐하면 내가 알기로는 뇌종양은 케톤을 좋아하기 때문이다.[248] 그러나 아마도 칵테일요법의 효과가 뛰어났을 가능성이 크다. 만일 케톤형성 식이요법을 시도한다면 몇몇 환자에게는 효과가 있을 것이지만, 내 견해로는 다른 암을 굶기는 방법(SREBP-1을 차단하여 아세테이트/케톤 경로를 표적으로 하는 베르베린)[249] 또한 추가적으로 시도하여, 암이 장기적으로 더 공격적인 성향을 띠게 되어 치료하기 힘들어지는 것을 막는 것이 현명한 방법이라고 본다. 나의 경험상 많은 환자들이 식이요법으로 암을 치료해 보려고 시도하지만, 장기적으로는 케톤증에 도달하기 어렵다는 것을 알았다. 그러나 케톤형성 식이요법은 적어도 혈당은 낮추어 주는 효과가 있다. 어쩌면 이 치료를 장기적으로 엄격하게 따르는 것보다 하루나 이틀 정도 케톤증을 유지하는 주기요법이 최선일 것이다. 그러나 뇌종양으로 인한 간질이 있다면 케톤형성 식이가 간질 발작을 줄이는 데 유용할 것이다. 베르베린 또한 동일한 효과가 있을 것으로 보인다.[250]

발터 롱고(Valter Longo)는 남가주 대학의 노인학 학자로, 장수하는 식사법에 대한 책을 저술했으며 그 역시 '암을 굶주리게 하는' 방법이 효과적임을 증명했다. 그는 특별한 음식과 칼로리를 제한하는 '단식 모방 다이어트'를 5일간 실시한 후 저용량의 화학요법 치료를 하면 암세포

사멸에 효과가 좋다는 것을 보여 주었다. 그뿐 아니라 암을 죽이는 백혈구인 암침윤 임파구(tumor infiltrating)의 수도 늘어났고, 면역기능도 좋아졌다.[251] 아쉽게도 롱고는 스타틴 사용은 수명을 줄인다고 생각했는지 사용하지 말라고 했다. 내가 추측하기로는 그는 스타틴과 디피리다몰을 함께 사용할 때의 시너지효과와 가능성, 스타틴을 단독 사용할 때 암 환자의 생존율을 크게 향상시키는 유용한 면을 고려하지 못하고, 발표된 심혈관계 효과만을 고려한 것이 아닌가 싶다. 이 약물들은 페롭토시스를 유도하는 데에도 필수적이다.[252]

26

페롭토시스 프로토콜 -암을 죽이는 새로운 방법 The Ferroptosis Protocol

많은 환자의 사례를 통해 암을 굶기는 방법이 성공적임이 증명되었다. 그러나 만약 암을 굶기는 프로토콜을 시행하는데도 암이 치료에 저항하고, 지속적으로 전이되면서, 심지어는 전통적인 치료를 병행해도 잘 죽지 않는다면, 지금까지는 잘 알려지지 않은 페롭토시스라는 치료를 적극적으로 고려하기 바란다. 페롭토시스(ferroptosis)란 문자 그대로는 '철분에 의한 죽음'이라는 뜻으로, 아미노산인 시스테인을 굶기고 산소를 이용하는 것이다. 이것은 기본적으로 세포사멸과는 다른 원리로, 암과 싸우는 데 있어 새롭고 강력한 무기이다.[253]

철은 가장 풍부한 금속 물질이며 모든 암이 왕성한 성장을 위한 원료로 철을 사용한다. 철은 산화-환원 반응에 참여하면서 쉽게 전자를 주고받을 수 있기 때문에, 많은 기본적인 생물학적 기능에 중요한 요소이기도 하다. 세포 내에 불안정한 상태의 철이 존재하면, 이는 산소와 반응하여 자유기(free radical)를 방출하게 된다. 이러한 성질로 인해, '펜톤 반응'(Fenton Reaction)을 통하여 발생하는 산화 과정으로써 암세포를 파괴할 수 있게 된다. 즉 철분(Fe^{2+})과 과산화수소(H_2O_2)가 반응하여 ROS(reactive oxygen species)가 만들어지고, 이 과정을 통하여 철 자유기(iron free radical)와 수산화 자유기(OH•+OH)가 생성되어 세포막에 축적된다.

펜톤 반응의 화학식은 아래와 같다.

$$Fe^{2+} + H_2O_2 \Rightarrow Fe^{3+} + OH\cdot + OH-$$

이는 삼중음성 유방암, 신경교종, 췌장암, 신장암, 난소암, 특히 어려운 암인 육종과 같은 공격적인 암들은 특히 페롭토시스에 더 반응을 잘 보인다는 것을 의미한다. 더 빨리 성장할수록 더 철분에 많이 의지하기 때문이다. 하지만, 약물과 보충제를 적절한 양으로 조합할 수 있다면 모든 암이 페롭토시스에 반응을 보이게 될 것이다. 중피종과 횡문근육종과 같은 드문 암뿐만 아니라 자연적으로 철분 친화적인 암에도 좋은 치료법이 될 수 있다. 공격적인 대장암(대장암의 40~50%는 RAS 경로의 변이가 있다)을 포함하여 RAS 변이암(H-과 N-, K-, RAS)과 YAP-기반암은 특히 예민하게 반응한다. 흑색종의 암세포는 상피세포에서 중간엽 세포로의 이행을 통하여 세포사멸을 회피할 수 있다. 이 과정은 종양의 형성 초기에 일어나기에 흑생종이 치료하기 어려운 이유가 되기도 한다. 하지만, 흑색종이 예정된 세포사멸에 저항할지라도 페롭토시스에는 훨씬 더 민감하다.

암으로 가는 영양소를 고갈시켜 암을 굶기는 것은 세포사멸 과정을 거쳐 암을 천천히 죽이는 수동적인 방법이다. 그러므로 성장 속도가 빠른 좀 더 공격적인 암들은 굶기는 것만으로는 크기를 충분히 줄일 수가 없다. 따라서 최선의 방법은 ROS(reactive oxygen species)나 활성산소를 만드는 치료를 포함시키는 것일 수 있다. 활성산소를 발생하는 치료는 모두 내가 '암을 죽이는 단계'(Kill Phase) 치료법이라고 부르는 것에 해당하므로 표적치료제와 면역치료제는 포함되지 않지만, 활성산소를 발생하는 치료를 표적치료와 면역치료에 더하면 대부분은 효과를 더 높일 수 있다. 화학요법 치료, 방사선치료와 규칙적인 유산소운동은 암에 활성산소를 더 많이 입힐 수 있고, 빠르게 분열하는 세포의 크기를 줄이는 데 도움이 된다. 하지만 이런 전통적인 치료만으로는 줄기세포를 죽이지 못하기 때문에 치료에 대한 저항이 일어나서 결국 재발을 하거나 암이 더 진행된다. 더 공격적인 암일수록, ROS와 함께 더 많은 'Pulsed Kill Phase' 치료를 하는 것이 필요하다.

페롭토시스는 Kill Phase(암을 죽이는 단계)로 세포를 굶기는 것(xCT 역수송체를 차단하여 시스테인을 고갈시킨다)과 함께, 활성산소와 산화된 철 그리고 수산화기를 방출하여 세포막을 파괴하여 암세포를 죽인다. 과산화수소를 방출하는 비타민C 정맥주사는 페롭토시스를 유도하는 데 필수적인 것은 아니더라도, 암의 환경을 산화 쪽으로 변화시켜서 이 치료의 효과를 높일 수 있다. 또한, 화학요법 치료는 빨리 분열하는 세포에만 작용하지만, 비타민C 정맥주사는 해당작용을 차단하는 동시에 빨리 분열하는 세포와 함께 암 줄기세포에도 작용한다.

'암을 굶기는 단계'와 '암을 죽이는 단계'(Starve Phase and Kill Phase)는 마치 '음과 양'처럼 작용한다. 각 단계는 암세포를 죽이기 위해 특정한 보충제 조합이 필요하다. 암이 가장 약해져 있을 때가 Kill Phase를 시도할 최적의 타이밍이다. '암을 굶기는 단계'는 긴 시간 동안 암에 스트레스를 주면서 천천히 시간을 가지고 점차로 암을 약화하는 과정이다. 페롭토시스 프로토콜에 있는 많은 보충제가 암을 굶기는 동안에도 유용하게 쓰일 수 있다. 이런 보충제는 피페롱구민(piperlongumine), PETIC, 아르테미시닌(artemisinin) 등으로, 모두 나의 메트로 맵에서 찾아볼 수 있다. 암세포로부터 시스테인을 고갈시키기 위해 사용하는 설파살라진(sulfasalazine)은 xCT 역수송체를 억제하는데, 약간의 부작용이 있을 수 있다. 따라서 몇 주 동안만 짧은 기간 사용을 추천하고(비타민C 정맥주사를 사용하는 기간에는 단지 며칠만 사용하길 추천) COC 프로토콜을 동시에 사용하는 경우에는 메벤다졸과 한 달 정도씩 번갈아 사용하길 추천한다. 이런 치료를 잘 견디고 페롭토시스 프로토콜이 효과가 있다면 이 기간을 더 늘릴 수 있다. 치료의 효과와 몸 상태에 대해서는 의사로부터 진단받기 바란다.

'암을 죽이는 단계'(Kill Phase)는 자유기(활성산소)를 1~2일 동안(가끔은 며칠씩) 왕창 밀어 넣는('Pulse') 것이지만, 페롭토시스의 목적은 적은 용량의 활성산소 치료(Oxidative therapy)를 장기간에 걸쳐 시행하는 것이다. 가능하면 비타민C 정맥주사를 주기적으로 투여하여 그 효과를 높이도록 한다. 일부 환자는 굶기고 죽이는 효과를 함께 볼 수 있는 저용량 화학요법 치료를 매일 받기도 하지만, 추가적인 ROS를 위해서 비타민C 정맥주사를 추가하는 것도 여전히 안전한 방법이다.

Edward와 George Mathews의 최근 연구(포도당 고갈의 효과)에 의하면, 포도당 제한 식이를 시작한 후 28일 정도 지나면 암이 가장 약해진다.[254] 이때가 페롭토시스를 시도하기에 가장 적절한 시기로 보인다. 이 시기 이후에는 암도 약 90일간 서서히 다른 영양소를 이용하려는 방법을 배우면서 다른 경로에도 적응하게 된다. 결국, 암은 포도당만 제한하는 환경에 저항을 획득하게 되는 것이다. 이것이 케톤식이요법 같은 한 가지 방법에만 의지하면 실패하기에 복합적인 방법으로 접근해야 가장 적절한 치료가 되는 이유이다.

페롭토시스는 세포예정사(programmed cell death)의 독특하고 독립된 형태이다. 페롭토시스에서는 미토콘드리아 세포막을 포함한 세포막이 깨지면서 에너지 생산을 저해시켜 암세포가 굶어 죽게 된다. 수십 년 동안 연구자들은 조절된 세포자살의 단계인 세포자멸사(apoptosis)만이 암세포를 죽이는 유일한 방법이라고 생각했다. 세포자멸사는 ROS를 만들거나, 카스파제 연속반응(caspase cascade)을 일으켜서 발생시킬 수 있다. 여기에 세포사멸의 다른 형태인 자가포식(autophagy)과 괴사(necrosis)를 추가할 수 있지만, 더 최근인 2012년 Stockwell과 Dixon이 페롭토시스를 발견한 후로 암 치료에 대한 대단한 가능성이 현실화되면서 수많은 관련 논문들이 나오고 있으며 연구 분야에서도 많은 기대를 받고 있다.

세포예정사(programmed cell death)는 세포의 생애에서 매우 중요한 단계로, 장기가 건강한 조직과 기능을 유지하는 과정이다. 예를 들면, 세포예정사는 면역세포에서는 자가면역질환을 일으키지 않으면서 적절한 반응을 일으키도록 한다. 세포예정사는 모든 세포에서 항상성을 유지하는 과정이며, 몇몇 이론들은 페롭토시스는 암 억제 유전자인 p53의 영향을 많이 받기 때문에 이는 정상세포가 암세포를 죽이는 정상적인 과정으로 볼 수 있다고 말하고 있다.

이러한 취약성을 이용하여 우리는 난폭한 철분에 대한 암의 욕구를 방해할 수 있고 오히려 철분을 항암 무기로 이용할 수 있다. 페롭토시스는 산화된 불포화지방산과 ROS(reactive oxygen species 활성산소)의 과도한 철분-의존적인 축적이 특징이다.

페롭토시스는 다음의 순간에 일어날 수 있다.

- 시스테인이 세포 내로 들어오는 것이 막힐 때 (항산화제인 글루타치온의 생성을 막음으로써)

- 지질 과산화물(lipid peroxide)을 수리하는 GPX4(glutathione peroxide 4)를 억제하거나 지질 세포막의 수리가 방해받을 때

페롭토시스가 일어나면 산화작용으로 인해 미토콘드리아의 막에 변화가 일어나고 미토콘드리아의 크리스타(cristae)가 손상을 입으면서 암세포의 에너지 생산 능력과 복제 능력이 떨어지게 된다. 그 결과 암세포는 죽게 된다.

페롭토시스의 3가지 특징

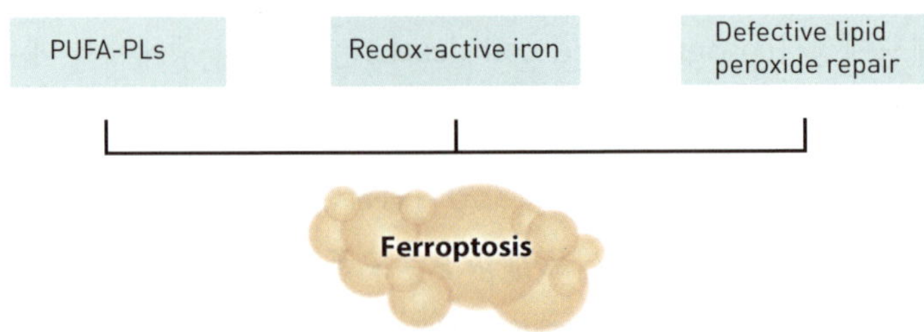

Dixon SJ, Stockwell BR. 2019. *Annu. Rev. Cancer Biol.* 3:35–54

잘 알다시피 암은 교활하면서도 대사적으로 유연한 야수와 같다. 암은 전통적인 치료에 대응하여 생존하기 위해, 대사적으로 변화를 주는 재프로그래밍을 한다. 암은 산화제와 항산화제의 섬세한 균형을 유지하는데 이를 '산화환원 균형(redox balance)'이라고 한다. 암은 대사적으로 아주 왕성하여 정상세포보다 부산물을 더 많이 만들어 낸다. 주된 부산물은 암모니아와 젖산이다. 그 결과 암세포들은 자신이 만들어 내는 과도한 자유기(free radicals, ROS, 활성산소)를 없애기 위해 정상세포보다 더 많은 항산화제(글루타치온, 시스테인)를 필요로 한다. 그러므로 화

학요법 치료에 저항하는 대부분의(전부 다는 아니다) 암은 더 많은 항산화제를 획득하기 위해 xCT cysteine-glutamate antiporter system(시스테인-글루타메이트 역수송체 시스템)을 과도하게 발현한다. 이것은 Xc 시스템이라고 알려져 있으며 메트로 맵의 글루타민 쪽에 그림으로 설명되어 있다. 이 수송체는 암세포 표면에 자리 잡고 있으면서 글루타치온을 만들기 위해 여분의 시스틴(cystine)을 세포 내로 퍼 올리고, 한편으로는 글루타메이트를 내보내기 위해 시스테인(cysteine)을 들여오게 된다. 삼중음성 유방암, 신경교종, 췌장암과 같이 치료하기 어려운 암에 화학요법 치료와 함께 xCT 역수송체를 억제하는 설파살라진(sulfasalazine)을 추가하면 암의 성장을 크게 억제할 수 있다. 설파살라진은 뇌암(원발암 및 전이암 둘 다)의 흔한 부작용인 경련을 멈추는 데에도 도움이 된다.[255]

화학요법 치료에 저항하는 암들은 글루타치온을 만들기 위해서 여분의 시스테인(항산화제)을 공급하는 능력이 탁월하고, 또한 배출 펌프(efflux pump)를 통하여 화학요법 치료제를 활발하게 내보낸다. 이것을 P-glycoprotein(당단백질) 혹은 MDR1(Multi Drug Resistance protein)이라고 한다. 다행히도 구충제인 메벤다졸(mebendazole)을 투여하면 이를 억제할 수 있다. 메벤다졸은 항암제인 빈크리스틴(vincristine)과 유사하게 작용하며 세포 내에서 ROS를 증가시킨다. 이 메벤다졸은 Kill Phase에 무척 유용하게 사용할 수 있는 저독성 약물이다. 만약 COC 프로토콜을 사용하고 있다면 독시사이클린과 메벤다졸을 한 달씩 교대로 사용하기를 추천한다. 독시사이클린을 사용하여 '암을 굶기는 단계'로 되돌아가기 전에, 페롭토시스 약물 및 보충제와 메벤다졸을 함께 사용하는 것은 충분히 시도해 볼 만한 방법이다. 그러나 이 방법은 단지 추천일 뿐이며 얼마나 오랫동안 얼마나 많이 투여해야 하는지는 각 암의 공격성과 치료에 대한 반응에 달려 있다.

세포가 영양물질을 대사할 때 ROS나 자유기들이 다양하게 생성되며 그 효과 또한 제각각이다. 그래서 아래의 3가지 단계로 나눈다.

- 낮은 수준의 ROS는 정상상태로, 건강한 세포들의 세포 신호와 대사를 위해서 필요하다.
- 상승된 수준의 ROS를 이용하여 암이 생존할 수 있는 좁은 중간 범위가 있는데, 이는 암이 xCT 역수송체를 통하여 시스테인을 들여와서 ROS를 중화하기 때문이다.
- 위와 같은 좁은 중간 범위를 넘어서는 수준으로 ROS가 만들어지면 이는 암의 방어막을 압도하여 암세포를 죽이게 된다. 자유기를 상쇄할 정도의 충분한 시스템을 암세포 내로 들여올 수 없기 때문이다. 이것이 암세포가 대사적으로 취약한 핵심 부분이다. 그리고 이렇게 세포사멸을 유발하는 데는 여분의 ROS가 아주 많이 필요한 것은 아니다.

산화환원 시스템의 정리 (Manipulation of the REDOX SYSTEM)

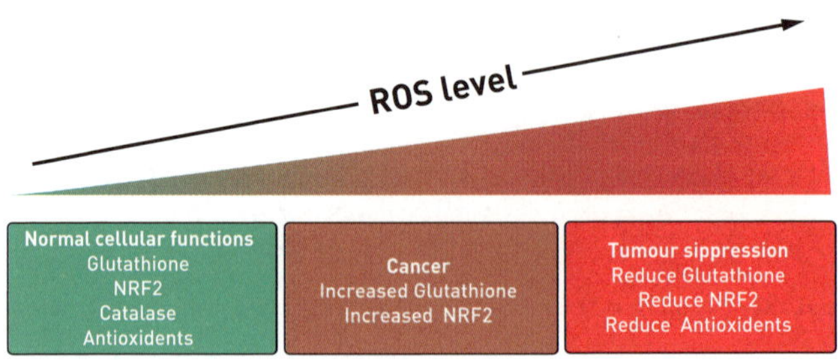

© Jane Mclelland, 2020

따라서 고용량에서는 ROS가 암세포를 세포예정사 쪽으로 보낼 수 있다. 과도한 자유기를 활성화하는 것은 많은 화학요법 치료와 방사선치료가 작용하는 방법이다. 하지만, 이들은 암만을 선택적으로 죽이는 치료법이 아니라서 세포 분열이 왕성한 정상세포에도 작용하게 된다. 반면 페롭토시스는 훨씬 더 암세포에 선택적인 치료를 할 수 있다. 암세포는 정상세포보다 훨씬 더 많은 철분과 시스테인, 글루타치온이 있어야 하기 때문이다. 암세포에 중요한 이들 영양소를 빼앗음으로써 암세포의 방어 능력을 무력화할 수 있다. 최근에 밝혀진 바에 의하면 흥미롭게도 흔히 사용하는 화학요법제인 시스플라틴(cisplatin)은 시스테인을 감소시키고, 글루타치온 퍼록시다제(Glutathione Peroxidase)의 활성을 떨어뜨린다. 따라서 이는 페롭토시스의 좋은 파트너가 될 수 있을 것이다. 또한, 시스플라틴과 에라스틴(erastin, 페롭토시스 유도 물질)을 조합한 치료가 대장암과 폐암에 효과적이었음이 발표되었다.[256]

2012년 이래 페롭토시스에 관한 논문이 폭발적으로 늘고 있고 펍메드(PubMed)에는 거의 1,000건 정도 올라와 있지만, 이러한 암의 취약성을 이용하여 효과적으로 페롭토시스를 사용하고 있는 의사는 소수이다. 많은 의사가 비타민C 정맥주사와 함께 아르테미시닌(artemisinin)을 사용하고 있지만, xCT 역수송체를 억제하거나 GPX4 효소를 억제하는 약물이나 보충제(아래에 적어 두었다)를 이용하면 효과를 더 높일 수 있을 것이다.

이전에도 언급했지만, 암세포를 죽이기 위해 비타민C 정맥주사 하나만 사용하는 방법은 다분히 논쟁적이고 그렇게 성공적이지도 않다. 비타민C 정맥주사(IVC)는 적절한 약물과 보충제를 더하지 않는다면 페롭토시스를 활성화하지 못한다. KRAS와 BRAF가 주도하는 대장암과 같은 소수의 암에서는 IVC가 단독으로 사용되어도 유용한 것으로 증명되었다. 이런 암들은 페롭토시스에도 더 민감하게 반응한다(Yang et al., 2014). 폴링(Pauling)과 카메룬(Cameron)이 처음으로 비타민C 정맥주사와 비타민C 경구 복용을 함께 시도하고, 메이오 클리닉이 경구 복용만을 했던 이래로 IVC는 의료계에서 조롱과 멸시를 받아 왔다. 그러나 IVC가 암의 대체의학적 치료인 페롭토시스를 자극할 수 있는 잠재성이 분명하기에, 의사들은 결국 고용량 비타민C 정맥주사가 암 치료에 효과적이라는 사실을 받아들여야만 할 것이다.

리오단 클리닉 또한 화학요법 치료의 독성을 감소시키기 위해, 더 많은 암세포를 죽일 수 있는 더 많은 자유기를 얻기 위해, 화학요법 치료 후 남겨진 줄기세포를 겨냥하는 비타민C 정맥주사를 사용하고 있다.[258]

굶어 죽는 것을 피하려고 대사적으로 유연하게 대처하는 것과 동일하게, 암은 페롭토시스에 의한 죽음을 피하기 위해서도 자신의 대사를 재배치할 수 있다. 암은 페롭토시스를 차단하고자 FSP1, COQ10, NAD(P)H와 같은 여러 가지 시스템을 페롭토시스의 두 가지 주된 채널(xCT, GPX4)과 병행하여 배치한다. 이런 병행 루트들이 제대로 차단되지 않으면 페롭토시스는 만족할 만한 결과를 얻을 수 없다. FSP1 경로는 COQ10을 만들어 내는데, 만약 COQ10을 복용하고 있다면 페롭토시스를 시도할 생각도 하지 말아야 한다. 다행히도 '암을 굶기는 치료법'과 COC 프로토콜에는 COQ10을 차단하는 스타틴이 포함되어 있어서 프롭토시스를 위한 준비를 잘할 수 있게 도와줄 것이다. 로바스타틴(lovastatine), 심바스타틴(simvastatine)과 플루바스타틴(fluvastatin)이 가장 좋은 연구실적을 보이나 지방 친화성인 아토르바스타틴(atorvastatin)도 좋은 결과를 보이는 듯하다.

암이 여러 치료법을 피하고자 사용하는 모든 루트를 다 차단할 필요까지는 없지만, 프로토콜에 여러 가지 페롭토시스 보충제를 첨가하는 것은 어렵지 않을 것이다. 물냉이(PEITC)와 오이(cucurbitacin B)를 포함한 스무디도 효과적이며, 더 좋은 맛을 내기 위해 사과 및 당근과 비트뿌리를 추가할 수 있다.

많은 천연보충제가 광범위한 의미가 있는 '항산화제'라고 불리고 있지만, 그렇다고 해서 항암제를 투여받는 동안 이것을 끊어야 하는 것은 아니다. 많은 보충제가 암을 굶기거나 염증을 감소시키는 고유한 작용을 하고 있으며 이러한 효과가 각각의 '항산화제' 작용보다 훨씬 더 중요하기 때문이다. 예를 들면, 녹차는 카탈라제(catalase)를 떨어뜨리는데, 이는 녹차 자체의 항산화제 작용보다 암을 조절하는 데 훨씬 더 중요하다. 녹차는 화학요법 치료를 받는 동안 복용할 수 있는 완벽한 보충제다. 녹차는 철분에 결합하는 성질이 매우 강해서 페롭토시스를 시행하기 전에는 중단해야 하지만, 녹차의 대사산물인 EGCG는 더 많은 ROS를 만들고 소포체 스트레스를 자극하기 때문에 저용량이라면 지속해서 복용해도 괜찮다.

철분을 킬레이션(chelation, 페롭토시스를 위해 이온 철의 효력을 제거시키는 것)을 하게 되면, 자유기의 생성을 방해하고 페롭토시스로부터 암세포를 보호하는 결과를 가져온다. 강황(curcumin)과 같은 많은 천연보충제와 약물들이 철분을 킬레이션하는 작용이 있으므로, 페롭토시스를 유발하기 위해서는 이 같은 일부 암을 굶기는 보충제는 중단하거나 용량을 줄여야 하고, 필요한 경우 부분적으로 잠시만 투여해야 한다(pulse 투여). 퀘르세틴(quercetion), IP6, 바이칼레인(baicalein), 루테올린(luteolin), 제니스테인(genistein) 등 거의 대부분의 폴리페놀은 철분을 묶거나 지방의 과산화를 막으므로 페롭토시스 기간 동안에는 중단해야 한다.[259] 멜라토닌도 페롭토시스 과정을 방해할 수가 있기 때문에 이 과정에서는 중단하는 것이 좋다. 하지만 나의 경우 멜라토닌 없이는 잠을 제대로 잘 수가 없었다. 만약 나와 같은 경우라면 페롭토시스 기간에는 멜라토닌의 Pulse 투여를 고려할 수 있을 것이다.

알파라익포익산(Alpha lipoic acid)은 강력한 항산화제이면서 정맥주사로 투여할 경우 대사과정 중에서 PDK를 잘 억제하기 때문에, 나는 이것이 암을 굶기는 목적으로 잘 작용하는 것을 목격해 왔다. 하지만 철분과 강력하게 결합하기(chelate) 때문에 페롭토시스를 위하여서는 중단되어야 한다. 알파라익포익산은 어떤 형태의 자유기도 중화시킬 수 있어서 페롭토시스의 반대 효과를 가져올 것이기 때문이다.

페롭토시스 유발과정이 매우 특이하다는 점을 이해하는 것이 매우 중요하다. 페롭토시스에서는 암을 굶기는 방법이나 Kill Phase를 위해서 ROS를 일으키는 방법들에서 완전히 방향을 전환해야 한다. 어떤 것을 복용하고 어떤 것을 중단해야 할지 확실히 파악해야 한다. 효과적인 페로토시스를 위해서는 여기에 언급하지 않은 보충제들을 다 중단하는 일이 있더라도 차라리 조심하는 편이 낫다(전통적인 화학요법 치료제, 면역치료제, 표적치료제, 방사선치료는 그대로 시행해도 된다).

화학요법 치료와 방사선치료를 함께 하면서 페롭토시스를 할 때는 메트로 맵에 있는 암을 굶기는 대부분의 경로를 차단하지만, 페롭토시스를 할 때는 어떤 경로는 차단하지 말아야 한다. 특히 글루타민 분해과정(Glutaminolysis)와 자가포식(Autophagy) 경로는 차단하지 않는다. Glutaminolysis는 지방산과 지방합성을 위한 전구물질을 제공하여 지방의 과산화과정에 기여하기 때문이고, 자가포식은 Ferritinophagy(리소좀에 있는 철분이 분해되어 소화작용이 있는 주머니 모양의 소기관에 의해 포획되는 것)를 위해 필요하기 때문이다. 따라서 페롭토시스 동안에는 완전히 다른 종류의 보충제와 약물을 사용하고 식단도 바꾸어야 할 수 있다.

페롭토시스 식단(The Ferroptosis Diet)

기본적으로 제한적인 식단이지만, 어떤 측면에서는 제한했던 음식이 여기서는 허용될 수 있다.

- 메티오닌(Methionine)은 황전환작용 경로(transsulfuration pathway)를 통해 시스테인으로 바뀔 수 있으므로 페롭토시스 시작하기 전에 메티오닌과 시스테인이 없는 식단을 몇 주간 하면 유용할 수 있다. 이렇게 하고 있지 않다면 채식 식단으로 바꾸어야 한다. 고기와 생선, 달걀을 피하고 주로 식물성 단백질을 섭취해야 한다.
- 글루타메이트(glutamate)는 시스테인이 세포 내로 들어오는 것을 막아 주기 때문에 페롭토시스 기간 동안에는 섭취를 늘리도록 한다. 글루타메이트는 음식에서 '감칠맛'을 나게 하는 조미료이다. 이는 버섯, 타마리(tamari, 일본 간장), 미소(miso), 소이 소스(soy sauce, 간장), 토마토 페이스트, 파마산 치즈(단 적당히 섭취해야 함. 몸에 이로운 butyrate도 포함되어 있다) 등에 들어 있다. 또한 MSG를 섭취하면 안 된다.
- 영양소가 부족하면 페롭토시스를 방해할 수 있어서 케톤다이어트는 도움이 되지 않을 수 있다. 하지만 당지수가 낮은 식단은 계속

하는 것이 좋다.[260]

- 섭취하는 지방의 종류도 바꾸어야 한다. 쉽게 산화되는(과산화) 아마씨 오일이나 호두 오일과 같은 오메가3 불포화지방산이 매우 중요하다. 단일 불포화지방산(MUFA)인 올레산(oleic acid)은 많은 오일에 존재하고 특히 올리브오일에 많은데, 이들은 세포막 인지질에 들어가기 위해 불포화지방산과 서로 경쟁하고 페롭토시스를 억제할 수 있다.[261] 그러므로 페롭토시스 기간에는 MUFA를 피하기 위해 올리브나 올리브오일, 아보카도, 견과류(아몬드, 캐슈넛, 피칸, 마카다미아)와 너트 버터와 땅콩 오일 등은 섭취하지 않도록 한다.
- 오메가-3 지방산인 DHA와 EPA는 페롭토시스를 활성화시키는데 도움을 주지만 대부분이 비타민 E(토코페롤)와 결합되어 있는데, 비타민E는 강력한 페롭토시스 억제제로 작용한다. 따라서 페롭토시스 기간에는 전통적인 오메가-3 지방산보다 대구간유를 사용하는 것이 가장 좋은 것으로 보인다. 대구간유는 비타민E보다 비타민A와 비타민D를 이용하여 안정화되어 있기 때문이다.[262]
- 셀레늄도 피해야 한다. 브라질너트 역시 천연 셀레늄 함량이 아주 높아서 피해야 한다. 비타민E와 셀레늄은 지방의 과산화를 억제한다.[263] 셀레늄은 일종의 중금속이기 때문에 어떤 케이스의 치료 프로토콜에도 'pulse therapy'로 사용하는 것이 최선이다. 최소한 페롭토시스 일주일 전에는 셀레늄 투여를 중단해야 한다.
- 모든 Kill Phase(암을 죽이는 단계)에서는 아세틸시스테인(NAC: N-acetylcysteine)을 피하는 것이 무엇보다 중요하다. NAC은 대

부분의 고기와 생선, 닭, 사골국, 렌틸콩, 완두콩 아스파라거스 등에 자연적으로 존재한다. NAC로 전 처치를 하면 페롭토시스가 방해받는다. 안타깝게도 의사와 생화학자들이 논문과 인터넷 기사에서 NAC이 암을 굶긴다고 주장하기 때문에, 많은 환자들이 치료에 실패한다. 물론 NAC이 젖산 수송체에 영향을 미칠 수 있지만, 앞에서 언급했듯이 NAC은 암의 세포 방어력을 증가시켜 내성과 저항력을 일으킬 수도 있다. 당신이 지금 하는 프로토콜에 NAC이 추가되면 어떤 일이 일어날지 반드시 파악해야 한다. Stage 0 DCIS에서는 NAC이 젖산 수송체를 차단할지 모르겠으나 다른 암과 비교해보면 이런 것은 거의 암이라고 할 수 없으며, 나는 유명한 의사들이 NAC을 투여한 후에 암이 전이되고 퍼지는 많은 사례들을 목격해 왔다. CoQ10 또한 동일한 원리로 나쁜 결과를 가져올 수 있다. 이것은 매우 중요하기에 되풀이하여 말할 수밖에 없다. Kill Phase 동안 특히 페롭토시스를 유발할 때는 스타틴으로 CoQ10의 생성을 막아야 하고 CoQ10 보충제의 섭취를 피해야 한다. 스타틴에 매우 민감한 사람은 예외로 할 수 있겠지만, 암을 굶기는 동안에는 델타 토코트리에놀(delta tocotrienol)과 스타틴을 함께 섭취하면 스타틴 용량을 줄여도 된다. 로바스타틴(lovastatin)과 델타 토코트리에놀은 뼈 전이 및 골다공증에 대해서 특별히 좋은 조합이 될 수 있다(이들은 서로 시너지효과를 일으켜 콜레스테롤 경로를 차단한다).[264]

- 일부 보충제는 세포를 보호하며 강력한 해독 경로로 작용하는 NRF2를 활성화시킬 수 있다. 역설적이게도 이 NRF2가 활성화되면 암을 굶기고 다른 세포를 보호하는 데 훌륭한 효과를 볼 수 있

지만. 암을 파괴하는 데 필요한 ROS로부터 암을 보호하게 되기도 한. 이를 NRF2 패러독스라고 한다. 커큐민(강황), 밀크시슬, indol 3 carbinol, DIM, 레스베라트롤 등은 NRF2를 활성화시키고 페롭토시스를 방해한다. NRF2는 치료 후에 휴면기에 있는 유방암 세포의 재활성화에 영향을 미치는 것으로 보고되었다. 그러므로 비록 당신이 NED(no evidence of disease, 병의 증거가 없는) 상태라 할지라도, 다시 암이 재발할 기회를 완전히 없애기 위해서 페롭토시스 프로토콜을 시도할 가치가 있는 것이다.[265]

- 석류 역시 피해야 한다. 석류는 비타민E를 함유하고 있을 뿐 아니라, RF2를 활성화는 엘라그산(ellagic acid)과 루테올린도 함유하고 있다. 만약 전립선암 환자라면 운동하기 전에 석류 주스를 마실 경우 페롭토시스와 석류 모두의 효과를 상쇄시킨다는 사실을 반드시 기억하기 바란다![266] 개별적으로는 암 치료에 수 많은 이점이 있지만 함께하게 되면 완전히 효과가 없어지는 것이다! 이러한 이유로 인하여 Starve Phase(암을 굶기는 단계)와 Kill Phase(암을 죽이는 단계)를 반드시 구분해야 한다. 이 점은 매우 중요하다,

- 트리고넬린(trigonelline)은 호로파(fenugreek)의 주성분으로, NFR2 억제제로 작용하면서 페롭토시스와 운동의 효과를 모두 상승시킨다(근육의 힘과 크기 증가). 트리고넬린은 mTOR를 통한 근육의 성장 효과를 보임에도 불구하고, NRF2 억제작용을 하므로 항암작용의 가능성과 효과가 성장작용을 훨씬 더 상회한다. 안드로겐 박탈 요법(ADT: androgen deprivation therapy)을 시행한 전립선암 환자에게는 근육감소가 나타나며, 이들에게는 트리고넬린이 필요한 도움을 줄 수 있다. 운동하는 날에는 석류 주스는

잊고 유기농 호로파(ground fenugreek)를 음식에 섞어서 먹길 바란다. 암을 굶기는 기간에 계피(cinnamon)를 섭취하면 mTOR를 차단할 뿐만 아니라 발기기능에 도움을 주기도 하지만, 지방의 과산화를 차단할 수 있어서 페롭토시스 기간에는 피해야 한다. 호로파는 에스트로겐 수용체를 활성화하지만 주로 베타 수용체에 작용하기 때문에 유방암과 전립선암 환자에게는 보호 작용이 있다는 점을 기억하기 바란다.[267]

- 페롭토시스 기간에는 PEITC(phenethyl isothiocyanate)를 함유한 물냉이(watercress)와 오이(cucumber) 혹은 비터 멜론(Cucur bitacin B, bitter melon)을 많이 섭취하여야 한다.

- 빈혈은 암 환자에게 흔히 발생한다. 암 자체로 인해 혹은 화학요법 후 골수가 억제되는 부작용 때문에 발생하며, 결과적으로 저산소증(산소가 조직에 충분히 전달되지 않는 상태)이 일어나고 이에 따라 HIF-1α(hipoxia-inducible factor 1-alpha)의 형성이 자극된다. HIF-1α는 추가로 암을 더 성장시킬 수 있다. 홀로락토페린(Holo-lactoferrin)은 삼중음성 유방암에서 에라스틴 치료(ferroptosis) 효과를 큰 폭으로 상승시켰고 저산소 환경도 예방했다. 홀로락토페린은 철로 포화한 형태의 락토페린으로 페롭토시스 유발물질들과 함께 시너지효과를 나타낸다.

- 파파야(pawpaw, Asimina triloba)나 크리신(chrysin)의 추출물을 복용하거나 둘 다 복용하면 저산소 환경에 도움이 된다. 둘 다 HIF-1 signaling을 억제하기 때문이다. 이들은 지방의 과산화를 감소시킬 수 있으므로 페롭토시스를 시작하기 전에 몇 주 동안 복용하다가 페롭토시스 시작 24~48시간 전에 복용을 중단해야 한

다.[268] 약간의 진통 효과가 있는 OTC 기침약인 노스카핀(noscapine)도 원하지 않는 HIF-1을 중단시키는 데 도움을 주며 페롭토시스 기간 동안에도 계속해서 복용할 수 있다. 붉은 팥 및 핀토빈(pinto bean, 강낭콩)은 비타민C를 추가하였을 때도 철 흡수를 억제하는 캠퍼롤(kaempferol)을 함유하고 있다. 흰 강낭콩(white bean)은 철분 함량이 낮음에도 불구하고 체내 철분을 증가시키는 데 도움을 준다. 생체활용이 가능한 철분을 많이 함유하고 있기 때문이다. 옐로우독(yellow dock, 양제근)과 우엉 뿌리는 페롭토시스를 시작하기 전 체내 철분 상승에 도움을 주지만, 지질 과산화를 억제할 수 있으므로 치료 기간에는 중단한다. 파리에틴(Parietin)은 6GPD를 억제하는 물질로서 암을 굶기거나 암을 죽이는 데 중요한 경로를 차단하고, 크리소파놀(chrysophanol)은 글로타치온 과산화효소(glutathione peroxidase)를 억제하는 데 도움이 된다. 파리에틴과 크리소파놀 모두 대황(Syrian rhubarb)에 있는 성분이다.

페롭토시스를 유발하는 주된 방법 두 가지

1. xCT 시스틴-글루타메이트 역수송체(xCT cystine-glutamate antiporter)를 차단한다. xCT 시스틴-글루타메이트 역수송체는 항산화제인 글루타치온을 만들기 위해 시스틴(cystine)을 세포 내로 들여와서 시스테인(cysteine)으로 전환하는 작용이 있기 때문이다(그림 참조). 이 수송체는 동시에 글루타메이트(glutamate)를 세포 밖으로 내보내어 세포 밖 글루타메이트 농도를 상승시킴으로써 페롭토시스를 유발한다.

2. 글루타치온 과산화 효소(GPX4)를 차단한다.

미만성 B형 대세포 림프종과 신장암은 특히 GPX-4와 관련된 페롭토시스에 잘 반응한다. 그래서 모든 다른 암들이 xCT 역수송체에 좀 더 의존하고 있더라도, 이 두 가지 암은 기본적으로 GPX-4와 관련된 페롭토시스 경로에 초점을 맞추어야 한다. 역수송체는 치료에 저항하는 많은 암에 발현되어 있으며, 암의 증식과 침해 그리고 전이 및 약물 저항과 관련이 있다.

페롭토시스가 활성화되기 위해서는 다음 사항들이 필요하다.

1. xCT 역수송체를 억제하여 세포 내 글루타치온(GSH) 농도를 감소시킨다.
2. 불포화지방산을 함유하는 인지질이 있어야 한다. 이들은 과산화(peroxidation)의 재료로 사용된다.
3. 철에 의존적인 ROS가 축적되어야 한다. 과산화 과정을 추동하기 위해서 철은 세포 내의 세포질에 불안정한 형태의 철 pool을 형성해야 하고, 철 의존적인 지질산화효소(iron-dependent lipoxygenase)로서 존재해야 한다.
4. GPX4 억제제도 필요하다. 이것은 지질의 과산화를 없애는 복잡한 회복 시스템을 방해한다.

이 모든 것들이 갖추어진 후에야 페롭토시스를 위한 상태가 충분히 준비되었다고 할 수 있다.

xCT 시스틴 글루타메이트 역수송체 (xCT Cystine Glutamate Antiporter)

암이 시스테인을 모으기 위해 사용하는 주된 루트는 xCT 경로로, 이를 통해 시스테인이 세포 내로 들어오면서 글루타메이트가 세포 밖으로 나가게 된다. 일단 세포 내로 들어온 시스틴은 시스테인으로 전환되고 글루타메이트와 합쳐져서 글루타치온으로 전환된다. NRF2가 이 경로를 조절하는데, NRF2는 세포 해독의 주된 경로이며 브로콜리 등에 있는 설포라판(sulforaphane)과 같은 물질에 의해 활성화된다. 설포라판은 훌륭한 해독제로, 연구에 의하면 설포라판은 xCT 역수송체를 차단하는 효과가 있어 페롭토시스에 도움이 되고, 그 효과는 NRF2의 역수송체 억제작용을 뛰어넘는다.

실험실에서 보여 준 설포라판의 xCT 차단은 놀라울 정도이지만, 생체 내에서는 초기에는 성장 감소를 이끌긴 했지만 결국 암이 다른 경로를 이용하여 시스테인을 보충하는 방법을 배우기 때문에 암은 다시 성장하게 된다.

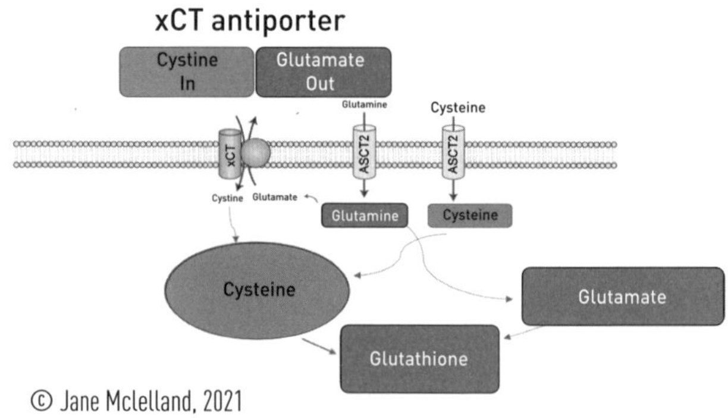

치료 프로토콜

이 분야에서 가장 경험이 많은 의사 중 한 명인 카이로의 종양학전문의 닥터 아흐메드 엘사카(Dr Ahmed Elsakka)는 수년 동안 페롭토시스를 이용하여 치료하고 있으며, xCT 역수송체를 차단하기 위해 매일 설파살라진(sulfasalazine)을 투여한다. 또한, 리포조말 아르테미시닌(liposomal artemisinin), 위타페린 A(withaferin A), 니타조사나이드(nitazoxanide, 기생충약), EGCG를 처방하고, 산화스트레스를 촉진하기 위해서 비타민C 정맥주사도 투여한다. 닥터 엘사카는 저용량의 레플루노미드(leflunomide, DHODH 억제제) 또한 추가하는데 이것은 GPX4 효소의 증가를 막아 암의 방어력을 억제하는 데 도움을 준다. 5탄당 인산 경로(pentose phosphate pathway)에 있는 DHODH (dihydroorotate dehydrogenase)효소는 미토콘드리아의 GPX4와 평행하게 작동함으로써 CoQ10을 생성하여 페롭토시스를 억제한다. 닥터 엘사카는 효과를 높이기 위하여 산소치료법 운동(산소를 호흡하며 운동하게 하는 치료법)과 고압산소치료(HBOT, hyperbaric oxygen therapy)를 자주 추가한다. 그는 고용량의 설파살라진(하루에 4~8g)을 사용하는 데 효과적으로 작용하게 하려면 6시간마다(1회에 1~2g) 나누어서 복용하게 한다. 파이퍼롱구민(piperlongumine), 피버퓨(feverfew) 혹은 소듐 셀레나이트(sodium selenite, 의료에 사용하기 위해 일부 의사가 만든 합성물질)과 같은 다른 xCT 억제제를 사용하면 설파살라진의 용량을 감소시킬 수 있다.

닥터 엘사카는 성공 확률을 높이기 위해, 그리고 환자의 상태가 적합한지 평가하기 위해 페롭토시스를 시작하기 전 몇 가지 검사를 시행한다. 검사항목은 아래와 같다.

- Ferritin level
- Total iron profile
  - Serum ferritn
  - Transferrin saturation(FESA)
  - Total iron and unsaturated binding capacity
- Homocysteine level
- ESR: Erythrocyte Sedimentation Rate
- MTHFR status: 만약에 이것이 양성이라면(단일 염기 다형성, 단일 염기의 돌연변이를 뜻함) 체내 호모시스테인이 제거되지 않아 높게 나타날 것이고 trans sulphuration pathway(황전환작용 경로)에 영향을 미치게 된다. 암환자의 70%가 이 효소에 돌연변이가 있어서 엽산과 호모시스테인에 영향을 미치게 된다.
- Lactate to pyruvate ratio
- NADH levels (이것은 글루타치온을 재사용할 수 있게 한다)

철분에 대한 일련의 검사(iron profile)는 철 결핍(혈액 내 철분 부족)과 빈혈을 구분하는 가장 좋은 방법이다. 철 결핍성 빈혈은 아기와 어린이, 청소년과 임산부에게서 더 많이 발생한다. Iron profile 검사는 철분이 지나치게 많이 있는지 알아내는 데도 도움이 된다.

환자들의 ferritin이 정상보다 높을 때 수혈을 받는다. Ferritin에 대한 ESR ratio를 측정하면 페롭토시스 시도를 해도 될지 여부 결정에 도움이 된다.

Ferritin 레벨을 ESR로 나누었을 때, 정상은 11.5 이하이다.

ESR to Ferrintin ratio가 높으면 염증 상태(inflammation) 혹은 자가면역질환을 의심해 볼 수 있다. 이 ratio가 높을 때 닥터 엘사카는 페롭토시스를 시작하기 전에 ratio를 정상화시키기 위해 LDN(저용량 날트렉손) 과 미슬토(mistletoe)를 기본적으로 사용한다.

그는 2주마다 ESR:Fe ratio를 되풀이해서 검사하고, Ferritin이 높아지고 ESR이 떨어지면 페롭토시스를 시작한다.

암세포는 그대로 가만히 있지 않고 시스테인을 보충하기 위해 다른 경로(salvage pathway)를 활성화하는데, 닥터 엘사카는 이를 막기 위해 페롭토시스를 시작하기 전에 황전환작용 경로(transsulfuration pathway)를 억제시킬 것을 추천한다. 황전환작용 경로에서는 메티오닌으로부터 호모시스테인이 만들어지는데, 호모시스테인은 암이 사용하는 시스테인의 또 다른 재료가 된다. Dr Elsakka는 호모시스테인이 1mcmol/l 이하가 되어야 한다고 보고, 치료 시작 전에는 가능한 10mcmol/l에 근접하도록 했다.

호모시스테인을 정상화시키기 위한 방법은 아래와 같다.

- 메티오닌과 시스테인이 포함되어 있지 않은 식단
- Betain Anhydrase 50mg/kg를 하루 2회 복용(체중이 60kg이면 3g을 하루 2회 복용) 혹은 TMG
- 5-methyltetrahydrofolate
- Vitamin B6
- Methylcobalamin
- Choline

(기능의학을 공부한 대한민국의 의사들은 호모시스테인을 낮추는 방법을 잘 알고 있다-역자 주)

Dr Elsakka는 2주에 1번 호모시스테인을 측정한다. 만약에 높게 유지되면 낮아질 때까지는 페롭토시스를 시도해도 소용이 없을 수 있다.

xCT 역수송체는 암이 글루타치온을 만드는 데 사용하는 시스테인의 주된 운반체로 페롭토시스의 핵심 조절자이다. xCT는 세포 산화환원의 주 조절자인 NRF2에 의해 조절되므로, 페롭토시스가 적절히 촉진되기 위하여 NRF2는 xCT와 협력하면서 억제되어야 한다. 암은 살아남기 위해 글루타치온 감소에 대하여 강력하게 저항한다. 암은 다른 공급처로부터 시스테인을 만들어 내거나 저장된 시스테인을 세포 내로 들여와 재보충하는 등의 여러 가지 회피루트를 가지고 있다. 각 암에 따라서 어떤 방법을 몇 가지나 사용할지, 어떤 조합을 사용할지가 달라질 것이다.

페롭토시스를 달성하기 위해서는 다양한 루트들을 차단하는 것이 필수적이다. 각 루트 중 최소한 한 가지씩은 추가하도록 한다.

- **세포 내 철분을 증가시켜라**: 디하이드로아르테미시닌(dihydroartemisinin) 혹은 알테수네이트(artesunate), ironomycin(salinomycin).[269] 여분의 **철분 투여는 추천하지 않는다. 철분이 투여되면 결국에는 암의 연료로 사용되게 된다.**
- **과산화수소 자유기**(H_2O_2 free radicals)**을 생성하라**: 비타민C 정맥주사, dihydroartemisinin 혹은 artesunate
- **xCT를 억제하고 글루타치온**(GSH)**을 감소시켜라**: 술파살라진 (Sulfasalazine), 아셀렌산나트륨(Sodium Selenite), 엘라스틴(erastin) 혹은 소라페닙(sora fenib). 파이퍼롱구민(piperlongumine)[270], 파테놀리드(parthenolide)[271], 설포라판(sulforaphane)에 의해서도 도움을 받는다.
- **GPX4를 억제하기 위해**: 페네틸 이소티오시아네이트(PEITC)[272], 디하이드로탄시논(Dihydrotanshinone)(danshen)[273], 지방친화성 스타틴(lipophilic statin), Heteronemin, RSL3, 쿠쿠르비타신(cucurbitacin) B,[274] 위타페린(Withaferin) A (Ashwagandha), 크리소파놀(Chrysophanol)(구강암), 알트레타민(Altretamine) (난소암 치료)
- **페롭토시스 억제 단백질 1**(FSP 1: ferroptosis suppressor protein – **COQ10의 재생**): 스타틴(statin)
- **디히드로오로트산 탈수소효소**(DHODH: Dihydroorotate dehydrogenase – **COQ10의 재생**): Brequinaar, Leflunomide[275]

- **HDAC 억제제로 뉴런 보호**(Protect neurons with HDAC inhibitors): beta hydroxybutyric acid 또는 sodium valproate[276]
- **GST**(glutathione-s-transferase) **억제**: artesunate, nitazoxanide[277]

DMARD(disease-modifying antirheumatic drug)인 설파살라진(sulfasalazine)은 류머티스 관절염과 궤양성 대장염 치료제로 오랫동안 사용됐으며 이제는 암 치료제로 사용되고 있다. 또 다른 DMARD인 레플루노미드(Leflunomide)는 5탄당 인산 경로 효소인 DHODH (dihydroorotate dehydrogenase) 억제제로, 설파살라진과 협력하여 페롭토시스를 촉진한다. 내가 페롭토시스를 촉진하는 약물 리스트에 포함한 또 다른 DMARD로는 메토트렉세이트(MTX, methotrexate)와 오라노핀(auranofin)이 있다. 이들은 대체재 옵션이지만 반드시 전문가의 조언을 구해서 해롭지 않은 조합을 택해야 한다.

살리노마이신(salinomycin)은 오래된 항생제로, 거의 사용되지 않다가 이제 암 치료제로 사용되고 있다. 살리노마이신은 페롭토시스를 촉발하여, 항암제인 파클리탁셀(paclitaxel)보다 유방암 줄기세포를 100배나 더 많이 살상시키는 것으로 밝혀졌다. 하지만 용량을 잘못 투여하면 잠재적으로 위험하다. 살리노마이신의 유도체인 이로노마이신(ironomycin)은 좀 더 효과적이지만(살리노마이신보다 10배 강하고 부작용이 적다) 아직 임상실험이 없다.[278] 따라서 가능하면 보충제를 옵션으로 추가하고 만약 페롭토시스를 시행하고 1개월이 지난 후 개선이 없다고 판단되면 약물 추가를 고려하기 바란다. 하지만 반드시 먼저 주치의와 상의하여 약물 간 상호작용에 대하여 점검해야 한다.

파이퍼롱구민(piperlongumine)은 후추(Piper longum) 추출물로, 암 환자에게는 다양한 이점을 가지고 있다. 암을 굶기는 기간과 죽이는 기간에 모두 사용할 수 있고 설파살라진에 의한 xCT 역수송체의 차단 효과를 더 상승시킨다. 파테놀라이드(parthenolide)는 피버퓨(feverfew)에 있는 물질로 이 또한 시스테인을 감소시키며, 소아백혈병과 대장암을 포함하여 여러 가지 암에 대한 사용이 연구되고 있다.

아래 경로들은 내가 지금까지 발견해 낸, 암이 스스로 생존하기 위한(salvage) 경로 혹은 피난 루트들이다. 암세포들은 페롭토시스를 차단하기 위해 이들 경로(salvage pathway)를 한층 더 상승시켜 작동시킨다. 그러므로 메트로 맵에서 경로를 차단하였던 것처럼, 각 경로가 정확히 무엇을 의미하는지에 매달릴 필요가 없다. 단지 페롭토시스를 개선하기 위해 이들을 차단하는 약물이나 보충제를 추가하는 것이 좋다는 것만 이해하면 된다. 나는 사실 아래 리스트에 너무 자세하고 많은 약물을 추가하였다. 아래의 모든 약물과 보충제가 다 필요한 것은 아니다. 그러나 이미 시스플라틴(cisplatin), 라파티닙(lapatinib) 혹은 소라페닙(sorafenib) 중 하나라도 투여받고 있는 경우라면 당신은 운이 좋은 것이다. 아래의 프로토콜 중 일부만이라도 추가하면 항암작용이 상승할 것이다. HER2 표적치료제인 니라티닙(neratinib)도 페롭토시스를 촉진하는 것으로 밝혀졌지만 그 기전은 아직 명확하지 않다. 그렇더라도 니라티닙은 HER2가 과발현된 유방암이나 다른 암 환자들에게서 페롭토시스를 일으키는 것들과 함께 상승작용을 나타낼 것이다.

- 암세포에서 시스테인(cysteine)을 떨어뜨린다.
- 암 조직에서 철분 흡수를 증가시킨다.

- 세포 내로 시스틴(cystine)의 유입을 감소시키기 위해 xCT 역수송체를 억제한다.
- 지방의 과산화를 막는 GPX4 효소를 감소시킨다.
- GPX4가 억제될 때 상승되는 DHODH를 차단한다.
- 세포의 주된 해독 경로인 NRF2를 감소시킨다.
- TrxR1 (thioredoxin reductase 1)을 억제한다. 이는 selenocysteine(셀로노시스테인)을 함유하는 항산화효소이다.
- 비타민E, CoQ10, ALA 등 항산화제 복용은 중단한다.
- 녹차, IP6와 같은 iron chelator(철분 킬레이트)와 일부 폴리페놀 복용을 중단한다.
- FSP1 (CoQ10) 메발로네이트 경로(mevalonate pathway)를 억제한다.
- 메티오닌을 시스테인으로 전환시키는 황전환작용 경로(transsulfuration pathway)를 차단한다.
- STAT3는 ACSL4의 발현을 억제한다. 이 효소는 불포화지방산이 있는 세포막에 많이 존재하고 페롭토시스에 필요하다.
- HO-1 (haem oxygenase-1)을 조정한다.
- 글루타민 분해(glutaminolysis)는 허락한다.
- 자가포식(autophagy)은 허락한다.
- 리소좀의 투과(lysosomal permeabilisation)는 증가시킨다.
- 시스플라틴(cisplatin), 메소트렉세이트(methotrexate) 등 일부 화학요법제는 페롭토시스 유도제를 약화시킨다.
- 페리티노파지(ferritinophagy)가 철분 붕괴에 필요한 것처럼, 자가포식 억제제(autophagy inhibitor)는 피하도록 한다.
- 감마-글루타밀 싸이클(gamma-glutamhl cycle)을 차단한다. 이 싸이클의 주요 기능 중 하나가 글로타치온으로부터 시스테인을 만드는 것이다.
- Prominin 2를 차단한다. 이 경로는 세포로부터 철분을 제거하는 엑소좀(exosome)을 형성하기 위해 콜레스테롤과 세라미드(ceramide)를 이용한다.

- VDAC2/3, 미토콘드리아에서 전압 의존성 음이온 채널(voltage dependent anion channel)을 연다.[279] VDAC는 작은 이온(Cl^-, K^+, Na^+, Ca^{2+})들의 유입을 조절하는데 이들 이온은 지방산 운송과 미토콘드리아 막에서의 콜레스테롤 분포에 관여한다.
- SCD1(Stearoyl-CoA Desaturase 1)을 억제한다. SCD1은 세포막의 구성 성분인 단일불포화지방산(monounsaturated fatty acid)의 합성에 관여하며, 이 효소는 TP53과 BAP1(암억제 유전자)에 의해 조절된다. 이 두 가지에 돌연변이가 있는 암의 경우 SCD1을 억제함으로써 큰 도움을 받을 수 있다.

암세포에서 페롭토시스를 유발하는 것이 중요하지만, 건강한 세포가 손상되지 않도록 보호하는 것도 똑같이 중요하다. 신경세포는 페롭토시스에 특별히 취약하다. 페롭토시스를 너무 오랜 기간 사용하면 알츠하이머나 파킨슨병, 콩팥 및 간 질환 등을 일으킬 수 있다. 다행히도 HDAC(histone deacetylase) 억제제를 추가하면 신경 손상을 예방할 수 있을 뿐 아니라 페롭토시스의 효과도 상승하게 된다.[280] HDAC 억제제이자 케톤체인 BHBA(beta hydroxy butyric acid)를 추가하면 신경세포 손상을 방지할 수 있다. 그러나 케톤 식이요법을 엄격하게 실시하여 체내에서 낙산염(butyrate)을 생성시키는 것보다는, 외부에서 식이나 보충제의 형태로 섭취하는 것이 가장 좋다. 대장암이나 일부 흑색종, 산화적인산화가 주된 루트인 암(Oxphos-driven cancer) 혹은 케톤을 주된 루트로 사용하는 암(Braf-driven)의 경우는 또 다른 HDAC 억제제인 발프론산(valproic acid)이 더 나을 수 있다. 발프론산은 뇌에서 기인한 간질(brain seizure)과 양극성 장애(bipolar syndrome)에 일상적으로 처방되는 약물이다.[281, 282]

비타민C 정맥주사(IVC)를 시행한 다음 날에는 가급적 혈중 페리틴

(ferritin)을 다시 측정하기 바란다. IVC에 강하게 반응할 경우 암세포들이 많이 죽는데 그러면 암세포 내의 철분이 많이 나오고, 남아 있는 암세포가 이들 철분을 섭취하면 암이 자라는 연료로 사용하여 오히려 좋지 않은 결과를 초래할 수 있다. 혈액 속으로 많은 양의 페리틴이 빠져나갔다면, 철분 킬레이터(iron chelator) 여분의 페리틴을 제거하기 위해 철분 킬레이트(iron chelator)를 사용하는 것이 좋다. 호주의 닥터 타우픽 빈제마인(Dr Taufiq Binjemain)은 페리틴 수치가 1000이 넘는 경우 비타민C와 아루테수네이트(artesunate) 정맥주사를 사용하여 효과를 보였지만, 이것은 잠재적으로 위험하며 환자들이 컨디션이 좋지 않다고 느낄 수 있다. 그는 정맥주사 다음 날 철분 방출로 인한 부작용을 예방하기 위하여, 철환제(iron chelator) 이자 페롭토시스 억제제인 디페록사민(deferoxamine)을 종종 투여한다. 바이칼레인(baicalein) 또한 페롭토시스를 역전시킬 수 있는데, 페롭토시스를 강하게 억제시켜 적은 용량으로도 뇌를 보호하는 효과가 있다. 따라서 IVC 다음날 추가하면 유용할 수 있다. 바이칼레인은 Blue Skullcap의 추출물로, 한의학에서 널리 사용되며, 세포자멸사(apoptosis)를 촉발하는 등의 항암효과를 나타내지만, 페롭토시스에는 반대로 작용한다. 반감기가 비교적 짧으므로(6.36 ± 5.85h) 페롭토시스를 시작하기 48시간 전에는 중단하는 것이 중요하다.

이들 경로를 해결하기 위해 다음 페이지의 약물 및 보충제를 사용하면 세포의 재프로그래밍을 억제하는 데 도움이 될 것이다. 아세트아미노펜(타이레놀, paracetamol)은 OTC 약품으로 쉽게 구할 수 있고 일반적인 용량으로 혼자서 복용해도 비교적 안전하지만, 다른 경로를 통하여 글루타치온을 떨어뜨릴 수 있으며 아세트아미노펜은 간에서 글루타치온을 떨어뜨리는 작용으로 인하여 간 부전을 야기할 수 있어서 위험할 수 있음을 기억해야 한다.[283] 만일 아세트아미노펜을 추가하고자 한다면 적은 용량을 권하며, 약물 상호작용을 꼭 체크하고 전문가의 의견을 듣기 바란다.[284]

의사와 충분히 상의한 경우에만 약물을 추가하기 바란다.[285] NRF2, 티오레독신(thioredoxin), xCT 등 아래 목록의 많은 경로를 차단하면 화학요법 치료와 시너지효과를 일으켜서 효과가 상승할 것이다.

- NRF2 억제 효과: Brutasol[286], 트리고넬린(Trigonelline)[287], Ibuprofen(GBM)[288]
- 티오레독신(Thioredoxin) 억제 효과: 파이퍼롱구민(Piperlongumine), 감보그산(Gambogic Acid)[289], 오라노핀(Auranofin), isoforretin A (Rhabdosia rubescens)
- Stat3를 억제하고 자가포식을 증가: 이소티오시안산염(PEITC: Phenethyl Isothiocyanate)
- mTOR를 억제하고 자가포식을 증가: 메트포민(Metformin)[291], 디하이드로아르테미시닌(Dihydroartemesinin), 6-Gingerol(진저롤)[292]
- NADPH 의존 CoQ10 억제 효과: 심바스타틴(Simvastatin), 로바스타틴(Lovastatin), 아토르바스타틴(Atorvastatin)
- G6PD와 6PGD억제를 통한 NADPH의 억제 효과
  - G6PD: 비타민C 정맥주사
  - 6PGD: Ketotifen(항히스타민), 메토트렉세이트(Methotrexate), physcion(parietin, Syrian Rhubarb에서 발견)[293]. 크리신(Chrysin)과 발효 밀 배아 추출물은 6PGD를 억제하지만 페롭토시스에 필요한 지질 과산화(lipid peroxidation)를 막기 때문에 이들은 암을 굶기는 기간에만 사용하도록 한다.
- PUFA 지질 산화 증가: 아마씨(Flax seed), GLA, EPA, DHA, 월넛 오일(Walnut oil). oleic acid(올레산)과 같은 MUFA는 피하도록 한다.
- 암 조직에서의 철분 흡수 증가시키기: 락토페린(Lactoferrin), 홀로 락토페린(Holo-lactoferrin)[294], 할로페리돌(Haloperidol)[295], 피오글리타존(Pioglitazone)(두경부암)[296], 황화알릴(Diallyl sulfide) (garlic).

- 트랜스페린(Transferrin)과 페로폴틴(ferroportin): 루스코제닌(Ruscogenin) (Butcher's Broom)[297]
- 리소조말 투과성(lysosomal permeability) 증가: Sirasemine[298], 클레마스틴(Clemastine), 디설피람(Disulfiram)[299]
- Glutamate 증가시키기 (뇌암이나 간질 발생을 원하지 않으면 과량의 섭취를 피한다): 토마토(tomato), 페이스트(paste), 버섯(mushrooms), 콩(soy) or 타마리 소스(tamari sauce), 완두콩(peas), 호두(walnuts). MSG는 많은 해로운 작용이 있어서 섭취하지 않는다. 마그네슘은 글루타민 섭취를 감소시킬 수 있다.
- 시스테인(Cysteine) 감소시키기: Cysteinase (PDAC)[300], 시스플라틴(Cisplatin), 아세트아미노펜(Acetaminophen)[301]
- HO-1(Hemeoxygenase-1)의 조절: 라파티닙(Lapatanib), 아세트아미노펜(Acetaminophen), 천심련(Andrographis)[302](대장암), Ginkgetin(NSCLC, 비소세포폐암)[303], 할로페리돌(Haloperidol)[304]
- Selenocysteine: 셀레나이트(Selenite)를 제외한 셀레늄 보충은 중단한다. 브라질너트도 먹지 않는다.
- ACSL4 조절 효과: 브로멜라인(bromelain)[305], Dihydrotanshinone(단삼), 아스피린(Aspirin)(간암)[306]
- 에스트로겐 수용체 억제: 메트포민(metformin)[307], Cryptotanshinone(단삼)[308]
- 15-lipoxigenase 자극 효과: 이부프로펜(Ibuprofen)[309](교모세포종)
- 세린(serine) 합성 차단 효과: 디설피람(Disulfiram) + superoxide dismutase (SOD1)
- gamma-glutamyl cycle 억제효과: 오리도닌(Oridonin)(Rhabdosia rubescens)[310]
- 엑소좀(exosome) 억제 효과: CBD[311]
- VDAC2/3 활성 효과: 엘라스틴(erastin)
- SCD1(Stearoyl-CoA Desaturase 1) 억제: 니코틴아미드(nicotinamide)(niacin)[312]

이 분야에 대한 연구는 아직 초기이며, 각각의 암은 미묘한 차이를 보인다. 예를 들면 췌장암에서 thioredoxin과 GPX4를 모두 차단하면 GPX4만 차단하는 것보다 적은 효과가 나타난다.[313] 그렇지만 xCT와 GPX4를 둘 다 차단하면 시너지효과가 나타낸다.[314]

페롭토시스를 자극하는 또 다른 약물 조합으로 라파티닙(lapatinib)과 시라메신(siramesine)이 있으며, 유방암, 폐암, 다형성아교모세포종에 효과가 있는 것으로 밝혀졌다. 시라메신, 그리고 이보다 효과는 덜하지만 클레마스틴(clemastine)은 리소좀을 형성시킨다. 리소좀은 철을 포함하고 있는 세포 내 작은 주머니 같은 소체로서, 막 투과성이 좋아서 다량의 자유 철을 주위 세포질로 뿜어내어 페롭토시스를 더욱 촉진한다.[315] 시라메신은 원래 항불안제로 개발된 약물로서, 임상시험에서 그 효능이 미약하여 개발이 중단되었지만, 최근에 항암 효과가 있음이 발견되었다. 시라메신은 또한 항암약물인 빈크리스틴과 상승작용이 있으며, 암세포의 튜불린을 조절함으로써 메벤다졸과 거의 동일한 방식으로 작용한다. 미세소관-교란 약물과 리소좀-불안정화 약물의 조합은 치료에 저항성이 있는 유방암과 자궁경부암에 극적인 효과를 보여 주었다.[316] 메벤다졸 역시 비슷하게 미세소관-교란 작용을 하고 페리티노파지에 필요한 자가포식 작용도 촉진하기 때문에 이 약물을 추가하면 굉장히 유용할 것으로 보인다.[317] 클레마스틴은 독성이 낮은 오래된 항히스타민제로서 이론적으로는 메벤다졸과 상승작용을 하여 페롭토시스를 촉진하지만, 현재 이것을 지지하는 연구는 없다.

항정신성 약물인 할로페리돌은 ROS(활성산소종)와 FE^{2+} 레벨, 지질과산화를 상당히 증가시키면서 xCT 억제제의 효과를 증진하는 것으로 밝혀졌기 때문에, 기본적인 치료법으로 효과가 충분치 않을 때 추가하는 것을 고려해 볼 수 있다.

mTOR 억제제인 메트포민과 디하이드로아르테미시닌은 자가포식작용을 활성화하여 리소좀에 있는 페리틴을 붕괴시킬 것이다(페리티노파지). 이 일이 효과적으로 일어나게 하려면 페롭토시스를 하기 전 필수적으로 모든 자가포식 억제제를 중단해야 한다. 즉 페롭토시스 시기에는 다음의 약물과 보충제를 제거해야 한다.

히드록시클로로퀸(Hydroxychloroquine), 클로로퀸(chloroquine), 파모산 피르비늄(pyrvinium pamoate), 아밀로라이드(amiloride), 올레아칸탈(oleacanthal)이 함유된 올리브오일, 블랙씨드 오일. 마트린(matrine)은 페롭토시스를 도와줄 수도 있다.

히드록시클로로퀸과 클로로퀸은 특히 반감기가 길긴 하지만 암세포를 죽이는 단계(Kill Phase)를 시작하기 24~48시간 전에 중단하면 아르테미시닌의 효능을 증진하는 것으로 드러났다. 반면에 확증이 필요하겠지만 닥터 나이-디 양(Dr Nai-Di Yang)은 아르테미신과 같이 사용하면 억제 효과가 있음을 발견했다.[318] 페롭토시스 세션 사이에 자가포식 억제제를 쓴다면 히드록시클로로퀸 대신에 파모산 피르비늄을 사용하는 것이 더 나을 것이다. 그러면 자가포식 억제 효과가 남아 있을 여지가 적어진다. 디피리다몰은 또한 지질과산화를 억제하기 때문에 중단할 필요가 있지만, Kill Phase에 사용할 대체재로 페롭토시스 촉진 효과가 있는 단삼을 고려해 볼 수도 있다.

약용버섯인 동충하초(cordyceps)는 글루타티온 전이효소와 글루타티온을 모두 촉진하기 때문에 페롭토시스 기간에는 저용량/펄스요법을 사용하거나 중단하는 것이 좋겠다.

셀라스트롤(celastrol)은 뇌공등(Tripterygium wilfordii, Thunder

God Vine)에서 추출한 물질로 여러 가지 항암 효과를 지니고 있다. 셀라스트롤은 자가포식작용을 촉진하고 프로테오솜을 차단하기 때문에 에라스틴과 함께 페롭토시스를 활성화하는 것으로 밝혀졌다. 그러나 셀레스트롤의 부작용이 심각할 수 있어서 무독성의 저용량으로 함께 사용해야 부작용과 독성을 통제할 수 있다.

강력한 항산화 효과를 지닌 다른 보충제들도 중단 또는 감량하거나 펄스요법으로 사용할 필요가 있다. 예를 들어 감마 및 델타 토코트리에놀을 포함한 모든 형태의 비타민E, 코큐텐, 그리고 매일 마시는 커피에 들어 있는 클로로겐산(chlorogenic acid)이 그것이다. 케어온콜로지클리닉 프로토콜의 한 부분인 독시사이클린도 페롭토시스 기간에는 그리 좋은 선택이 아니다. 독시사이클린은 과산화수소 라디칼을 중화할 수 있기 때문이다.[319]

테트라 티오몰리브덴산염(tetra thiomolybdate) 약물로 구리를 킬레이션하는 것은 잔존 암이 없는 상태인 일부 암환자, 특히 삼중음성 유방암 환자들이 사용하는 방법이다(이 방법은 이미 NED, 즉 잔존 암이 없는 상태가 된 경우에 복용해야 효과가 있는 것으로 밝혀졌다). 그러나 이 약물이 페롭토시스를 방해할 수 있음을 유의해야 한다.

다이설피람(disulfiram)에 구리를 추가하면 암 치료에 더욱 효과적이라고 하는데, 페롭토시스 활성화 시기에 구리 과부하는 정상 조직에 손상을 일으킬 수도 있다.

페롭토시스 시기에는 다이설피람은 구리를 추가하지 말고 저용량으로 사용되어야 한다. 정맥주사한 비타민C와 아르테메시닌으로부터 나온 산소 분자에 의해 만들어진 과산화수소가 이미 활성산소종의 충분한 원천이 되기 때문이다. 이러한 방식으로 다이설피람을 사용할 때는 경험 많은 의사의 도움이 필요하다. 그러나 16번 염색체에 돌연변이가 있는 유방암이나 난소암 환자들은 페롭토시스에 더욱 민감하므로 이것이 특히 더 유용할 수 있다. 다이설피람은 리소좀에서 분해되어 구리와 킬레이트화하고 구리 의존성 활성산소 형성을 촉진한다. 그러나 동시에 초과산화물(superoxide) 음이온도 발생시킨다. 이런 초과산화물은 과산화수소보다 훨씬 강력한 활성산소로 정상 조직에도 손상을 입힐 수 있다. 초과산화물 음이온으로 인한 부차적인 손상을 막기 위해서는 SOD1(superoxide dismutase 초과산화물 불균등화효소)을 추가해야 한다. SOD1은 보충제로 섭취할 수 있는 효소로, 초과산화물을 과산화수소와 산소로 분해한다. 건강한 세포에는 카탈라아제(과산화수소분해효소)가 고농도로 존재하여 과산화수소를 감당할 수 있지만, 암세포는 이에 더 취약하다. 이것이 암세포에서의 페롭토시스를 한층 더 증진한다.

흑색종에서 페롭토시스 반응을 높이려면 프로토콜에 등황(gamboge)에서 발견한 감보지산(gambogenic acid)을 추가하는 방법이 있다.[320]

엑소좀(exosome)과 페롭토시스

암세포가 페롭토시스를 피하려는 탈출로 중 내가 마지막으로 발견한 것은, 암세포 표면에서 만들어지는 엑소좀이라는 미세 소포들을 통해 철을 제거하는 것이다. 모든 세포에서 만들어지는 엑소좀은 우리 몸에는 1,000조 개나 존재하고 있으며, 암세포의 미세환경에는 특히 더 많이 생산된다. 이러한 미세소포는 세포막에서 발아하듯 떨어져 나오는데 매우 작은 버블이나 스마트폭탄처럼 이웃 세포에게 암의 전이나 약물 저항성을 조장한다. 이것은 또한 암성 악액질과도 관련이 있다.

유방암이 있는 쥐의 혈청에서 추출한 엑소좀을 건강한 쥐에 주입하면 암을 유발할 수 있다. 엑소좀에는 마이크로RNA라고도 불리는 미세한 RNA 가닥이 있는데 여기에 담긴 메시지는 새로운 혈관을 만들게 하고(혈관신생) 면역시스템을 억제한다.

엑소좀은 자연살해세포(NK세포)와 효과T세포를 감소시키는 반면 조절T세포, 골수유래 억제세포와 같은 면역억제세포를 증가시킨다. 뿐만 아니라 대식세포를 M2나 종양 관련 대식세포로 전환시킨다.

엑소좀은 마이크로RNA를 통해 원발암으로부터 악액질을 일으키는 메시지를 전달한다. 이 메시지는 멀리 떨어진 조직에서 근육과 지방조직을 분해하여 혈중에 영양소를 증가하도록 만든다. 또한, 엑소좀에는 세포자살사를 억제하는 단백질인 서바이빈(survivin)이 들어 있다. GPX4가 억제된 세포에서는 철을 함유한 엑소좀이 증가하는데, 따라서 이 경로도 동시에 억제하는 것이 필수적이다.

대마(cannabis sativa)에서 유래한 물질인 CBD는 여러 가지 암세포주에서 엑소좀을 억제하는 것으로 밝혀졌다.[321] 이 효과는 CBD에 있지 THC에는 없음을 주의하자. THC는 지질과산화를 막고 글루타티온을 증가시킴으로써 페롭토시스를 억제할 수도 있기에 주의해야 한다. 또한 엑소좀은 콜레스테롤, 그라고 또 다른 지질인 세라마이드(ceramide)에 모두 의존적이다. 스타틴과 감마 토코트리에놀의 조합으로 콜레스테롤을 차단하면, 장기간 치료 후에 세라마이드 합성 효소인 DEGS1이 억제됨으로써 세포막의 지질 구조가 변성된다는 것이 밝혀졌다.[322] 앞서 언급했듯이 감마 및 델타 토코트리에놀은 비타민E의 형태들이므로 페롭토시스를 방해할 수 있다. 알파 토코트리에놀보다는 덜하긴 하지만 페롭토시스 기간 중에는 중단 또는 감량하거나 펄스 요법으로 사용하는 것이 현명할 것이다. 그러나 암을 굶기는 시기(Starve Phase)에 감마와 델타 토코트리에놀을 함께 복용하면 많은 암종에 굉장한 효과가 있음이 밝혀졌다. 델타 토코트리에놀과 설파살라진은 모두 강력한 NF-kB 억제제이다. NF-kB는 암에서 주요한 염증성 경로에 관여하기 때문에 이 약물들의 항암 효과가 강력한 것이다.

나는 새로운 경로들이 많이 있다는 것을 안다. 하지만 이는 우리가 암을 굶기는 단계(Starve Phase)에서 그렇게 달성하고자 하는 세포자멸사와 페롭토시스는 거의 반대이기 때문이다. 페롭토시스를 촉진하는 프로세스는 복잡해 보일 수 있지만, 이 암을 죽이는 단계(Kill Phase)가 지닌 놀라운 가능성은 많은 암의 해법이 될 수 있다.

나의 페롭토시스 프로토콜 요약

준비기(P.reparation Phase)

페롭토시스를 시도하기 전 몇 주 동안 다음과 같이 스스로를 준비하는 것이 좋다.

1. 암을 굶겨서 약하게 만든다.
2. 호모시스테인 수치를 정상화한다.
3. CoQ10을 낮춘다.
4. 세라마이드와 콜레스테롤 수치를 낮춰서 엑소좀 생산을 감소시킨다.
   (CBD, 스타틴과 토코트리에놀)
5. G6PD와 6PGD 억제를 통해 NADPH를 억제한다.
6. 빈혈이 심하지 않다면 철 수치를 정상화시킨다고 철분 보충제를 복용하는 것은 권장하지 않는다. 이것이 암의 연료가 될 수 있기 때문이다.

페롭토시스의 단계:

핵심 약물들:

- 설파살라진(Sulfasalazine) 또는 다른 xCT 억제제(예: 에라스틴(erastin), 소라페닙(sorafenib)), 친유성 스타틴(예: 심바스타틴(simvastatin), 아토르바스타틴(atorvastatin)), 메트포민(metformin), 알테수네이트(artesunate) 또는 니타족사나이드(nitazoxanide), 메벤다졸(mebendazole), 클레마스틴(clemastine), 이부프로펜(ibuprofen)(GBM)
- 신경보호를 위한 HDAC 억제제: 발프로산나트륨(sodium valproate)[발프로산(valproic acid), 데파코트(Depakote)]
- 필요하다면 레플루노미드(leflunomide), 다이설피람(disulfiram) 또는 할로페리돌(haloperidol)을 추가할 수 있다.
- 비타민C 정맥주사는 페로톱시스 효과를 증진시키므로 처방이 가능한 경우 추가할 수 있다.

핵심 보충제들:

- 아르테미시닌(Artemisinin), 파이퍼롱구민(Piperlongumine), (아셀렌산나트륨 Sodium Selenite), 브루사톨(Brusato, Brucea javanica, 아담자), 브로멜라인(Bromelain), CBD, 락토페린(Lactoferrin), 위타페린A(Withaferin A, 아슈와간다), 트리고넬린(Trigonelline), 피버퓨(Feverfew), 감보지산(Gambogenic acid, gamboge garcinia), 시리아 대황(Syrian Rhubarb), 단삼(Danshen), PEITC(물냉이, water cress), 깅게틴(Ginkgetin, ginkgo biloba), 쿠쿠르비타신 B(Cucurbitacin B, 오이, 여주), 안드로그라피스(Andrographis), 랍도시아 루베센스(Rabdosia Rubescens), 루스코제닌(Ruscogenin, Butcher's broom), 나이아신(Niacin), 마늘, 생강, EPA/DHA.
- 신경보호를 위한 HDAC 억제제: 베타 히드록시부티르산(Beta hydroxybutyric acid, BHBA)
- 만약 당신의 암이 여전히 사멸하지 않고 저항한다면, 의사와 상담 후 다른 페롭토시스 약물을 추가하는 '2차 라인' 치료로 옮겨갈 수 있다.

페롭토시스와 면역치료

면역치료는 현재까지 환자 대부분에게서 효과를 보지 못하고 있으나, 면역관문 억제제와 페롭토시스 유도제를 함께 사용하면 그 효과가 달라질 수 있다. Wang 등의 연구자들은 난소암이나 흑색종이 있는 쥐에 PD-L1 면역관문 억제제를 주입했을 때 지질 과산화가 증가하는 것을 발견했는데, 이것은 그 작용 방식의 일부분이 페롭토시스를 활성화하는 것임을 시사한다. Wang 등은 또한 xCT 시스틴-글루타메이트 역수송체에 억제 효과를 낸 것이 바로 PD-L1 치료에 의해 활성화된 CD8+ 세포가 분비한 인터페론 감마임을 발견했다. 따라서 환자에게 면역치료가 잘 작동하게 만드는 해답은 면역치료와 함께 페롭토시스를 증진시키는 것일 수도 있다. 어쩌면 면역치료 약물들(이것들은 심각한 부작용을 일으킬 수 있다)과 xCT 억제제를 함께 조합하는 치료보다, 단지 인터페론 감마만 사용하는 것이 생존 기간을 늘리기에 충분할지도 모른다. 이 연구결과는 미래의 면역치료에 있어서 굉장한 의미를 지닌다.[323] 이것은 치료에 저항성을 보이는 암에 대한 가능성을 시사하기 때문에 암 치료 산업에서도 더 깊이 탐구해야 할 필요가 있는 영역이다. 인터페론 감마는 xCT 수송체뿐만 아니라 공격적인 유방암과 긴밀한 연관을 보이는 아미노산 수송체 CD98도 억제했다. 놀랍게도 인터페론 감마는 아직 암 면역치료에 승인되지 못했다. 방광암, 흑색종, 난소암에는 전망 있는 연구결과들이 있음에도 불구하고 과거의 상충되는 연구결과로 인해 사용이 보류된 상태이다. 그러나 위에 언급한 새로운 발견으로 곧 변화가 올 것이라 생각한다. 핵심은 바로 적합한 조합으로 사용한다는 데 있기 때문이다.[324]

페롭토시스를 증진하는 다른 ROS-유발 치료들:

광역동 치료(PDT, Photodynamic Therapy)

PDT는 펜톤 반응에 필요한 또 다른 ROS의 원천을 제공하기 때문에 페롭토시스와 함께 시너지효과를 낸다. 여기에는 빛과 감광성 물질을 산소 분자와 함께 사용하여 암세포 사멸을 유도하는 치료가 포함되며 현재는 흑색종, 두경부암, 방광암, 전립선암 치료에서 사용되고 있다.

만약 PDT를 함께 사용한다면, 위험한 수술, 예를 들면 성대를 잃을 가능성이 높거나 발기부전을 일으키거나, 중요한 장기를 압박하고 있는 종양의 수술을 피할 수 있는 대안이 될 수 있다.

자기요법(Magnetic Therapy)

자기요법은 1957년 암 치료법으로 고려되었으나 표준적인 치료로 받아들여지지 못했다. 이것이 정말 효과가 있는지 또는 어떻게 작용하는지가 오랫동안 논의되었지만, 대부분의 전통 학계에서는 가치가 없다고 주장하고 있다. 자기장 매트리스나 팔찌는 효과가 없는 것으로 드러났다.

이론적으로는 정자기장(SMFs, static magnetic fields)은 이온의 흐름이나 세포 전위, 세포막의 형태, 이온펌프 활성도에 영향을 미치며, ROS를 증가시키고 세포자멸사와 페롭토시스를 조장한다고 밝혀졌다. 시간-평균 강도 5.1mT의 정자기장으로 변조된 50Hz 전자기장을 이용한 한 연구에서, 3일 연속 매일 2시간 동안 적용했더니 ROS 활성화가 지속하고, 폐암, 위암, 췌장암, 콩팥모세포종을 포함한 많은 종양에서 성장이 감소한다고 보고했다.[325]

BEMER 매트는 페롭토시스를 돕는 데 효과가 있을 수도 있다.

200kHz의 전자기장을 기반으로 한 의료기기인 옵튠(Optun®, 이스라엘 Novocure사)은 재발성 및 1차성 교모세포종에 대하여 FDA와 EU의 승인을 받았다.[326]

고압산소치료(HBOT, Hyperbaric Oxygen Therapy)

나는 HBOT에 대해서는 그다지 마음이 가지 않는다. 이것을 암 치료법으로 연구했던 도미닉 다고스티노(Dominic D'Agostino)에 의하면 HBOT를 화학요법이나 방사선치료(그리고 아마도 IVC에서도) 15~30분 이내에 해야만 효과가 있다고 하는데, 대부분의 사람에서 이것은 불가능한 일이다.

운동

만약 비타민C 정맥주사 치료를 받고 있다면 꼭 기억해야 할 점은, 이 치료는 세포가 포도당을 획득하는 한 가지 경로인 G6PD를 차단하는 것이기 때문에 이 치료 직후에 운동을 하면 저혈당이나 현기증이 생길 위험이 크다는 것이다. 효과가 좋으면서도 안전한 것은 고강도의 운동을 30초에서 1분 동안 짧게 하고, 그 사이에 1~2분 휴식하는 운동법(HIIT, High-intensity interval training)으로, 혈당을 급격히 떨어뜨리지 않고 산소 수치는 올려 준다고 한다. 12주 동안의 고강도 운동(총 운동 시간은 주당 40분으로 하루에 겨우 6분)이 혈당을 개선하는 정도는 주당 150분 동안 최대산소섭취량의 65% 수준에서 달리기를 하는 것과 비슷했다.

주의사항: 전문가의 지도 없이 HIIT 운동을 시도하지 마라. 화학요법을 받은 후 심장 기능이 저하되는 암 환자들이 많기 때문이다.

암 환자에게 운동이 미치는 효과에 관한 연구에서 로버트 뉴튼 교수(Edith Cowan University, Perth, Western Australia)는 선도적인 연구자이다. 암환자에서 운동의 효과를 밝혀낸 업적으로 그는 2019년 웨스턴오스트레일리아 주의 올해의 과학자상을 받았다. 그는 다음과 같이 주장했다.

"종양 조직의 산소화가 제한되는 요인은 혈액의 낮은 산소분압이라기보다는 종양의 혈액 관류가 떨어진다는 점이다. 특히 들어오는 혈류가 정맥으로 환수될 때까지의 구간이 그러하다. 이로 인해 종양 내부에 저산소 환경이 조성되어 암세포의 증식이 촉진되고 암세포의 적응력과 전이 능력이 향상된다. 종양 조직 내에 산소 수치가 낮으면 방사선치료의 효과도 떨어진다. 나는 산소 수치가 화학요법에 영향을 미치는지에 대한 어떤 설명도 본 적이 없지만 분명 종양 내로의 혈류량은 화학요법 효과를 결정짓는 핵심 요인이다.

따라서 화학요법과 방사선치료의 효과를 (그리고 페롭토시스도) 증진하기 위해 최우선으로 되어야 하는 방법은 종양 조직으로의 혈류량을 높이는 것이다. 운동은 다음과 같은 두 가지 방식으로 이러한 작용을 한다.

1. 고강도 운동은 혈압을 높이는데, 흥미롭게도 운동에 대한 반응으로서 대부분의 신체조직에서는 세동맥이 수축하는 반면 암 조직으로 들어가는 세동맥은 수축하지 않는다. 이것이 의미하는 바는, 혈압을 높이는 모든 운동은 종양 조직으로의 혈류량과 산소를 직접적으로 증가시켜 방사선치료 효과를 증진하고, 항암약물을 더 많이 수송함으로써 화학요법의 효과도 증진한다는 것이다. 이렇게 암 조직으로의 혈류량이 증가하면 우리 몸의 "내인성" 항암제 즉 항종양 사이토카인이나 호르몬, 자연살해세포(NK세포) 및 다른 T세포도 더 많이 전달된다.

2. 습관적인 운동은 종양 조직 내의 미세혈관이 적응하도록 만들어 더욱 조직화되고 효과적인 체액 전달 시스템이 형성된다. 그 결과로 휴식 시나 운동 중에도 모두 종양 조직의 관류량과 산소화가 증진된다. 운동은 종양이 성장할 때 형성된 비정상적인 미세혈관을 "정상화"하는 것으로 보인다. 부분적으로는 운동에 의해 유도된 전단 응력이 혈관벽에 가해져 구조적 측면에서 긍정적인 적응이 일어나 혈관벽을 통한 누출이 감소하여 결국 전이도 억제하는 효과가 일어난 것이다."

유산소운동과 더불어 저항성 운동(근육 운동)은 근육량을 증가시키며, 더 많아진 근육은 과도한 포도당의 처리 장소 역할을 하여 암으로 가는 포도당을 차단한다. 규칙적인 저항성 운동은 모든 암 환자에게 중요하다. 유산소운동이든 저항성 운동이든, 운동은 근육의 GLUT4 수용체의 수를 증가시켜서 인슐린에 의존하지 않고서도 근육세포의 포도당 섭취가 수월해진다. 2형 당뇨병에서도 이러한 효과가 일어난다. 저항성 운동은 면역치료의 효과 또한 높여 주는 것으로 밝혀졌다.

EWOT(exercise with oxygen therapy, 산소요법을 이용한 운동)

고농도 산소를 흡입하면서 운동을 하면(예를 들면 실내 사이클 타기) HBOT(고압산소 치료)보다 효과가 더 좋다. 그러나 절대로 100% 산소를 사용해서는 안 된다. 대부분의 산소발생기는 안전한 90% 산소를 만든다. 만약 어지럼증이나 현기증이 느껴지면 즉각 중단해야 한다.

결론

암 치료에 있어서 페롭토시스는 새로운 새벽(new dawn)을 열어 준다. 닥터 아흐메드 엘사카(Ahmed Elsakka), 닥터 마크 로젠버그(Mark Rosenberg), 닥터 다니엘 토마스(Daniel Thomas)는 이미 임상에서 페롭토시스의 놀라운 효과를 보아 왔다. 나는 언젠가는 페로톱시스 정규 교육 프로그램을 만들 수 있기를, 그래서 더 많은 클리닉이 이 새로운 분야로 환자를 치료할 수 있기를 희망한다. 치료가 들어갈 최적의 시기와 기간에 관한 연구가 진행되면서 더 발전된 내용이 나오면 업데이트를 제공할 것이다. 그러나 암의 병기와 중증도에 따라 환자마다 많은 차이가 있을 것이다. 어떤 이는 며칠 동안만 혹은 간헐적으로 시도하기 원할 것이고, 어떤 이는 오랜 기간에 걸쳐 시도해 보려 할 것이다.

나는 모든 경험담을 환영한다. 독자 여러분에게 여러분의 데이터를 모을 수 있게 도와달라고 정중히 요청드린다. 이 데이터는 앞으로 만들어질 Starve Cancer 앱에 축적되어, 다양한 암종에 적용할 수 있는, 모두의 이익을 위한 최적의 조합을 찾는 연구에 사용될 것이다.

요약

나의 프로토콜은 아래와 같이 요약할 수 있다.

암을 굶겨라. 퍼지는 것을 막아라. 완전히 퇴치해라.

약물과 보충제의 메트로 맵 조합으로 암을 굶겨라. 성장인자를 차단함으로써 암이 퍼지는 것을 막아라. 마지막으로 암세포를 산화시킴으로써 암을 죽이는 단계(Kill Phase)를 통해 암을 완전히 퇴치하라. 이렇게 하면 면역치료에 의존하지 않고서도 면역시스템을 일깨워 급진전을 이룰 수 있을 것이다. 만약 과학적인 내용이 너무 어렵게 느껴진다면 내가 개설해 놓은 온라인 과정 수강도 고려해 보길 바란다. 거기에서는 식이요법과 면역시스템의 작동 방식, 그리고 각각의 암에 적합한 약물들과 영양 치료제에 대해 좀 더 심도 있게 다루고 있다.

1. **운동, 식사, 영양 치료제, 오프라벨 약물. 이 4가지 방법을 모두 동원하여 암을 굶겨라. 생활습관 교정 또한 약물만큼 중요하다.**

   a) 항상 당지수가 낮은 음식을 먹어야 한다. 느슨해지거나 치팅을 해선 안 된다! 모든 단당류를 피하라. 몽티냑 식이요법(Montignac Method)을 살펴보면 여러 가지 음식의 대략적인

당지수를 파악할 수 있다. 단 몽티냑 식이요법은 체중감소와 심혈관계 질환을 위해 고안된 것이며 암 치료를 위해 만들어진 것이 아님을 기억해야 한다. 몽티냑도 63세에 지방과 단백질을 주 연료로 사용하는 전립선암으로 사망했다. 그러므로 당신은 몽티냑 식이요법이 제하는 음식들보다 더 많은 음식을 식단에서 제해야 할 것이다. 하지만 이렇게 식단을 바꾸는 것을 치료의 한 가지 방법으로 간주하기 바란다. 잘 치료된다면 미래에는 가끔 간식거리를 허용해 줄 수 있을 것이다.

만약 당신의 암이 글루타민을 주 연료로 삼는 암이라면 붉은 고기(소, 양, 돼지)와 가금류(아스파라긴이 포함되어 있음)조차도 식단에서 제거하고, 다른 단백질도(글루타메이트를 함유한 콩류조차도) 줄이고, 주로 페스카테리언(해산물을 섭취하는 부분 채식주의자)처럼 먹어야 한다.

모든 암은 지방을 필요로 하므로 포화지방도 먹지 말아야 한다. 대신에 항염 작용 및 지방-조절 효과를 위해 산자나무(sea buckthorn) 오일과 오메가-3 지방산을 섭취하는 게 좋다. 지혜롭고 분별 있게 행동하며, 부디 '극단적인' 식단은 피하기 바란다.

b) **간헐적 단식**(일정한 시간 동안 음식을 먹지 않는 것)**을 시행하라**. 하지만 암이 있는 동안에는 너무 긴 기간 단식은 피하길 바란다. 일주일에 1~2일 단식하거나, 오후 6시부터 다음 날 오전 11시나 12시까지는 음식을 먹지 않는 단식법이 좋다. 또한, 한 번에 먹는 음식의 양을 줄여라. 특히 저녁에 소식해야 한다. 암에는 냉정하게 행동하되 수행가능한 목표를 설정하여, 일단 3개월 동안 힘을 내서 시도해 보자.

c) **운동을 해야 한다.** 음식을 먹은 후에는 항상 최소 15분 이상 엉덩이에 힘을 꽉 주고 빠른 걸음으로 걸어라. 할 수 있는 한 운동을 하되, 너무 극단적인 운동은 피해라. 면역계를 고갈시킬 수도 있다. 저녁 식사 후에 소파에 앉아서 TV를 보는 것보다 15분 이상 걸으면 나중에 반드시 보상이 따를 것이다. 그렇지 않으면 나쁜 음식이 밤새 몸속에 머무르면서 암의 연료로 사용될 뿐이다.

d) **나의 페이스북 그룹에 있는 오프라벨 약물들을 공부하라.** 암을 굶기기 위해 내가 가장 추천하는 약물들은 아스피린, 메트포민, 지방친화성 스타틴, 디피리다몰, 메벤다졸, 독시사이클린, 니클로사마이드이다. 잘 선택해야 한다. 위의 모든 약물은 여러 곳을 타깃으로 하는 다면발현성 효과(pleiotrophic effect)를 가지고 있다. 되도록 부작용이 적은 약을 사용하라. 같은 경로를 차단하는 것보다는 서로 다른 경로를 차단하는 약물이나 영양 치료제를 조합해 보라. 그렇지 않으면 시너지효과(상승효과)가 나지 않을 것이다. 약물 용량은 조심해서 서서히 증가시켜야 한다. 절대 스스로 처방하여 복용하지 마라. 약물 간의 상호작용이 있음을 인지하고 조심해야 한다. 복용하기 전 반드시 의사나 관련 전문가에게 확인을 받아야 한다.

2. 보충제를 추가하라.

베르베린, 김네마(gymnema sylvestre), 크롬, 히드록시시트레이트(hydroxycitrate), 비타민A, B, D, K, 마그네슘, 우르솔산, 강황, EGCG, 레스베라트롤, 글루코사민, 나이아신, 오메가-3, 오메가-7 등이 그 예이다.

반드시 주기적으로 혈당을 점검해야 한다. 정상 범위는 공복 혈당 72~99mg/dL, 식후 2시간은 140mg/dL 이하이다. 하지만 암 환자에게 기준으로 하려면 수치가 더 낮아져야 한다. 식후혈당이 72mg/dL 아래로 떨어져서는 안 된다. 이런 종류의 식단은 1형 당뇨병 환자에서는 위험할 수 있다.

3. 세포자멸을 유도하기 위해 스타틴과 함께 더 강력한 NSAID (에토돌락, 셀레콕시브, 디클로페낙 혹은 리포솜으로 처리한 이부프로펜)를 '펄스 요법'(일정 기간만 사용하다가 중단하는 것)으로 사용하라.

내가 생각하기에 가장 효과적으로 암을 죽이는 전략은 저용량 화학요법 치료와 비타민C 정맥주사를 규칙적으로 함께 사용하는 것이다. 그래도 암이 죽지 않으면(종양의 크기가 줄어들지 않으면) 글루타치온을 감소시키는 약물이나 산소치료를 추가하기 바란다.

4. 항상 앞서서 대처하라.

암이 진행되어 버리도록 그저 손 놓고 있어서는 안 된다. 사전에 막지 못하면 일이 더 커지고 힘들어진다. 유감스럽게도 아무것도 하지 않은 채로 암이 돌아오기만을 기다리고 있는 환자들을 나는 자주 목도하고 있다. 예방. 예방. 예방. 예방이 최우선이다.

5. 당신의 암의 주된 대사형태가 무엇인지 펍메드(Pubmed)를 통해 찾아보고 파악하라.

구글에서 'metabolic phenotype + 암 종류(영어 이름. 예를 들어 흑색종인 경우 melanoma)를 넣어서 찾아보라. 그 다음 그 논문에서 내 메트로 맵에 있는 단어와 상응하는 단어를 찾아서, 그 암이 대사과정에서 주연료로 사용하는 것이 포도당(glucose), 글루타민(glutamine), 젖산(lactate), 케톤(keone)(SREBP-1), 지방(fat) 중 무엇인지, 혹은 이 모두 다인지를 파악하자. 예를 들면, 전립선암은 글루타민분해(glutaminolysis), 아르기닌(arginine)과 지방산합성(lipogenesis)을 주로 이용한다. 그러나 전립선암은 많이 진행하기 전까지는 해당과정(glycolysis)을 사용하지 않으므로 비타민C 정맥주사와 2-DG, DCA는 우선적으로 추천되지 않는다. 하지만 전립선암이 한 번 차단되었던 산화적 인산화(OXPHOS) 경로를 다시 만드는 것을 예방하기 위하여 비타민C 정맥주사로 해당과정을 차단하는 것은 의미가 있다. 메트로 맵 삼각형의 한 변 이상을 차단하는 약은 모든 프로그램에 포함되어야 한다.

6. 당신의 암의 유전자 변화가 무엇인지 파악하라.

조직검사 결과지에 기록되어 있다. 돌연변이와 과발현된 유전자를 가진 암세포는 특정 영양소를 더 많이 갈구한다. 그리고 이들 유전자는 각기 다른 방법으로 대사에 영향을 미친다.

종양 유전자는 암세포의 스위치를 켜고 암 억제 유전자는 스위치를 끈다. 종양 유전자 스위치가 켜지는 것은 마치 자동차의 가속 페달을 영구적으로 밟고 있는 것과 같아서 암이 계속 진행하도록 만든다.

암 억제 유전자의 스위치가 꺼지는 것은 자동차의 브레이크가 풀린 것과 같아서 암을 제멋대로 진행하게 만든다. 종양 유전자와 암 억제 유전자 모두 '후생학적'으로 바뀔 수 있다. 즉 세포 주위 환경의 변화에 의해 바뀔 수 있다. 아주 작은 마이크로RNA 가닥들은 세포 밖에서 세포 안으로 정보를 전달하여 세포의 유전자 발현과 행동에 영향을 미친다. 식사, 영양 치료제, 운동, 약물은 모두 유전자의 활동에 영향을 미치며, 유전자 스위치를 켜거나 끌 수 있다. BRCA 유전자에 돌연변이를 가지고 있다고 반드시 수술을 해야 하는 것은 아니다.

모든 암은 어느 정도 공통적인 대사적 성질을 지니고 있지만, 각각의 암들은 서로 다른 유전자 돌연변이를 보이기 때문에 서로 다른 민감성을 보인다. 이를 파악하는 것이 각 환자에게 적합한 식이요법과 치료를 결정할 수 있으므로 매우 중요하다.

- P13K/Akt는 포도당 운반(Glut 수용체), 해당과정, 지방합성을 증가시킨다.
- 암 억제 유전자인 p53은 정상적인 미토콘드리아의 산화적 인산화가 이루어지도록 보호해 준다. 아주 많은 암의 경우와 같이 이 유전자에 결손이 생기거나 돌연변이가 생기면, 세포질에서 포도당의 발효에 의한 해당과정이 일어나는 대사로 바뀌게 된다. 이 유전자는 또한 xCT 역수송체를 콘트롤한다.
- MYC는 미토콘드리아에서의 글루타민분해(glutaminlysis), 글루타민 중독뿐 아니라 해당과정, 지방산 산화를 촉진시킨다.[327]
- Src 유전자는 해당과정을 조절한다. Src-3는 에스트로겐 대사를 증가시킨다.[328]
- HER2와 EGFR은 해당과정, 글루타민분해, 지방대사를 증가시킨다.
- Braf 돌연변이는 케톤을 좋아한다.[329]
- Ras는 포도당 소비 및 젖산 축적을 증가시키고 미토콘드리아 활성을 떨어뜨린다(OXPHOS 감소).[330]
- Kras는 더 공격적인 Ras 종양유전자로, 암세포가 포도당과 글루타민에 더 의존하게 만든다. 대부분의 췌장암에 이 돌연변이가 존재하며, 이런 종류의 암은 '대음세포작용'(macropinocytosis)을 통해 주위 환경으로부터 영양소를 취한다. 이 작용은 암이 많이 진행되어 공격적이 된 경우에(4기 암) 특히 항진되어 있기 쉽다(디피리다몰과 클로로퀸을 이용하여 이 과정을 차단할 수 있으므로 이들의 활동 부분을 찾아보기 바란다).

7. 당신의 암에 알맞은 혈액 검사(종양표지자 혹은 대사 검사)를 정기 적으로 실시하고 당신만의 차트를 만들어서 진행 과정을 정리하라(아래의 검사 중 한국에서 시행되지 않는 것도 있다-역자주).

- CA15-3은 유방암, CA19-9는 소화기암, CA 125는 난소암에 대한 종양표지자 검사이다. 이외에 CEA, SCC 등이 있다.
- TM2PK 검사(혹은 PKM2)
- LDH(lactate dehydrogenase)
- PET 스캔은 포도당 흡수를 보여 준다. 글루타민과 인산콜린(phosphocholine, 지방의 일종), 케톤도 PET 스캔에서 추적이 가능하지만 안타깝게도 이제 막 도입되기 시작한 시점이다. 언젠가는 이 검사도 언젠가는 표준검사가 될 것이다.
- 소비된 포도당 대비 산출된 젖산의 비율을 측정하면 암에서 일어나는 해당과정의 효율을 알 수 있다.
- '역와버그 효과'(Reverse Warburg Effect)는 젖산 흡수가 증가하면서 산화적인 산화가 증가한 상태인데, 특별한 MRIs(mitoOCR 즉 oligomycine-sensitive oxygen conumption rate를 추적)를 이용하면 확인할 수가 있다.
- 아래의 검사결과가 나타나면 당신의 암은 케톤을 이용하고 있는 것이다. 이때는 케톤 식이요법을 피해야 한다.
  - Succinyl CoA: 3 Oxoacid CoA Transferase (OXCT1)
  - 3-hydroxybutyrate dehydrogenase 1 and 2 (BDH1 and BDH2)
  - Acetyl-CoA acetyltransferase 1 (ACAT1)

현재로서는 이런 검사 중 아무것도 정기검사가 아니다(포도당 흡수 PET 검사, LDH, 종양표지자 검사 제외). 이런 검사의 실시 및 더 나은 치료와 서비스를 요구하는 것은 우리 환자들의 몫일 것이다.

8. 기능의학을 공부한 의사를 찾아 진료를 받아라.

미세영양소 상태, 갑상선 기능, DHEA, 기생충, 유전자 검사 등 필요한 검사를 받기 바란다. 자신의 몸과 암에 대해서 숙지하고, 필요한 것과 필요하지 않은 것이 무엇인지 알아야 한다. 모든 사람은 각기 다르기 때문이다.

9. 여러 치료를 병행하라.

- 빠르게 분열하는 암세포를 줄이거나 약화시키기 위해 가능하다면 유전자를 목표로하는 치료(표적치료, 화학요법 치료 등)를 받아라.
- 면역치료 약물을 주의하여 복용하라. 면역치료가 최고의 효과를 나타내려면 장에 있는 미생물군집이 건강하고[331](특히 비피더스균이 충분해야 한다), 비정상적인 대사와 성장인자들이 정상화되어야 한다는 사실을 반드시 기억해야 한다. 그렇지 않으면 약물 복용량이 훨씬 더 증가하여 독성은 더 높아지고, 암을 극복하려다가 오히려 결국 면역계가 작동하지 못하게 되어 버릴 수 있다. 면역치료의 부작용은 극심한 염증과 자가면역성이다.[332]

10. 다른 치료를 함께 시행하면 더 좋은 결과를 만들어 낼 수도 있다.

광에너지 요법(photodynamic therapy), HIFU(high intensity frequency ultrasound), 정위적 방사선치료-사이버나이프(cyberknife) 또는 양성자 치료(proton beam), 고주파 온열 치료 등이 있다.

11. 영양 치료제와 약물을 이용하여 MMPs와 성장인자를 목표로 하라.

세포외 기질의 역할과 MMPs, FGF, VEGF, PDGF 등을 차단하는 것은 충분히 인정받지 못하고 있다. 이것들을 차단하는 것은 암의 성장을 막는 데 너무나 중요하다. 환자를 죽이는 것은 대부분 암의 전이임을 명심하라.

12. 에스트로겐을 이용하는 암들, 특히 자궁경부암, 자궁암, 유방암, 전립선암, 폐암, 뇌암 등은 에스트로겐을 차단하라.

인돌3카비놀(indole-3-carbinol: I3C), 디인돌리메탄(diindolylmethane, DIM), 멜라토닌, 메트포민, 타목시펜 등을 사용할 수 있다. 메트포민과 타목시펜은 IGF-1도 차단한다.[333]

13. 당신의 암에서 드러난 비정상적인 신호전달경로(Sonic Hedgehog, Wnt, Notch 등)를 목표로 하는 약물이나 영양 치료제가 무엇이 있는지 조사해 보라.

이 정보는 종양학 전문의에게 물어서 알 수 있고 인터넷으로 의학 저널을 통해서도 파악할 수 있다.

14. 면역력을 증가시켜라.

내가 그랬던 것처럼 TH2 면역반응이 더 세게 일어나게 되었다면(IL5, IL12, TNF beta 등을 검사) 치료 후 3개월 동안 시메티딘 복용을 고려할 수 있다. 다양한 버섯류(잎새버섯, 운지버섯 등)가 면역력 증강에 도움이 된다. 멜라토닌은 일부 암(예를 들면 신장암)에서 IL-2(인터루킨 2)가 상승된 경우에 특히 효과가 있다.

15. 페롭토시스를 활성화시키고 있지 않다면, 지방과 글루타민 경로를 반드시 차단하면서 적어도 일주일에 2~3회 정도 고용량 비타민C 정맥주사 치료를 통해 산소를 공급하도록 한다.

이 치료만 단독으로 하거나, 또는 해당과정 억제제만 같이 사용한다면 아마도 실패할 것이다. HIIT 운동, 산소요법을 동반한 운동, 고압산소치료(HBOT)나 오존 요법도 적극적으로 고려하여야 한다.

16. 가능하면 항상 스트레스를 피하라.

명상, 시각화 훈련, 요가, 필라테스, 목욕하며 릴랙스 하기 등 어떤 것이든 좋다. 만약 스트레스가 심한 상태라면 프로프라놀롤(propranolol)을 복용하면 진정효과도 있으면서 MMP-2와 9, VEGF를 차단함으로 암이 퍼지는 것을 막는 데 도움이 된다. 스트레스 호르몬인 코티솔은 아침에 항상 높다. 가끔 나는 프로프라놀롤은 아침에 디피리다몰은 저녁에 복용한다(프로프라놀롤을 디피리다몰과 함께 사용할 때는 반드시 의사와 상의해야 한다).

17. 각자의 암 상태나 진행 정도를 알고 있어야 하고 스스로 공부해야 한다.

종양학 전문의는 당신을 대신하여 결정을 내리지만, 그들은 정말로 당신이 완전히 회복하리라고 기대하고 있는가? 아니면 치료법이라는 명목 아래 일시적으로 증상을 완화하고만 있지는 않는가? 당신 스스로 치료의 주도권을 가져야 한다. 종양학 전문의가 진짜 어떻게 생각하고 있는지 파악하라. 가장 올바른 결정을 하기 위해서는 마음을 안심시키는 진부한 말들이 아니라 진실을 알아야 한다. 통계를 당신에게 적용시키지 마라. 의사가 귀찮아할 정도로 질문을 하라! 의사가 지금 하는 치료를 통해서 실제로 얻고자 예상하는 것이 무엇인지 반드시 파악해야 한다. 당신의 담당의는 완치를 목표로 하고 있는가, 아니면 '자동차 충돌'을 슬로우모션으로 지켜보면서 단지 충격을 최소화하려고 하고 있는 것인가? 당신이 정말 용감하다면 대강 예후가 어떠한지(이것은 그들의 예상치일 뿐 당신의 것은 아니다) 물어보라. 그러나 명심해야 할 것은 그 예상치는 이미 지난 데이터일 뿐 당신에게는 맞지 않는다는 사실이다. 절대 낙심하지 말고, 그 정보를 근거로 더욱더 올바른 방향을 잡고 적극적으로 행동하라. 예후가 좋지 않을수록 당신이 해야 할 일이 많아지는 것뿐이다.

18. 조직적인 생활을 해라.

내 웹사이트(www.howtostarvecancer.com)에 들어가서 복용해야 하는 약물과 영양 치료제 리스트를, 복용 시간을 적어라. 다시 구매해야 될 경우를 대비해서 공급자 혹은 판매자의 웹사이트나 전화번호도 기록해 둔다. 일주일에 한 시간 정도는 이렇게 자료를 정리하면서 다음 주를 대비하자. 당신이 이런 과정을 잘 해나가고 있는지 확인하고 제안도 할 수 있는 앱을 제작하고 있다.

19. 당류 섭취를 주의하라.

당신의 장이 요청하는 소리를 매번 따라선 안 된다. 당신의 위장은 항상 설탕을 먹으라고 난리를 칠 것이다. 당신의 장은 뇌에게 당류가 부족하다는 메시지를 보낸다. 당신이 갑자기 당이 적은 식단으로 바꾸거나, 암을 굶기는 약물이나 영양 치료제를 복용하기 시작한다면 특히 더 심한 반응이 일어날 것이다.

20. 항상 열린 마음을 유지하라!

많은 사람이 무슨 수를 써서라도 화학요법 항암제를 쓰지 말고 모든 약물을 거부하라고 말할 것이다. 하지만 화학요법과 약물 모두 분명한 이점이 있다. 이 같은 극단적 사고는 무언가 중요한 것을 놓치게 만든다. 규칙적인 저용량의 화학요법 치료는 일반적으로 시행되고 있는 최대내성 용량까지 사용하는 독한 화학요법 치료와는 완전히 다르다는 것을 명심하기 바란다.

암은 복잡하지만, 제약산업에서 광고하는 것만큼은 아니다. 필요한 정보의 규모를 파악하려면 꼼꼼히 공부해야 할 것들이 몇 가지가 있는데, 이제 막 암 진단을 받은 사람에게는 그 정보의 양이 엄청나게 느껴질 것이다. 나는 점점 늘어나고 있는 기능의학을 공부해서 시행하는 의사를 찾아가라고 꼭 권하고 싶다. 그리고 나의 페이스북 그룹에 가입하기 바란다(www.facebook.com/groups/off.label.drugsforcancer). 이 모든 것이 너무 압도적으로 느껴지거나 더 많은 도움을 원하면 내 웹사이트를 방문하여 도움을 받기 바란다(www.howtostarvecancer.com).

암과 싸우기 위해서는 이 일에 전념해야 한다. 일단 열성을 다하기만 한다면 4기 암일지라도 (장기의 손상이 너무 심하지만 않으면) 거의 모든 암은 회복될 수 있다. 오늘날 표준치료라고 하는 고용량의 화학요법 치료와 방사선치료 없이도 장기간의 관해(완치)를 이룰 수 있다. 이 책에 있는 방법을 선택하면 면역계는 덜 손상되고, 훨씬 쉽게 건강을 다시 회복할 수 있다. 이는 모든 환자의 궁극적인 목표 아닌가!

종양학 전문의는 오로지 '승인된' 약물만 처방하게 되어 있다. 하지만 이들의 지식과 경험, 전문성을 활용할 수 있도록, 각 환자에게 개별화된 맞춤 치료를 할 수 있도록 안전한 오프라벨 약물들이 허용된다면 어떨까? 치료의 목적은 사람의 생명을 구하는 것이 아닌가? 그러나 그 대신 수많은 환자가 시대에 뒤떨어진 처방을 따르도록 강요받는 종양학전문의들 곁에서 영국의학위원회(General Medical Council)와 영국 국립보건임상연구소(NICE)가 오프라벨 약물을 허용해 줄 날만을 기다리다가 죽음을 맞이하는 것이 현실이다. 언젠가 이런 족쇄가 풀어질 날이 오게 될까?

이 세상은 환자를 전체적으로 치료하고자 하는, 이단아라고 손가락질받는 것을 두려워하지 않는 더 많은 의사를 절실히 필요로 한다. 그리고 비타민C 정맥주사, 오존, 자외선 혈액조사법, 고주파온열치료, 고압산소치료에 필요하면 대변 이식까지 유용한 모든 방법을 동원하여 환자를 치료할 수 있는 통합의학 의사를 필요로 한다. 개인에게 적합한 영양소를 공급하고, 환자에게 치료 동안 피해야 할 것과 섭취해야 할 것을 가르치는 병원은 정말 혁명적일 것이다. 나의 꿈은 언젠가 건강 클리닉을 운영하는 것이다. 그래서 암 환자에게 필요한 모든 것을 제공해 주고 그들이 건강하게 돌아올 수 있도록 도와주고 싶다.

나는 요즘도 매일 베르베린과 아스피린 반 알을 복용하고 있고, 메트포민을 함께 복용할 때도 있다. 그리고 여전히 15가지 정도의 중요한 영양보충제를 복용하고 있다. 장 건강을 위해 좋은 음식을 먹고, 면역계가 적절한 기능을 최대한으로 유지될 수 있도록 프로바이오틱스(probiotics, 유산균 제제)와 함께 장내 세균의 먹이가 되는 프리바이오틱스(prebiotics)를 복용하고 있다. 또한, 16~18시간 정도는 음식을 먹지 않는 시간-제한 단식을 규칙적으로 시행하고, 1년에 몇 번은 면역줄기세포의 재생을 위해 며칠 정도의 짧은 단식을 한다. 면역계가 저하되었다는 생각이 들면 몇 주 정도 시메티딘을 복용하고 비타민C 정맥주사를 맞는다. 나도 인간인지라 암이 되돌아올 수 있다는 두려운 느낌이 들면, 몇 주 동안 디피리다몰, 스타틴, NSAID, 메트포민과 베르베린을 복용한다. 이렇게 노력함으로써, 2020년에 그동안 낭포성 섬유증을 지니고 살아온 것을 발견하게 되었지만, 그럼에도 폐 기능이 매우 좋으며 전체적으로 건강한 상태를 유지하고 있다.

이 책을 읽고 난 후, 앞으로 해야 할 일들 때문에 겁먹지 않기를 바란다. 나의 프로토콜에는 많은 종류의 약과 영양 치료제가 있지만, 곧 이것들을 복용하는 것에 익숙해지게 될 것이다. 그리고 항상 의사와 상의하여 지시를 따라야 한다. 절대 포기하지 마라. 암이 당신을 망가뜨리는 상황에서 당신이 암을 파괴하는 상황으로 전세를 역전하기 위해서는 부작용과 독성이 적은 약물 한두 개를 더 추가하는 것으로 충분하기 때문이다. 효과를 보기 위해서는 시간이 필요하다. 몇 개월이 걸릴 수 있지만, 노력만 한다면 크나큰 보상을 받게 될 것이다. 내 몸은 활기를 되찾았다. 컨디션은 더 좋아졌고, 15년 전보다 더 날씬해지고, 튼튼해졌고, 심지어 더 젊어 보인다! 당신도 이렇게 할 수 있다. 스스로를 믿기 바란다. 힘을 내어 시작하라!

나의 페이스북 그룹을 통해 당신이 혼자가 아니며 우리 모두 함께 한다는 결속감과 힘을 얻길 바란다. 이 일은 벌써 오래전에 시작되어야 했지만, 이제라도 이 세계적인 혁명에 불을 붙이자.

유용한 참고 자료 및 참고문헌

찾아보기

유용한 참고 자료
참고문헌

참고문헌은

mdbook.co.kr/data/Howtocancer.pdf

에서 다운 받아 사용하시면 됩니다.